U0884811

临床护理技术与应用

史　敏　范春荣　李玉红
胡珺海　董自艳　杜　彬◎主编

中国出版集团公司
世界图书出版公司
广州·上海·西安·北京

图书在版编目（CIP）数据

临床护理技术与应用/史敏等主编．--广州:世界图书出版广东有限公司，2023.1

ISBN 978-7-5192-5965-5

Ⅰ．①临… Ⅱ．①史… Ⅲ．①护理学—教材 Ⅳ．①R47

中国版本图书馆CIP数据核字(2022)第180807号

书　　名	临床护理技术与应用 LINCHUANG HULI JISHU YU YINGYONG
主　　编	史　敏　范春荣　李玉红　胡珺海　董自艳　杜　彬
责任编辑	曹桔方
装帧设计	雅卓设计
责任技编	刘上锦
出版发行	世界图书出版有限公司　世界图书出版广东有限公司
地　　址	广州市新港西路大江冲25号
邮　　编	510300
电　　话	020-84460408
网　　址	http://www.gdst.com.cn
邮　　箱	wpc_gdst@163.com
经　　销	各地新华书店
印　　刷	广州小明数码快印有限公司
开　　本	787mm×1092mm　1/16
印　　张	21.25
字　　数	527千字
版　　次	2023年1月第1版　2023年1月第1次印刷
国际书号	ISBN 978-7-5192-5965-5
定　　价	68.00元

版权所有　翻印必究

咨询、投稿：020-84460408　gdstcjf@126.com

编委会

主　编　史　敏　范春荣　李玉红

胡珺海　董自艳　杜　彬

副主编　韩松丽　狄艳梅　侯景丽　孟　勤　马　莹

唐　洋　赵冬艳　黄　丹　杨锡华　高　艳

编　委　（按姓氏笔画排序）

马　莹	辽宁中医药大学附属医院
马新颖	牡丹江医学院附属红旗医院
王　萍	潍坊市中医院
王淑芳	日照市山海天旅游度假区卧龙山社区卫生服务中心
史　敏	赤峰学院附属医院
田静静	十堰市人民医院
冯　怡	十堰市人民医院
刘　乐	中国人民解放军联勤保障部队第九六四医院
刘　乾	山东中医药大学第二附属医院
杜　彬	济宁市泗水县人民医院
杨锡华	乳山市人民医院
李　慧	十堰市人民医院
李玉红	潍坊市临朐县人民医院
李艳慧	湖北医药学院附属襄阳市第一人民医院
吴　芬	十堰市人民医院
余昌娥	十堰市人民医院

狄艳梅　枣庄市妇幼保健院

张甜甜　十堰市人民医院

范春荣　菏泽市第三人民医院

孟　勤　山东中医药大学第二附属医院

赵冬艳　吉林省中医药科学院

赵海霞　长治医学院附属和平医院

胡珺海　赤峰学院附属医院

侯景丽　牡丹江医学院附属红旗医院

高　艳　湖北医药学院附属襄阳市第一人民医院

高　敏　十堰市人民医院

唐　洋　辽宁中医药大学附属医院

唐倩倩　德州市中医院

黄　丹　荆门市第二人民医院

董自艳　日照市岚山区人民医院

韩松丽　山东中医药大学第二附属医院

薛　华　中国人民解放军联勤保障部队第九八〇医院

前 言

护理是一门科学,也是一门艺术,其目标为"协助人们增进健康,并解决人们的健康问题"。随着国民生活水平的不断提高,科学技术的飞速发展和医学科学的不断进步,护理学科的内涵也不断扩展,新观点、新技术和新方法不断涌现,护理学也已发展成为一级学科。

全书以各科常见疾病为主线,着重论述了每种疾病的概述、临床表现以及相应的护理措施,本书还增加了CT检查的护理。所有的内容都体现出以患者为中心的整体护理理念,条理清楚,简明扼要,安全实用,有较高的学术性和可操作性。本书紧贴护理工作与临床实践,注重系统性、实践性和创新性的有机结合,可作为临床各科护士和相关学科临床医护理人员的重要参考书。

由于编写经验不足,书中难免有疏漏之处,敬请广大读者多多批评指正,以期再版时修订完善。

目 录

第一章

概论

第一节　护理工作模式

一、个案护理

个案护理是"一对一"的护理方式,即 1 位患者所需的护理完全由 1 名护理人员来完成。在某些医疗机构中,对一些特殊患者,护理领导者指派或聘请某些护士去担任特别护理工作。这些护士负责自己当班时该患者的全部护理工作,给予患者完全的照顾。但对于个案护理的对象患者来说,虽然每天或每班只有 1 名护士在专门照管他,但这位护士不是固定不变的,而是由护理领导者根据人员情况灵活安排调配的。因此,个案护理的对象不能得到从入院到出院由 1 名固定护士对其进行系统、连续的护理,且这种护理制度仅适用于"加强护理单元"或学生实习的一项内容。

二、功能制护理

功能制护理是以生物医学模式为基础,以疾病为中心,以完成医嘱和生活护理为目标,按照工作内容分配护理工作。负责管理的护理人员将工作分配给每个工作者去做,后者只需对分配给他们的工作负责。整个护理工作归纳为处理医嘱、打针发药、巡回观察、重症监护等若干功能。每一功能由 1 名或 2 名护士负责。大家各司其职,互不干扰。实行这种制度,医嘱处理有专人负责,打针、发药等治疗工作才能得到保证。一般护理也有巡回护士执行,在护士少、任务重的情况下,能保证完成基本的护理工作。这种护理制度的缺点:很少考虑到患者的心理-社会因素。患者得不到固定护士负责的完整护理,护士也因分工的限制而被动地工作,难以发挥其主动性、创造性。

三、小组护理

20 世纪 50 年代,西方发达国家的护理专家提出小组护理方式,其目的在于给患者提供可了解和连续不断的护理。开展小组护理的病房将护理人员分为若干小组,每个小组设组长一人,组员若干。组长应具有丰富的临床工作经验和较强的组织协调能力。为了满足各种患者的需要，组长应按照护理质量要求，根据本组人员的组成情况，进行合理分工，明确本组护士工作的具体职责。组长制订个体化护理计划方案，通过小组会议、个别交谈等方式布置工作，并参与具体护理工作，及时将小组成员的护理活动开展情况向护士长报告。小组每个成员根据组长的指示，对患者进行良好的护理，小组成员间互相协调、互相交流，为小组会议提供情报，并集体思考、讨论、决定患者需要护理的问题，为患者建立最好的护理计划。同时，小组成员对自己的工作进行评价。

小组护理需要所有小组成员参与，共同完成护理程序，能够培养临床护理人员的合作、协调能力。小组护理由专人全面对患者进行护理，责任到组，实行24小时负责制，促进了临床护理的深入发展。但由于没有将责任落实到每个人，患者没有固定的护士负责，且组长要负责开会、检查、汇报等工作，不可能较多地直接从事临床护理工作。

四、责任制护理

责任制护理是一种具有连续性、协调性，以患者为中心的护理方式。患者从入院到出院，其间护理工作由责任护士完全负责。责任护士全面了解患者的生理、心理-社会文化、感情、精神等情况，为患者制订个体化护理计划，其他护士按照责任护士的护理计划为患者提供护理。

责任制护理强调的原则是“患者从入院到出院由责任制护士24小时负责制”。同时，护士通过对患者的全面、整体和个性化护理，从中获得工作上产生的成果和满足感，并不断提高业务水平，能够热爱自己的专业。20世纪80年代初，责任制护理开始传入我国并得到快速发展，对临床护理质量的提高起到了重要作用。

但因患者的病情随时可能发生变化，护理问题也会随时出现，如果责任护士不在班，患者的护理问题就难以得到及时评估、诊断或处理，且要等责任护士上班后才能补上这部分工作。

五、系统化整体护理

随着医学模式的转变，护理模式也发生了相应的改变，在生物-心理-社会医学模式下，系统化整体护理应运而生，并已逐步取代责任制护理。系统化整体护理是以患者为中心，视患者为生物、心理-社会多因素构成的开放性有机整体，以满足患者身心需要，恢复健康为目标，运用护理程序的理论和方法，实施系统、计划、全面的护理思想和护理实践活动。它是以现代护理观为指导，以护理程序为框架，并将临床护理教育业务和护理管理融入到各个环节的系统模式。系统化整体护理融合了责任制护理及小组护理的优点，以患者为中心，以解决患者问题为目的，对患者实施个体化的整体护理。

传统观念认为“护士是医师的助手”，护理是配合治疗的工作，以注射、生活照料、技术操作等方式为患者服务，使护理工作只局限于“疾病”的护理。这种认识使护理学科发展受限，护士的价值不能完全体现。实施系统化整体护理能使护士更加熟练掌握、理解护理概念，医师和护士是从两个不同的侧面共同为患者服务，在共同的责任中，赋予各自独立处理问题和解决问题的权力。医师是从疾病的发生、发展、病因、病理、诊断和治疗的角度独立对患者承担责任。护士则是从患者的行为表现角度做出独立的护理诊断，制订护理计划，采取护理职责范围内所采取的措施。

实施系统化整体护理极大地促进了我国护理学科的发展，使我国护理学科从以疾病为中心的护理阶段向以患者为中心的阶段迈进，初步形成了临床、教学、管理相对独立的学科体系。整体护理由于强调护理的整体性，不仅为患者提供身心护理，还对其进行多种形式的健康教育，增加了患者治疗的依从性。

六、临床路径

临床路径(CP)是一组医护人员共同针对某一病种的治疗和护理所制订的一个最适当的照护计划，按照临床路径表的标准化治疗和护理流程，让患者从入院到出院都按照此模式接受治疗护理，是一个既能降低单病种平均住院日和医疗费用，又可达到预期治疗效果的诊疗标准化模式。

临床路径是20世纪70年代用于工业生产工程管理的一种方法。在医疗护理界，临床路径的概念最早起源于20世纪70年代早期，Shoemaker认为："将医疗护理标准化是有益的，可促进服务的完整性，还能评估患者的病程及治疗的效果，同时也是一种教育的工具。"20世纪80年代，美国政府为了遏制医疗费用的不合理增长，提高卫生资源的利用率，正式采用以诊断相关分类为付款基础的定额预付款制，一改传统的回顾性付费(即同一病种的患者在接受医疗服务时均按统一标准支付医疗费用，与实际服务成本无关)。

这样医院只有在所提供的服务费用低于按诊断分组-预付费系统(DRGs-PPS)标准费用时才能盈利。在这种情况下，医疗中心开始研究低于DRGs-PPS标准费用的服务方法和模式。临床路径被研究应用于护理管理，作为缩短住院日的手段。1985年，美国新英格兰医疗中心率先开始实施临床路径，并证实临床路径在健康卫生系统的应用成功降低了高涨的医疗费用。临床路径受到了医学界的广泛重视，并不断发展，逐渐成为既能贯彻医院质量管理标准，又能节约卫生资源的治疗标准模式。

临床路径是一种设计好的计划，通常情况下用工作流程图的方式来表示。临床路径强调时效性，明确规定了各项处置及活动介入的时间，是医务人员在医疗活动中可操作的时间表；强调实践性，患者一旦进入医疗程序，明确规定医务人员应该怎么做，使医疗护理标准化，让患者在进入临床路径后的时间段内都依此模式接受照护；强调完整性和合作性，它是由提供医疗照护的所有成员共同研拟治疗内容及执行时间，临床实践中以患者为中心，整合多个部门的工作，包括专业部门及行政部门，强调部门间的联系与沟通。

对单病种和手术实施临床路径一般要经历计划准备、制订路径、实施路径和评价改进等几个阶段。除准备阶段外的后几个阶段根据PDCA(P：计划，plan；D：实施，do；C：检查，check；A：处理，act)的原理循环往复，不断改进，逐步使临床路径的内容更全面，项目更合理，更符合临床科室的工作实际。采用电子病历、表格病历、医院信息系统或其他记录系统等方式，在表格中列出对每一项目的每日标准治疗、护理计划。采取专家咨询、循证法和数据分析法等方法，对流程图、纳入标准、排除标准、临床监控与评估指标、变异分析等标准进行制订。严格执行和记录路径，采取专人监控或智能监控相结合，保证路径措施的落实。在临床路径实施一定时间后，将路径实施后的结果与实施前的数据进行对照并加以分析，内容主要包括工作效率评价、医疗质量评价、经济指标评价及患者满意率评价。通过评价改进原有路径或使用改进后新的路径，使临床路径不断完善，更符合临床实际。

临床路径所采用的是目前最佳的治疗护理方案，但随着医学的进步与发展，需不断更新改进。有些学者提出了以系统理论为基础的临床路径流程框架图，应用了现代管理学的“再造流程”理论，把诊疗护理常规合理化、流程化，使主要病程按照流程制订多学科综合服务标准，通过流程重组，取消多余环节，打破部门分割，改进服务模式，从而降低成本，提高效益和患者满意度。

七、优质护理模式

原卫生部于2010年初在全国卫生系统启动“优质护理服务示范工程”，各地卫生行政部门、医院管理者和广大护理专业人员投身实践，锐意探索，通过“改模式、重临床、建机制”将护理模式从“以完成医嘱为中心”转变为“以患者为中心”的理念，使患者得到全面、全程、主动、专业、人性化的优质护理服务。优质护理服务是指以患者为中心，强化基础护理，全面落实责任制整体护理，深化护理专业内涵，整体提升护理服务水平。“以患者为中心”是指在思想观念和医疗行为上，处处为患者着想，一切活动都要把患者放在首位；紧紧围绕患者的需求，提高服务质量，控制服务成本，制订方便措施，简化工作流程，为患者提供“优质、高效、低耗、满意、放心”的医疗服务。优质护理服务的内涵主要包括满足患者基本生活需要，保证患者的安全，保持患者躯体的舒适，协助平衡患者的心理，取得患者家庭和社会的协调与支持，用优质护理的质量来提升患者与社会的满意度。优质护理服务强调提高护理服务质量，以达到让患者满意、社会满意和政府满意的目的，通过满意度及绩效考核建立护理奖励机制，从而激励护士并提高护士满意度。

第二节　门诊护理管理制度

一、门诊护理工作管理制度

(1)门诊管理工作受护理部、门诊部双重领导，护理人员院内调动由护理部决定，并及时与门诊部沟通、协商，科内调动由科护士长负责。

(2)护理人员必须着装整齐，仪表端庄，佩戴工号，准时上岗，自觉执行各项规章制度，恪守职业道德，以高度的责任心、同情心，耐心诚恳、态度和蔼地接待每位患者，实行首问负责制。

(3)认真做好各诊室开诊前的准备工作和接诊后的整理、清洁、消毒工作，候诊患者根据电脑挂号顺序就诊，做到一人一室，维持好就诊次序。

(4)严格执行卫生行政部门有关规定和就诊须知，对70岁以上老人及重症、劳模、离休干部、行动不便的患者优先照顾，提供方便，确保安全。

(5)认真做好就诊患者预检分诊工作，严格执行预检程序，疑似传染病患者或不明原因发热患者护送至感染科就诊，并做好接待处的消毒工作。

(6)严格执行消毒隔离制度，诊室空气每日消毒 1～2 次，桌椅、电脑、诊疗床、轮椅等每日用消毒水擦拭 1～2 次，有效控制院内感染。

(7)就诊环境保持清洁、整齐、安静、舒适，做好患者就诊前、中、后的指导，定时开放电视健康教育屏幕，实施健康宣教。

(8)积极参加护理部、科室组织的业务学习，按时完成继续教育目标，不断学习新技术、新理论，努力提高专业技术水平。

(9)做好各诊室医疗器械、药品、消毒剂的管理工作，备好急救用品、药品，一旦遇到患者病情突变，及时做好应急处理。

(10)护理人员必须熟练掌握突发事件的应急处理流程和汇报流程，如火灾、食物中毒、停电等，能有效地疏导和急救，控制风险和危害。

(11)下班前整理好各诊室办公用品，关好水、电及门窗，防止意外事件发生。

二、门诊消毒隔离制度

(1)门诊护理人员上岗必须衣帽整洁，进入治疗室、换药室、无菌操作间时必须戴好口罩、帽子，治疗操作前后均应按要求洗手，做到一人一针一管一消毒。

(2)体温表消毒执行“三步法”。第一步：浸泡消毒 5 分钟，取出体温表清洗揩干，并将水银柱甩至 35℃以下。第二步：浸泡消毒 30 分钟。第三步：冷开水冲洗揩干备用，或乙醇浸泡备用。消毒液每日更换，盛器总消毒每周至少一次。血压计、听诊器用 75%乙醇或有效氯消毒剂擦拭。直接接触患者脏器组织而不能高压灭菌消毒的器械均用 2%戊二醛消毒液浸泡消毒或环氧乙烷灭菌消毒。定期做好灭菌消毒效果检测。

(3)各种治疗室、手术室、换药室、特殊换药室，每日空气消毒 2 次，每周清洁紫外线灯管 1 次，每周彻底清扫 1 次。

(4)各种无菌包必须专柜放置，放置位置高于地面 20 cm，距离墙壁 5 cm，无菌包必须保持干燥，无破损，标识清楚、醒目，封口处有起止日期和操作者签名。

(5)持物钳干燥保存，有效时间为 4 小时。

(6)生理盐水棉球每日更换。无菌物品、无菌液体标明日期、时间和操作者签名，只限于有效期内使用。

(7)备用干燥氧气湿化瓶、吸引瓶每周清洁、消毒 1 次，患者用毕及时终末消毒，吸引瓶瓶盖无霉点，瓶壁、管壁清洁无污垢。

(8)雾化器每天清洁、消毒、换水 1 次，咬口、螺旋管在患者用毕及时终末消毒。

(9)一次性物品专柜放置，放置位置高于地面 20 cm，距离墙壁 5 cm，柜子保持清洁，一次性物品使用后按规范处理。

(10)各类物品按清洁、污染分别放置，各诊室应保持清洁、无积灰，台面、地面用消毒液湿擦和湿拖。

(11)对特殊菌种如铜绿假单胞菌、厌氧菌、结核杆菌等感染的伤口，更换下的敷料应焚烧，器械必须进行特殊消毒处理。

(12)发热门诊、肠道门诊、肝炎门诊、性病门诊医疗废弃物应按特殊消毒处理。

(13)肠道科病床用消毒液湿扫，一床一刷一巾。刷巾套用后常规消毒处理并晾干备用。患者床头柜一桌一抹，用消毒液湿擦，擦后抹布消毒处理。床架、桌椅每日用消毒液湿擦，抹布专用。病房地面应用消毒液湿拖，患者出院床单位应进行终末消毒。

(14)医用垃圾与生活垃圾要加盖分别放置，医用垃圾要有标识。

三、门诊服务台工作管理制度

(1)提前上班，挂牌上岗，仪表端庄，着装规范，态度和蔼，用语礼貌。

(2)坚守岗位，不得擅自离岗。保持预检服务台安静，无喧哗。

(3)熟练掌握业务知识及服务流程，熟悉公费医疗、医保政策及门诊专科、专家出诊等信息，解答问题耐心细致，准确预检、导诊，执行首问负责制。

(4)维持门诊大厅秩序，主动为患者提供各类咨询服务和便民措施(为残疾人、老年患者提供轮椅、协助就诊，保管寄放物品，提供雨伞、一次性茶杯、纸巾等)。

(5)熟练掌握突发事件的应急处理流程和汇报流程，处理好各种应急事件(负责转运送患者等)。

(6)负责门诊健康教育咨询工作，发放健康教育处方，按时、按序更换宣传板，并做好记录。

(7)保证轮椅等正常使用，损坏及时报修。

(8)接待患者的反馈意见，记录备案，并及时汇报领导。

(9)保持服务台环境整洁，每日 2 次用清水擦拭工作台、桌面。每次接触传染病患者后，及时用 1000 mg/L 含氯消毒剂擦抹桌面，并消毒双手。

(10)下班前负责大厅空调、电脑、大屏幕的关闭检查工作。

四、门诊分号台工作管理制度

(1)护理人员自觉遵守规章制度，坚守工作岗位，不迟到、不早退，不脱岗，不聊天。

(2)护理人员衣帽整洁，仪表端庄，语言规范，有礼貌。

(3)门诊环境应保持清洁、整齐、安静，各科要积极开展候诊宣传，做好诊前指导。

(4)候诊秩序良好，无围观分诊台，无吸烟，做好健康教育工作。

(5)分诊台工作制度健全，岗位责任明确，值班人员做好开诊准备，按时分诊。

(6)服务态度好，热情接待患者，做到有问必答、耐心解释，不与患者发生争吵。

(7)加强巡视，老、弱、残及重症患者尽量予以照顾，及时安排就诊，缩短就诊时间。

(8)严格执行消毒隔离制度，防止交叉感染，发生传染病及时按传染病要求进行管理。

(9)协助医师进行检查，按医嘱给患者进行处置。

(10)诊后预约检查或治疗预约单填写准确无误，并给患者说清检查、治疗的时间与地点。

(11)有便民措施，设征求意见本，对提出的意见有处理措施。

(12)准确填报门诊工作量及日报表。

五、门诊注射室管理制度

(1)门诊注射室工作由专人负责,其职责为负责门诊各科室开出的各种注射,如皮内注射、皮下注射、肌内注射等。

(2)凡各种注射应按处方和医嘱执行。对易过敏的药物,必须按规定做好注射前的过敏试验。

(3)室内应有药物过敏性休克抢救预案和流程,工作人员人人熟练掌握。

(4)室内保持清洁、整齐,每天进行室内整理、消毒,室内相对划分污染、清洁区,私人用物不得放在室内,不得在室内会客、聊天等。

(5)各类物品、药品按规定分类保管,标签清楚,严防混放。抢救药品及器械应放于固定位置,定期检查,及时补充更换。

(6)严格执行无菌操作和正确执行各项操作规程,如有疑似传染病患者来做注射,必须严格执行传染病隔离制度,使用物品须独立按传染病要求消毒处理,严防院内感染,确保患者安全。

(7)严格执行“三查八对一注意”,注射治疗后应留患者休息片刻,若发生注射反应或意外,应及时进行处置,并报告医师。确保安全,防止差错发生。

六、门诊换药室管理制度

(1)门诊换药室是为非住院患者进行伤口治疗性换药的重要场所,非换药人员不得入内。

(2)保持换药室空气流通,光线充足,环境必须清洁整齐,每日做空气、物品表面、地面消毒,并有记录。

(3)严格执行消毒隔离制度和无菌技术操作规范,换药时做到一人两碗(盘)两钳及一份无菌物品。先换无菌伤口,后换感染伤口,特殊感染者不得在换药室换药。

(4)无菌物品、清洁物品与污染物品应分别放在固定位置,界线清楚,不得混放。

(5)无菌干罐一旦开启应每天更换并消毒。

(6)各种外用药品、器械应固定放置,分类保管,标识清楚,用后归还原处。

(7)了解患者伤口情况,如发现伤口有异常,应立即通知主管医师处理。

(8)室内物品由专人负责保管,定期清点、维修、及时补充。每月做空气及物品细菌培养1次。

七、发热门诊工作管理制度

1.环境管理

诊区应安置在医院大门附近,通风良好,远离急诊和病房区域,标识清晰,诊区周围设有隔离带。诊区内设备齐全,就诊流程合理,有完善的就诊患者追踪登记管理制度。

2.人员管理

及时传达和学习目前流行病的发展动态及预防、治疗措施,举办相关知识的学习班和技能培训,同时为运送患者入院、转院的卫生员、司机讲授消毒隔离知识及自我防范的预防措施(如穿脱隔离衣等)。

3.发热患者就诊流程管理

(1)发热患者就诊,先测体温,并督促其戴好口罩,引导至发热诊室就诊,排除 SARS 等传染病后再到专科就诊。

(2)若疑似传染病,做好 X 线胸片、血常规等检查后,请院内专家会诊。

(3)若未排除传染病,通知市疾病预防控制中心(CDC)专家来院进一步采样、确诊。

(4)根据市、区 CDC 在 48 小时内的检验报告,如明确疑似病例或确诊病例,由区 CDC 负责转至市内指定医院。

(5)凡与疑似病例接触的工作人员和场所,必须严格按消毒隔离规范进行彻底消毒。

4.发热门诊工作制度

(1)隔离诊室、输液室、病房通风良好,独立设区,设有 2 个入口,做到工作中与患者进出口分开。发热患者的就诊、检查、治疗等都在诊区内完成。

(2)发热门诊应严格划分清洁区、半污染区和污染区,各交界处必须设有擦脚垫,并用消毒液浇湿,保持脚垫湿润。

(3)进入病区应戴 16 层棉纱口罩、帽子、鞋套、手套,穿隔离衣。

(4)当班医务人员应坚守岗位,不得随意离岗,并负责未转诊前隔离患者的所有治疗工作,严禁无关人员入内。

(5)隔离患者均须戴口罩,严格隔离,严格管理,不得离开隔离病房。

(6)严格执行探视制度,不得陪护,不得探视,严格做好个人防护。

(7)严格执行报告制度,详细填写发热门诊有关日报表,发现问题及时上报。

八、各诊室工作管理制度

(1)护理人员必须着装整齐,仪表端庄,佩戴工号,准时上岗。

(2)护理人员提前做好各种物质准备(有的科室还要准备好消毒器械设备)。开诊前检查、清点物品并登记(急救物品、药品、氧气袋、血压计、轮椅等),保持其良好的备用状态。

(3)严格执行消毒隔离制度,做好体温表、诊室、诊疗台、电脑等清洁消毒工作,做好无菌物品的清洁、消毒、灭菌、规范放置工作,有效控制院内感染。

(4)按疾病轻、重、缓、急及病种有序地排号分诊,安排危重患者优先诊治,并做好危重患者的护送工作,做到一人一诊室。

(5)做好诊室内医疗器械、药品、消毒剂、麻醉药类和精神药类处方的管理工作,备好急救用品、药品,一旦遇到患者病情突变,及时做好应急处理。

(6)做好胃镜、骨髓穿刺、液基薄层细胞学检查(TCT)等各种病理报告的登记和签收工作及病检单的登记工作。

(7)严格遵守护理操作常规,做好本诊室患者的各项治疗工作。

(8)认真做好接诊后整理工作,包括添置好各类申请单、检查单,统计当天的工作量,做好诊室的清洁卫生、通风和消毒,保持环境整洁,关好水、电及门窗,防止意外事件发生。

第三节 入院病人护理

入院护理是指患者入院后，护理人员对患者所进行的一系列护理工作，包括入院的程序和患者入病区后的初步护理。其目的是协助患者了解和熟悉环境，以便患者尽快适应医院生活，消除紧张、焦虑等不良情绪；满足患者的各种合理需求，以调动患者配合治疗和护理的积极性；做好健康教育，满足患者对疾病知识的需求。

一、入院的程序

医院导诊护士根据就诊患者的病情将患者送至门诊或急诊室，经医生确诊后需住院治疗或手术治疗者，门诊护士会陪同患者或家属持医生签发的住院证，到住院处办理入院手续，住院处护士应根据患者的病情做好以下护理工作。

（一）办理入院手续

住院处护士与门诊护士交接患者，并协助患者办理住院手续，如缴纳住院保证金、填写登记表格，同时电话通知病区值班护士根据病情做好接纳新患者的准备。病区无空余床位时，门诊患者可办理待床手续；对急诊患者护士则应设法与病区主管医师联系，调整或增加床位，安排入院；需急诊手术的患者，应先安排患者直接进入手术室，由家属或其他相关人员办理入院手续。

（二）实施卫生处理

医院住院处设卫生处置室，由护士管理，根据入院患者的病情及身体状况，对其进行卫生处置，如沐浴、更衣、修剪指（趾）甲、理发等。患者如有虱、虮者，先行灭虱、虮，再做以上的卫生处置。危、急、重症患者，即将分娩、体质虚弱者可酌情免浴。传染病患者或疑似传染病者应在隔离室处理。患者换下的衣服或不需用的物品可交家属带回或按要求暂时存放在入院处。如果是传染病患者或疑似传染病者，其物品应消毒后带回。贵重物品不予存放。如遇特殊情况或事件，如患者的贵重饰物或物品，可由两名护士清点、列好清单并签字，妥善保管。

（三）护送患者入病区

由住院处的卫生处置室护士携门诊病历、住院手续护送患者入病区。根据患者病情可选用不同的护送方式。对能步行的患者可扶助步行，不能行走或病情危重患者可用轮椅或平车护送，护送途中注意保暖，不能停止必要的治疗（如输液、吸氧等）。根据患者病情安置合适卧位，以免患者不适，还应保证患者安全。护送患者入病区后，与病区值班护士就患者的病情、所采取或需继续进行的治疗和护理措施、个人卫生情况及物品进行交接。

二、患者入病区后的初步护理

（一）一般患者入病区后的初步护理

（1）准备患者床单位：接到住院处通知后，护士应立即根据病情需要准备患者床单位。将备用床改为暂空床。备齐患者所需用物，如面盆、痰杯、热水瓶、拖鞋等；根据病情可在床上加铺橡胶单和中单。

(2)迎接新患者:以热情的态度迎接新患者至指定的床位,妥善安置。向患者作自我介绍,说明自己将为患者提供的服务及职责,为患者介绍邻床病友。以自己的行动和语言消除患者的不安情绪,使患者有宾至如归的感觉,以增强患者的安全感和对护士的信任。

(3)通知负责医生诊视患者,必要时协助体检、治疗或抢救;通知营养室为患者准备膳食。

(4)测量体温、脉搏、呼吸、血压及体重,需要时测量身高。

(5)填写住院病历和有关护理表格:①用蓝色钢笔逐项填写住院病历眉栏及各种表格。②用红色钢笔将入院时间纵行填写在当日体温单相应时间的40～42℃横线之间。③记录首次体温、脉搏、呼吸、血压、体重及身高值。

(6)介绍与指导:向患者及家属介绍病房环境、有关规章制度、床单位及其设备的使用方法,指导常规标本的留取方法、时间及注意事项。

(7)执行入院医嘱及给予紧急护理措施。

(8)按护理程序进行入院评估,对患者的健康状况进行评估,以了解患者的基本情况和健康问题以及身心需要,为制订护理计划提供依据。

(二)急诊患者入病区后的初步护理

1.准备床单位

接到住院处电话通知后,护士应立即准备好床单位,将患者安置在重危病室或抢救室,并在床上加铺橡胶单和中单。若为急诊手术患者,则应铺好麻醉床。

2.准备好急救器材及药品

如氧气、吸引器、输液器具、急救车等。通知有关医生做好抢救准备。

3.配合抢救

密切观察病情变化,积极配合医生进行抢救,并做好护理记录。如医生未到位之前,护士应根据病情做出初步判断,给予紧急处理,如吸氧、吸痰、止血、建立静脉通道等。

4.暂留陪送人员

对于不能正确叙述病情和要求的患者(语言障碍、听力障碍等)、意识不清患者或婴幼儿等,需暂留陪送人员,以便询问病史。

三、分级护理

分级护理是根据病情的轻、重、缓、急和患者自理能力的不同,给予不同级别的护理措施。护理级别分为4级:特级护理、一级护理、二级护理、三级护理。不同的护理级别规定了相应的护理要求,有利于护理工作的开展和保证护理质量。

(一)特级护理

1.适用范围

(1)病情危重,随时可能发生病情变化,需要进行抢救的患者。

(2)重症监护患者。

(3)各种复杂或者大手术后的患者。

(4)严重创伤或大面积烧伤的患者。

(5)使用呼吸机辅助呼吸,并需要严密监护病情的患者。

(6)实施连续性肾脏替代治疗(CRRT),并需要严密监护生命体征的患者。

(7)其他有生命危险,需要严密监护生命体征的患者。

2.护理要点

(1)严密观察患者病情变化,监测生命体征。

(2)根据医嘱,正确实施治疗、给药措施。

(3)根据医嘱,准确测量出入量。

(4)根据患者病情,正确实施基础护理和专科护理,如口腔护理、压疮护理、气道护理及管路护理等,实施安全措施。

(5)保持患者的舒适和功能体位。

(6)实施床旁交接班。

(二)一级护理

1.适用范围

(1)病情趋向稳定的重症患者。

(2)手术后或者治疗期间需要严格卧床的患者。

(3)生活完全不能自理且病情不稳定的患者。

(4)生活部分自理,病情随时可能发生变化的患者。

2.护理要点

(1)每小时巡视患者,观察患者病情变化。

(2)根据患者病情,测量生命体征。

(3)根据医嘱,正确实施治疗、给药措施。

(4)根据患者病情,正确实施基础护理和专科护理,如口腔护理、压疮护理、气道护理及管路护理等,实施安全措施。

(5)提供护理相关的健康指导。

(三)二级护理

1.适用范围

(1)病情稳定,仍需卧床的患者。

(2)生活部分自理的患者。

2.护理要点

(1)每 2 小时巡视患者,观察患者病情变化。

(2)根据患者病情,测量生命体征。

(3)根据医嘱,正确实施治疗、给药措施。

(4)根据患者病情,正确实施护理措施和安全措施。

(5)提供护理相关的健康指导。

(四)三级护理

1.适用范围

(1)生活完全自理且病情稳定的患者。

(2)生活完全自理且处于康复期的患者。

2.护理要点

(1)每 3 小时巡视患者,观察患者病情变化。

(2)根据患者病情,测量生命体征。

(3)根据医嘱,正确实施治疗、给药措施。

(4)提供护理相关的健康指导。

四、患者床单位的准备

(一)患者床单位的设备

患者床单位是指医疗机构内提供给患者使用的家具与设备。它是患者住院期间用以休息、睡眠、饮食、活动与治疗等最基本的生活单位。患者床单位的设备及管理要以患者的舒适、安全和有利于康复为前提。患者床单位的固定设备有床、床垫、床褥、棉胎或毛毯、枕芯、大单、被套、枕套、橡胶中单和中单(需要时)、床旁桌、床旁椅及床上桌,床头墙壁上有照明灯、呼叫装置、供氧和负压吸引管道等设施。

1.病床

病床是患者睡眠和休息的用具,是病室中的主要设备。卧床患者的治疗、饮食、便溺、运动等几乎都在病床上进行,所以床必须实用、耐用、舒适、安全。一般床长 200 cm、宽 90 cm、高 60 cm。常用的床如下。

钢丝床:床头、床尾可支起或摇起,以调节体位。床脚有脚轮,便于移动。

木板床:骨科患者多用。有的则在钢丝床上放一木板,以利于骨断端的固定。

电动控制多功能床:可通过按钮自行控制床的升降或改变患者的体位。

2.床垫

长 198 cm、宽 90 cm、厚 10 cm,用棕丝或海绵等作垫芯,垫面应选用牢固的布料制作。患者大多数时间卧于床上,所以床垫宜坚实,以免承受重力较大的部位凹陷。

3.床褥

长宽与床垫相同,一般以棉花作褥芯、棉布作褥面,铺于床垫之上。

4.棉胎

长 210 cm、宽 160 cm,多用棉花胎,也可用人造棉或羽绒被。

5.枕芯

长 60 cm、宽 40 cm,内装荞麦皮或木棉或薄绒或人造棉,以棉布作枕面。

6.大单

长 250 cm、宽 180 cm,用棉布制作。

7.被套

长 230 cm、宽 170 cm,用棉布制作,根据需要可在尾端开口处钉有布带或尼龙褡扣。

8.枕套

长 75 cm、宽 45 cm,用棉布制作。

9.中单

长 170 cm、宽 85 cm,用棉布制作。

10.橡胶中单

长 85 cm、宽 65 cm,宽的两端各加白布 40 cm。

11.床旁桌

放在患者床旁,用于放置日常用物。上设抽屉,下设带门之柜,两侧或后面设杆,供晾挂湿毛巾。床旁桌应坚固,易于清洁,不易被化学物质损坏。桌面应光滑,桌脚镶以橡皮轮,以方便移动。

12.床旁椅

宽大、有背靠,供患者或访客用。

13.床上桌

供患者在床上进食、写字、阅读或从事其他活动,高度可调节。

(二)各单的折叠法

各单的折叠应顾及使用方便。

1.大单

正面在内,纵向对折 2 次后,边与中线对齐,中线在外,再横向对折 2 次或横折 3 次。

2.橡胶中单

正面在内,横向对折 2 次后,边与中线对齐,中线在外,再横折 1 次。

3.中单

同橡胶中单。

4.被套

反面在内,纵向对折 2 次后,边与中线对齐,中线在外,自被套开口处扇形 3 折至被套封口处。

5.棉胎或毛毯

纵向 3 折后,横向 S 形 3 折。

6.床褥

纵向对折 1 次后,横向 S 形 3 折。

(三)铺床法

1.备用床

(1)目的:保持病室整洁、美观,准备接收新患者。

(2)评估

①病床:是否完好、安全、舒适。

②床上用物:是否洁净、齐全。

③床旁设施:如呼叫装置、照明灯是否完好,供氧和负压吸引管道等是否通畅,有无漏气。

④病室环境:铺床时是否影响周围患者的治疗、进餐或休息。

(3)操作前准备

①用物准备:床、床垫、床褥、大单、被套(如系被单式应将被套换为两块大单,作衬单和罩单用)、棉胎或毛毯、枕套、枕芯。

②环境准备:病室无人进餐或治疗。

(4)操作程序(表 1-3-1)

表 1-3-1　备用床操作程序

流程	操作步骤
移开床旁桌和椅	1.洗手、戴口罩、按顺序备齐用物携至床旁
	2.有脚轮的床,应先固定,调整床高度
	3.移开床旁桌,离床约 20 cm,移椅至床尾正中,距床约 15 cm
	4.将用物按序放于椅上
翻转床垫	5.从床头向床尾或从床尾向床头翻转床垫,铺床褥于床垫上,上缘靠床头
铺大单	6.铺大单
展开大单	(1)取大单放于床褥上,中线与床中线对齐,分别展开,正面向上,一手托起床垫,一手伸过床头中线,将大单包塞于床垫下
	(2)包折床角(先床头、后床尾):在距床头约 30 cm 处,向上提起大单边缘,使其同床边垂直,呈一等边三角形;以床沿为界,将三角形分为两半
包折床头近侧床角	斜角法:上半三角暂时覆盖于床上,将下半三角平整地塞于床垫下,再将上半三角翻下,塞于床垫下
	直角法:将上半三角底边直角部分拉出,拉出部分的边缘与地面垂直,将拉出部分塞于床垫下
包折其余三床角	(3)至床尾拉紧大单,同法铺好床角;拉紧大单中部,双手掌心向上,将大单平塞于床垫下;转至对侧,同法铺好大单
铺盖被	7.铺盖被
▲被套式	
△"S"式	
展开被套	(1)取已折叠好的被套,齐床头放置,开口端向床尾,中线与床中线对齐,正面向外平铺于床上
放入棉胎	(2)拉开被套开口端上层,将折好的棉胎或毛毯置于被套内,底边同被套开口边平齐
套被套	(3)拉棉胎上缘至被套封口,将竖折的棉胎上向两边展开,与被套平齐,对好两上角,被头与床头平齐
整理盖被	(4)至床尾逐层拉平被套和棉胎,系带
	(5)将盖被边缘向内折叠与床沿平齐,折成被筒,尾端折于床垫下方便患者睡卧
△卷筒式	
展开被套	(1)被套正面向内,平铺于床上,开口端向床尾
铺棉胎	(2)将棉胎平铺于被套上,上缘与被套封口边对齐

续表

流程	操作步骤
套被套	(3)将棉胎与被套一并自床头卷至床尾,自开口处翻转至床头,拉平各层,系带
整理盖被	(4)余同"S"式铺好盖被
▲被单式	
铺衬单	(1)铺衬单:将衬单反铺在床上,对齐中线,上端反折 25 cm 与床头对齐,床尾按铺大单法铺好床角
铺棉胎	(2)铺棉胎或毛毯于衬单上,上端与床头平齐,将床头衬单反折盖于棉胎或毛毯上,床尾部分按铺大单法铺好床角
铺罩单	(3)铺罩单:正面向上对齐中线,上端反折 15 cm 与床头齐,床尾部分折成 45°斜角,垂于床边,转至对侧同法铺好
套枕套	8.于床尾处套枕套。拍松枕芯,枕套开口处背门。枕头先横放于床尾,再用两手平拖至床头
还原床旁桌椅	9.将床旁桌放回原处放置
	10.将床旁椅放回原处放置,保持病室的整齐
洗手	11.洗手,摘口罩

(5)注意事项:①病室内有患者进餐或治疗时应暂停铺床;②用物准备要齐全,并按使用顺序放置,减少走动的次数;③操作中动作要轻稳,避免尘埃飞扬;④操作中应注意节力原则,即能升降的床,应将床升至方便铺床的高度,避免腰部过度弯曲或伸展;铺床时身体尽量靠近床边,上身保持直立,两腿间距离与肩同宽,两膝稍弯曲,两脚根据活动情况前后或左右分开,以扩大支撑面,降低重心,增加身体的稳定性;操作时使用肘部力量,动作平稳有节律,连续进行;避免无效动作的出现。

(6)目标评价:①病床符合实用、耐用、舒适、安全的原则;②大单中缝对齐,四角平整扎紧;③被头充实,盖被平整、两缘内折对称;④枕头平整充实,开口侧背门放置;⑤操作流畅,注意节省体力;⑥病室及患者床单位环境整洁、美观。

2.暂空床

(1)目的:保持病室整洁、美观;供新入院患者或暂离床活动的患者使用。

(2)评估

①患者病情:根据病情需要,准备用物。

②床上用物:是否洁净、齐全。

③床单位设施:性能是否完好。

④病室环境:是否会影响周围患者的治疗或进餐。

(3)操作前准备

①用物准备:同备用床,必要时备橡胶中单和中单。

②环境准备:病室无人进餐或治疗。

(4)操作程序(表 1-3-2)

表 1-3-2　暂空床操作程序

流程	操作步骤
准备	1.洗手、戴口罩,备齐物品携至床旁
折盖被	2.整理盖被
▲被套式	将备用床的盖被上端向内折 1/4,然后扇形 3 折于床尾,并使之平齐
▲被单式	则将罩单向内反折 15 cm,包裹棉胎或毛毯上端,再将衬单向上反折 25 cm,包裹棉胎或毛毯和罩单,然后将罩单,棉胎或毛毯、衬单一起 3 折于床尾
铺橡胶单和中单	3.铺橡胶中单和中单,上缘距床头 45～50 cm,中线与床中线对齐。两单边缘下垂部分一起平整地塞入床垫下
	4.转至对侧,同法铺好
整理	5.整理床单位

(5)注意事项:同备用床。

(6)目标评价:①病床符合实用、耐用、舒适、安全的原则;②操作方法正确,符合节省体力的原则;③用物准备符合病情需要;④患者上、下床方便,躺卧时感觉舒适。

3.麻醉床

(1)目的:①便于接收和护理麻醉手术后的患者;②保护被褥不被血液或呕吐物污染;③使患者安全、舒适,预防并发症。

(2)评估

①患者情况:患者病情、手术部位与麻醉种类。

②铺床用物:是否洁净、齐全,正确折叠。

③床边设施:呼叫装置、氧气管、吸引管的性能是否完好。

④病室环境:是否会影响周围患者的治疗或进餐。

(3)操作前准备

①用物准备

a.床上用物:同备用床,另加橡胶中单和中单各 2 条。

b.麻醉护理盘:无菌巾内置张口器、压舌板、舌钳、牙垫、治疗碗、镊子、输氧导管、吸痰导管和纱布数块。无菌巾外放血压计、听诊器、护理记录单和笔、弯盘、棉签、胶布、手电筒、别针等。

c.其他:输液架,必要时备吸痰器、氧气筒、胃肠减压器,天冷时按需备热水袋加布套、毛毯。

②环境准备:病室无人进餐或治疗。

(4)操作程序(表 1-3-3)

表 1-3-3　麻醉床操作程序

流程	操作步骤
准备	1.洗手、戴口罩
拆床	2.同铺备用床法移开床旁桌椅,拆除原有枕套、被套、大单

续表

流程	操作步骤
	3.洗手，携用物至床旁
铺单	4.按使用顺序放铺床用物至床尾椅上
铺近侧大单	5.同铺备用床法铺好近侧大单
铺第一块橡胶单和中单	6.根据患者的麻醉方式和手术部位，按需要铺好橡胶中单和中单 (1)将一块橡胶中单和中单与床中线对齐，铺于床头、床中部或床尾，边缘平整的塞入床垫下(颈部手术可铺在床头；腹部手术可铺在床中部，若需要铺在床中部，则橡胶中单和中单上缘应距床头 45～50 cm；下肢手术可铺在床尾)
铺第二块橡胶单和中单	(2)如果病情需要，将第二块橡胶中单和中单的上缘平齐床头放置，若床中部有橡胶中单和中单，则下缘压在中部橡胶中单和中单上，中线对齐，下垂边缘部分一并塞于床垫下
铺对侧各单	7.转至对侧，同法逐层铺好大单、橡胶中单和中单
铺盖被	8.同铺备用床法套好被套
	9.盖被上端齐床头，两侧边缘内折与床沿齐，被尾向内或向上折叠与床尾对齐
	10.将盖被扇形 3 折叠于一侧床边，开口向着门
套枕套	11.套枕套，拍松枕芯，将枕头横立于床头，并固定，开口背门
物品整放	12.移回床旁桌，椅子放盖被折叠侧
	13.麻醉护理盘置于床旁桌上，其他用物放于妥善之处

(5)注意事项：①～④同备用床；⑤铺麻醉床时应及时更换洁净的被单，保证术后患者舒适，避免感染的发生；⑥中单要遮盖橡胶单，避免橡胶单与患者皮肤接触，而引起患者皮肤不适；⑦麻醉未醒的患者应去枕平卧，头偏向一侧。

(6)目标评价：①病床符合实用、耐用、舒适、安全的原则。②患者感觉舒适、安全。③护理术后患者的物品齐全，患者能及时得到抢救和护理。

第二章

内科护理

第一节　急性呼吸道感染

一、急性上呼吸道感染

急性上呼吸道感染简称上感，为外鼻孔至环状软骨下缘包括鼻腔、咽或喉部急性炎症的概称。其特点是起病急、病情轻、病程短、可自愈、预后好，但发病率高，并具有一定的传染性。本病是呼吸道最常见的一种感染性疾病，发病不分年龄、性别、职业和地区，免疫功能低下者易感。全年皆可发病，以冬春季节多见，多为散发，但在气候突变时可小规模流行。

主要病原体是病毒，少数是细菌。人体对病毒感染后产生的免疫力较弱、短暂，病毒间也无交叉免疫，故可反复发病。

（一）病因与发病机制

1.病因

常见病因为病毒，少数由细菌引起，可单纯发生或继发于病毒感染。病毒包括鼻病毒、冠状病毒、腺病毒、流感和副流感病毒以及呼吸道合胞病毒、埃可病毒和柯萨奇病毒等。细菌以口腔定植菌溶血性链球菌为多见，其次为流感嗜血杆菌、肺炎链球菌和葡萄球菌等，偶见革兰阴性杆菌。

2.发病机制

正常情况下，健康人的鼻咽部有病毒、细菌存在，一般不会发病。接触病原体后是否发病，取决于传播途径和人群易感性。淋雨、受凉、气候突变、过度劳累等可降低呼吸道局部防御功能，致使原存的病毒或细菌迅速繁殖引起发病。老幼体弱者，免疫功能低下或有慢性呼吸道疾病如鼻窦炎、扁桃体炎者更易发病。病原体主要通过飞沫传播，也可由于接触患者污染的手和用具而传染。

（二）临床表现

1.临床类型

（1）普通感冒：俗称“伤风”，又称急性鼻炎或上呼吸道卡他。以冠状病毒和鼻病毒为主要致病病毒。起病较急，主要表现为鼻部症状，如打喷嚏、鼻塞、流清水样鼻涕，早期有咽部干痒或烧灼感。2～3 d后鼻涕变稠，可伴咽痛、流泪、味觉迟钝、呼吸不畅、声嘶、咳嗽等，有时由于咽鼓管炎致听力减退。严重者有发热、轻度畏寒和头痛等。体检可见鼻腔黏膜充血、水肿、有分泌物，咽部可轻度充血。若无并发症，一般经5～7 d痊愈。

（2）急性病毒性咽炎和喉炎：急性病毒性咽炎常由鼻病毒、腺病毒、流感病毒、副流感病毒以及肠病毒、呼吸道合胞病毒等引起。临床表现为咽痒和灼热感，咽痛不明显，但合并链球菌感染时常有咽痛。体检可见咽部明显充血、水肿。急性喉炎多为流感病毒、副流感病毒及腺病毒等引起，临床表现为明显声嘶、讲话困难，可有发热、咽痛或咳嗽，咳嗽时咽喉疼痛加重。体检可见喉部充血、水肿，颌下淋巴结轻度肿大和触痛，有时可闻及喉部的喘息声。

（3）急性疱疹性咽峡炎：多由柯萨奇病毒 A 引起，表现为明显咽痛、发热，病程约为 1 周。查体可见咽部充血，软腭、腭垂、咽及扁桃体表面有灰白色疱疹及浅表溃疡，周围伴红晕。多发于夏季，儿童多见，成人偶见。

（4）急性咽结膜炎：主要由腺病毒、柯萨奇病毒等引起，表现为发热、咽痛、畏光、流泪、咽及结膜明显充血。病程 4～6 d，多发于夏季，由游泳传播，儿童多见。

（5）急性咽扁桃体炎：病原体多为溶血性链球菌，其次为流感嗜血杆菌、肺炎链球菌、葡萄球菌等。起病急，以咽、扁桃体炎症为主，咽痛明显、伴发热、畏寒，体温可达 39℃以上。查体可发现咽部明显充血，扁桃体肿大、充血，表面有黄色脓性分泌物。有时伴有颌下淋巴结肿大、压痛，而肺部查体无异常体征。

2.并发症

一般预后良好，病程常在 1 周左右。少数患者可并发急性鼻窦炎、中耳炎、气管-支气管炎。以咽炎为表现的上呼吸道感染，部分患者可继发溶血性链球菌引起的风湿热、肾小球肾炎等，少数患者可并发病毒性心肌炎。

（三）护理要点

1.生活护理

症状轻者适当休息，避免过度疲劳；高热患者或年老体弱者应卧床休息。保持室内空气流通，温湿度适宜，定时空气消毒，进行呼吸道隔离，患者咳嗽或打喷嚏时应避免对着他人，防止交叉感染。饮食应给予高热量、高维生素的流质或半流质，鼓励患者多饮水及漱口，保持口腔湿润和舒适。患者使用的餐具、毛巾等可进行煮沸消毒。

2.对症护理

高热者遵医嘱物理降温，如头部冷敷，冰袋置于大血管部位，温水或乙醇擦浴，4 ℃冷盐水灌肠等。注意 30 分钟后测量体温并记录。必要时遵医嘱药物降温。咽痛者可用淡盐水漱咽部或含服消炎喉片，声嘶者可行雾化疗法。

3.病情观察

注意观察生命体征，尤其是体温变化及咽痛、咳嗽等症状的变化。警惕并发症，如中耳炎患者可有耳痛、耳鸣、听力减退、外耳道流脓；并发鼻窦炎者会出现发热、头痛加重，伴脓涕，鼻窦有压痛。

4.用药护理

遵医嘱用药，注意观察药物不良反应。

5.健康教育

积极体育锻炼，增强机体免疫力。生活饮食规律、改善营养。避免受凉、淋雨、过度疲劳等诱发因素，流行季节避免到公共场所。注意居住、工作环境的通风换气。年老体弱易感者应注意防护，上呼吸道感染流行时应戴口罩。

二、急性气管-支气管炎

急性气管-支气管炎是指感染、物理、化学、过敏等因素引起的气管-支气管黏膜的急性炎症。临床主要表现为咳嗽和咳痰，多见于寒冷季节或气候突变时。

（一）病因

1.感染

感染由病毒、细菌直接感染或上感迁延而来。病原体常为流感嗜血杆菌、肺炎链球菌、腺病毒、流感病毒等，奴卡菌感染有所上升。

2.理化因素

寒冷空气、粉尘、刺激性气体或烟雾（氨气、氯气、二氧化硫、二氧化碳等）可刺激气管、支气管黏膜而引起本病。

3.变态反应

花粉、有机粉尘、真菌孢子等的吸入以及对细菌蛋白质过敏等，均可引起气管-支气管的变态反应。寄生虫（如钩虫、蛔虫的幼虫）移行至肺，也可致病。

（二）临床表现

1.症状

起病较急，常先有鼻塞、流涕、咽痛、声嘶等上感症状，继之出现咳嗽、咳痰，先为干咳，胸骨下有闷痛感，1～2 d后咳少量黏液性痰，以后转为黏液脓性痰，痰量增多，咳嗽加剧，偶可见痰中带血；气管受累时，可在深呼吸和咳嗽时感到胸骨后疼痛；伴支气管痉挛时，可有气促、胸部紧缩感。全身症状较轻，可伴低热、乏力等，一般3～5 d后消退。咳嗽、咳痰可持续2～3周，吸烟者则更长。

2.体征

胸部听诊呼吸音正常或增粗，并有散在干、湿啰音。咳嗽后，啰音部位、性质改变或消失。支气管痉挛时可闻及哮鸣音。

（三）护理诊断

(1)清理呼吸道无效：与呼吸道感染、痰液黏稠有关。

(2)气体交换受损：与过敏引起支气管痉挛有关。

（四）护理措施

1.一般护理

(1)病室环境要保持舒适、洁净，室温维持在18～20 ℃，湿度为50%～60%为宜。保持空气新鲜，冬季注意保暖，防止受凉。

(2)给予高蛋白、高维生素、足够热量、易消化饮食；少量多餐，避免油腻、刺激性强、易于产气的食物，防止便秘、腹胀影响呼吸。张口呼吸、痰液黏稠者，应补充足够水分，一般每天饮水1500 mL以上，以保证呼吸道黏膜的湿润和病变黏膜的修复。做好口腔护理。

(3)要适当多休息，体位要保持舒适。

2.病情观察

密切观察患者咳、痰、喘的发作，痰液的性质和量，详细记录痰液的颜色、量和性质，正确收集痰标本并及时送检。

3.对症护理

主要为指导、协助患者有效排痰。

4.老年人群护理

高度重视老年人群患病者，因为随着年龄的增长，老年人各器官的生理功能逐渐发生衰老和变化。其肺泡数量减少，且泡壁变薄，泡腔增大，弹性降低，呼吸功能也不断下降，对缺氧和呼吸系统的调节功能也随之减低，咳嗽反射减弱，免疫力低下，使老年人容易出现呼吸道感染，加之老年人常患有其他慢性病变，如脑血管病等，一旦卧床，并发合并症，常可危及生命。其护理要点如下。

(1)保持呼吸道通畅：鼓励咳嗽、咳痰，多应用化痰药物治疗以稀释痰液，便于咳出，禁用或慎用镇咳药，以防抑制呼吸中枢，引起呼吸抑制甚至昏迷。加强体位护理，勤翻身、叩背或使用其他物理排痰法。当出现症状时，应尽量取侧卧位。一般健侧卧位利于引痰，可左右交替卧位。

(2)观察生命体征：注意呼吸、脉搏及节律的改变，注意痰的颜色、性质和量的变化，如发现患者精神不振或嗜睡、懒言、不喜活动或呼吸困难及发绀等出现，应高度重视，急查血气分析。

(3)正确指导老年人用药：按时服药，正确使用吸入药物或雾化吸入器，定时留取痰标本，及时检查痰细菌培养，及时调整抗生素的应用。

(五)健康指导

1.增强体质

积极参加体育锻炼，根据患者情况选择合适的体育活动，如健身操、太极拳、慢跑等；可增加耐寒训练，如凉水洗脸、冬泳等。

2.避免复发

患者咳嗽、咳痰明显时注意休息，避免劳累；多饮水，进食清淡、富有营养的饮食；保持适当的温度、湿度；改善劳动生活环境，防止有害气体污染，避免烟雾、化学物质等有害理化因素的刺激，避免吸入环境中的变应原。

第二节　慢性阻塞性肺疾病

慢性阻塞性肺疾病(COPD)简称慢阻肺，是全世界范围内发病率和死亡率最高的疾病之一，是一种常见的以持续性气流受限为特征的可以预防和治疗的疾病。这种气流受限呈进行性进展，不完全可逆，多与气道和肺对有害颗粒物或有害气体的异常炎症反应增强有关。此病与慢性支气管炎和肺气肿密切相关。当慢性支气管炎、肺气肿患者肺功能检查出现持续气流受限时，则能诊断为慢阻肺，如无气流受限，则不能诊断。

一、临床表现

1.症状

轻度 COPD 患者很少有或没有症状，晨起咳嗽、反复呼吸系统感染、体力劳动时呼吸困难等应引起重视。

(1)慢性咳嗽：常为首发症状，初起咳嗽呈间歇性，早晨较重，以后早、晚或整日均有咳嗽。

(2)咳痰：一般为白色黏液或浆液性泡沫性痰，清晨排痰较多，急性发作期痰量增多，合并感染时咳脓性痰。

(3)气短或呼吸困难：是 COPD 的标志性症状。早期仅于剧烈活动时出现，后逐渐加重，以致日常活动甚至休息时也感气短。

(4)喘息和胸闷：部分患者特别是重度患者有喘息；胸部紧闷感通常于劳力后发生，与呼吸费力、肋间肌等容性收缩有关。

(5)其他症状：晚期患者常有体重下降，食欲缺乏，精神抑郁和(或)焦虑等。合并感染时可咳血痰或咯血。

2.体征

早期可无任何异常体征。随疾病进展，视诊可多见桶状胸、肋间增宽，呼吸幅度变浅、频率增快，触诊双侧语颤减弱。叩诊呈过清音，心浊音界缩小或不易叩出，肺下界和肝浊音下降；听诊心音遥远，呼吸音普遍减弱，呼气延长，并发感染时，肺部可有湿啰音。

3.辅助检查

(1)肺功能检查：是确诊 COPD 的必备条件，也是判断持续气流受限的主要客观指标，使用支气管扩张药后，第一秒用力呼气量(FEV_1)/用力肺活量(FVC)＜70%可确定为患者存在持续气流受限，即 COPD。肺功能检查对 COPD 的诊断及估计其严重程度、疾病进展和预后有重要意义。

(2)X 线检查：早期可无异常，反复发作者可见两肺纹理增粗、紊乱等非特异性改变，以及肺气肿改变，如胸廓扩张、肋间隙增宽、肋骨平行、活动减弱、两肺野透亮度增加、横膈位置低平、心脏悬垂狭长。

(3)血液气体分析：如出现明显缺氧及二氧化碳潴留时，则动脉血氧分压降低，二氧化碳分压升高，并可出现失代偿性呼吸性酸中毒，pH 降低。

(4)胸部 CT 检查：CT 检查一般不作为常规检查，CT 检查可见慢阻肺小气道病变的表现、肺气肿的表现及并发症的表现，主要临床意义在于当诊断有疑问时，高分辨率 CT(HRCT)有助鉴别诊断。

二、主要护理诊断/问题

1.气体交换受损

与呼吸道阻塞、呼吸面积减少引起通气和换气功能受损有关。

2.清理呼吸道无效

与呼吸道炎症、阻塞、痰液过多有关。

3.营养失调

低于机体需要量,与长期咳痰、呼吸困难致食欲下降或感染机体代谢加快有关。

4.焦虑

与日常活动时供氧不足、疲乏、经济支持不足有关。

5.活动无耐力

与疲劳、呼吸困难有关。

三、护理措施

1.气体交换受损

与呼吸道阻塞、呼吸面积减少引起通气和换气功能受损有关。

(1)休息与体位:保持病室内环境安静、舒适,温度20～22 ℃,湿度50%～60%。卧床休息,协助患者生活需要以减少患者氧耗。明显呼吸困难者摇高床头,协助身体前倾位,以利于辅助呼吸肌参与呼吸。

(2)病情观察:监测患者的血压、呼吸、脉搏、意识状态、血氧饱和度,观察患者咳嗽、咳痰情况,痰液的量、颜色及形状,呼吸困难有无进行性加重等。

(3)有效氧疗:COPD氧疗一般主张低流量低浓度持续吸氧。对患者加强正确的氧疗指导,避免出现氧浓度过高或过低而影响氧疗效果。氧疗装置定期更换、清洁、消毒。急性加重期发生低氧血症者可鼻导管吸氧或通过文丘里面罩(Venturimask)吸氧。鼻导管给氧时,吸入的氧浓度与给氧流量有关,估算公式为吸入氧浓度(%)=21+4×氧流量(L/min)。一般吸入氧浓度为28%～30%,应避免吸入氧浓度过高而引起二氧化碳潴留。

(4)呼吸功能锻炼:在病情允许的情况下指导患者进行,以加强胸、膈呼吸肌肌力和耐力,改善呼吸功能。

①缩唇呼吸:目的是增加气道阻力,防止细支气管由于失去放射牵引和胸内高压引起的塌陷,以利于肺泡通气。

方法:患者取端坐位,双手扶膝,舌尖放在下颌牙齿内底部,舌体略弓起靠近上颌硬腭、软腭交界处,以增加呼气时气流阻力,口唇缩成"吹口哨"的嘴形。吸气时闭嘴用鼻吸气,呼气时缩唇,慢慢轻轻呼出气体,吸气与呼气之比为1∶2,慢慢呼气达到1∶4。吸气时默数"1、2",呼气时默数"1、2、3、4"。缩唇口型大小以能使距嘴唇15～20 cm处蜡烛火焰随气流倾斜但不熄灭为度。呼气是腹式呼吸组成部分,应配合腹式呼吸锻炼。每天3～4次,每次15～30min。

②腹式呼吸:目的为锻炼膈肌,增加肺活量,提高呼吸耐力。

方法:根据病情采取合适体位,初学者以半卧位为宜。

a.仰卧位的腹式呼吸:让患者髋关节、膝关节轻度屈曲,全身处于舒适的肢位。患者一手放在腹部上,另一只手放在上胸部,此时治疗师的手与患者的手重叠放置,进行缩唇呼吸。精神集中,让患者在吸气和呼气时感觉手的变化,吸气时治疗师发出指令让患者放置于腹部的手轻轻上抬，治疗师在患者呼气结束时，快速地徒手震动并对横膈膜进行伸张，以促进呼吸肌的收缩，此训练是呼吸系统物理治疗的基础，要对患者进行充分的指导，训练的时间每次5～10min，训练的效果随次数增加显现。

训练时注意：把握患者的呼吸节律，顺应患者的呼吸节律进行呼吸指导，可避免加重患者呼吸困难程度。开始时不要进行深呼吸，腹式呼吸不是腹式深呼吸，在开始时期指导患者进行集中精力的深呼吸，可加重患者的呼吸困难。腹式呼吸的指导应在肺活量1/3～2/3通气量的程度上进行练习。应理解腹式深呼吸是充分的腹式呼吸。应了解横膈的活动，横膈在吸气时向下方运动，腹部上升，了解横膈的运动，易理解腹式呼吸。

b.坐位的腹式呼吸：坐位的腹式呼吸的基础是仰卧位的腹式呼吸。患者采用的体位是坐在床上或椅子上足跟着地，让患者的脊柱伸展并保持尽量前倾坐位。患者一手放在膝外侧支撑体重，另一手放在腹部。治疗师一手放在患者的颈部，触及斜角肌的收缩；另一手放在患者的腹部，感受横膈的收缩。这样能够发现患者突然出现的意外和不应出现的胸式呼吸。正确的腹式呼吸是吸气时横膈膜开始收缩，然后斜角肌等呼吸辅助肌使收缩扩大，呼气时吸气肌放松处于迟缓状态。

c.立位的腹式呼吸：患者用单手扶床挡或扶手支撑体重。上半身取前倾位。治疗师按照坐位的腹式呼吸指导法指导患者训练。

d.用药护理：按医嘱给予支气管舒张气雾剂、抗生素等药物，并注意用药后的反应。应用氨茶碱后，患者出现心率增快的症状，停用氨茶碱加用倍他乐克减慢心率治疗后好转。

2.清理呼吸道无效

与呼吸道炎症、阻塞、痰液过多有关。

(1)减少尘埃与烟雾刺激，避免诱因，注意保暖。

(2)补充水分：饮水(保持每天饮水1.5～2 L以上)、雾化吸入(每日2次，每次20 min)及静脉输液，有利于痰液的稀释便于咳出。

(3)遵医嘱用药，口服及静滴盐酸氨溴索片(沐舒坦)祛痰，静滴氨茶碱扩张支气管。

(4)注意无菌操作，加强口腔护理。

(5)定时巡视病房，加强翻身、叩背、吸痰。指导患者进行深呼吸和有效的咳嗽咳痰，定期(每2小时)进行数次随意的深呼吸(腹式呼吸)，吸气末屏气片刻，然后进行咳嗽；嘱患者经常变换体位以利于痰液咳出，保证呼吸道的通畅，防止肺不张等并发症。

3.焦虑

与日常活动时供氧不足、疲乏有关，与经济支持不足有关。

(1)入院时给予热情接待，注意保持病室的整洁、安静，为患者创造一个舒适的周围环境。

(2)鼓励家属陪伴，给患者心理上带来慰藉和亲切感，消除患者的焦虑。

(3)随时了解患者的心理状况，多与其沟通，讲解本病有关知识及预后情况，使患者对疾病有一定的了解，说明不良情绪对病情有害无利，积极配合会取得良好的效果。

(4)加强巡视病房，在患者夜间无法入睡时适当给予镇静治疗。

4.营养失调

营养低于机体需要量，与长期咳痰、呼吸困难致食欲下降或感染机体代谢加快有关。

(1)评估营养状况并了解营养失调原因，宣传饮食治疗的意义和原则。

(2)制定适宜的饮食计划，呼吸困难可使热量和蛋白质消耗增加，因此应制定高热量、高蛋白、高维生素的饮食计划，不能进食或输注过多的糖类，以免产生大量CO_2，加重通气负担。改善患者进食环境，鼓励患者进食。少量多餐，进软食，细嚼慢咽，避免进食易产气食物。

(3)便秘者给予高纤维素食物和水果，有心衰或水肿者应限制水钠的摄入。

(4)必要时静脉补充营养。

5.健康教育

(1)COPD的预防主要是避免发病的高危因素、急性加重的诱发因素以及增强机体免疫力。戒烟是预防COPD的重要措施，也是最简单易行的措施，在疾病的任何阶段戒烟都有益于防止COPD的发生和发展。

(2)控制职业和环境污染，减少有害气体或有害颗粒的吸入，可减轻气道和肺的异常炎症反应。

(3)积极防治婴幼儿和儿童期的呼吸系统感染，可能有助于减少以后COPD的发生。流感疫苗、肺炎链球菌疫苗、细菌溶解物、卡介菌多糖核酸等对防止COPD患者反复感染可能有益。

(4)指导患者呼吸功能锻炼，防寒保暖，锻炼身体，增强体质，提高机体免疫力。

(5)对于有COPD高危因素的人群，应定期进行肺功能监测，以尽可能早期发现COPD并及时予以干预。

第三节　支气管扩张

支气管扩张是指近端中等大小支气管由于管壁的肌肉和弹性成分的破坏，导致其管腔形成异常的、不可逆性扩张、变形。本病多数为获得性，多见于儿童和青年。大多继发于急、慢性呼吸道感染和支气管阻塞后，患者多有童年麻疹、百日咳或支气管肺炎等病史。临床特点为慢性咳嗽、咳大量脓痰和(或)反复咯血。近年来随着卫生条件的改善和营养的加强，抗菌药物的早期应用，以及麻疹、百日咳疫苗预防接种的普及，由于儿童期感染引起的支气管扩张已明显减少。

一、病因与发病机制

(一)支气管-肺组织感染和阻塞

婴幼儿百日咳、麻疹、支气管肺炎是支气管-肺组织感染所致支气管扩张最常见的原因。由于儿童支气管管腔较细狭，管壁较薄弱，易阻塞，反复感染可引起支气管壁各层组织，尤其是平滑肌和弹性纤维遭到破坏，削弱了管壁的支撑作用。在咳嗽时管腔内压力增高，呼吸时胸腔内压的牵引,逐渐形成支气管扩张。支气管周围纤维增生、广泛胸膜增厚和肺不张等牵拉管壁,也是引起支气管扩张的重要因素。此外,肿瘤、异物吸入或管外肿大的淋巴结压迫,也可导致远端支气管-肺组织感染而致支气管扩张。总之,感染引起支气管阻塞,阻塞又加重感染,两者互为因果,促使支气管扩张的发生和发展。

(二)支气管先天性发育缺损和遗传因素

临床较少见,如卡塔格内综合征(支气管扩张伴鼻窦炎、内脏转位)、与遗传因素有关的肺囊性纤维化和遗传性 α_1-抗胰蛋白酶缺乏症。

(三)机体免疫功能失调

类风湿性关节炎、系统性红斑狼疮、溃疡性结肠炎、克罗恩病、支气管哮喘和泛细支气管炎等疾病可伴有支气管扩张,提示支气管扩张可能与机体免疫功能失调有关。

二、临床表现

支气管扩张可发生于任何年龄,但以青少年为多见。大多数患者在幼年曾有麻疹、百日咳或支气管肺炎迁延不愈病史,一些支气管扩张患者可能伴有慢性鼻窦炎或家族性免疫缺陷病史。

1.症状

典型的症状为慢性咳嗽、大量脓痰和(或)反复咯血。其表现轻重与支气管病变及感染程度有关。

(1)慢性咳嗽、大量脓痰:痰量与体位改变有关,晨起或夜间卧床转动体位时咳嗽、咳痰量增加。这是由于支气管扩张部位分泌物积储,改变体位时分泌物刺激支气管黏膜引起咳嗽和排痰。病情严重程度可用痰量估计:每天少于 10 mL 为轻度,每天在 10～150 mL 为中度,每天多于 150 mL 为重度。感染急性发作时,黄绿色脓痰明显增多,每日可达数百毫升。如有厌氧菌感染,痰与呼吸有臭味。感染时痰液静置于玻璃瓶内有分层特征:上层为泡沫,泡沫下为脓性成分,中层为黏液,底层为坏死组织沉淀物。引起感染的常见病原体为铜绿假单胞菌、金黄色葡萄球菌、流感嗜血杆菌、肺炎链球菌和卡他莫拉菌。

(2)反复咯血:半数以上患者有程度不等的反复咯血,可为血痰或大量咯血,咯血量与病情严重程度、病变范围可不一致。发生在上叶的“干性支气管扩张”,反复咯血为唯一症状。

(3)反复肺部感染:其特点是同一肺段反复发生肺炎并迁延不愈,出现发热、咳嗽加剧、痰量增多、胸闷、胸痛等症状。一旦大量脓痰排出后,全身症状明显改善。反复继发感染可有全身中毒症状,如发热、食欲下降、乏力、消瘦、贫血等,严重时伴气促、发绀。

2.体征

轻症或干性支气管扩张体征可不明显。病变典型者可于下胸部、背部的病变部位闻及固定、持久的粗湿啰音,呼吸音减低,严重者可伴哮鸣音,部分慢性患者伴有杵状指(趾)。出现肺气肿、肺心病等并发症时有相应体征。

三、护理要点

1.休息和环境

急性感染或病情严重者应卧床休息。保持室内空气流通，维持适宜的温度、湿度，注意保暖。使用防臭、除臭剂，消除室内异味。病情稳定时避免诱因如戒烟，避免到空气污染的公共场所和有烟雾的场所，避免接触呼吸道感染患者等。

2.饮食护理

提供高热量、高蛋白质、富含维生素饮食，避免冰冷食物诱发咳嗽，少食多餐。因咳大量脓痰，指导患者在咳痰后及进食前用清水或漱口剂漱口，保持口腔清洁，增加食欲。鼓励患者多饮水，每天1500 mL以上，充足的水分可稀释痰液，有利于排痰。

3.促进排痰

帮助患者掌握有效咳嗽、雾化吸入、体位引流方法，促进痰液排出。

4.病情观察

观察咳嗽，痰液的量、颜色和黏稠度，与体位的关系，痰液是否有臭味。观察咯血程度，及发热、消瘦、贫血等全身症状，出现气促、发绀常表示病情严重。

5.用药护理

按医嘱用抗生素、祛痰剂、支气管舒张药物，指导患者掌握药物的疗效、剂量、用法和不良反应。

6.咯血护理

(1)休息与体位：少量咯血嘱患者静卧休息，少活动。中量咯血应卧床休息，平卧，头偏向一侧或取患侧卧位。大量咯血取患侧向下，头低脚高位卧位，便于血液引流。保持环境安静，大量咯血者床旁备好吸痰、气管插管、气管切开等抢救设备。

(2)心理护理：安慰患者，消除患者恐惧和紧张心理，防止患者屏气或声门痉挛，鼓励患者轻轻咳出积在气管内的痰液或血液，及时帮助患者去除污物，给予口腔护理祛除口腔血腥味。

(3)止血治疗：垂体后叶素是咯血治疗常用药物。静脉滴注垂体后叶素可使动脉收缩，从而达到止血目的。但其可以引起全身血管的收缩，并可引起子宫收缩，因此使用时注意控制滴速，监测血压。在存在冠心病或高血压时慎用，妊娠者则禁止使用。药物止血失败时可采取支气管动脉栓塞治疗或外科手术治疗。

(4)饮食护理：少量咯血者进温凉饮食，少量多餐，禁烟及辛辣刺激性食物，适当进食纤维素食物，以保持大便通畅。中量或大量咯血者暂禁食。

(5)病情观察：定期监测体温、心率、呼吸、血压，观察并记录咯血量、颜色及频率。每日咯血量在100 mL以内为小量，100～500 mL为中等量，500 mL以上或一次咯血300 mL以上为大量。观察咯血先兆，如胸闷、气急、咽痒、咳嗽、心窝部灼热、口感甜或咸等症状。大咯血好发时间多在夜间或清晨，应严格执行交接班制度，密切观察其病情变化，加强夜班巡视，特别注意倾听患者的诉说及情绪变化。咯血时颜色为鲜红色常提示活动性出血，应警惕咯血不畅引起窒息。密切观察患者有无胸闷、烦躁不安、气急、面色苍白、口唇发绀、咯血不畅等窒息前症状。

(6)大咯血窒息的抢救:抢救的关键是及时解除呼吸道梗阻,畅通呼吸道。出现窒息征象时,如呼吸极度困难、表情恐怖、张口瞠目、两手乱抓、大汗淋漓、一侧或双侧呼吸音消失、甚至神志不清等,应立即:①将患者抱起,取头低脚高俯卧位,使上半身与床沿呈45～90度角,助手轻托患者头部使其后仰,以减少气道的弯曲,利于血液引流。②嘱患者一定要将血咯出,不要屏气,并轻拍健侧背部促使血块排出,迅速挖出或吸出口、咽、喉、鼻部血块。无效时立即气管插管或气管切开,解除呼吸道阻塞。③吸氧,立即高流量吸氧。④迅速建立静脉通路,最好是两条静脉通路,根据需要给予呼吸兴奋剂、止血或扩容升压治疗。⑤呼吸心跳骤停者立即进行心肺复苏。

四、健康教育

支气管扩张与感染密切相关。因此,应指导患者和家属早期发现和治疗呼吸道感染,以免发展为支气管扩张。戒烟、避免烟雾和灰尘刺激有助于避免疾病的复发,防止病情恶化。各种阻塞性损害和异物应迅速解除。

教会患者掌握有效咳嗽、雾化吸入、体位引流方法,以及抗生素的作用、用法、不良反应等。患者和家属还应学会识别支气管扩张典型的临床表现:痰量增多、血痰、呼吸困难加重、发热、寒战和胸痛等。一旦发现症状加重,应及时就诊。

鼓励患者参加体育锻炼,增强机体免疫力和抗病能力。建立良好的生活习惯,劳逸结合,消除紧张心理,防止病情进一步恶化。

第四节　支气管哮喘

支气管哮喘,简称哮喘,是由嗜酸性粒细胞、肥大细胞和T淋巴细胞等多种炎性细胞及细胞组分参与的气道慢性炎症性疾患。

这种慢性炎症导致气道反应性增加,通常出现广泛多变的可逆性气流受限,并引起反复发作的喘息、气急、胸闷或咳嗽等症状,常在夜间或清晨发作、加剧,可经治疗缓解或自行缓解。

一、病因

病因还不十分清楚,多数认为哮喘是与多基因遗传有关的疾病,同时受遗传因素和环境因素的双重影响。

资料显示,哮喘的亲属患病率高于群体患病率,并且亲缘关系越近,患病率越高。哮喘患儿双亲大多存在不同程度气道高反应性。而研究显示与气道高反应性、IgE调节和特异性反应相关的基因,在哮喘的发病中起着重要的作用。

环境因素中引起哮喘的激发因素,包括吸入物,如尘螨、花粉、动物毛屑等各种特异和非特异吸入物;感染,如细菌、病毒、原虫、寄生虫等;食物,如鱼、虾蟹、蛋类、牛奶等;药物,如阿司匹林等;气候变化、运动、妊娠等。

二、护理评估

(一)健康史

(1)询问患者发作时的症状、持续时间、诱发或缓解因素,了解既往治疗经过和检查。

(2)了解患者对哮喘知识的掌握程度,询问患者是否熟悉哮喘急性发作的先兆和处理方法,发作时有无按医嘱治疗。

(3)评估患者呼吸困难对日常生活、工作的影响程度,了解患者的家族史。

(4)评估与患者哮喘发生的各种病因和诱因,如有无接触变应原、吸烟等。

(二)临床表现

1.症状

(1)前驱症状:在变应原引起的急性哮喘发作前往往有打喷嚏、流鼻涕、眼痒、流泪、干咳或胸闷等前驱症状。

(2)喘息和呼吸困难:反复发作性喘息或伴有哮鸣音的呼气性呼吸困难,是哮喘的典型症状。

(3)咳嗽、咳痰:咳嗽是哮喘的常见症状,由气道的炎症和支气管痉挛引起。干咳是哮喘前驱症状,哮喘发作时,咳嗽咳痰症状反而减轻。哮喘发作接近尾声时,大量分泌物排出,咳嗽咳痰可能加重。

(4)胸闷和胸痛:哮喘发作时可有胸闷和胸部发紧感。

2.体征

支气管哮喘具有季节性,急性发作时,两肺闻及弥散性哮鸣音,以呼气期为主,可自行缓解或使用支气管扩张药后缓解。胸部呈过度充气状态,有广泛的哮鸣音,呼气时延长,辅助呼吸肌和胸锁乳突肌收缩加强。心率增快、奇脉、胸腹反常运动、发绀、意识障碍等提示病情严重。

3.分期

根据临床表现分为急性发作期、慢性持续期和临床缓解期。

急性发作期指气促、咳嗽、胸闷等症状突然发生,常伴呼吸困难;慢性持续期指每周均不同频度和(或)不同程度地出现症状;临床缓解期是指经过治疗或未经治疗症状、体征消失,肺功能恢复到急性发作前水平,并维持3个月以上。

(三)辅助检查

1.肺功能检查

FEV_1,FEV_1/FVC,呼气流量峰值(PEF)等有关呼气流速的指标,在哮喘发作时全部下降,经有效的支气管扩张药治疗后好转,缓解期逐渐恢复。哮喘发作时还可以有用力肺活量(VC)降低,残气量、功能残气量、肺总量增加,残气/肺总量比值增高。

2.动脉血气分析

哮喘严重发作时可有不同程度的低氧血症、低碳酸血症、呼吸性碱中毒,病情进一步加剧,可表现为呼吸性酸中毒。

3.胸部X射线检查

哮喘发作时两肺透亮度增加,呈过度充气状态。并发感染时,可见肺纹理增加和炎症浸润阴影。

4.血液检查

发作时可有嗜酸性粒细胞增多,并发感染时白细胞和中性粒细胞增多,外源性哮喘者血清总 IgE 增高。

5.痰液检查

涂片可见较多的嗜酸性粒细胞及其退化形成的夏科-莱登结晶、黏液栓等。

6.支气管激发试验

测定气道反应性,吸入激发剂后,FEV_1 或 PEF 的下降≥20%,即可确定为支气管激发试验阳性。可作为辅助诊断和评估哮喘严重程度和预后。

7.支气管舒张试验

测定气流受限的可逆性。吸入支气管舒张药后 FEV_1 或 PEF 改善率≥15%可诊断支气管舒张试验阳性,可辅助诊断和指导用药。

8.特异性变应原检测

缓解期检测有利于判断变应原,了解导致个体哮喘发作的危险因素。

(四)心理-社会评估

哮喘急性和反复发作,可影响患者的睡眠、体力活动,应评估患者有无烦躁、焦虑、恐惧等心理反应,并注意给予心理安慰;因哮喘需要终身防治,评估患者的家庭社会支持系统,及对疾病治疗的信心,应加强与患者的沟通,增加患者的信心和对疾病的了解。

三、护理措施

(一)急性发作期护理

1.环境和体位

有明确过敏原者,应尽快脱离变应原。根据病情提供舒适体位,被迫端坐呼吸者提供床旁桌以作支撑,减少体力消耗。提供安静、舒适、冷暖适宜的环境,保持空气流通。病室内避免花草、地毯、皮毛、吸烟及尘埃飞扬等。

2.心理护理

患者急性发作时常出现紧张、烦躁不安、焦虑、恐惧等心理反应,可加重或诱发呼吸困难,医护人员应多陪伴在患者身边,通过语言和非语言沟通,安慰患者,使患者避免紧张,保持情绪稳定。

3.解除支气管痉挛,改善呼吸困难

首选吸入用药,以提高疗效、减少不良反应。静脉用药时确保平喘药及糖皮质激素准确输入。氨茶碱宜用注射泵控制其速度,使血浆浓度保持在 10~20 μg/ mL 才发挥疗效,并观察有无严重的并发症出现。

4.氧疗

遵医嘱立即经鼻导管或面罩给氧。一般氧流量 1~3 L/min,氧浓度<40%。

5.促进排痰

痰液阻塞气道是急症哮喘病情难以缓解的重要原因之一。因此加强排痰,保持气道通畅甚为重要。痰液黏稠者可定时雾化吸入生理盐水,加入硫酸庆大霉素、α-糜蛋白酶、β_2受体激动剂、糖皮质激素等药物,密切观察药物疗效和不良反应。指导患者进行有效咳嗽,协助翻身、拍背或体位引流,有利于分泌物的排出。痰鸣音重,无力咳嗽,行经口鼻吸痰,动作要轻柔。

6.观察病情,补充水分

观察患者神志、面容、出汗、发绀、呼吸困难程度等,监测呼吸音、哮鸣音变化,了解病情和治疗效果。加强对急性发作患者的监护,尤其是夜间和凌晨易发作,及时发现危重症状或并发症。同时因患者出汗较多,张口呼吸,从呼吸道丢失大量水分,应注意观察和记录出入量,做好口腔护理,及时补液以防酸中毒及电解质紊乱。轻中度发作者应鼓励患者每天饮水2500～3000 mL,以补充丢失的水分,稀释痰液,防止便秘,改善呼吸功能。重症者应予静脉补液,并调节好滴数,防止肺水肿的发生。

7.气管插管配合

如患者经处理后症状未改善甚至出现呼吸表浅伴神志不清或昏迷,特别是$PaCO_2$进行性升高伴酸中毒或因哮喘严重发作曾气管插管者应立即配合医生行气管插管,准备好气管插管所需药物、呼吸机、监护仪,开放有效的静脉通路,及时清理气道,按医嘱及时使用药物。

(二)用药护理

1.β_2受体激动剂

(1)指导患者按需用药,不宜长期规律使用,因为长期应用可引起β_2受体功能下调和气道反应性增高,出现耐受性。

(2)指导患者正确使用雾化吸入器,以保证有效地吸入药物治疗剂量。

(3)沙丁胺醇静脉注射时应注意滴速(2～4 μg/min),并注意观察心悸、骨骼肌震颤等不良反应。

2.茶碱类

静脉注射浓度不宜过高,速度不宜过快,注射时间应在10分钟以上,以防中毒症状发生。慎用于妊娠、发热、小儿或老年,心、肝、肾功能障碍或甲状腺功能亢进者。与西咪替丁、大环内酯类、喹诺酮类药物等合用时可影响茶碱代谢而排泄减慢,应减少用量。观察用药后疗效和不良反应,如恶心、呕吐等胃肠道症状,心动过速、心律失常、血压下降等心血管症状,偶有兴奋呼吸中枢作用,甚至引起抽搐直至死亡。用药中最好监测氨茶碱血浓度。

3.糖皮质激素

注意观察和预防不良反应:①部分患者吸入后可出现声音嘶哑、口咽部念珠菌感染或呼吸道不适。指导患者喷药后用清水充分漱口,使口咽部无药物残留,以减轻局部反应和胃肠吸收。②如长期吸入剂量>1 mg/d可引起骨质疏松等全身不良反应,应注意观察;联合使用小剂量糖皮质激素和长效β_2受体激动剂或控释茶碱,可以减少吸入糖皮质激素的不良反应。③口服用药宜在饭后服用,以减少对消化道的刺激。长期全身用药应注意肥胖、糖尿病、高血压、骨质疏松、消化性溃疡等不良反应。④气雾吸入糖皮质激素可减少其口服量。当用吸入剂替代口服剂时,开始时应在口服剂量的基础上加用吸入剂,在2周内逐步减少口服量。嘱患者勿自行减量或停药。

4.色苷酸钠

吸入后在体内无积蓄作用，一般在4周内应见效，如8周无效者应弃用。少数患者吸入后有咽喉不适、胸部紧迫感，偶见皮疹，甚至诱发哮喘。必要时可同时吸入β_2受体激动剂，防止哮喘的发生。本药不采用溶液气雾吸入，因其在肺内滞留时间短暂，疗效差。

5.其他

抗胆碱药吸入时，少数患者可有口苦或口干感。酮替芬有镇静、头晕、口干、嗜睡等不良反应，持续服药数天可自行减轻，慎用于高空作业人员、驾驶员、操纵精密仪器者。白三烯调节剂的主要不良反应是较轻微的胃肠道症状，少数有皮疹、血管性水肿、转氨酶增高，停药后可恢复。在发作或缓解期禁用β肾上腺素受体阻滞剂（普萘洛尔等），以免引起支气管平滑肌收缩而诱发或加重哮喘。

（三）饮食护理

提供清淡、易消化、足够热量的饮食，避免进食硬、冷、油煎食物。若能找出与哮喘发作相关的食物，如鱼、虾、蟹、蛋类、牛奶等，宜避免食用。戒烟酒。

四、健康教育

尽管哮喘尚不能根治，但通过有效的管理，通常可以实现哮喘控制。对患者进行哮喘教育是最基本的环节，应包括以下内容。

（一）疾病知识指导

指导患者增加对哮喘的病因、发病机制、长期治疗方法、控制目的和效果的认识，以提高患者的治疗依从性。

（二）避免诱发因素

尽管对已确诊的哮喘患者应用药物干预，对控制症状和改善生活质量非常有效，但仍应尽可能避免或减少接触危险因素，以预防哮喘发病和症状加重。应针对个体情况，指导患者有效控制可诱发哮喘发作的各种因素。

（三）自我监测

指导患者坚持记录哮喘日记，内容包括症状评分、应用药物、PEF、哮喘控制测试（ACT）变化等。学会识别哮喘先兆、哮喘发作征象和相应自我处理方法，如何及何时就医。

（四）心理指导

帮助患者认识精神心理因素在哮喘发病中的作用，指导患者培养乐观情绪，保持规律生活，积极参加体育锻炼，最大程度保持劳动能力，以有效减少不良心理反应诱发哮喘的频率。

（五）药物吸入装置及使用方法

1.雾化吸入的器具

根据患者文化层次、理解能力、疾病程度、经济状况等，提供雾化吸入器相关的学习资料。定量吸入器（MDI）的使用需要患者协调呼吸动作，且有50%以上的药液因惯性冲撞而停留在口咽部，仅有10%的药液沉降在肺内局部发挥作用，难以输送较大剂量药物，但是MDI具有药物定量、操作简单、不必定期消毒、无院内交叉感染、便于携带、价格低廉等特点，仍适用于吸入任何药物的所有患者，是目前普遍使用的吸入器。

2.MDI 的正确使用方法

(1)医护人员示教，介绍装置的结构，每次使用前应摇匀药液，深呼气至不能再呼(残气位)时，张开口腔，将 MDI 喷嘴放于口中，闭口以包住咬口，经口缓慢吸气(0.5 L/s)，在吸气开始时以手指揿压喷药，至吸气末(肺总量位)屏气 5～10 秒，使较小的雾粒沉降在气道远端(肺内)，然后缓慢呼气，休息 3 分钟后可再使用一次。

(2)患者反复练习，医护人员评估患者使用情况，指出不足之处和改正方法，直到患者正确掌握。

(3)指导患者雾化吸入药物后漱口，减少口咽部雾滴的刺激。

(4)患者学会清洗、保存和更换吸入器等常规方法。

3.特殊 MDI 的使用

对不易掌握 MDI 吸入方法的儿童或重症患者，可在 MDI 上加贮雾瓶，使雾化释出的药物在瓶中停留数秒，以便患者能从容吸入，减少雾滴在口咽部沉积引起刺激，增加雾化吸入疗效。但贮雾瓶携带不方便，比单用 MDI 的费用高。

(六)峰流速仪的使用方法

峰流速仪是一种能快速、客观反映 PEF 的仪器。哮喘患者可以在家中自备峰流速仪，随时监测 PEF 及日变异率，并记录哮喘日记或绘成图表，用以评价与监测哮喘轻重程度。首先要检测仪器是否正常，上下移动峰流速仪，如果游表的指针不动，则表明是正常的，如果游表的指针随着峰流速仪上下移动而“随意活动”，则表明仪器已损坏。用手指轻轻地将游表上的指针置于 0 刻度上，即可开始测量，测量时患者取站立位或直坐在椅子上，右手水平持峰流速仪，注意手指不要阻挡游表指针移动，尽量深吸一口气，然后快速将峰流速仪的咬口塞进口腔，用口唇紧紧包围住咬口，注意不要将舌头放在吹气口内，然后用最大力气和最快速度将气呼出，最后观察峰流速仪上游表指针停留指向的刻度，可重复测量 3 次，选择最大值作为 PEF。注意整个呼气动作要连贯，中间不能停止，要做到“一气呵成”。若游表指针停留在黄线区域或红线区域说明病情有变化，应及时就诊。

第五节　原发性支气管肺癌

原发性支气管肺癌简称肺癌，起源于支气管黏膜或腺体，是最常见的肺部原发性恶性肿瘤。

一、病因与发病机制

病因和发病机制至今未明，研究表明肺癌的发生与下列因素有关。

(一)吸烟

吸烟是肺癌的重要危险因素，纸烟中含有苯并芘、烟碱、亚硝胺及微量砷等 10 余种致癌物质。吸烟者比不吸烟者肺癌发生率高10倍以上，且吸烟时间越长、量越大、开始吸烟年龄越小，肺癌的发病率和死亡率越高。

（二）大气污染

城市上空的大气分析表明，空气中的致癌物质明显高于农村，因城市中工业燃料燃烧后及大量机动车排出的废气中含有3，4-苯并芘、甲基胆蒽类环烃化合物、SO_2、NO_2和飘尘等，这些物质均有致癌的作用。女性肺癌的发病与室内空气污染有关，如厨房小环境内煤焦油、煤烟、烹调的油烟等污染；室内被动吸烟、氡气、氡子体等均可成为女性肺癌的危险因素。

（三）职业危害

某些职业的劳动环境中可接触到导致或促进肺癌发生的致癌物质。已确认的致癌物质有铬、镍、砷、铍、石棉、煤烟、煤焦油、芥子气、二氯化基醚及电离辐射。推测有致癌的物质有丙烯、氯乙烯、镉、玻璃纤维、人工纤维、二氯化硅、滑石粉及氯化苯等。

（四）慢性肺部疾病

慢性支气管炎、肺结核等与肺癌危险度有显著关系，甚至在结节病及间质性肺纤维化患者中，肺癌的相对危险度也较高。北京协和医院已报道硬皮病伴发肺癌，以腺癌和细支气管肺泡癌多见。

（五）营养状况

维生素E、维生素B_2的缺乏及不足在肺癌患者中较为突出。食物中长期缺乏维生素A、β胡萝卜素和微量元素（锌、硒）等的人群易发生肺癌。

（六）遗传因素

遗传因素与肺癌的关系已越来越受到重视。已报道在几代人中数十名家庭成员连续发生癌症。20世纪70年代报道3，4-苯并芘经人体芳香烃羟化酶（AHH）作用，可转化为有致癌活性物质，而AHH与遗传有密切关系，因此肺癌可能具有一定的潜在遗传性。

二、临床表现

1.症状

多数肺癌患者就诊时已为晚期，肺癌患者的常见症状如下。

（1）全身一般表现：消瘦、食欲缺乏、乏力、发热、恶病质。

（2）原发肿瘤引起的症状：①咳嗽，为最常见的症状。早期常出现刺激性咳嗽，肿瘤肿大引起支气管狭窄，咳嗽呈高金属音，继发感染时痰量增多，呈黏液脓性。②咯血，癌组织血管丰富，易发生组织坏死，多为持续性痰中带血，如侵犯大血管可引起大咯血。③其他，由于肿瘤造成较大气道的阻塞，患者可出现不同程度的阻塞症状，如喘鸣、气促、胸痛和发热等。

（3）肿瘤胸内蔓延：如胸痛、呼吸困难、胸闷、声音嘶哑、上腔静脉压迫综合征（SVCS）、肺上沟瘤（Pancoast tamor）、胸腔及心包积液症状、吞咽困难、气管-食管瘘、膈肌麻痹。

（4）胸外转移引起的症状和体征：①中枢神经系统症状，往往提示颅内转移，如头痛、呕吐、眩晕、复视、共济失调、偏瘫、癫痫发作。②转移至骨骼，可引起病理性骨折。③转移至腹部，可引起胰腺炎，病理性黄疸，肝区疼痛、肿大。④转移主淋巴结，引起锁骨上、颈部等淋巴结肿大。

(5)癌细胞作用于其他系统引起的肺外表现：又称为伴癌综合征，如内分泌异常(如库欣综合征、男性乳房发育症、稀释性钠综合征)、肥大性肺骨关节病[表现为杵状指(图 2-5-1)和肥大性骨关节病]、神经肌肉综合征、高钙血症。

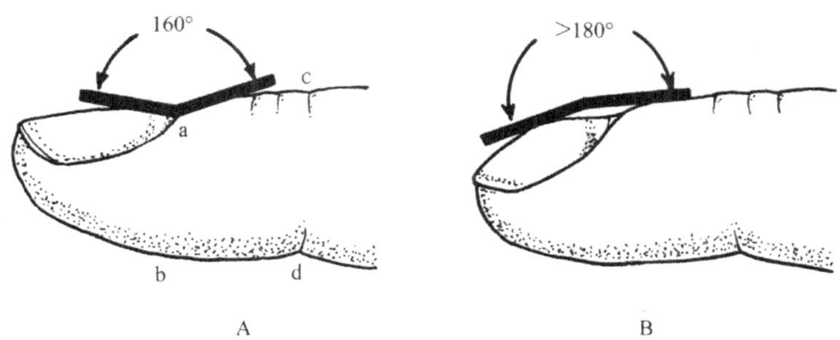

图 2-5-1　杵状指

A.正常指；B.杵状指

2.体征

早期无异常，肺部体征有局限性吸气性哮鸣音、积液或肺不张体征。肺外体征有锁骨上淋巴结肿大、消瘦等。

三、护理措施

(一)一般护理

为患者提供舒适、整洁、安静的环境，在放化疗期间定期用紫外线灯照射消毒病室，以避免感染的发生。鼓励患者积极休息，保证充足的睡眠。做好饮食护理，提供高蛋白、高热量、高维生素易消化的营养饮食，少量多餐，调配好食物的色、香、味，以刺激食欲。有恶心、呕吐者饭前给予口腔护理，必要时遵医嘱予以止呕药。不能进食者或吞咽困难者给予鼻饲，必要时静脉输入营养素。肺癌晚期患者营养状况一般较差，极易产生压疮，应做好压疮预防护理。

(二)心理护理

对大多数已经知道诊断结论的患者，根据患者的年龄、职业、文化程度及性格及心理承受能力等情况，给予不同的解释安慰，使患者感受到关爱，增强对治疗的信心。对于家属特殊要求隐瞒病情的患者，应加强沟通技巧，采取必要的保护措施，合理隐瞒，打消患者疑虑，使其积极配合治疗。重视家属的心理反应，使家属对患者的病情变化保持镇静，以免负性情绪影响患者，加重病情。晚期患者会有焦虑、恐惧、悲伤等心理，也常出现冷漠、孤独，护士要有高度的同情心和责任心，做好临终关怀护理，努力为患者创造一个温暖和谐的休养环境，及时采取各种支持措施，解除患者的身心痛苦。

(三)疼痛护理

疼痛是晚期肺癌患者的主要症状，对患者的影响很大，需采取恰当的应对措施，尽量降低患者的疼痛感，以提高生活质量。

1.疼痛评估

全面评估疼痛，为止痛药的用药提供依据。内容不仅包括疼痛的强度、部位、特征、影响因素,发作和加重的时间以及对以往治疗的反应等,还应注意患者心理以及家庭、文化背景甚至宗教等因素。评估工具采用数字分级法(NRS),对疼痛导致患者的活动能力、情绪、工作和社交能力以及睡眠的干扰做出量化的评估。

2.药物止痛

癌性疼痛推荐按世界卫生组织(WHO)的三阶梯方案用药。三阶梯方案用药总原则为:①按时给药。止痛药在24小时内定时给药,一般3～6小时给药一次,长效制剂12小时给药一次,而非疼痛时才给药。按时给药可使药物在体内维持一定的血药浓度,有助于预防疼痛的再发。②无创给药。尽量口服、皮肤或直肠给药,避免肌肉、静脉用药。有条件可采用患者自控镇痛(PCA),即计算机化的注射泵,用微电脑装置调节限时与定量,经皮下、肌肉、静脉或硬膜外留置导管连续性输注止痛药,可以最小有效剂量维持血药浓度,达到持续镇痛的目的。③按阶梯用药。根据患者疼痛程度选择不同阶梯的药物,由弱到强按顺序使用止痛药物。④剂量个体化。癌症患者对疼痛感受因人而异,止痛药剂量应根据患者的需要由小到大,直到患者疼痛明显消失为止,即在剂量上不应作限制。这主要是针对强阿片类止痛药而言,非甾体类抗炎药剂量过大,引起胃肠不良反应的危险性相应增大。

(1)正确用药:吗啡控释片(美施康定)等糖衣片服用时勿切开或咬碎;经皮给药如芬太尼贴剂(多瑞吉),可持续72小时释放药物。粘贴时注意,应在躯干或上臂未受刺激及未受辐射的平整皮肤表面贴用。最好选择无毛发部位,如有毛发,应在使用前剪除(勿用剃须刀剃除)。粘贴前先用清水清洁皮肤,待干燥后,启封贴膜将其平整、牢固地粘贴于皮肤,用手掌按压2分钟以确保贴剂与皮肤完全接触,尤其注意使贴膜边缘无皱褶、无气泡。更换下一贴时应另选部位。积极宣教,消除患者对使用阿片类药物会导致成瘾的顾虑;纠正患者认为口服用药效果不佳的偏见,增加患者及其家属治疗的信心。

(2)注意疼痛治疗后的再评估:对于严重疼痛的患者(NRS 7～10分)应在24小时内对其疼痛控制情况再次评估,而对于中度(NRS 4～6分)和轻度疼痛(NRS 3分以下)的患者,再评估时间点可分别定为24～48小时和下次随访时。

(3)阿片类药物的不良反应及护理

便秘:阿片类药物最常见的不良反应。护理如下,①用药前评估患者排便情况,如有便秘史,在患者开始使用阿片类药物时就遵医嘱同时给予预防便秘的缓泻剂,如润肠丸、酚酞、乳果糖口服溶液(杜秘克)等。②鼓励患者多饮水、多食含纤维素的食物、适当活动和养成规律排便的习惯,以预防便秘的发生。③每天了解患者排便情况,如果患者出现严重的便秘(3天没有排便),则需遵医嘱使用刺激性泻药(硫酸镁、番泻叶等),必要时灌肠。

恶心、呕吐:大约1/3的患者使用阿片类药物(口服或贴剂)后会出现恶心和呕吐,一般发生于用药初期1周左右,继续使用则会缓解甚至完全消失。

嗜睡:少数患者在用药后的最初几天可能出现思睡或嗜睡等过度镇静的不良反应,几天后大多会自行消失。护理如下,①密切观察患者对呼唤的反应,监测呼吸状况,尤其是老年患者、肺功能差者更应加强观察,如果出现持续加重的过度镇静症状,应注意药物过量中毒或呼吸抑制等不良反应的可能性,应及时通知医生,同时面罩高流量给氧,唤醒并鼓励患者做呼吸动作。②若出现严重呼吸抑制(呼吸<8～10次/分、节律不规则),可遵医嘱给予吗啡拮抗剂,纳洛酮

0.4 mg 溶于 10 mL 生理盐水，0.5 mL/min 缓慢静脉推注，直到呼吸抑制缓解。

3.非药物止痛

物理治疗如按摩、针灸、经皮肤电刺激止痛穴位或局部冷敷等，通过降低疼痛的敏感性，可取得一定的止痛效果。其他注意力转移止痛法、放松止痛法也可根据患者具体情况选用。

4.减少可诱发和加重疼痛的因素

采取舒适的体位，小心搬动患者，防止用力不当引起病变部位疼痛。指导、协助胸痛患者用手或枕头护住胸部，以减轻深呼吸、咳嗽或变换体位所引起的疼痛。

（四）放疗护理

1.皮肤护理

行放射性治疗的患者注意放射部位皮肤的保护。在皮肤放射部位涂上的标记在照射后切勿擦去，皮肤照射部位忌贴胶布，忌用碘町、红汞涂擦。洗澡时不要肥皂或搓擦，亦不用化妆品涂擦，因其可加重放疗皮肤的反应。患者宜穿宽松柔软衣服，防止摩擦。避免阳光照射或冷热刺激。局部避免搔抓、压迫。如有渗出性皮炎可暴露，局部涂用具有收敛、保护作用的鱼肝油软膏。

2.放射性食管炎护理

多在放疗剂量达到 20Gy 时出现，因放疗而出现吞咽困难的患者可口服氢氧化铝凝胶或利多卡因胶浆，进食流质或半流质饮食，避免刺激性、粗糙食物。

3.放射性肺炎护理

协助患者进行有效排痰，可给予适量镇咳药，早期给予激素加抗生素治疗。

（五）化疗护理

近年来化疗在肺癌中的作用已不再限于不能手术的晚期肺癌患者，而常作为全身治疗列入肺癌的综合治疗方案。

（六）病情观察

肺癌晚期患者常有肿瘤远处转移引起的症状，应注意观察并给予相应的护理。如脑转移，可出现突然昏迷、抽搐、视物不清，护理人员应及时发现给予对症处理。腹部转移常发生肠梗阻，应注意观察患者有无腹胀、腹痛等症状。

（七）健康教育

1.疾病知识宣教

宣传吸烟对健康的危害，提倡戒烟或不吸烟，并注意避免被动吸烟。防止空气污染。对职业性致癌物质接触者和肺癌高发地区人群要定期进行体检普查，早期发现肿瘤，早期治疗。

2.康复期指导

康复期患者要绝对禁烟，注意环境中的空气新鲜，多到自然环境中进行呼吸功能锻炼或体育运动。防止呼吸道感染。增进营养，少吃刺激性食物及生痰伤肺之物，如辣椒、生葱蒜、肥肉等；多吃富含维生素 A、β 胡萝卜素的食物，如胡萝卜、葡萄、百合、核桃仁、枇杷、梨等。坚持定期复查，如果是部分缓解，则应在医生密切观察下作必要的中西医综合治疗，以争取长期缓解。

第六节　脑血管疾病

一、短暂性脑缺血发作

短暂性脑缺血发作(TIA)是一过性颈动脉系统或椎-基底动脉系统短暂性血液供应不足所导致的供血区的神经功能障碍。临床表现为突然起病，数分钟至数小时的供血区局灶性神经功能缺失，24 小时内完全恢复，可有反复发作。TIA 是发生脑梗死的重要危险因素之一。有人统计，首次出现 TIA 者，1 个月内脑梗的占 21%，1 年内脑梗的占 33%，2 年内脑梗的达 50%。TIA 者 1 年之内反复发作者占 1/3，好转者占 1/3，发展为脑梗死的占 1/3。

(一)病因和发病机制

关于本病的病因与发病机制，目前在认识上还有争论，多数认为病因是动脉粥样硬化。这种反复发作主要是由于脱落的动脉粥样斑块微小栓子脱落进入脑动脉，导致供应脑部的小动脉发生微栓塞。由于栓子很小，易于溶解或冲走，故症状很快消失。也可能是由血流动力学障碍、脑血管痉挛等因素所引起。

(二)临床表现

第一次 TIA 以中老年多见(50～70 岁)，男性多于女性。具体特点有起病突然；局灶脑或视网膜有缺血症状；短暂，历时数分钟至数小时，持续时间不超过 24 小时；完全恢复而无后遗症；可反复发作，发作间期完全正常。

临床类型：根据受影响的动脉系统，临床上常将 TIA 分为颈动脉系统和椎-基底动脉系统两类。

1.颈动脉系统 TIA

常见症状为对侧单肢无力或麻木，特征性症状是短暂的单眼盲(眼动脉缺血)，优势半球(通常为左侧)缺血时可有失语。

2.椎-基底动脉系统 TIA

最常见症状有发作性眩晕、恶心、呕吐(似晕船)，典型表现为交叉瘫或交叉感觉障碍(病变同侧颅神经麻痹、对侧肢体瘫痪或感觉障碍)，还可发生复视、眼球震颤、构音障碍、吞咽困难、共济失调，亦可出现双眼一过性黑矇、跌倒发作(突然四肢无力跌倒，但神志清楚，能立即站起)、一过性遗忘(海马缺血)。

(三)护理诊断

(1)知识缺乏：缺乏 TIA 防治知识。

(2)有受伤的危险：与眩晕、复视、共济失调有关。

(3)潜在并发症：脑卒中。

(四)护理措施

1.病情观察

密切观察发作频繁、持续时间长、症状重者，观察肢体无力或发麻有无加重，有无头痛、头晕等其他症状出血,防止发生脑卒中。

2.用药护理

正确遵医嘱服药。告知药物作用、不良反应、注意事项。如阿司匹林等有胃肠道刺激,须饭后服用;抗凝药物有出血倾向,观察皮肤、黏膜、大小便、呕吐物、颅内出血情况。

3.安全护理

TIA 患者有一过性黑矇、眩晕,容易发生跌倒受伤。入厕、沐浴及外出时要有人陪同。仰头或转头时动作要缓慢,防止颈部过度活动致急性发作。发作时卧床休息,枕头不宜太高(以15°~20°为宜),避免脑缺血。

(五)健康指导

(1)疾病知识指导:评估患者及家属对 TIA 的认识程度,介绍 TIA 的病因、危害、危险因素、症状、药物治疗的重要性及预后。

(2)饮食运动指导:选择低盐、低脂、低糖、蛋白质充足和富含维生素的饮食。避免暴饮暴食。坚持规律的体育锻炼。

(3)定期查体:了解血糖、血脂、血压、血凝及心脏功能状况。

(4)改变不良嗜好,戒烟限酒。

二、脑梗死

脑梗死(CI)又称缺血性脑卒中,包括脑血栓形成、腔隙性脑梗死和脑栓塞等,是指因各种原因导致脑部血液供应障碍,缺血、缺氧所致的局限性脑组织的缺血性坏死或软化。临床上最常见的有脑血栓形成、脑栓塞和腔隙性梗死。

脑血栓形成(CT)是脑梗死最常见的类型,约占全部脑梗死的60%,是在各种原因引起的血管壁病变基础上,脑动脉主干或分支动脉管腔狭窄、闭塞或血栓形成,引起脑局部血流减少或供应中断,使脑组织缺血、缺氧性坏死,出现局灶性神经系统症状和体征。

脑栓塞是由各种栓子(血流中异常的固体、液体、气体)沿血液循环进入脑动脉,引起急性血流中断而出现相应供血区脑组织缺血、坏死及脑功能障碍。只要产生栓子的病原不消除,脑栓塞就有复发的可能。脑栓塞急性期病死率与脑血栓形成大致接近,死因多为严重脑水肿引起的脑疝、肺炎和心力衰竭等。有10%~20%在10天内发生第2次栓塞,再发时病死率更高。约2/3患者留有偏瘫、失语、癫痫发作等不同程度的神经功能缺损。

腔隙性梗死是指大脑半球或脑干深部的小穿通动脉,在长期高血压基础上,血管壁发生病变,最终管腔闭塞,导致缺血性微梗死,缺血、坏死和液化的脑组织由吞噬细胞移走形成空腔,主要累及脑的深部白质、基底节、丘脑和脑桥等部位,形成腔隙性梗死灶。

(一)病因与发病机制

1.脑血栓形成

(1)脑动脉粥样硬化:是脑血栓形成最常见的病因,它多与主动脉弓、冠状动脉、肾动脉及其他外周动脉粥样硬化同时发生。但脑动脉硬化的严重程度并不与其他部位血管硬化完全一致。高血压常与脑动脉硬化并存、两者相互影响,使病变加重。高脂血症、糖尿病等则往往加速脑动脉硬化的进展。

(2)脑动脉炎:如钩端螺旋体感染引起的脑动脉炎。

(3)胶原系统疾病、先天性血管畸形、巨细胞动脉炎、肿瘤、真性红细胞增多症、血液高凝状态等。

(4)颈动脉粥样硬化的斑块脱落引起的栓塞称为血栓-栓塞。

在颅内血管壁病变的基础上,如动脉内膜损害破裂或形成溃疡,在睡眠、失水、心力衰竭、心律失常等情况时,出现血压下降、血流缓慢,胆固醇易于沉积在内膜下层,引起血管壁脂肪透明变性、纤维增生、动脉变硬、纡曲、管壁厚薄不匀、血小板及纤维素等血液中有形成分黏附、聚集、沉着、形成血栓。血栓逐渐扩大,使动脉管腔变狭窄,最终引起动脉完全闭塞。缺血区脑组织因血管闭塞的快慢、部位及侧支循环能提供代偿的程度,而出现不同范围、不同程度的梗死。

脑部任何血管都可发生血栓形成,但以颈内动脉、大脑中动脉多见。血栓形成后,血流受阻或完全中断,若侧支循环不能代偿供血,受累血管供应区的脑组织则缺血、水肿、坏死。经数周后坏死的脑组织被吸收,胶质纤维增生或瘢痕形成,大病灶可形成中风囊。

2.脑栓塞

脑栓塞的栓子来源可分为心源性、非心源性、来源不明性三大类。

(1)心源性:为脑栓塞最常见的原因。在发生脑栓塞的患者中约一半以上为风湿性心脏病二尖瓣狭窄并发心房颤动。在风湿性心脏病患者中有14%~48%的患者发生脑栓塞。细菌性心内膜炎心瓣膜上的炎性赘生物易脱落,心肌梗死或心肌病时心内膜病变形成的附壁血栓脱落,均可成为栓子。心脏黏液瘤、二尖瓣脱垂及心脏手术、心导管检查等也可形成栓子。

(2)非心源性:主动脉弓及其发出的大血管动脉粥样硬化斑块与附着物及肺静脉血栓脱落,也是脑栓塞的重要原因。其他如肺部感染、败血症引起的感染性脓栓,长骨骨折的脂肪栓子,寄生虫虫卵栓子,癌性栓子,胸腔手术、人工气胸、气腹以及潜水员或高空飞行员所发生的减压病时的气体栓子,异物栓子等均可引起脑栓塞。

(3)来源不明性:有些脑栓塞虽经现代先进设备、方法进行仔细检查仍未能找到栓子的来源。

3.腔隙性梗死

主要病因为高血压导致小动脉及微小动脉壁脂质透明变性,管腔闭塞产生腔隙性病变。有资料认为舒张压增高对于多发性腔隙性梗死的形成更为重要。病变血管多为100~200 μm的深穿支,如豆纹动脉、丘脑穿通动脉及基底动脉中央支,多为终末动脉,侧支循环差。

(二)临床表现

1.脑血栓形成

(1)本病好发于中老年人,多见于50~60岁以上的动脉硬化者,且多伴有高血压、冠心病或糖尿病;年轻发病者以各种原因的脑动脉炎为多见;男性稍多于女性。

(2)通常患者可有某些未引起注意的前驱症状,如头晕、头痛等;部分患者发病前曾有TIA史。

(3)多数患者在安静休息时发病,不少患者在睡眠中发生,次晨被发现不能说话,一侧肢体瘫痪。病情多在几小时或几天内发展达到高峰,也可为症状进行性加重或波动。多数患者意识清楚，少数患者可有不同程度的意识障碍，持续时间较短。神经系统体征主要决定于脑血管闭塞的部位及梗死的范围，常见为局灶性神经功能缺损的表现，如失语、偏瘫、偏身感觉障碍等。

(4)临床分型。根据起病形式可分为以下几种。

①可逆性缺血性神经功能缺损：此型患者的症状和体征持续时间超过 24 小时，但在 1～3 周完全。恢复，不留任何后遗症。可能是缺血未导致不可逆的神经细胞损害，侧支循环迅速而充分地代偿，发生的血栓不牢固，伴发的血管痉挛及时解除等。

②完全型：起病 6 小时内病情达高峰，为完全性偏瘫，病情重，甚至出现昏迷，多见于血栓-栓塞。

③进展型：局灶性脑缺血症状逐渐进展，阶梯式加重，可持续 6 小时至数日。临床症状因血栓形成的部位不同而出现相应动脉支配区的神经功能障碍。可出现对侧偏瘫、偏身感觉障碍、失语等，严重者可引起颅内压增高、昏迷、死亡。

④缓慢进展型：患者症状在起病 2 周以后仍逐渐发展。多见于颈内动脉颅外段血栓形成，但颅内动脉逆行性血栓形成亦可见。多与全身或局部因素所致的脑灌流减少有关。此型病例应与颅内肿瘤、硬膜下血肿相鉴别。

2.脑栓塞

(1)任何年龄均可发病，风湿性心脏病引起者以中青年人为多，冠心病及大动脉病变引起者以中老年人居多。

(2)通常发病无明显诱因，安静与活动时均可发病，以活动中发病多见。起病急骤是本病的主要特征。在数秒钟或很短的时间内症状发展至高峰。多属完全性脑卒中，个别患者可在数天内呈阶梯式进行性恶化，为反复栓塞所致。

(3)常见的临床症状为局限性抽搐、偏盲、偏瘫、偏身感觉障碍、失语等，意识障碍常较轻且很快恢复。严重者可突起昏迷、全身抽搐，可因脑水肿或颅内压增高，继发脑疝而死亡。

3.腔隙性梗死

多见于中老年人，男性多于女性，半数以上的患者有高血压病史，突然或逐渐起病，出现偏瘫或偏身感觉障碍等局灶症状。通常症状较轻、体征单一、预后较好，一般无头痛、颅高压和意识障碍，许多患者并不出现临床症状而由头颅影像学检查发现。

腔隙状态是本病反复发作引起多发性腔隙性梗死，累及双侧皮质脊髓束和皮质脑干束，出现严重精神障碍、认知功能下降、假性球麻痹、双侧锥体束征、类帕金森综合征和尿便失禁等。

(三)护理措施

1.基础护理

保持床单位清洁、干燥、平整；患者需在床上大小便时为其提供隐蔽、方便的环境，指导患者学会和配合使用便器；协助定时翻身、叩背；每天温水擦浴 1～2 次，大小便失禁者及时擦洗，保持会阴部清洁；鼓励患者摄取充足的水分和均衡的饮食，饮水呛咳或吞咽困难者遵医嘱予鼻饲；保持口腔清洁，鼻饲或生活不能自理者协助口腔护理；养成定时排便的习惯，便秘者可适当运动或按摩下腹部，必要时遵医嘱使用缓泻药；协助患者洗漱、进食、沐浴和穿脱衣服等。

患者卧床时上好床挡，走廊、厕所要装扶手，方便患者坐起、扶行；地面保持平整，防湿、防滑；呼叫器和经常使用的物品置于床头患者伸手可及处；患者穿防滑软底鞋，衣着宽松；行走不稳或步态不稳者有专人陪伴，选用三角手杖等辅助工具。

告知患者不要自行使用热水瓶或用热水袋取暖。

2.疾病护理

观察意识、瞳孔、生命体征的变化；观察有无头痛、眩晕、恶心、呕吐等症状以及偏瘫、失语等神经系统体征的变化；观察有无癫痫发作，记录发作的部位、形式、持续时间；观察有无呕血或黑粪。

正确摆放患者的良肢位，并协助体位变换以抑制患侧痉挛；加强患侧刺激以减轻患侧忽视；所有护理工作及操作均在患者患侧进行，床头柜置于患侧，与患者交谈时在患者患侧进行，引导患者将头转向患侧；根据病情指导患者进行床上运动训练，如博巴斯握手、桥式运动、关节被动运动、坐起训练；恢复期可指导患者进行转移动作训练、坐位训练、站立训练、步行训练、平衡共济训练、日常生活活动训练等；患者吞咽困难，不能进食时遵医嘱鼻饲流食，并做好胃管的护理；饮水呛咳的患者选择半流或糊状食物，进食时保持坐位或半坐位，进餐时避免分散患者注意力；如果患者出现呛咳、误吸或呕吐，立即让患者取头侧位，及时清除口鼻分泌物和呕吐物，预防窒息和吸入性肺炎。

失语或构音障碍的患者应鼓励其采取不同方式向医护人员或家属表达自己的需要，可借助卡片、笔、本、图片、表情或手势等进行简单有效的交流；运动性失语者尽量提一些简单的问题让患者回答“是”“否”或点头、摇头表示，与患者交流时语速要慢；感觉性失语的患者与其交流时应减少外来干扰，避免患者精神分散；听力障碍的患者可利用实物或图片与其交流；对于有一定文化，无书写障碍的患者可用文字书写法进行交流；护士可以配合语言治疗师指导患者进行语言训练。

加强用药护理：使用溶栓抗凝药物时应严格把握药物剂量，密切观察意识和血压变化，定期进行神经功能评估，监测出凝血时间、凝血酶原时间，观察有无皮肤及消化道出血倾向，有无头痛、急性血压升高、恶心、呕吐和颅内出血的症状；有无栓子脱落引起的小栓塞，如肠系膜上动脉栓塞可引起腹痛，下肢静脉栓塞可出现皮肤肿胀、发红及肢体疼痛、功能障碍等；使用钙通道阻滞药如尼莫地平时，因能产生明显的扩血管作用，可导致患者头部胀痛、颜面部发红、血压降低等，应监测血压变化，控制输液滴速，一般小于每分钟30滴，告知患者和家属不要随意自行调节输液速度；使用低分子右旋糖酐时应密切观察有无发热、皮疹甚至过敏性休克的发生。

大脑左前半球受损可以导致抑郁，加之由于沟通障碍，肢体功能恢复的过程长，日常生活依赖他人照顾，如果缺少家庭和社会支持，患者可能产生焦虑或抑郁，而焦虑和抑郁情绪阻碍了患者的有效康复，从而严重影响患者的生活质量。因此应重视对精神情绪变化的监控，提高对抑郁、焦虑状态的认识，及时发现患者的心理问题，进行针对性心理治疗（解释、安慰、鼓励、保证等），以消除患者思想顾虑，稳定情绪，增强战胜疾病的信心。

3.健康指导

（1）疾病知识和康复指导：指导患者和家属了解本病的基本病因、主要危险因素和危害，告知本病的早期症状和就诊时机，掌握本病的康复治疗知识与自我护理方法，帮助分析和消除不利于疾病康复的因素，落实康复计划；鼓励患者树立信心，克服急于求成心理，循序渐进，坚持锻炼，增强自我照顾的能力；鼓励家属关心体贴患者，给予精神支持和生活照顾，但要避免养成患者的依赖心理。

(2)合理饮食：进食高蛋白、低盐低脂、低热量的清淡饮食，多吃新鲜蔬菜、水果、谷类、鱼类和豆类，戒烟、限酒。

(3)日常生活指导：适当运动，如慢跑、散步等，每天30分钟以上，合理休息和娱乐；日常生活不要依赖他人，尽量做力所能及的家务；患者起床、坐起或低头系鞋带等体位变换时动作宜缓慢，转头不宜过猛过急，洗澡时间不宜过长，平时外出时有人陪伴，防止跌倒；气候变化时注意保暖，防止感冒。

(4)预防复发：遵医嘱正确服用降压、降糖和降脂药物；定期门诊检查，了解血压、血糖、血脂和心功能情况，预防并发症和脑卒中复发。当患者出现头晕、头痛、一侧肢体麻木无力、讲话吐词不清或进食呛咳、发热、外伤时，应及时就诊。

三、脑出血

脑实质内的出血称为脑出血。虽然脑出血可来源于脑内动脉、静脉或毛细血管的坏死、破裂，但以动脉出血最为多见而重要。在所有脑卒中患者中，脑出血占10%～20%，脑出血患者中80%发生于大脑半球，其余20%发生于脑干和小脑。

(一)病因及发病机制

高血压是脑出血的最常见的和主要病因。一般认为单纯的血压升高或脑血管病变都不足以引起血液外溢。脑出血的发病是在原有高血压病和脑血管病变基础上，血压进一步骤升所致。其发病原理可能与下列因素有关。

(1)高血压使脑小动脉中形成微动脉瘤。这种微动脉瘤多见于50岁以上的患者，主要分布于基底神经节豆纹状动脉供应区及桥脑。大脑白质和小脑中亦可发生。在血压骤升时，微动脉瘤可能破裂而引起脑出血。

(2)高血压引起的脑小动脉痉挛可能造成其远端脑组织缺氧、坏死，发生点状出血和脑水肿。这一过程若持久而严重，坏死、出血区融合扩大即成大片出血。

(3)脑动脉的外膜和中层在结构上远较其他器官的动脉为薄弱，可能是脑出血比其他内脏出血多见的一个原因。

(4)高血压可加重、加速或引起脑小动脉玻璃样变或纤维样坏死。这一病变使脑动脉管壁中发育得最完善的内膜大为削弱。高血压可促使这种有病变的小动脉内膜破裂形成夹层动脉瘤，继而破裂出血。

(5)此外，有人认为脑内静脉循环障碍和静脉破裂也与脑出血的发病有关。

(二)临床表现

脑出血常发生于50岁以上的患者，多有高血压病史。在活动中或情绪激动时突然起病，少数在安静状态下发病。患者一般无前驱症状，少数可有头晕、头痛及肢体无力等。发病后症状在数分钟至数小时内达到高峰。患者常突感头痛、头胀，随之呕吐，可很快出现意识和神经功能障碍，并进行性加重。发病时血压常明显升高，常超过200/100 mmHg(26.6/13.3kPa)。

临床表现的轻重主要取决于出血量和出血部位。不同出血部位的临床表现如下。

1.基底节区出血

基底节区出血约占全部脑出血的70%，其中以壳核出血最为常见，其次为丘脑出血。由于此区出血常累及内囊，并以内囊损害体征为突出表现，故又称内囊区出血。壳核又称内囊外侧型出血，丘脑又称内囊内侧型出血。

(1)壳核出血：是豆纹动脉尤其是其外侧支破裂所致。表现为对侧肢体轻偏瘫，偏身感觉障碍和同向性偏盲（“三偏”），优势半球出血常出现失语。凝视麻痹，呈双眼持续性向出血侧凝视。也可出现失用、体像障碍、记忆力和计算力障碍、意识障碍等。大量出血患者可迅速昏迷，反复呕吐，尿便失禁，在数小时内恶化，出现上部脑干受压征象，双侧病理征，呼吸深快不规则，瞳孔扩大固定，可出现去脑强直发作以至死亡。

(2)丘脑出血：是丘脑膝状动脉和丘脑穿通动脉破裂所致。临床表现与壳核出血相似，亦有突发对侧偏瘫、偏身感觉障碍、偏盲等。但与壳核出血不同处为偏瘫多为均等或基本均等，对侧半身深浅感觉减退，感觉过敏或自发性疼痛；特征性眼征表现为眼球向上注视麻痹，常向内下方凝视、眼球会聚障碍和无反应性小瞳孔等；可有言语缓慢而不清、重复言语、发音困难、复述差，朗读正常等丘脑性失语及记忆力减退、计算力下降、情感障碍、人格改变等丘脑性痴呆；意识障碍多见且较重，出血波及丘脑下部或破入第Ⅲ脑室可出现昏迷加深、瞳孔缩小、去皮质强直等中线症状。本型病死率较高。

(3)尾状核头出血：较少见，临床表现与蛛网膜下腔出血相似，常表现为头痛、呕吐，有脑膜刺激征，无明显瘫痪，可有对侧中枢性面、舌瘫。有时可因头痛在CT检查时偶然发现。

2.脑干出血

约占10%，绝大多数为脑桥出血，偶见中脑出血，延髓出血极为罕见。由于脑干为生命中枢，本部位出血病死率极高。

(1)脑桥出血多由基底动脉脑桥支破裂所致，出血灶位于脑桥基底部和被盖部间，小量出血者出血常先自一侧脑桥开始，表现突然头痛、呕吐，轻度意识障碍，出血侧面瘫和对侧肢体迟缓性偏瘫（交叉性瘫痪）。头和双眼转向非出血侧，呈“凝视瘫肢”状。如为大量出血（血肿＞5 mL)，波及两侧脑桥，则出现双侧面瘫和四肢瘫痪，发病后患者很快进入昏迷状态。双下肢出现病理反射，少数为痉挛性或呈去脑强直，眼球正中位固定或双眼偏向一侧，为针尖样瞳孔，对光反射迟钝或消失，此征为脑桥出血特征症状。持续高热（≥39 ℃），伴全身多汗，因出血阻断丘脑下部对体温的调节。由于脑干呼吸中枢受影响，常出现呼吸节律障碍和呼吸困难。多于发病48小时内死亡。

(2)中脑出血极少见。如单侧出血表现为病灶同侧动眼神经瘫痪，病灶对侧偏瘫（韦伯综合征）。出血量大者很快出现意识障碍、四肢迟缓性瘫痪，可迅速死亡。中脑导水管闭塞可引起颅内压增高和脑积水。

(3)延髓出血罕见，多由动静脉畸形或海绵状血管瘤引起。轻者可表现为不典型的丽伦贝格综合征。重症可突然意识障碍，血压下降，呼吸节律不规则，心律失常，继而死亡。

3.小脑出血

小脑出血约占脑出血的10%，多由小脑齿状核动脉破裂所致。首发症状为急剧眩晕，伴有剧烈后头部疼痛及频繁呕吐，而无肢体瘫痪。早期意识清楚或有轻度意识障碍，有眼震、站立和行走不稳，向患侧倾倒，肢体共济失调，吞咽及发音困难，四肢锥体束征。如出血量较大则出现瞳孔散大，中枢性呼吸困难，乃至枕骨大孔疝死亡。少数暴发性大量出血患者发病迅速，短期内昏迷，出现脑干受压征、眼肌麻痹和小脑扁桃体下疝或急性脑积水表现，预后极为不良。

4.脑叶出血

脑叶出血占脑出血的5%～10%，常由脑动静脉畸形、烟雾病、血管淀粉样病变、肿瘤等所致，高血压性脑出血少见。多为活动状态下突然发病，出现头痛、呕吐、不同程度意识障碍，昏迷少见。脑叶出血者常表现癫痫，可在发病时或病程中发生。不同部位出血表现有较大差别。

(1)额叶出血：前额疼痛、呕吐、痫性发作较多见；对侧偏瘫、共同偏视、精神异常、智力减退等；优势半球出血时可出现布罗卡失语。

(2)顶叶出血：偏瘫较轻，而对侧偏身感觉障碍显著；对侧下象限盲；优势半球出血时可出现混合性失语，左右辨别障碍，失算、失认、失写(格斯特曼综合征)。

(3)颞叶出血：表现为对侧中枢性面舌瘫及上肢为主的瘫痪；对侧上象限盲；有时有同侧耳前部疼痛；优势半球出血时可出现韦尼克失语；可有颞叶癫痫、幻嗅、幻视。

(4)枕叶出血：主要症状为对侧同向性偏盲，并有黄斑回避现象，可有一过性黑矇和视物变形；有时有同侧偏瘫及病理征。

5.脑室出血

脑室出血占脑出血的3%～5%，由脑室内脉络丛动脉或室管膜下动脉破裂出血，血液流入脑室内所致，又称原发性脑室出血；或由上述脑实质出血破溃入脑室，称继发性脑室出血。表现为突然头痛、呕吐，如出血量较大可迅速进入昏迷或昏迷逐渐加深；双侧瞳孔缩小，四肢肌阵发性痉挛，病理反射阳性，早期即出现去大脑强直，脑膜刺激征阳性；常出现丘脑下部受损的症状及体征，如上消化道出血、中枢性高热、大汗、应激性溃疡、急性肺水肿、血糖增高、尿崩症等。如出血量小可仅表现为头痛、呕吐、脑膜刺激征阳性，无局限性神经体征，临床上易误诊为蛛网膜下腔出血，需通过头颅CT扫描来确定诊断，一般预后良好，甚至可完全恢复。

(三)观察要点

(1)密切观察病情，尤其是生命体征、神志、瞳孔的变化，及早发现脑疝的先兆表现，一旦出现，应立即报告医师及时抢救。

(2)告知药物的作用与用法，注意观察药物的疗效与不良反应，发现异常情况，及时报告医师处理。

(四)护理要点

1.常规护理

(1)一般护理：患者绝对卧床休息4周，抬高床头15°～30°，以促进脑部静脉回流，减轻脑水肿；取侧卧位或平卧头侧位，防止呕吐物反流引起误吸。脑出血急性期患者应尽量就地治疗，避免不必要的搬动，并注意保持病房安静，严格限制探视。翻身时，注意保护头部，动作宜轻柔缓慢，以免加重出血，避免咳嗽和用力排便。神经系统症状稳定48～72小时后，患者即可开始早期康复锻炼，但应注意不可过度用力或憋气。恢复期的康复训练不可急于求成，应循序渐进，持之以恒。

(2)饮食护理:急性期患者给予高蛋白、高维生素、高热量饮食,并限制钠盐摄入(<3 g/d)。有意识障碍、消化道出血的患者宜禁食24~48小时,然后酌情给予鼻饲流质,如牛奶、豆浆、藕粉、蒸蛋或混合匀浆等,4~5次/天,每次约200 mL。恢复期患者应给予清淡、低盐、低脂、适量蛋白质、高维生素食物,戒烟酒,忌暴饮暴食。

(3)心理护理:主动关心患者与家属,耐心介绍病情及预后,消除其紧张焦虑、悲观抑郁等不良情绪,保持患者及家属情绪稳定,积极配合抢救与治疗。

2.专科护理

(1)症状护理

①对神志不清、躁动或有精神症状的患者,床应加护栏,并适当约束,防止跌伤。

②注意保持呼吸道通畅。及时清除口鼻分泌物,协助患者轻拍背部,以促进痰痂的脱落排出,但急性期应避免刺激咳嗽,必要时可给予负压吸痰、吸氧及定时雾化吸入。

③协助患者完成生活护理。按时翻身,保持床单干燥整洁,保持皮肤清洁卫生,预防压疮的发生。如有闭眼障碍的患者,应涂四环素眼膏,并用湿纱布盖眼,保护角膜。昏迷和鼻饲患者应做好口腔护理,2次/天。有尿便失禁的患者,注意及时用温水擦洗外阴及臀部,保持皮肤清洁、干燥。

④有吞咽障碍的患者,喂饭、喂水时不宜过急,遇呕吐或反呛时应暂停喂食喂水,防止食物呛入气管引起窒息或吸入性肺炎,对昏迷等不能进食的患者可酌情予以鼻饲流质。

⑤注意保持瘫痪肢体功能位置,防止足下垂,被动运动关节和按摩患肢,防止手足挛缩、变形及神经麻痹,病情稳定后应尽早开始肢体功能锻炼和语言康复训练,以促进神经功能的早日康复。

⑥中枢性高热的患者先行物理降温,如温水擦浴、酒精浴、冰敷等,效果不佳时可给予退热药,并注意监测和记录体温的情况。

(2)用药护理

①颅内高压使用20%甘露醇静脉滴注脱水时,要保证绝对快速输入,20%的甘露醇100~500 mL要在15~30分钟滴完,注意防止药液外漏,并注意尿量与血电解质的变化,尤其应注意有无低血钾发生。患者每日补液量可按尿量加500 mL计算,在1500~2000 mL以内,如有高热、多汗、呕吐或腹泻者,可适当增加入液量。每日补钠50~70 mmol/L,补钾40~50 mmol/L。防止低钠血症,以免加重脑水肿。

②严格遵医嘱服用降压药,不可骤停和自行更换,亦不宜同时服用多种降压药,避免血压骤降或过低致脑供血不足。应根据患者的年龄、基础血压、病后血压等情况判定最适血压水平,缓慢降压,不宜使用强降压药(如利舍平)。

③用地塞米松消除脑水肿时,因其易诱发上消化道应激性溃疡,应观察有无呃逆、上腹部饱胀不适、胃痛、呕血、便血等,注意胃内容物或呕吐物的性状,以及有无黑便;鼻饲流质的患者,注意观察胃液的颜色是否为咖啡色或血性,必要时可做隐血试验检查,如发现异常及时通知医师处理。

④躁动不安的患者可根据病情给予小量镇静、镇痛药;患者有抽搐发作时,可用地西泮静脉缓慢注射或苯妥英钠口服。

3.健康指导

(1)避免情绪激动,去除不安、恐惧、愤怒、抑郁等不良情绪,保持正常心态。

(2)给予低盐低脂、适量蛋白质、富含维生素与纤维素的清淡饮食,多吃蔬菜、水果,少食辛辣刺激性强的食物,戒烟酒。

(3)生活有规律,保持排便通畅,避免排便时用力过度和憋气。

(4)坚持适度锻炼,避免重体力劳动。如坚持做保健体操、慢散步、打太极拳等。

(5)尽量做到日常生活自理,康复训练时注意克服急于求成的心理,做到循序渐进,持之以恒。

(6)定期复查血压、血糖、血脂、血常规等项目,积极治疗原发性高血压、糖尿病、心脏病等原发疾病。如出现头痛、呕吐、肢体麻木无力、进食困难、饮水呛咳等症状时,及时就医。

四、蛛网膜下腔出血

蛛网膜下腔出血(SAH)是各种原因引起出血、血液直接流入蛛网膜下腔的总称,分为原发性或自发性 SAH、继发性 SAH。原发性 SAH 是指脑底部或脑及脊髓表面血管破裂流入蛛网膜下腔;继发性 SAH 是脑实质、脑室出血和硬膜下血管破裂,血液穿破脑组织和蛛网膜流入蛛网膜下腔;还有外伤性 SAH。SAH 约占急性脑卒中 10%,占出血性脑卒中 20%,年发病率 5～20/10 万。

(一)病因及发病机制

SAH 最常见的病因为颅内动脉瘤(占 50%～80%)破裂,其中先天性粟粒样动脉瘤约占 75%,还见高血压、动脉粥样硬化所致梭形动脉瘤及感染所致真菌性动脉瘤。其次是血管畸形(约占 10%),其中动静脉畸形占血管畸形 80%。其他如颅内肿瘤、垂体卒中、血液病、各种感染所致的脑动脉炎、脑基底异常血管网病、颅内静脉系统血栓和抗凝治疗的并发症等。另约 10%患者病因不明。

粟粒样动脉瘤可能与遗传和先天发育缺陷有关。炎症动脉瘤是由动脉炎或颅内炎症引起的血管壁病变。脑动静脉畸形是发育异常形成的畸形血管团。其他如肿瘤或转移癌侵蚀血管,可引起血管壁病变。当重体力劳动、情绪变化、血压突然升高、饮酒或酗酒时,瘤壁或管壁破裂,血液进入蛛网膜下腔,可引起颅内压增高,甚至因脑推移压迫脑干而骤死;血液的刺激也可发生无菌性脑膜炎,因蛛网膜粘连,阻碍脑脊液循环和吸收,出现不同程度的脑积水;流入蛛网膜下腔的血液直接刺激血管或血细胞,破坏产生多种血管收缩物质刺激血管,使部分患者发生血管痉挛,患者出现剧烈的头痛。

(二)临床表现

SAH 临床表现差异大,轻者可无明显临床症状和体征,重者可突发昏迷甚至死亡。先天性动脉瘤破裂多见于中青年患者,老年病者以动脉硬化多见。常由于突然用力或情绪兴奋等诱因,数分钟内患者出现剧烈头痛,呕吐、面色苍白、全身冷汗,半数患者可伴不同程度的意识障碍,部分患者可出现精神症状,如欣快、谵妄和幻觉等或有痫性发作、失语、轻偏瘫、视野缺损等,部分患者可见眼底出血。

最具特征性的体征为颈项强直、凯贝尼格证(+)等脑膜刺激征。后交通动脉的动脉瘤破裂可出现一侧动眼神经麻痹,个别重症患者可很快进入深昏迷,出现去大脑强直。因脑疝形成而迅速死亡。

再出血是 SAH 的主要急性并发症,在病情稳定后再次出现临床症状加重,使病情恶化,死亡率增加一倍。脑血管痉挛是另一并发症,其严重程度与出血量相关,常表现为波动性轻偏瘫或失语,是死亡和致残的重要原因。SAH 患者有不同程度脑积水并发症,急性脑积水轻者表现嗜睡、短时记忆受损、下肢腱反射亢进等体征,严重者引起颅内高压,甚至脑疝。亚急性脑积水表现隐匿出现痴呆、步态异常和尿失禁。

(三)护理措施

1.基础护理

(1)休息与体位:急性期绝对卧床休息 4～6 周,复发者延长 8 周,床头抬高15°～30°。禁止起坐、沐浴、洗头、下床等活动。

(2)环境与安全:提供舒适休养环境,保持病室安静,减少探视;治疗护理活动集中进行,避免打扰患者。

(3)生活护理:提供全部生活补偿系统,如压疮护理、口腔护理、排便护理等。

(4)饮食护理:急性期禁食 72 小时,意识清楚后患者逐步改为流食、半流食、软食;昏迷及吞咽功能障碍者给予留置胃管。

(5)心理护理:安慰患者,提供疾病相关知识,列举治疗成功范例,避免紧张、焦虑、恐惧情绪。尽量避免一切可能增加患者的血压和颅内压的诱因。

2.疾病护理

(1)对症护理

①病情监测:首次蛛网膜下腔出血后 1 个月内再出血的危险性最大,2 周内再发率最高,应严密观察生命体征、瞳孔、意识及与出血部位相对应的神经系统症状体征,如语言、吞咽、肢体活动情况。对病情稳定后再次出现的剧烈头痛、呕吐、抽搐发作、脑膜刺激征等应引起重视。

②头痛护理:a.观察头痛部位、性质、持续时间,是否伴随呕吐,如出现头痛剧烈、呕吐频繁、烦躁不安和意识迟钝、嗜睡、两侧瞳孔不等大、血压急骤升高、脉搏由弱转慢,即为脑疝前驱症状,应及时通知医师;b.遵医嘱给予止痛药对症处理;c.指导患者采用轻音乐、缓慢深呼吸及引导式想象等方法减轻疼痛。

(2)专科护理

①腰穿护理:腰穿术后去枕平卧 6～8 小时。观察腰穿后可能发生的并发症,如脑疝、头痛、局部感染等。

②使用钙通道阻滞药者,遵医嘱严格控制输液速度,观察血压变化和肢体活动。

③预防并发症:a.控制补液量和速度,避免补液过多过快或因脱水造成低钾、血液浓缩加重心脏负担;b.观察胃管所抽出的胃液颜色,留取大便标本做隐血试验,以了解胃内有无出血;c.定时监测生化指标,防止水、电解质、酸碱平衡失调;d.预防压疮、挛缩、坠积性肺炎及泌尿道感染等。

3.健康教育

(1)合理饮食:宜低盐、低脂、充足蛋白质、丰富维生素饮食,限制钠盐(<6 g/d)和动物脂肪的摄入;戒烟、忌酒;控制食物热量,维持理想体重;忌辛辣、咖啡、浓茶等刺激性食物。

(2)避免诱因:避免使血压升高的各种因素,如用力屏气、排便,剧烈咳嗽、打喷嚏等诱发因素;平日注重保持情绪稳定、心态平和,戒骄戒躁;避免外界环境不良刺激;建立良好生活方式,保证充足睡眠,适度运动和锻炼,保持大便通畅;避免过度劳累、突然发力和过重的体力劳动等。

(3)控制高血压:遵医嘱正确使用降压药,避免血压波动对血管的损害。

(4)检查指导:SAH 患者常规首次出血 3 周病情稳定后行数字减影血管造影(DSA)检查,做好围术期护理,指导患者积极配合,尽早查明病因,采取进一步治疗。

(5)照护者指导:创造良好休养环境;关心、体贴患者,安抚其情绪,给予其心理支持;督促其早检查、早确诊、早手术;了解再出血征象及时就诊。

(6)女性育龄患者应告知 1～2 年避免怀孕。

第七节　重症肌无力

重症肌无力是一种神经肌肉接头间传递功能障碍的疾病,可能为一种自身免疫病。其缺陷位于神经肌肉接头处,在该处可被利用的乙酰胆碱受体数目减少。临床表现为受累横纹肌异常易于疲劳。这种无力现象是可逆的,经过休息或给予抗胆碱酯酶药物即可恢复。病程初期趋向缓解,但易于复发。根据受累肌肉范围和程度不同,可分为眼肌型、延髓型和全身型。各型之间可以合并存在或相互转变。

根据临床表现一般将本病归属于中医“痿证”,由于大部分患者以眼外肌受累为多,故中医“睑废”病证,与本病颇相类似。

一、病因病理

重症肌无力是获得性自身免疫性疾病,主要与自身抗体介导的突触后膜抗乙酰胆碱受体(AChR)损害有关。这些抗体可以联合补体,破坏神经肌肉接头,导致神经肌肉接头传递功能障碍,最终引起肌肉疲劳无力。此外,部分患者还与遗传因素有关。

二、诊断

任何年龄均可发病,女性略高于男性。常呈缓慢起病,少数可突然起病,可自然缓解,临床以受累横纹肌无力为主症,常侵犯眼外肌、面肌、咀嚼肌、吞咽肌和颈肌,亦可累及呼吸肌和四肢肌肉。但全身肌肉并非平均受累,往往有所侧重,甚至严格地局限于某一组肌群。而且往往晨起时肌力较好,至下午或傍晚症状加重。本病如果不累及眼肌,则诊断往往被延误,甚至可能被误诊为神经症。

根据主要受累部位不同可分为5种类型。

1.单纯眼肌型

眼睑下垂，眼外肌麻痹而有斜视、复视等。

2.延髓肌型

轻者声音低哑，构音不清，吞咽困难，饮水反呛；重者则咀嚼无力以致进食困难，面部表情肌无力。

3.全身肌无力型

全身横纹肌均可有不同程度受累，严重者因呼吸肌无力，出现呼吸、咳痰困难而危及生命。

4.脊髓肌无力型

起病隐匿，青少年多见，仅有脊神经支配区的肌肉无力，常有头下垂、举臂困难和步行易跌。

5.肌萎缩型

以颞肌、口周、颈、肢带和小腿肌多见。

三、护理措施

（一）基础护理

1.生活护理

（1）指导患者充分休息，避免疲劳。平时活动宜选择清晨、休息后或肌无力症状较轻时进行，且应自我调节活动量，以省力和不感疲劳为原则。

（2）评估患者日常生活活动的能力，肌无力症状明显时，应协助做好洗漱、进食、穿衣、个人卫生等生活护理，保持口腔清洁，防止外伤和皮肤并发症。

（3）各类物品要放置稳妥，将患者经常使用的物品放在易拿取的地方，以减少体力消耗。

（4）备好呼叫器，方便患者有事时随时呼叫。

2.饮食护理

（1）了解患者的吞咽和进食情况，记录患者的进食量，有呛咳、吞咽困难时可以考虑保留鼻饲，保证患者的营养供应。

（2）给予高蛋白、高维生素、高能量，富含钾、钙的软食或半流食，避免干硬或粗糙食物。

（3）给患者创造安静的就餐环境，减少环境影响患者进食的不利因素。

（4）进餐时尽量取坐位，抬头并稍向前倾，卧床患者应将床头抬高。进餐前充分休息或在服药后15～30分钟产生药效时进餐。

（5）用餐过程中因咀嚼肌无力，患者往往会感到疲劳，很难连续咀嚼，应让患者适当休息后再进食。

（6）鼓励患者少量慢咽，给患者充足的进食时间，不要催促和打扰患者进食。

3.环境护理

（1）提供温度、湿度适宜的住院环境。

（2）地面保持干燥，防止患者跌倒。

4.心理护理

(1)耐心倾听,鼓励患者说出自己的感受和顾虑,不催促打断患者的表达,为构音障碍的患者准备纸、笔、画板等交流工具,指导患者用文字形式和肢体语言表达自己的需求。

(2)详细告知本病的病因、临床过程、治疗效果、注意事项以及负性情绪与预后的关系,使患者积极配合治疗和护理,树立治疗信心。

(二)疾病护理

(1)密切观察病情,注意呼吸形态、频率与节律改变,观察有无呼吸困难加重、发绀、咳嗽无力、腹痛、瞳孔变化、出汗、唾液或喉头分泌物增多等现象。

(2)避免感染、外伤、疲劳和过度紧张等诱发肌无力危象的因素。

(3)保持呼吸道通畅,鼓励患者咳嗽和深呼吸,抬高床头,及时吸痰,清除口鼻分泌物,遵医嘱给氧。

(4)准备好各种抢救器材,如吸痰器、气管插管、气管切开包、呼吸机等。

(5)及时发现危象的发生,及时处理和抢救。

(三)健康指导

1.用药指导

本病病程长,常需长期服药治疗,告知患者常用药物的服用方法、不良反应与服药注意事项,避免因服药不当而诱发肌无力危象和胆碱能危象。

(1)抗胆碱酯酶药物:自小剂量开始治疗,用药间隔时间尽可能延长,如剂量不足可缓慢加量,防止出现胆碱能危象。如出现恶心、呕吐、腹痛、腹泻、出汗、流涎等不良反应时,可用阿托品对抗;抗胆碱酯酶药必须按时服用,有咀嚼和吞咽无力者应在餐前30分钟口服,在患者出现感染、处于月经前或其他应激状态时,常需增加给药剂量。

(2)糖皮质激素:长期服药者,要注意有无消化道出血、骨质疏松、股骨头坏死等并发症。必要时服用抑酸剂,以保护胃黏膜。

(3)免疫抑制药:应随时检查血象,并注意肝肾功能的变化。一旦发现外周血白细胞计数低于 4×10^9/L,应停用此类药物。

2.活动与休息指导

患者应建立健康的生活方式,生活有规律,保证充分休息和充足睡眠;根据季节、气候及时增减衣服,尽量少去公共场所,预防受凉、呼吸道感染。

3.防止并发症的指导

(1)预防误吸或窒息:指导患者掌握正确的进食方法,当咽喉、软腭和舌部肌群受累出现吞咽困难、饮水呛咳时,不能强行服药和进食,以免导致窒息或吸入性肺炎。

(2)预防营养失调:发现患者摄入明显减少、体重减轻或消瘦、精神不振、皮肤弹性减退等营养低下表现时,及时去医院就诊。

(3)预防危象:遵医嘱正确服用抗胆碱酯酶药,避免漏服,自行停服或更改药量,防止因用药不足或过量导致危象发生;避免使用影响神经-肌肉接头传递的药物及肌肉松弛药,以免使肌无力加剧或加重病情;育龄妇女应避免妊娠、人工流产,防止诱发危象。

4.照顾者的指导

家属应理解和关心患者，给予精神支持和生活照顾；细心观察和及时发现病情变化，及时就诊。

第八节　中枢神经系统感染性疾病

一、病毒性脑膜炎

病毒性脑膜炎是一组由各种病毒感染引起的软脑膜（软膜和蛛网膜）弥漫性炎症综合征，主要表现为头痛、发热、脑膜刺激征，是临床最常见的无菌性脑膜炎。病毒性脑膜炎可发病于任何年龄，但大多好发于年少儿童。

（一）病因和发病机制

1.病因

目前所有的病毒性脑膜炎中80%～90%是由肠道病毒经粪-口途径传播引起的，属微小核糖核酸病毒科，包括脊髓灰质炎病毒、柯萨奇病毒A、B各型，艾科病毒以及未分类的肠道病毒。虫媒病毒和HSV-1型、HSV-2型也可引起，腮腺炎病毒、淋巴细胞性脉络丛脑膜炎病毒、水痘-带状疱疹病毒及流感病毒少见。

2.发病机制

病毒经胃肠道（肠道病毒）、呼吸道（流行性腮腺炎病毒、腺病毒、肠道病毒、淋巴细胞脉络丛病毒等）、皮肤（虫媒病毒、HSV-1）或结膜（某些肠道病毒）等侵入机体，侵入机体后在侵入部位的局部淋巴结内复制，在病毒血症初期通过血源性传播途径播散至中枢神经系统以外的组织，偶尔进入中枢神经系统，中枢神经系统的感染多发生在病毒血症的后期，病毒在中枢神经系统以外的部位多次复制后经脉络丛进入脑脊液，引起脑膜炎。

（二）临床表现

（1）急性或亚急性起病，任何年龄均可发生，以青少年常见。

（2）全身中毒症状：发热、畏光、肌肉酸痛、全身乏力、纳差，体温一般不超过40℃。

（3）脑膜刺激征表现：剧烈的头痛（主要位于前额部或双颞侧）、呕吐、轻度颈项强直等，凯尔尼格征和布鲁津斯基征可有可无。

（4）婴幼儿病程超过1周，可仅表现为发热、易激惹及淡漠，成年可持续2周或更长。

（三）护理

1.护理要点

急性期患者绝对卧床休息，给予高热量、高蛋白、高维生素、易消化的流质或半流质饮食，不能进食者给予鼻饲。密切观察病情变化，除生命体征外，必须观察瞳孔、精神状态、意识改变，有无呕吐、抽搐症状，及时发现是否有脑膜刺激征和脑疝的发生。

2.主要护理问题

（1）急性疼痛：头痛。与脑膜刺激征有关。

(2)潜在并发症:脑疝。与脑水肿产生颅内压增高有关。

(3)体温过高:与病毒感染有关。

(4)有体液不足的危险:与反复呕吐、腹泻导致失水有关。

3.护理措施

(1)一般护理

①为患者提供安静、温湿度适宜的环境,避免声光刺激,以免加重患者的烦躁不安、头痛及精神方面的不适感。

②衣着舒适,患者内衣以棉制品为宜,勤洗勤换,且不易过紧;床单保持清洁、干燥、无渣屑。

③提供高热量、高蛋白质、高维生素、低脂肪的易消化饮食,以补充高热引起的营养物质消耗。鼓励患者增加饮水量,1000～2000 mL/d。

④做好基础护理,给予口腔护理,减少患者因高热、呕吐引起的不适感,并防止感染;加强皮肤护理,防止降温后大量出汗带来的不适。

(2)病情观察及护理

①严密观察患者的意识、瞳孔及生命体征的变化,及时准确地报告医生。积极配合医生治疗,给予降低颅内压的药物,减轻脑水肿引起的头痛、恶心、呕吐等,防止脑疝的发生。保持呼吸道通畅,及时清除呼吸道分泌物,定时叩背、吸痰,预防肺部感染。

②发热患者应减少活动,以减少氧耗量,缓解头痛、肌痛等症状。发热时可采用物理降温方法,可用温水擦浴、冰袋和冷毛巾外敷等措施物理降温。必要时遵医嘱使用药物降温,使用时注意药物的剂量,尤其对年老体弱及伴有心血管疾病者应防止出现虚脱或休克现象;监测体温应在行降温措施 30 分钟后进行。

③评估患者头痛的性质、程度及规律,恶心、呕吐等症状是否加重。患者头痛时指导其卧床休息,改变体位时动作要缓慢。讲解减轻头痛的方法,如深呼吸、倾听音乐、引导式想象、生物反馈治疗等。

④意识障碍患者给予侧卧位.备好吸引器,及时清理口腔,防止呕吐物误入气管,引起窒息。观察患者呕吐的特点,记录呕吐的次数,呕吐物的性质、量、颜色、气味,遵医嘱给予止吐药,帮助患者逐步恢复正常饮食和体力。指导患者少量多次饮水,以免引起恶心呕吐;剧烈呕吐不能进食或严重水电解质失衡时,给予外周静脉营养;准确记录 24 小时出入量,观察患者有无失水征象,依失水程度不同,患者可出现软弱无力、口渴、皮肤黏膜干燥和弹性减低,尿量减少、尿比重增高等表现。

(四)健康指导

1.饮食指导

(1)给予高蛋白,高热量、高维生素等营养丰富的食物,如鸡蛋、牛奶、豆制品、瘦肉,有利于增强抵抗力。

(2)长期卧床的患者易引起便秘,用力屏气排便、过多的水钠潴留都易引起颅内压增高,为保证大便通畅,患者应多食粗纤维食物,如芹菜、韭菜等。

(3)应用甘露醇、速尿等脱水剂期间,患者应多食含钾高的食物如香蕉、橘子等,并要保证水分摄入。

(4)不能经口进食者，遵医嘱给予鼻饲，制订鼻饲饮食计划表。

2.用药指导

(1)脱水药：保证药物滴注时间、剂量准确，注意观察患者的反应及患者皮肤颜色、弹性的变化，记录24小时出入量，注意监测肾功能。

(2)抗病毒药：应用阿昔洛韦时注意观察患者有无谵妄、皮疹、震颤及血清转氨酶暂时增高等不良反应。

3.日常生活指导

(1)保持室内环境安静、舒适、光线柔和。

(2)高热的护理

①体温上升阶段：寒战时注意保暖。

②发热持续阶段：给予物理降温，必要时遵医嘱使用退热药，并要注意补充水分。

③退热阶段：要及时更换汗湿衣服，防止受凉。

(3)腰椎穿刺术后，患者取去枕平卧位4～6小时，以防止低颅压性头痛的发生。

二、化脓性脑膜炎

化脓性脑膜脑炎是由化脓性细菌感染脑和脊髓，引起软脑膜和软脊膜的急性炎症，常合并脑脓肿，是极其严重的颅内感染性疾病。婴幼儿、儿童和老年人更易患此病。该病急性病程，常以高热、头痛为初始症状，进展迅速，有颅神经损害症状，严重者出现精神障碍甚至昏迷。

(一)病因和发病机制

1.病因

化脓性脑膜脑炎最常见的致病菌为脑膜炎双球菌，肺炎球菌和流感嗜血杆菌B型，约占80%以上；其次为金黄色葡萄球菌、链球菌、大肠杆菌、变形杆菌、厌氧杆菌、沙门菌、绿脓杆菌。

2.发病机制

致病菌常通过以下途径感染中枢神经系统：①血行感染。②邻近病灶侵犯。③颅内病灶直接蔓延。④医源性感染。

细菌进入中枢神经系统后，血管内皮细胞炎性浸润，释放炎症介质，血脑屏障破坏。细菌繁殖自溶，不仅生成大量细菌毒素，损害线粒体功能，引起神经元及小胶质细胞凋亡，而且病原体表达的病原体相关分子模式被免疫系统识别，激活信号通路，介导级联式炎症反应，导致脑水肿，颅内压增高，神经细胞受损。

(二)护理

1.护理要点

密切观察患者的病情变化，定时监测患者的生命体征、意识、瞳孔的变化及颅内压增高表现。做好高热患者的护理。对有肢体瘫痪及失语的患者，给予康复训练，预防并发症。加强心理护理，帮助患者树立战胜疾病的信心。

2.主要护理问题

(1)体温过高：与细菌感染有关。

(2)急性疼痛:头痛,与颅内感染有关。

(3)营养失调:低于机体需要量,与反复呕吐及摄入不足有关。

(4)潜在并发症:脑疝:与颅内压增高有关。

(5)躯体活动障碍:与神经功能损害所致的偏瘫有关。

(6)有皮肤完整性受损的危险:与散在的皮肤瘀点有关。

3.护理措施

(1)一般护理

①环境:保持病室安静,经常通风,用窗帘适当遮挡窗户,避免强光对患者的刺激,减少患者家属的探视。

②饮食:给予清淡、易消化且富含营养的流质或半流质饮食,多吃水果和蔬菜。意识障碍的患者给予鼻饲饮食,制订饮食计划表,保证患者摄入足够的热量。

③基础护理:给予口腔护理,保持口腔清洁,减少因发热、呕吐等引起的口腔不适;加强皮肤护理,保持皮肤清洁干燥,特别是皮肤有瘀点、淤斑时避免搔抓破溃。

(2)病情观察及护理

①加强巡视,密切观察患者的意识、瞳孔、生命体征及皮肤瘀点、淤斑的变化,婴儿应注意观察囟门。若患者意识障碍加重、呼吸节律不规则、双侧瞳孔不等大、对光反射迟钝、躁动不安等,提示脑疝的发生,应立即通知医生,配合抢救。

②备好抢救药品及器械:抢救车、吸引器、简易呼吸器、氧气装置及硬脑膜下穿刺包等。

(3)用药护理

①抗生素:给予抗生素皮试前,询问有无过敏史。用药期间监测患者的血象、血培养、血药敏等检查结果。用药期间了解患者有无不适主诉。

②脱水药:保证药物按时、准确滴注,注意观察患者的反应及皮肤颜色、弹性的变化,注意监测肾功能。避免药液外渗,如有外渗,可用硫酸镁湿热敷。

③糖皮质激素:严格遵医嘱用药,保证用药时间、剂量的准确,不可随意增量、减量,询问患者有无心悸、出汗等不适主诉;用药期间监测患者的血象、血糖变化;注意保暖,预防交叉感染。

(4)心理护理:根据患者及家属的文化水平,介绍患者的病情及治疗和护理的方法,使其积极主动配合。关心和爱护患者,及时解除患者的不适,增强其信任感,帮助患者树立战胜疾病的信心。

(5)康复护理:有肢体瘫痪和语言沟通障碍的患者可以进行如下的康复护理。

①保持良好的肢体位置,根据病情,给予床上运动训练。

a.桥式运动:患者仰卧位,双上肢放于体侧或双手十指交叉,双上肢上举;双腿屈膝,足支撑于床上,然后将臀部抬起,并保持骨盆成水平位,维持一段时间后缓慢放下。也可以将健足从治疗床上抬起,以患侧单腿完成桥式运动。

b.关节被动运动:为了预防关节活动受限,主要进行肩关节外旋、外展,肘关节伸展,腕和手指伸展,髋关节外展,膝关节伸展,足背屈和外翻。

c.起坐训练。

②对于清醒患者,要更多关心、体贴患者,增强自我照顾能力和信心。经常与患者与交流,

促进其语言功能的恢复。

（三）健康指导

1.饮食指导

给予高热量、清淡、易消化的流质或半流质饮食，按患者的热量需要制订饮食计划，保证足够热量的摄入。注意食物的搭配，增加患者的食欲，少食多餐。频繁呕吐不能进食者，给予静脉输液，维持水电解质平衡。

2.用药指导

(1)应用脱水药时，保证输液速度。

(2)应用激素类药物时不可随意减量，以免发生“反跳”现象，激素类药物最好在上午输注，避免由于药物不良反应引起睡眠障碍。

3.日常生活指导

(1)协助患者洗漱、如厕、进食及个人卫生等生活护理。

(2)做好基础护理，及时清除大小便，保持臀部皮肤清洁干燥，间隔1～2小时更换体位，按摩受压部位，必要时使用气垫床，预防压疮。

(3)偏瘫的患者确保有人陪伴，床旁安装护栏，地面保持平整干燥、防湿、防滑，注意安全。

(4)躁动不安或抽搐的患者，床边备牙垫或压舌板，必要时在患者家属知情同意下使用约束带，防止患者舌咬伤及坠床。

三、结核性脑膜炎

结核性脑膜炎(TBM)是由结核杆菌引起的脑膜和脊髓膜的非化脓性炎症，是最常见的神经系统结核病。TBM是由结核分枝杆菌感染所致，TBM发病通常有两个过程，首先是细菌经血播散后在脑膜和软脑膜下种植，形成结核结节；其后结节破溃，大量结核菌进入蛛网膜下腔，引起TBM发病。

（一）临床特点

(1)急性或亚急性起病，由于疾病的慢性过程使病程持续时间较长；发热、头痛、呕吐及脑膜刺激征是TBM早期最常见的临床表现，通常持续1～2周；检查可有颈强直及凯尔尼克征。可有肺结核及其他部位结核史以及长期低热、盗汗、消瘦等结核中毒症状。

(2)颅内压增高。在早期，由于脑膜、脉络丛和室管膜炎性反应，脑脊液生成增多，蛛网膜颗粒吸收下降，形成交通性脑积水，颅内压多为轻、中度增高；晚期蛛网膜、脉络丛粘连，呈完全或不完全性梗阻性脑积水，颅内压多明显增高，表现为头痛、呕吐和视盘水肿。严重时出现去脑强直发作或去皮质状态。

(3)如早期未能及时恰当治疗，发病4～8周时常出现脑实质损害的症状：精神症状如萎靡、淡漠、谵妄或妄想；部分性、全身性痫性发作或癫痫持续状态；嗜睡、昏迷等意识障碍；肢体瘫痪分两型，卒中样瘫痪多因结核性动脉炎所致，出现偏瘫、交叉瘫、四肢瘫和截瘫等；慢性瘫痪的临床表现类似肿瘤，由结核瘤或脑脊髓蛛网膜炎引起。

(4)脑神经损害较常见，颅底炎性渗出物的刺激、粘连、压迫，可致脑神经损害，以动眼、面和视神经最易受累，表现视力减退、复视和面神经麻痹等。

(5)老年人 TBM 的特点是头痛、呕吐较少，颅内压增高的发生率低，约半数患者脑脊液改变不典型，但在动脉硬化基础上发生结核性动脉内膜炎而引起脑梗死的较多。

(二)护理

1.护理要点

密切观察患者的病情变化，观察有无意识障碍、脑疝及抽搐加重的发生。做好用药指导，定期监测抗结核药物的不良反应。有抽搐发作、肢体瘫痪及意识障碍的患者加强安全护理，防止外伤，同时给予相应的对症护理，促进患者康复。

2.主要护理问题

(1)体温过高：与炎性反应有关。

(2)有受伤害的危险：与抽搐发作有关。

(3)有窒息的危险：与抽搐发作时口腔和支气管分泌物增多有关。

(4)营养失调：低于机体需要量：与机体消耗及食欲减退有关。

(5)疲乏：与结核中毒症状有关。

(6)意识障碍：与中枢神经系统、脑实质损害有关。

(7)潜在并发症：脑神经损害、脑梗死等。

(8)知识缺乏：缺乏相关医学知识有关。

3.护理措施

(1)一般护理

①休息与活动：患者出现明显结核中毒症状，如低热、盗汗、全身无力、精神萎靡不振时，应以休息为主，保证充足的睡眠，生活规律。病室安静，温湿度适宜，床铺舒适，重视个人卫生护理。

②饮食护理：保证营养及水分的摄入。提供高蛋白、高热量、高维生素的饮食，每天摄入鱼、肉、蛋、奶等优质蛋白，多食新鲜的蔬菜、水果，补充维生素。高热或不能经口进食的患者给予鼻饲饮食或肠外营养。

③戒烟、酒。

(2)用药护理

①抗结核治疗：早期、联合、足量、全程、顿服是治疗 TBM 的关键。强调正确用药的重要性，督促患者遵医嘱服药，养成按时服药的习惯，使患者配合治疗。告知药物可能出现的不良反应，密切观察，出现如眩晕、耳鸣、巩膜黄染、肝区疼痛、胃肠不适等不良反应时，及时报告医生，并遵医嘱给予相应的处理。

②全身支持：减轻结核中毒症状，可使用皮质类固醇等抑制炎症反应，减轻脑水肿。使用皮质类固醇时要逐渐减量，以免发生“反跳”现象。注意观察皮质类固醇药物的不良反应，正确用药，减少不良反应。

③对症治疗：根据患者的病情给予相应的抗感染、脱水降颅压、解痉治疗。

(3)体温过高的护理

①重视体温的变化，定时测量体温，给予物理或药物降温后，观察降温效果，评价患者有无

虚脱等不适出现。

②采取降温措施

a.物理降温:使用冰帽、冰袋等局部降温,温水擦浴全身降温,注意用冷时间,观察患者的反应,防止继发效应抵消治疗作用及冻伤的发生。身体虚弱的患者在降温过程中,控制时间,避免能量的消耗。b.药物降温:遵医嘱给予药物降温,不可在短时间内将体温降得过低,同时注意补充水分,防止患者虚脱。儿童避免使用阿司匹林,以免诱发瑞氏综合征,即患者先出现恶心、呕吐,继而出现中枢神经系统症状,如嗜睡、昏睡等。小心谨慎使用金刚烷胺类药物,以免中枢神经系统不良反应的发生。

(4)意识障碍的护理

①生活护理:使用床挡等保护性器具。保持床单位清洁、干燥、无渣屑,减少对皮肤的刺激,定时给予翻身、叩背,按摩受压部位,预防压疮的发生。注意口腔卫生,保持口腔清洁。做好大小便护理,满足患者的基本生活需求。

②饮食护理:协助患者进食,不能经口进食时,给予鼻饲饮食,保障营养及水分的摄入。

③病情监测:密切观察患者的生命体征及意识、瞳孔的变化,出现异常及时报告医生,并配合医生处理。

(5)抽搐的护理:抽搐发作时,应立即松开衣领和裤带;取下活动性义齿,及时清除口鼻腔分泌物,保持呼吸道通畅;放置压舌板于上、下臼齿之间,防止舌咬伤,必要时用舌钳将舌拖出,防止舌后坠阻塞呼吸道;谵妄躁动时给予约束带约束,勿强行按压肢体,以免造成肢体骨折或脱臼。

(三)健康指导

1.饮食指导

提供高蛋白、高热量、高维生素易消化吸收的食物,每天摄入鱼、肉、蛋、奶等优质蛋白,多食新鲜的蔬菜、水果,补充维生素。保证水分的摄入。

2.用药指导

(1)使用抗结核药物时要遵医嘱正确用药,早期、足量、联合、全程、顿服是治疗本病的关键。药物不良反应较多,如使用异烟肼时需补充维生素 B_6 以预防周围神经病;使用利福平、异烟肼、吡嗪酰胺时需监测肝酶水平,及时发现肝脏损伤;使用链霉素时定期进行听力检测,及时应对前庭毒性症状。

(2)使用皮质类固醇药物时,观察用药效果,合理用药,减少不良反应的发生。

(3)应用脱水、降颅压药物时注意电解质的变化,保证水分的摄入;使用解痉、抗感染等药物时给予相应的护理,如注意观察生命体征的变化等。

3.日常生活指导

(1)指导患者注意调理,合理休息,生活规律,增强抵抗疾病的能力,促进身体康复。

(2)减少外界环境不良刺激,注意气候变化,预防感冒发生。

(3)保持情绪平稳,积极配合治疗,树立战胜疾病的信心。

第九节　癫痫

癫痫是多种原因导致脑部神经元高度同步化异常放电的临床综合征，临床表现具有发作性、短暂性、重复性、刻板性的特点，是神经系统中仅次于脑血管病的第二大疾病，一般人群年发病率 50～70/10 万，患病率约 0.5%。

一、病因及发病机制

（一）病因

1.原发性癫痫

又称特发性癫痫，至今尚无脑部器质性损害的病理变化或代谢异常的证据，多数患者在儿童或青年期首次发病，可能与遗传因素密切相关。

2.继发性癫痫

又称症状性癫痫，占癫痫的大多数，是由脑部器质性病变和代谢疾病所引起的，可发生于各个年龄组。引起继发性癫痫的常见疾病：①脑部疾病，先天性或发育异常性脑病、颅脑损伤、中枢神经系统感染、脑寄生虫病、脑血管疾病、颅内肿瘤等。②全身性疾病，各种原因引起的脑缺氧后遗症，儿童期的发热惊厥、中毒性脑病，内科疾病的神经系统并发症等。

（二）影响癫痫发作的因素

1.遗传因素

在原发性癫痫的近亲中，癫痫的患病率为 1%～6%，在症状性癫痫的近亲中，癫痫的患病率为 1%～5%，都高于一般人群。遗传学研究发现这与患者的常染色体基因突变有关。

2.环境因素

癫痫的发生与年龄、内分泌、睡眠等环境因素有关；饥饿、暴食、疲劳、感情冲动、代谢紊乱等可诱发癫痫；部分患者在闪光、音乐、下棋、阅读、沐浴、刷牙等特定的条件下发作。

（三）发病机制

迄今为止尚未完全阐明。可能与脑内的兴奋性递质——谷氨酸和天门冬氨酸——显著增加时，使钙离子和钠离子进入神经元，破坏了正常的神经细胞膜电位的稳定，出现异常的过度同步的放电现象有关。

二、临床表现

癫痫的表现极为多样，并都具有短暂性、刻板性、间歇性、反复发作的特征。可分为痫性发作和癫痫症两方面。

（一）痫性发作

痫性发作可表现为不同程度的运动、感觉、意识、行为、自主神经障碍或兼而有之。每次发作或每种发作称为痫性发作。

1.部分性发作

为痫性发作最常见的类型，发作起始症状和脑电图特点均提示起于一侧脑结构，也可以扩散至两侧。可分为：①单纯部分发作，又可分为部分性运动性发作、体觉性发作或特殊感觉性发作、自主神经性发作和精神性发作等。部分性运动性发作时局部肢体的抽搐大多见于一侧口角、眼睑、手指或足趾，也可涉及整个一侧面部和一个肢体的远端。如局部抽搐持续数小时或数日，则称为持续性部分性癫痫。②复杂部分性发作，伴有意识障碍，表现为遗忘症、自动症、精神运动性发作等。③部分性发作继发为全面性强直-阵挛发作。

2.全面性发作

可有失神发作、肌阵挛发作、阵挛性发作、全面性强直性发作、强直-阵挛发作多种发作类型。

全面性强直-阵挛发作，开始即累及两侧脑结构，伴有两侧对称的运动症状和意识改变。全面性强直-阵挛发作以全身对称性抽搐和意识丧失为特征。其发作经过可分为 3 期：强直期、阵挛期和惊厥后期。

(1)强直期：突发意识丧失，全身骨骼肌持续收缩、眼球上窜、喉肌痉挛，发出叫声。口部先强张后突闭，可咬破舌头。颈部和躯干先屈曲后反张，上肢先上举、后旋变为内收、前旋，下肢自屈曲转为伸直。常持续 10～20 秒后转入阵挛期。

(2)阵挛期：不同肌群强直和松弛交替出现，由肢端延及全身。阵挛频率逐渐减慢，松弛期逐渐延长，持续 0.5～1 分钟。最后 1 次强直痉挛后抽搐停止，进入痉挛后期。

以上两期都出现心率增快，血压升高，汗液、唾液和支气管分泌物增多，瞳孔散大等自主神经征象。瞳孔对光反射及深浅反射消失，病理征出现以及呼吸暂停、缺氧导致皮肤发绀。

(3)惊厥后期：阵挛期后，尚有短暂的强直痉挛，造成牙关紧闭和大小便失禁。首先恢复呼吸，口鼻喷出泡沫和血沫，心率、血压、瞳孔等相继恢复正常，意识逐渐恢复。自发作开始至意识恢复 5～10 分钟。醒后觉头痛、疲乏，对抽搐过程全无记忆。一些患者意识障碍减轻后进入昏睡状态。若在短期内强直-痉挛频繁发作，发作间歇期意识或神经功能未恢复至正常水平；或癫痫发作持续 30 分钟以上未自行停止，称为癫痫持续状态。

(二)癫痫症

有一种或数种发作类型而且反复发作者即为癫痫症。发作的类型可分为部分性癫痫症和全面性癫痫症；任何一种发作类型就其发病的原因，又分为特发性和症状性癫痫。部分性癫痫多为儿童期癫痫。有部分性发作和局灶性脑电图异常，无神经系统体征和智能缺陷，常有家族史，与痫性发作不尽相同，但每个病儿的症状相当固定，继发性部分性癫痫因不同的病灶部位可出现不同类型的发作，并均可继发为全面性强直-阵挛发作。

三、护理措施

(一)基础护理

1.休息与活动

癫痫频发期间多卧床休息，减少外出活动；即使外出活动应有专人陪护，若出现发作先兆应立即卧床休息。

2.环境与安全

室内保持安静，地面配设柔软，光线柔和，无危险物品；限制陪护人数；床单元应配置柔软的床垫、床旁有护栏，床旁桌备有若干缠有纱布的压舌板；床边备好吸氧和吸痰装置。

3.生活护理

①口腔护理：意识障碍者每天协助口腔护理 2～3 次。②皮肤护理：意识障碍者每天床上擦浴 1～2 次；每 2～3 小时协助更换体位 1 次，预防压疮。③排便排尿的护理：癫痫发作伴意识障碍或大小便失禁者，需及时清除污物，做好会阴护理。④意识障碍者协助做好良肢位的摆放，预防关节僵硬和肢体挛缩畸形。

4.饮食护理

意识清醒患者，给予高蛋白、高维生素的清淡饮食。昏迷或有吞咽障碍者，遵医嘱予留置胃管鼻饲流质。

5.心理护理

对意识清楚的患者，讲解疾病有关知识，使其正确对待疾病，保持精神愉快，心情舒畅地接受治疗。

（二）疾病护理

1.对症护理

癫痫发作时的护理：①立即解开衣领、衣扣和腰带，迅速将缠有纱布的压舌板或小布卷置入患者一侧上、下臼齿间，以防咬伤舌和面颊部。有义齿者必须取出。②患者抽搐发作时，需有专人守护、观察和记录全过程，注意意识状态和瞳孔的变化，以及抽搐的部位、持续时间、间隔时间等。③对于全面性强直-阵挛发作者，要扶持患者卧倒，防止跌伤或伤人。④不可强行按压或用约束带捆扎抽搐的肢体以防骨折，可用枕头或其他柔软物保护大关节不致碰撞床挡等硬物，在背后垫一卷衣被之类的软物可以防止椎骨骨折。⑤将患者的头部侧向一边，及时吸出呼吸道分泌物和呕吐物并给予吸氧，以减少呼吸道阻塞和改善缺氧。必要时配合行气管切开术或人工呼吸机辅助呼吸。⑥禁止口腔测温，应测腋下温度或肛温。⑦少数患者在抽搐停止、意识恢复过程中有短时间的兴奋躁动，应防止自伤或伤人。

2.专科护理

（1）药物治疗的护理。①观察疗效：观察痫性发作的次数是否减少、间歇期是否延长、发作时程是否缩短等。②观察不良反应：各种药物都有多项不良反应，轻者如胃肠道反应等，一般不影响治疗；中度者如眼球震颤、共济失调等是药物过量所致的神经中枢中毒现象，减量后即可消失；偶可发生严重的不良反应，如有精神症状、粒细胞缺乏症等应及时提醒医师撤换药物。③注意事项：用药期间监测血药浓度，同一患者每次采血样的时间应固定，并须在上次服药后间隔 6 小时以上采取血样；苯妥英钠有强碱性，宜在饭后吞服；对于发作多在夜晚和清晨的患者，用药可以集中在下午和入睡前；地西泮有抑制呼吸现象，静脉注射时需注意观察，有不良反应则需即刻停止注射，并采取对症措施。

（2）检查脑电图时的注意事项。①检查应在停止服用各种扩血管药、神经调节药、镇静药、兴奋药及麻醉药品，72 小时后进行。②做脑电图前应吃饱饭，洗干净头发，洗发时不要使用任何护发素、摩丝等护发定型用品。③应在生理和病理状态比较稳定的情况下做脑电图。急性感染、神志障碍、发热、急性脑卒中、低血糖、电解质紊乱、酸碱失衡、妊娠、代谢性疾病、应激状态等均可影响脑电波变化，不利于诊断。

(三)健康教育

1.日常生活护理

(1)患者应养成良好的生活习惯,生活应有规律,保证充足睡眠,避免过度劳累、紧张,减少精神感觉刺激等。

(2)饮食应给予富于营养和容易消化的食物。

(3)尽量避开危险场所及危险品,不宜从事高空作业及精力高度紧张的工作。

(4)患者如有义齿,应在每日睡觉前摘下。癫痫患者睡单人床时,要在床边设置床挡,以防发病时坠落跌伤。

2.起居护理

(1)癫痫患者独自休息的卧室,最好不要陈放棱角突出的家具。

(2)地板应保持清洁,条件许可时可铺设地毯。

(3)床上不要放剪刀之类的尖锐物品。

(4)经常发作的患者最好不佩戴眼镜,如果必须佩戴,应戴镜框镜片结实眼镜。

3.照护者指导

安排好患者生活,避免各种诱发因素;患者随身携带药物,写有姓名、住址、联系电话及病史的个人资料,以备发作时及时联系与处理等。

4.婚育知识教育

①禁止近亲婚配和生育。②在医生指导下结婚生育。

5.指导患者克服害怕、恐惧心理

积极参与社区活动。

第十节　心力衰竭

心力衰竭是各种心脏结构或功能性疾病导致心室充盈及(或)射血能力受损而引起的一组临床综合征。大多数情况下是由于心室收缩能力下降,射血功能受损,心排血量不足以维持机体代谢需要,临床上以心排血量不足,器官和组织的血液灌注减少,肺循环和(或)体循环静脉系统淤血为特征,为收缩性心力衰竭。少数由于左心室舒张功能障碍,左心室充盈受阻,引起左心室充盈压异常增高,使肺静脉回流受阻,肺循环淤血,为舒张性心力衰竭。

心力衰竭和心功能不全的概念基本上是一致的,但后者的含义更为广泛,包括已有心排血量减少但尚未出现临床症状的这一阶段。伴有临床症状的心功能不全称为心力衰竭。

心力衰竭按其发展速度可分为急性心力衰竭和慢性心力衰竭,以慢性居多;按其发生部位可分为左心衰竭、右心衰竭和全心衰竭;按发病机理可分为收缩性和舒张性心衰,以收缩性心力衰竭多见。

一、临床类型

（一）发展速度分类

按其发展速度可分为急性和慢性两种，以慢性居多。急性心力衰竭常因急性的严重心肌损害或突然心脏负荷加重，使心排血量在短时间内急剧下降，甚至丧失排血功能。临床以急性左心衰竭为常见，表现为急性肺水肿、心源性休克。

慢性心力衰竭病程中常有代偿性心脏扩大、心肌肥厚和其他代偿机制参与的缓慢的发展过程。

（二）发生部位分类

按其发生的部位可分为左心衰竭、右心衰竭和全心衰竭。左心衰竭临床上较常见，是指左心室代偿功能不全而发生的，以肺循环淤血为特征的心力衰竭。

右心衰竭是以体循环淤血为主要特征的心力衰竭，临床上多见于肺源性心脏病、先天性心脏病、高血压、冠心病等。

全心衰竭常是左心衰竭使肺动脉压力增高，加重右心负荷，长此以往，右心功能下降、衰竭，即表现出全心功能衰竭症状。

（三）功能障碍分类

按有无舒缩功能障碍又可分为收缩性心力衰竭和舒张性心力衰竭。收缩性心力衰竭是指心肌收缩力下降，心排出量不能满足机体代谢的需要，器官、组织血液灌注不足，同时出现肺循环和（或）体循环淤血表现。

舒张性心力衰竭见于心肌收缩力没有明显降低，可使心排血量正常维持，心室舒张功能障碍以致左心室充盈压增高，使肺静脉回流受阻，而导致肺循环淤血。

二、心力衰竭分期

心力衰竭的分期可以从临床上分清心力衰竭的不同时期，从预防着手，在疾病源头上给予干预，减少和延缓心力衰竭的发生，减少心力衰竭的发展和死亡。

心力衰竭分期分为四期。

A 期：心力衰竭高危期，无器质性心脏、心肌病变或心力衰竭症状，如患者有高血压、代谢综合征、心绞痛，服用心肌毒性药物等，均可发展为心力衰竭的高危因素。

B 期：有器质性心脏病如心脏扩大、心肌肥厚、射血分数降低，但无心力衰竭症状。

C 期：有器质性心脏，病程中有过心力衰竭的症状。

D 期：需要特殊干预治疗的难治性心力衰竭。

心力衰竭的分期在病程中是不能逆转的，只能停留在某一期或向前发展，只有在 A 期对高危因素进行有效治疗，才能减少发生心力衰竭，在 B 期进行有效干预，可以延缓发展到有临床症状心力衰竭。

三、心脏功能分级

(一)根据患者主观症状和活动能力,心功能分为四级

Ⅰ级:患者表现为体力活动不受限制,一般活动不出现疲乏、心悸、心绞痛或呼吸困难等症状。

Ⅱ级:患者表现为体力活动轻度受限制,休息时无自觉症状,但日常活动可引起气急、心悸、心绞痛或呼吸困难等症状。

Ⅲ级:患者表现为体力活动明显受限制,稍事活动可气急、心悸等症状,有脏器轻度淤血体征。

Ⅳ级:患者表现为体力活动重度受限制,休息状态也气急、心悸等症状,体力活动后加重,有脏器重度淤血体征。

此分级方法多年来在临床应用,优点是简便易行,缺点是仅凭患者主观感觉,常有患者症状与客观检查有差距,患者个体之间差异比较大。

(二)根据客观评价指标,心功能分为 A、B、C、D 级

A 级:无心血管疾病的客观依据。

B 级:有轻度心血管疾病的客观依据。

C 级:有中度心血管疾病的客观依据。

D 级:有重度心血管疾病的客观依据。

此分级方法对于轻、中、重度的标准没有具体的规定,需要临床医师主观判断。但结合第一个根据患者主观症状和活动能力进行分级的方案,是能弥补第一分级方案的主观症状与客观指标分离情况的。如患者心脏超声检查提示轻度主动脉瓣狭窄,但没有体力活动受限制的情况,联合分级定为Ⅰ级 B。又如患者体力活动时有心悸、气急症状,但休息症状缓解,心脏超声检查提示左心室射血分数(LVEF)为<35%,联合分级定为Ⅱ级 C。

(三)6 分钟步行试验

要求患者 6 分钟之内在平直走廊尽可能地快走,测定其所步行的距离,若 6 分钟步行距离<150 m,表明为重度心功能不全,150~425 m 为中度,426~550 m 为轻度心功能不全。

此试验简单易行、安全、方便,用于评定慢性心力衰竭患者的运动耐力,评价心脏储备能力,也常用于评价心力衰竭治疗的效果。

四、临床表现与诊断

(一)慢性心力衰竭

1.左侧心力衰竭

以肺淤血和心排血量降低表现为主。

(1)症状

①呼吸困难:程度不同的呼吸困难是左心力衰竭最主要的症状,可表现为劳力性呼吸困难、夜间阵发性呼吸困难或端坐呼吸。

②咳嗽、咳痰和咯血：咳嗽、咳痰是肺泡和支气管黏膜淤血所致。开始于夜间发生，坐位或立位时可减轻或消失。白色浆液性泡沫样痰为其特点，偶见痰中带血丝。长期慢性肺淤血，肺静脉压升高，导致肺循环和支气管血液循环之间形成侧支，在支气管黏膜下形成扩张的血管，一旦破裂可引起咯血。

③疲倦、乏力、头晕、心悸：主要是由于心排血量降低，器官、组织血液灌注量不足及代偿性心率加快所致。

④尿量变化及肾功能损害：早期因代偿性血流再分布，患者可出现夜尿增多；随着病情的进展，心排血量减少，肾血流灌注不足，可出现肾前性少尿及血尿素氮、肌酐水平升高。

(2)体征

①一般情况：脉搏加快，出现交替脉；脉压减少甚至血压降低；呼吸浅促；并发感染者体温可升高。患者被迫取半坐卧位或端坐位。皮肤黏膜苍白或发绀等。

②肺部湿啰音：是左侧心力衰竭的主要体征，以双肺底部多见。湿啰音的多少及分布范围的大小，常与肺淤血及呼吸困难的严重程度有关，甚者可伴有哮鸣音。

③心脏体征：除基础心脏病的体征外，患者一般均有心尖冲动向左下移位；心率加快、舒张期奔马律；肺动脉瓣听诊区第二心音亢进等。

(3)实验室诊断

①胸部X线检查：肺门动脉和静脉均有扩张，肺门阴影范围和密度均有增加。

②心电图：明确有无心肌缺血和心律失常。

③超声心动图：了解左心室舒张末期内径(LVEDd)增大、LVEF下降等。

2.右侧心力衰竭

与体静脉淤血表现有关。

(1)症状

①消化道症状：胃肠道及肝淤血引起腹胀、食欲缺乏、恶心、呕吐等，是右心力衰竭常见的症状。

②呼吸困难：除原发病的原因外，由于右侧心力衰竭时体循环淤血，酸性代谢产物排出减少，淤血性肝硬化、腹水等导致腹压增加等，均可导致或加重患者的呼吸困难。

(2)体征

①水肿：其特征为对称性、下垂性、凹陷性水肿，重者可延及全身。可伴有胸腔积液，以双侧多见，若为单侧则以右侧更多见。

②颈静脉征：颈静脉充盈、怒张是右心力衰竭的主要体征，肝-颈静脉反流征阳性则更具特征性。

③肝脏体征：肝脏常因淤血而肿大，伴压痛。持续性慢性右心力衰竭可致心源性肝硬化，晚期可出现肝功能受损、黄疸及大量腹水。

④心脏体征：除基础心脏病的相应体征外，右心力衰竭时可因右心室显著扩大而出现三尖瓣关闭不全的反流性杂音。

(3)实验室诊断

①胸部X线检查：以右心室和右心房增大为主。

②超声：肝大明显。

③静脉压升高：中心静脉压>1.18 kPa(12 cmH_2O)，肘静脉压>1.37 kPa(14 cmH_2O)。

④肝功能异常：胆红素升高、谷丙转氨酶(GPT)升高。

3.全心衰竭

临床常见先有左侧心力衰竭，而后出现右侧心力衰竭，此时患者同时出现肺淤血及体循环静脉淤血的表现。但由于右心排血量减少，肺淤血缓解，呼吸困难反而有所减轻。

4.舒张性心力衰竭

是指以心肌松弛性、顺应性下降为特征的慢性充血性心力衰竭，往往发生于收缩性心力衰竭前，约占心力衰竭总数的1/3。舒张性心力衰竭的诊断：①有典型心力衰竭的症状和体征。②LVEF正常(>45%)，左心腔大小正常。③超声心动图有左心室舒张功能异常的证据，并可排除心瓣膜病、心包疾病、肥厚型心肌病、限制型(浸润性)心肌病等。

(二)急性心力衰竭

1.症状

(1)呼吸困难：劳力性、夜间阵发性呼吸困难。

(2)急性肺水肿：突发严重呼吸困难，端坐呼吸，咳粉红色泡沫样痰。

(3)心源性休克：持续性低血压，收缩压<12.0 kPa(90 mmHg)、组织低灌注、心动过速(心率>110次/分)、尿量减少(<20 mL/h)、意识障碍。

2.体征

(1)肺部体征：听诊两肺布满湿啰音和哮鸣音。

(2)心脏体征：心率快，心尖部可闻及舒张期奔马律，肺动脉瓣第二心音亢进。

3.实验室诊断

(1)胸部X线检查：肺门动脉和静脉均有扩张，肺门阴影范围和密度均有增加。急性肺水肿时，肺野呈云雾状阴影。

(2)心电图：明确有无心肌缺血和心律失常。

(3)超声心动图检查：LVEDd增大、LVEF下降等。

(4)动脉血气分析：有无低氧血症、酸中毒。

(5)心力衰竭标志物：检测脑利钠肽(BNP)和N端脑利钠肽前体(NT-proBNP)水平，当BNP>400 ng/L或NT-proBNP>1500 ng/L时，心力衰竭的可能性很大，阳性预测值为90%。

(6)心肌坏死标志物：评价是否存在心肌损伤或坏死，可检测肌钙蛋白(cTnI、cTnT)、肌酸磷酸激酶同工酶(CK-MB)、肌红蛋白水平。

4.诊断

急性心力衰竭(AHF)的诊断主要依靠症状和体征，辅以适当的检查，如心电图、胸部X线、生化标志物和超声心动图。

(三)心功能的评估

(1)纽约心脏病协会(NYHA)分级法。

(2)ACC/AHA心力衰竭分期法。

(3)6 分钟步行试验：在平直走廊尽可能快步走，测定 6 分钟步行距离。<150 m 为重度，150～425 m 为中度，426～550 m 为轻度。此试验可评定运动耐量、心功能、疗效及预后。

(四)BNP/NT-proBNP 在心力衰竭诊断中的作用

BNP 和 NT-proBNP 的测定在心力衰竭诊断中的地位不断提高。2009 年《NT-proBNP 的临床应用中国专家共识》出台，该共识指出 NT-proBNP 可以作为慢性心力衰竭的客观检测指标，采用双截点进行判别，其水平高于正常人和非正常心力衰竭患者，但升高程度不及急性心力衰竭患者。

五、常见护理问题

(一)有急性左侧心力衰竭发作的可能

1.相关因素

左心房和(或)左心室衰竭引起肺淤血、肺水肿。

2.临床表现

突发严重呼吸困难，呼吸频率可达 30～40 次/分，端坐呼吸，频繁咳嗽，咳粉红色泡沫痰，有窒息感而极度烦躁不安、恐惧。面色灰白或发绀，大汗，皮肤湿冷。肺水肿早期血压可一过性升高，如不能及时纠正，血压可持续下降直至休克。听诊两肺布满湿啰音和哮鸣音，心率快，心尖部可闻及舒张期奔马律，肺动脉瓣第二心音亢进。

3.护理措施

急性左侧心力衰竭发生后的急救口诀："坐位下垂降前荷，乙醇高氧吗啡静，利尿扩管两并用，强心解痉激素添。"

(二)心排血量下降

1.相关因素

与心肌收缩力降低、心脏前后负荷的改变、缺氧有关。

2.临床表现

左侧心力衰竭、右侧心力衰竭常见的症状和体征均可出现。

3.护理措施

(1)遵医嘱给予强心、利尿、扩血管药物，注意药效和观察不良反应及毒性反应。

(2)保持最佳体液平衡状态：遵医嘱补液，密切观察效果；限制液体和钠的摄入量；根据病情控制输液速度，一般 20～30 滴/分。

(3)根据病情选择适当的体位。

(4)根据患者缺氧程度给予(适当)氧气吸入。

(5)保持良好的休息：限制活动从减少氧耗量；为患者提供安静舒适的环境，限制探视。

(6)必要时每天测体重，记录 24 小时尿量。

(三)气体交换受损

1.相关因素

与肺循环淤血，肺水肿或伴肺部感染及不能有效排痰与咳嗽相关。

2.临床表现

(1)劳力性呼吸困难、夜间阵发性呼吸困难、端坐呼吸、发绀(是指毛细血管血液内还原血红蛋白浓度超过 50g/L,皮肤、黏膜出现青紫的颜色,以口唇、舌、口腔黏膜、鼻尖、颊部、耳垂和指、趾末端最为明显)。

(2)咳嗽、咳痰、咯血。

(3)呼吸频率、深度异常。

3.护理措施

(1)休息与体位:①患者有明显呼吸困难时应卧床休息,以减轻心脏负荷,利于心功能的恢复。劳力性呼吸困难者,应减少活动量,以不引起症状为度。对夜间阵发性呼吸困难者,应给予高枕卧位或半卧位,加强夜间巡视。对端坐呼吸者,可协助采取端坐卧位,使用床上小桌,让患者扶桌休息,必要时双腿下垂。注意患者体位的舒适与安全,使用枕或软垫支托肩、臂、骶、膝部,以免受压,同时加用床挡以防坠床。②保持病室安静、整洁,利于患者休息,适当开窗通风,每次 15～30 分钟,但避免让风直接对着患者,以防感冒。③患者衣着应宽松,盖被轻软,以减轻憋闷感。④嘱患者避免排便时过度用力,保持大便通畅。

(2)氧疗:根据患者缺氧程度协助吸氧。氧疗的方法包括鼻导管吸氧、面罩吸氧、无创正压通气吸氧等。

(3)咳嗽与排痰:协助患者翻身叩背,以利于痰液排出,保持呼吸道通畅。教会患者正确咳嗽、深呼吸与排痰方法:屏气 3～5 秒,用力将痰咳出来,连续 2 次短而有力地咳嗽。

①深呼吸:首先,患者应舒服地斜靠在躺椅或床上,两个膝盖微微弯曲,垫枕在头和肩部后作为支撑,练习深呼吸,也可以让患者坐在椅子上,靠患者的手臂做支撑。其次,护理者将双手展开抵住患者最下面的肋骨,轻轻地挤压,挤压的同时,要求患者尽可能地用力呼吸,使肋骨突起,来对抗护理者手的挤压力。

②年龄较大的心力衰竭患者排痰姿势:年龄较大、排痰困难的心力衰竭患者,俯卧向下的姿势可能不适合他们,因为这样可能会压迫横膈,导致呼吸困难。可把枕头垫高,患者身体侧倚在枕头上,这样半躺半卧的姿势,将有助于患者排痰。

(4)控制输液速度和总量:患者 24 小时内输液总量以控制在 1500 mL 以内为宜,输液速度为 20～30 滴/分。

(5)病情监测:对患者呼吸情况进行监测,密切观察患者呼吸困难有无改善,发绀是否减轻,听诊肺部湿啰音是否减少,监测 SaO_2、血气分析结果是否正常等。若病情加重或 SaO_2 降低到 94%以下,立即报告医师。

(6)心理护理:呼吸困难患者常因影响日常生活及睡眠而心情烦躁、痛苦、焦虑。护士应与家人一起鼓励、安慰患者,帮助其树立战胜疾病的信心,稳定患者情绪,以降低交感神经兴奋性,有利于减轻呼吸困难。

(四)体液过多

1.相关因素

(1)有效循环血量不足,肾血流量减少,肾小球滤过率降低,继发性醛固酮分泌增多,水钠潴留。

(2)体循环静脉压升高,毛细血管静水压升高,组织液回吸收减少。

(3)淤血性肝硬化导致蛋白质合成减少,胃肠道淤血导致食欲下降及消化吸收功能下降,继发性低蛋白血症,血浆胶体渗透压下降。

2.临床表现

(1)水肿:心源性水肿特点是下垂性、凹陷性水肿,常见于卧床患者的腰骶部、会阴部或阴囊部,非卧床患者的足踝部、胫前部。

(2)胸腔积液:全心力衰竭者多数存在,以右侧多见,主要与体静脉压升高及胸膜毛细血管通透性增加有关。

(3)腹水:多发生在心力衰竭晚期,常合并心源性肝硬化,由于腹腔内体静脉压及门静脉压增高引起。

(4)尿量减少,体重增加。

(5)精神差,乏力,焦虑不安。

(6)呼吸短促,端坐呼吸。

3.护理措施

(1)水肿程度的评估:①每天在同一时间、着同类服装、用同一体重计测量体重,时间安排在患者晨起排尿后、早餐前最适宜。如 1～2 天体重快速增加,应考虑是否有水潴留,可增加利尿药的用量,应用利尿药后尿量明显增加,水肿消退。体重下降至正常时,体重又称为干体重。②准确记录 24 小时出入量,在急性期出量大于入量,出入量的基本平衡有利于防止或控制心力衰竭。出量即每天全部尿量、大便量、引流量,同时加入呼吸及皮肤蒸发量为 600～800 mL。如患者尿量<30 mL/h,应报告医师。入量即饮食、饮水量、水果、输液等,每天总入量在 1500～2000 mL。③有腹水者应每天测量腹围并准确记录。

(2)体位:伴胸腔积液或腹水者宜采取半卧位。下肢水肿者如无明显呼吸困难,可抬高下肢,以利于静脉回流,增加回心血量,从而增加肾血流量,提高肾小球滤过率,促进水钠排出。同时,注意患者体位的舒适与安全,加用床挡以防坠床。

(3)饮食护理:给予患者低盐、富含纤维素、高维生素的清淡易消化饮食,少食多餐,避免过饱。按病情限制钠盐及水分摄入,盐摄入量重度水肿为 1 g/d、中度水肿为 3 g/d、轻度水肿为 5 g/d;限水,每天 5000 mL 左右,每天的饮水量通常一半量在用餐时摄取,另一半量在两餐之间摄入,必要时可给患者行口腔护理,以减轻口渴感。同时告知患者还需限制隐盐性副食品,如腌制品、发酵的点心、味精、酱油、皮蛋、方便面、啤酒、汽水等。多食新鲜蔬菜和水果,以补充维生素、纤维素和钾盐,减轻心脏负担,有利于心功能的恢复。

(4)控制液体入量:心力衰竭患者补液量以“量入为出”为原则,控制输液速度和总量,避免输注氯化钠溶液。

(5)用药护理:遵医嘱使用利尿药,注意药物不良反应的观察和预防。另外,非紧急情况下,利尿药的应用时间选择在早晨或日间为宜,避免夜间排尿过频而影响患者的休息。

(6)保护皮肤:①保持床单位的清洁、柔软、平整、干燥,严重水肿者应及时使用气垫床或其他减压床垫。定时协助或指导患者变换体位,膝部及踝部、足跟部可垫软枕以减轻局部压力。嘱患者穿戴柔软、宽松的衣服。②心力衰竭患者常因呼吸困难而被迫采取半卧位或端坐卧位,尾骶部易发生压疮，可用减压敷料保护局部皮肤。③保持会阴部的清洁干燥，卧床患者使用便盆时动作应轻巧，勿强行推、拉、拽，以防擦伤皮肤。

（五）活动无耐力

1.相关因素

与心排血量减少，组织缺血、缺氧及胃肠道淤血引起食欲缺乏、进食减少有关。

2.临床表现

（1）生活不能自理。

（2）活动持续时间短。

（3）主诉疲乏、无力。

3.护理措施

（1）评估心功能状态。

（2）设计活动目标与计划，以调节其心理状况，促进患者活动的动机和兴趣。让患者了解活动无耐力的原因及限制活动的必要性，根据心功能决定活动量。

（3）以循序渐进为原则，逐渐增加患者的活动量，避免使心脏负荷突然增加。①抬高床头45°～60°，使患者取半卧位。②每天坐起3次，每次10～15分钟。③病室内行走。④病区走廊内进行短距离的行走，然后逐渐增加距离。

（4）教会患者使用环境中的辅助设施，如床挡、病区走廊内、厕所内的扶手等，以增加患者的活动耐力。

（5）在患者活动量允许范围内，让患者尽可能自理，为患者自理活动提供方便条件，将患者的常用物品放置在患者容易拿到的地方；及时巡视病房，询问患者有无生活需要，及时满足其需求。

（6）长期卧床患者易发生静脉血栓形成甚至肺栓塞，因此患者绝对卧床期间应进行被动或主动运动，如四肢的屈伸运动、翻身，每天温水泡足及局部按摩，以促进血液循环。

（7）活动中监测：患者活动中有呼吸困难、胸痛、心悸、头晕、疲劳、大汗、面色苍白、低血压等情况时应停止活动。如患者经休息后症状仍持续不缓解，应及时通知医师。美国心脏病学会（ACC）、美国心脏协会（AHA）指出，运动中患者需要进行心电监护的指征包括，LVEF＜30%；安静或运动时出现室性心律失常；运动时收缩压降低；心脏性猝死、心肌梗死、心源性休克的幸存者等。

（8）氧疗：遵医嘱间断或持续鼻导管吸氧，氧流量为2～3 L/min，严重缺氧时以4～6 L/min为宜。

（六）潜在并发症：电解质紊乱

1.相关因素

（1）全身血流动力学、肾功能及体内内分泌的改变。

（2）交感神经张力升高与肾素-血管紧张素-醛固酮系统（RAAS）活性升高的代偿机制对电解质的影响。

（3）心力衰竭使钠钾ATP酶受抑制，使离子交换发生异常改变。

（4）药物治疗可影响电解质：①袢利尿药及噻嗪类利尿药可导致低钾血症、低钠血症和低镁血症。②保钾利尿药如螺内酯可导致高钾血症。③血管紧张素转化酶抑制剂（ACEI）可引起高钾血症，尤其是肾功能不全的患者。

2.临床表现

（1）低钾血症：①肌无力。②腹胀、恶心、呕吐、肠鸣音减弱或消失等肠麻痹症状。③心电图示 T 波低平、ST 段降低、Q-T 间期延长和 U 波。④心脏功能异常：主要为传导阻滞和节律异常。⑤患者可发生低钾性碱中毒，出现头晕、躁动、面部或四肢抽动、手足搐搦、口周及手足麻木等碱中毒症状。

（2）低钠血症：①轻度缺钠者，患者感疲乏、头晕、手足麻木，尿量减少。②中度缺钠者，患者除上述症状外，还伴恶心、呕吐、脉搏细速、视物模糊、血压不稳定或下降、站立性晕倒。③重度缺钠者，常发生休克，患者神志不清、木僵；昏迷或四肢痉挛性抽搐，腱反射减弱或消失。

（3）低镁血症：①患者精神紧张、易激动、烦躁不安、眼球震颤、手足抽搐及面部叩击征阳性，可伴高血压、心动过速、记忆力减退、精神错乱和定向障碍。②心电图示 Q-T 间期延长。

（4）高钾血症：①患者表现为神志淡漠、感觉异常、乏力、四肢瘫软、腹胀和腹泻等。②严重高钾血症者有微循环障碍表现，如皮肤苍白、湿冷、发绀及低血压等；也可有心动过缓、心律失常，最严重者可出现心搏骤停。③心电图示 T 波高而尖、Q-T 间期延长、QRS 波增宽、P-R 间期延长。

3.护理措施

（1）密切监测患者的电解质，及时了解患者的电解质变化，尤其是血钾、血钠和血镁。

（2）在服用利尿药、ACEI 等药物期间，密切观察患者的尿量和生命体征变化，观察患者有无因电解质紊乱引起的胃肠道反应、神志变化、心电图改变。

（3）一旦出现电解质紊乱，应立即报告医师，给予相应的处理。

4.用药指导

（1）低钾血症：停用排钾利尿药及洋地黄制剂；补充钾剂，10%枸橼酸钾口服与氯化钾静脉应用均可有效吸收。传统观念认为严重低钾者可静脉补钾，静脉滴注浓度不宜超过 40 mmol/L（相当于氯化钾 3 g），速度最大为 20 mmol/h（1.5g/h），严禁用氯化钾溶液直接静脉注射。最新相关报道证实，由于补钾浓度保守而延误抢救时间，可导致患者死亡。在做好患者生命体征监护的情况下，对低钾血症患者给予高浓度氯化钾微量泵泵入是安全有效的。

高浓度静脉补钾有如下优点：能快速、有效地提高血钾的水平，防止低钾引起心肌应激性及血管张力的影响；高浓度静脉补钾避免了传统的大量液体输注，从而减轻了心脏负荷，尤其适合于心力衰竭的低钾血症患者。

高浓度补钾时的护理：①严密监测生命体征，低钾血症者伴有心律失常、恶心、呕吐等症状，进行高浓度补钾后要严密观察心电图变化，避免因补钾过快而加重心律失常。每小时监测患者的尿量，如发现水、电解质紊乱要及时纠正原发病，以免加重低钾血症。②监测血气分析，血气分析不仅可以监测钾含量，同时还可以监测是否出现酸中毒，如出现酸中毒，也应先补钾再纠正酸中毒，因为酸中毒可增加钾离子的流失，从而加重低钾血症。但在补钾的同时，也应时刻防止补钾过多，故每隔 2 小时监测 1 次血气分析，有利于及时调整钾的输入及制订其他治疗计划。一般心力衰竭患者血钾要求控制在 4.0 mmol/L 以上，当血钾浓度＞4.5 mmol/L 时需停止补钾。③输液护理，所有患者均应选用深静脉插管进行输液，因为钾离子对外周血管有刺激性，如从外周静脉输入，患者会有明显的刺激感、疼痛，严重者可造成外周静脉炎甚至坏死。输入时应使用单独通路，严禁与其他药物混合输入。输入钾均使用微量泵，可严格控制输入量，速度控制在 20 mmol/h 以内。严重低钾血症者多同时输入其他微量泵泵入的药品，所以在微量泵使用时，要有明显标识此为氯化钾，以免与其他药物混淆。

补钾量的计算方法见表 2-10-1。

表 2-10-1　补钾量的计算方法

低钾血症	血钾浓度(mmol/L)	补钾方式	补钾量(g/d)
轻度	3.0～3.5	口服补钾为主	3～6
中度	2.5～3.0	口服或静脉滴注	6～8
重度	2.0～2.5	静脉补钾为主	8～12

(2)低钠血症：稀释性低钠血症患者对利尿药的反应很差，血浆渗透压低，因此选用渗透性利尿药甘露醇利尿效果要优于其他利尿药，联合应用强心剂和袢利尿药。甘露醇 100～250 mL需缓慢静脉滴注，一般控制在 2～3 小时静脉滴注，并在输注到一半时应用强心药(毛花苷 C)，10～20 分钟后根据患者情况静脉注射呋塞米 100～200 mg。

真性低钠血症使用利尿药效果较差，应联合应用大剂量袢利尿药和输注小剂量高渗盐水的治疗方法。补钠的量可以参照补钠公式计算。

补钠量(g)＝(142 mmol/L－实测血清钠)×0.55×体重(kg)/17

根据临床情况，一般第 1 天输入补充钠盐量的 1/4～1/3，根据患者的耐受程度及血清钠的水平决定下次补盐量。具体方案：1.4%～3.0%的高渗盐水 150 mL，30 分钟内快速输入，如果尿量增多，应注意静脉给予 10%氯化钾 20～40 mL/d，以预防低钾血症。如入液量为 1000 mL，应每天测定患者体重、24 小时尿量、血电解质和尿的实验室指标。严密观察心肺功能等病情变化，以调节剂量和滴速，一般以分次补给为宜。

(3)低镁血症：有症状的低镁血症，按体重 2～4 mmol/kg、每 8～24 小时口服一次。补镁过程中应注意不要太快，如过快会超过肾阈值，导致镁从尿液排出。无症状者亦应口服补充。不能口服时，也可用 50%硫酸镁 20 mL 溶于 50%葡萄糖液 1000 mL 中缓慢静脉滴注，以防急性镁中毒和心搏骤停。完全纠正镁缺乏需要较长时间，故症状消失后应继续补充镁剂 1～3 周。治疗低镁血症应兼顾补钾和补钙。

(4)高钾血症：出现高钾血症时，应立即停用保钾利尿药，纠正酸中毒；静脉注射葡萄糖酸钙对抗高钾对心肌的传导作用，这种作用是快速而短暂的，一般数分钟起作用，但只维持不足 1 小时。如果心电图改变持续存在，5 分钟后应再次应用。为了增加钾向细胞内的转移，应用胰岛素 10U 加入 50%葡萄糖溶液 50 mL 中静脉滴注，可在 10～20 分钟降低血钾，此作用可持续 4～6 小时；应用袢利尿药以增加钾的肾排出；肾功能不全的严重高血钾(＞7 mmol/L)患者应立即给予透析治疗。

（七）潜在并发症：洋地黄中毒

1.相关因素

与洋地黄类药物使用过量、低血钾等因素有关。

2.临床表现

（1）胃肠道反应：一般较轻，常见食欲缺乏、恶心、呕吐、腹泻、腹痛。

（2）心律失常：洋地黄中毒最典型的症状是出现各类心律失常。服用洋地黄过程中，心律突然转变，是诊断洋地黄中毒的重要依据。例如，心率突然显著减慢或加速，由不规则转为规则或由规则转为有特殊规律的不规则。洋地黄中毒的特征性心律失常有，多源性室性期前收缩呈二联律，特别是发生在心房颤动基础上；心房颤动伴完全性房室传导阻滞与房室结性心律；心房颤动伴加速的交接处性自主心律呈干扰性房室分离；心房颤动频发交接处性逸搏或短阵交接处性心律；室上性心动过速伴房室传导阻滞；双向性交接处性或室性心动过速和双重性心动过速。洋地黄引起的不同程度的窦房和房室传导阻滞也颇常见。应用洋地黄过程中出现室上性心动过速伴房室传导阻滞是洋地黄中毒的特征性表现。

（3）神经系统表现：可有头痛、失眠、忧郁、眩晕甚至神志错乱。

（4）视觉改变：可出现黄视或绿视及复视。

（5）血清地高辛浓度＞2.0 ng/ mL。

3.护理措施

（1）遵医嘱给药：洋地黄类药物可增强心肌收缩力，抑制心脏传导系统，对迷走神经系统产生直接兴奋作用，也可对抗心力衰竭时交感神经兴奋的不利影响。洋地黄类药物的药理作用与毒性类似，治疗量与中毒量十分相近，故洋地黄类药物需严格遵医嘱按时给药。

（2）用药指导：①洋地黄用量个体差异很大，老年人、急性心肌梗死、心肌炎、肺心病、重度心力衰竭、肾功能减退、低钾、贫血、甲状腺功能减退等情况对洋地黄较敏感，使用时应严密观察患者用药反应。②与奎尼丁、胺碘酮、维拉帕米、阿司匹林等药物合用，可增加中毒机会，在给药前应询问有无上述药物及洋地黄用药史。③适应证，如充血性心力衰竭，尤其对伴有心房颤动和心室率增快的心力衰竭。④严重房室传导阻滞、肥厚型梗阻性心肌病、急性心肌梗死患者 24 小时内不宜使用。洋地黄中毒或过量者为绝对禁忌证。⑤必要时监测血清地高辛浓度。⑥口服地高辛期间若患者脉搏＜60 次/分或节律不规则时应暂停给药，并汇报医师。用毛花苷 C 或毒毛花苷 K 时务必稀释后缓慢（10～15 分钟）静脉注射，并同时监测心率、心律及心电图变化。

（3）静脉使用毛花苷 C 的注意事项：适用于急性心力衰竭或慢性心力衰竭加重时，特别适用于心力衰竭伴快速心房颤动者。药物需稀释后才能使用，成人静脉注射毛花苷 C 洋地黄化负荷剂量为 0.8 mg，首次给药为 0.2 mg 或 0.4 mg，稀释后静脉注射，每隔 2～4 小时可追加 0.2 mg，24 小时内总剂量不宜超过 0.8～1.2 mg。对于易发生洋地黄中毒者及 24 小时内用过洋地黄类药物者应根据情况酌情减量或减半量给药。推注时间一般为 15～20 分钟，推注过程中应密切观察患者心律和心率的变化，一旦心律出现房室传导阻滞、长间歇，心率＜60 次/分，均应立即停止给药，并通知医师。

（4）观察洋地黄中毒表现，掌握洋地黄中毒的处理方法：用放射免疫法测定血清洋地黄浓度,结合临床情况及心电图表现来判断洋地黄中毒也是一个重要的参考指标。一般认为血清地高辛的浓度≤2.0 ng/ mL,但在中毒与非中毒之间血清洋地黄浓度存在着重叠现象,又受上述各种因素及原有心脏病严重程度的影响,所以测定血清地高辛浓度仅具有参考意义。

①一旦发现中毒表现应立即停药,大部分轻型洋地黄中毒患者在停药数天后即可恢复。

②对洋地黄中毒引起的各种房性或室性快速心律失常,补钾是最有效的,若无禁忌证,可给予口服或稀释后静脉滴注。

③苯妥英钠是治疗洋地黄中毒所致各种快速型心律失常最安全有效的药物,首剂为125～250 mg以注射用水或生理盐水10～20 mL稀释后,5～15分钟静脉注射,无效时可每5～10分钟静脉注射100 mg,共2～3次,见效后每6小时口服50～100 mg,维持2～3天。

④利多卡因对洋地黄中毒所致的室性心律失常有效,先给予50 mg静脉注射,见效后静脉滴注维持。维拉帕米、普萘洛尔对洋地黄中毒引起的室性和室上性心动过速有效,但因其负性肌力作用,不宜常规应用。

⑤依地酸钠在治疗洋地黄中毒引起的完全性房室传导阻滞中若伴有阿-斯综合征,而上述措施无效时,可安装临时起搏器,而单纯洋地黄中毒引起的房室传导阻滞是短暂的,所以很少需要安装永久性起搏器。

⑥阿托品用于治疗洋地黄中毒所致的缓慢型心律失常,如严重窦缓、窦房及房室传导阻滞等,首剂为1 mg静脉注射,以后根据病情每2～4小时给予0.5～1 mg,如无效应给予临时心脏起搏器。

⑦地高辛Fab抗体片段对洋地黄中毒所致各种心律失常有特效,作用迅速可靠,一般用于治疗口服大剂量地高辛引起的中毒。因该药价格昂贵,临床应用较少。

(八)焦虑

1.相关因素

与疾病的影响、对治疗及预后缺乏信心、对死亡的恐惧有关。

2.临床表现

精神萎靡、消沉、失望;容易激动;夜间难以入睡;治疗、护理欠合作。

3.护理措施

(1)心理护理:患者出现呼吸困难、胸闷等不适时,护士应守候在患者身旁,给患者以安全感。必要时寻找合适的支持系统,如单位领导和家属对患者进行安慰和关心。

(2)环境:尽量减少外界压力刺激,创造轻松和谐的气氛。

(3)健康宣教:耐心解答患者提出的问题,给予健康指导。提供有关治疗信息,介绍治疗成功的病例,注意正面效果,使患者树立信心。

六、健康教育

(一)心理指导

急性心力衰竭发作时,患者因不适而烦躁。护士要以亲切语言安慰患者,告知患者尽量做缓慢深呼吸,采取放松疗法,稳定情绪,配合治疗及护理,才能很快缓解症状。长期反复发病患者,需保持情绪稳定,避免焦虑、抑郁、紧张及过度兴奋,以免诱发心力衰竭。

（二）饮食指导

(1)提供令人愉快、舒畅的进餐环境，避免进餐时进行治疗。宜少食多餐、不宜过饱，给予易消化、营养丰富的食物。控制钠盐的摄入，每天摄入食盐 5 g 以下。对使用利尿药患者，由于利尿过程中常伴有低血钾、低血钠等电解质紊乱，并容易诱发心律失常、洋地黄中毒等，可指导患者多食香蕉、菠菜、苹果、橙子等含钾高的食物。

(2)适当控制主食和含糖零食，多吃粗粮、杂粮，如玉米、薏苡仁、小米、荞麦等；禽肉、鱼类，以及核桃仁、花生、葵花子等硬果类含不饱和脂肪酸较多，可多食用；多食蔬菜和水果，尤其是超体重者，更应多选用带色蔬菜，如菠菜、油菜、番茄、茄子和带酸味的新鲜水果，如苹果、橘子、山楂等；多用豆油、花生油、菜油及香油等植物油；蛋白质按 2 g/kg 供给，选用优质蛋白，尤其多食用植物蛋白，如豆腐、豆干等豆制品。

(3)禁忌食物：限制精制糖，包括蔗糖、果糖、蜂蜜等单糖类；忌烟酒，忌刺激性食物及强烈调味品，忌油煎、油炸等烹调方法；少用猪油、黄油等动物油烹调；禁用动物脂肪高的食物，如猪肉、牛肉、羊肉及含胆固醇高的动物内脏、动物脂肪、蛋黄等；食盐控制在每天 2～4 g；含钠味精也应适量食用。

（三）活动与休息指导

减少干扰，为患者提供休息的环境，保证睡眠时间。有呼吸困难者，协助患者采取适当的体位。教会患者放松疗法如局部按摩、缓慢有节奏地呼吸或深呼吸等。根据不同的心功能采取不同的活动量。在患者活动耐力许可范围内，鼓励患者尽可能生活自理，如刷牙、洗脸等。教会患者保存体力，减少氧耗的技巧，在较长活动中穿插休息，日常用品放在易取放位置。在心力衰竭症状改善后需增加活动量时，应首先增加活动时间和频率，然后再考虑增加运动强度。运动方式可采取半坐卧、坐起、床边摆动肢体、床边站立、室内活动、短距离步行等。

（四）用药指导

(1)使用强心药物的观察（表 2-10-2）。

(2)使用利尿药的观察（表 2-10-3）。

(3)使用扩血管药物的观察（表 2-10-4）。

表 2-10-2　强心药物的分类及使用注意事项

分类	代表药物	用药注意事项
洋地黄类	毛花苷C	
	地高辛	观察有无洋地黄药物中毒的表现
非洋地黄类 肾上腺素受体激动药	多巴胺	中等剂量[5～10 μg/(kg·min)]使用时起强心作用，其他同多巴酚丁胺
	多巴酚丁胺	中心静脉注入，一般稀释后微泵缓慢静脉注射，用药时观察患者血压、心率的变化
磷酸二酯酶抑制药	氨力农	用量为负荷量 0.75 mg/kg，稀释后静脉注射，再以 5～10 μg/(kg·min)静脉滴注
	米力农	用量为 0.75 mg/kg，稀释后静脉注射，再以 0.5 μg/(kg·min)静脉滴注

表 2-10-3　利尿药的分类、作用机制及注意事项

分类	代表药物	作用机制	用药注意事项
噻嗪类	氢氯噻嗪	主要作用于肾脏远曲小管近端，抑制钠、氯的回吸收	(1)由于该药长期使用可引起血糖、尿酸升高、肾功能受损，因此糖耐量下降，糖尿病患者、高尿酸血症患者、痛风患者及肾功能不全(血肌酐大于 290 μmol/L)患者均不宜使用 (2)长期服用可出现低血钾，应适量补钾(见袢利尿药的注意事项)
袢利尿药	呋塞米 布美他尼 托拉塞米	作用于髓袢上升支，阻止钠、氯回吸收	(1)适量补钾，每天 1～3g 或合并使用保钾利尿药，鼓励患者多食用含钾丰富的食物，如芹菜、香蕉、橙汁等。定期复查血生化，防止利尿过度而引起电解质紊乱 (2)作用快而强，静脉注射可在 5～10 分钟产生利尿作用，1 小时达高峰，适用于急性左侧心力衰竭或顽固性心力衰竭
保钾利尿药	螺内酯	作用于远曲小管，排钠保钾	单用时利尿效果较差，常与其他排钾利尿药合用，可提高利尿效果和减少电解质紊乱的不良反应，肾功能不全者慎用

注：①用药过程中均要观察患者水肿是否消退。②患者不可过度限钠，也不可高钠摄入，一般中度限钠，每天 5～8 g 即可。③每天测量体重和记录出入液量以观察利尿效果。④大量利尿者，应测血压和脉搏。

表 2-10-4　扩血管药物的分类

分类	代表药物
硝酸酯类	硝酸甘油、异山梨醇酯
α 受体拮抗药	肼屈嗪、酚妥拉明
钙通道阻滞药	氨氯地平
硝普钠	

注：①一般从小剂量开始，根据临床表现及血流动力学指标及时调整剂量

②用药前后应测量血压、脉搏等变化，观察肺部啰音、尿量的变化，凡用药后血压较用药前降低 10～20 mmHg时应严密观察或停用

③硝普钠应避光使用。

(五)出院指导

(1)避免诱发因素，气候转凉时及时添加衣服，预防感冒。

(2)合理休息，避免重体力劳动，适当地进行体育锻炼以提高活动耐力。

(3)进食富含维生素、粗纤维食物，保持大便通畅。少量多餐，避免过饱。

(4)强调正确按医嘱服药、不随意减药或撤换药的重要性。

(5)定期门诊随访，防止病情发展。

第十一节 原发性高血压

原发性高血压是以血压升高为主要临床表现伴或不伴有多种血管危险因素的综合征，通常简称为高血压病。原发性高血压是临床最常见的心血管疾病之一，也是多种心、脑血管疾病的重要危险因素，长期高血压状态可影响重要脏器如心、脑、肾的结构与功能，最终导致这些器官的功能衰竭。原发性高血压应与继发性高血压相区别，后者约占 5%，其血压升高只是某些疾病的临床表现之一，如能及时治疗原发病，血压可恢复正常。

一、病因

原发性高血压为多因素疾病，是在一定的遗传易感性基础上，多种后天环境因素综合作用的结果。一般认为遗传因素占 40%，环境因素约占 60%。

1.遗传因素

本病有较明显的家族聚集性，约 60%高血压患者可询问到有高血压家族史。双亲均有高血压的正常血压子女，成年后发生高血压的比例增高。这些均提示本病为一种多基因遗传病，有遗传学基础或伴有遗传生化异常。

2.环境因素

(1)饮食：人群中钠盐(氯化钠)摄入量与血压水平和高血压患病率呈正相关，而钾盐摄入量与血压水平呈负相关。高钠、低钾膳食是我国大多数高血压患者发病的主要危险因素。但改变钠盐摄入并不能影响所有患者的血压水平，摄盐过多导致血压升高主要见于对盐敏感的人群中。低钙、高蛋白质摄入、饮食中饱和脂肪酸或饱和脂肪酸与不饱和脂肪酸比值较高也属于升压饮食。吸烟、过量饮酒或长期少量饮酒也与血压水平线性相关。

(2)超重与肥胖：超重与肥胖是血压升高的另一重要危险因素。身体脂肪含量、体重指数(BMI)与血压水平呈正相关。BMI≥24 kg/m^2 者发生高血压的风险是正常体重指数者的 3～4 倍。身体脂肪的分布与高血压发生也相关，腹部脂肪聚集越多，血压水平就越高。腰围男性≥90 cm，女性≥85 cm，发生高血压的危险比正常腰围者大 4 倍以上。

(3)精神应激：人在长期精神紧张、压力、焦虑或长期环境噪声、视觉刺激下也可引起高血压，因此，城市脑力劳动者高血压患病率超过体力劳动者，从事精神紧张度高的职业和长期噪声环境中工作者患高血压较多。

3.其他因素

服用避孕药、阻塞性睡眠呼吸暂停低通气综合征(OSAHS)也与高血压的发生有关。口服避孕药引起的高血压一般为轻度，并且停药后可逆转。OSAHS 患者 50%有高血压。

二、临床表现

根据起病和病情进展的缓急及病程的长短，原发性高血压可分为两型：缓进型和急进性。前者又称良性高血压，绝大部分患者属于此型，后者又称恶性高血压，仅占患病率的1%～5%。

（一）缓进型（良性）高血压

1.临床特点

缓进型高血压多在中年以后起病，有家族史者发病可较早。起病多数隐匿，病情发展慢，病程长。早期患者血压波动，血压时高时正常，在劳累、精神紧张、情绪波动时易有血压升高。休息、去除上述因素后，血压常可降至正常。随着病情的发展，血压可趋向持续性升高或波动幅度变小。患者的主观症状和血压升高的程度可不一致，约半数患者无明显症状，只是在体检或因其他疾病就医时才发现有高血压，少数患者则在发生心、脑、肾等器官的并发症时才明确高血压的诊断。

2.症状

早期患者由于血压波动幅度大，可有较多症状。而在长期高血压后即使在血压水平较高时也可无明显症状。因此，无论有无症状，都应定期检测患者的血压。

(1)神经精神系统表现：头痛、头晕和头胀是高血压常见的神经系统症状，也可有头枕部或颈项扳紧感。高血压直接引起的头痛多发生在早晨，位于前额、枕部或颞部。经降压药物治疗后头痛可减轻。高血压引起的头晕可为暂时性或持续性，伴有眩晕者较少，与内耳迷路血管障碍有关，经降压药物治疗后症状可减轻。但要注意有时血压下降得过快过多也可引起头晕。部分患者有乏力、失眠、工作能力下降等。

(2)靶器官受损的并发症

脑血管病：包括缺血性脑梗死、脑出血。

心脏：出现高血压性心脏病（左心室肥厚、扩张）、冠心病、心力衰竭。

肾脏：长期高血压致肾小动脉硬化，肾功能减退，称为高血压肾病，晚期出现肾功能衰竭。

其他：主动脉夹层、眼底损害。

3.体征

听诊可闻及主动脉瓣区第二心音亢进、主动脉瓣区收缩期杂音（主动脉扩张致相对主动脉瓣狭窄）。长期高血压可有左心室肥厚，体检心界向左下扩大。左心室扩大致相对二尖瓣关闭不全时心尖区可闻及杂音及第四心音。

（二）急进型（恶性）高血压

此型多见于年轻人，起病急骤，进展迅速，典型表现为血压显著升高，舒张压持续≥130 mmHg。头痛且较剧烈、头晕、视力模糊、心悸、气促等。肾损害最为突出，有持续蛋白尿、血尿与管型尿。眼底检查有出血、渗出和乳头水肿。如不及时有效降压治疗，预后很差，常死于肾衰竭，少数因脑卒中或心力衰竭死亡。

（三）高血压危象

在紧张、疲劳、寒冷、嗜铬细胞瘤发作、突然停服降压药等诱因下，全身小动脉发生暂时性强烈痉挛，周围血管阻力明显增加，血压急剧上升，累及靶器官缺血而产生一系列急诊临床症状，称为高血压危象。在高血压早期与晚期均可发生。临床表现血压显著升高，以收缩压突然升高为主，舒张压也可升高。心率增快，可大于 110 次/分。患者出现头痛、烦躁、多汗、尿频、眩晕、耳鸣、恶心、呕吐、心悸、气急及视力模糊等症状。每次发作历时短暂，持续几分钟至数小时，偶可达数日，祛除诱因或及时降压，症状可逆转，但易复发。

(四)高血压脑病

产生的机制可能是过高的血压突破了脑血流自动调节范围，导致脑部小动脉由收缩转为被动性扩张，脑组织血流灌注过多引起脑水肿。临床表现除血压升高外，有脑水肿和颅内高压表现，表现为弥漫性剧烈头痛、呕吐、继而烦躁不安、视力模糊、黑矇、心动过缓、嗜睡甚至昏迷。如发生局限性脑实质损害，可出现定位体征，如失语、偏瘫和病理反射等。眼底检查视盘水肿、渗出和出血。颅部CT检查无出血灶或梗死灶。经积极降压治疗后临床症状和体征消失，一般不会遗留脑损害的后遗症。

三、护理

(一)护理评估

1.身体评估

评估患者意识状态，有无注意力不集中、倦怠等表现；评估心率、双侧肢体血压变化；评估体重、腹围、腰围、BMI、膳食结构，有无水肿；评估有无留置针及留置针是否通畅，有无静脉炎、药物渗出等；评估患者排泄形态、睡眠形态是否改变。

2.病史评估

测量基础血压值及血压波动范围，评估患者高血压分级；评估患者此次发病的经过，有无头晕、搏动性头痛、耳鸣等症状，有无靶器官损害的表现；了解目前服药种类及剂量；评估患者有无心血管危险因素、既往高血压病史、家族史、过敏史；采用高血压患者生活方式调查表评估患者生活方式；了解患者有无烟酒嗜好、性格特征、自我保健知识掌握程度；了解家属对高血压病的认识及对患者给予的理解和支持情况。

3.相关辅助检查评估

评估患者在测量血压前是否做到静息30分钟，询问患者是否规律测量血压，采用何种血压计，测量血压时是否做到“四定”，方法是否正确。

(二)护理措施

1.一般护理

(1)患者出现症状时应立即卧床休息，监测血压变化；遵医嘱给氧，开通静脉通路，及时准确给药。

(2)皮肤护理：出现水肿的患者，密切观察其水肿出现的部位、严重程度及消退情况。双下肢水肿患者可抬高双下肢以促进静脉回流。保持皮肤清洁、床单位平整，避免皮肤破溃引发感染。

(3)合理膳食：优化膳食结构，控制能量摄入，遵医嘱给予低盐(<3 g/d)、低脂等治疗饮食。

(4)生活护理：如患者头晕严重，协助患者床上大小便。呼叫器置于患者床边可触及处，实施预防跌倒护理措施。如患者呕吐后应协助漱口，保持口腔清洁，及时清理呕吐物，更换清洁病号服及床单位。对于卧床的患者，嘱其头偏向一侧，以免误吸。若恶心、呕吐症状严重，遵医嘱应用药物治疗。告知患者待血压稳定后恶心、呕吐症状会好转。

2.病情观察

密切监测血压变化;严密观察患者神志及意识状态,有无头痛、头晕、恶心、呕吐等症状。

3.用药护理

高血压需要长期、终身服药治疗,向患者讲解服用药物的种类、方法、剂量、服药时间、药物的不良反应等。告知患者在服用降压药物期间,定时测量血压、脉搏,做好自我监测,当血压有变化时应及时就医,降压药物不可擅自增减或停药。

(1)利尿剂:通过利钠排水、降低细胞外高血容量、减轻外周血管阻力,从而达到降低血压的目的。常用药物有呋塞米、螺内酯、托拉塞米、双氢克尿噻。

①适应证:主要用于轻中度高血压,尤其是老年人高血压或并发心力衰竭时、肥胖者、有肾衰竭或心力衰竭的高血压患者。②不良反应:低钾血症、胰岛素抵抗和脂代谢异常等。

(2)β受体拮抗剂:通过抑制过度激活的交感神经活性,抑制心肌收缩力,减慢心率发挥降压作用。常用药物有美托洛尔、比索洛尔等。

①适应证:主要用于轻中度高血压,尤其是静息心率较快的中青年患者或合并心绞痛者。②不良反应:心动过缓、心肌收缩抑制、糖脂代谢异常等。

(3)钙通道阻滞剂:通过血管扩张以达到降压目的。在具有良好降压效果的同时,能明显降低心脑血管并发症的发生率和病死率,延缓动脉硬化进程。常用药物有氨氯地平、硝苯地平控释片、硝苯地平缓释片、地尔硫䓬等。

①适应证:老年高血压、单纯收缩期高血压、稳定型心绞痛、脑卒中。②不良反应:血管扩张性头痛、颜面潮红、踝部水肿等。

(4)ACEI:通过抑制血管紧张素转换酶阻断肾素血管紧张素系统发挥降低血压的作用。可有效降低高血压患者心力衰竭发生率及病死率。常用药物有贝那普利、福辛普利钠等。①适应证:适用于伴有糖尿病、慢性肾衰竭、心力衰竭、心肌梗死后伴心功能不全、心房颤动的预防、肥胖以及脑卒中的患者。②不良反应:干咳、高钾血症、血管神经性水肿等。

(5)血管紧张素Ⅱ受体阻滞剂(ARB):通过阻断血管紧张素Ⅱ受体发挥降压作用。常用药物有氯沙坦、缬沙坦、厄贝沙坦、替米沙坦。作用机制与ACEI相似,但更加直接。患者很少有干咳、血管神经性水肿。

4.并发症护理

(1)高血压危象护理:患者应绝对卧床休息,根据病情选择合适卧位,遵医嘱立即给予吸氧、开通静脉通路、使用降压药物。在使用药物降压过程中密切观察患者神志、心率、呼吸、血压及尿量的变化,发现异常时立即通知医生调整用药。硝普钠是治疗高血压危象的首选药物。静脉滴注硝普钠过程中注意药物配伍禁忌,注意避光,现用现配,配制后24小时内使用;滴注时使用微量泵控制滴注速度,硝普钠对血管作用较强烈,可引起血压下降过快,要密切监测患者的血压变化。

(2)高血压脑病护理:严密观察患者脉搏、心率、呼吸、血压、瞳孔、神志、尿量变化,观察患者是否出现头晕、头痛、恶心、呕吐等症状。在用药过程中血压不宜降得过低、过快,对神志不清、烦躁的患者应加床挡,防止发生坠床。抽搐的患者应于上下齿之间垫牙垫,以防咬伤舌头,并注意保持患者呼吸道通畅。

(3)主动脉夹层动脉瘤护理:密切观察患者血压、心率、呼吸、血氧饱和度变化,对疑似病例的患者应密切观察患者有无疼痛发作及部位、注意双侧肢体血压有无差异,发现异常及时协助患者卧床休息、给氧并遵医嘱给予处理。

5.心理护理

高血压患者常表现为紧张、易怒、情绪不稳,这些又都是使血压升高的诱因。嘱咐患者改变自己的行为方式,培养对自然环境和社会的良好适应能力,避免情绪激动及过度紧张、焦虑,遇事要冷静、沉着,当有较大的精神压力时设法释放,向朋友、亲人倾诉或参加轻松愉快的业余活动,从而达到维持、稳定血压的目的。

6.健康宣教

(1)分层目标教育:健康教育计划的总目标可分为不同层次的小目标,每个层次目标设定为患者可以接受、并通过努力能达到,前一层次目标达到后再设定下一层次目标。对不同人群、不同阶段进行健康教育也应分层、分内容进行。

(2)健康教育方法:①门诊教育,门诊可采取口头讲解,发放宣传手册、宣传单,设立宣传栏等形式开展健康教育。②开展社区调查,利用各种渠道宣传、普及高血压病相关健康知识,提高社区人群对高血压及其危险因素的认识,提高健康意识。③社会性宣传教育,利用节假日或专题宣传日(全国高血压日等),积极参加或组织社会性宣传教育、咨询活动,免费发放防治高血压的自我检测工具(盐勺、油壶、计步器等)。

(3)活动指导:嘱咐患者要劳逸结合,保证充足的睡眠。为了防止直立性低血压的发生,指导患者做到“下床三步曲”:第一步将病床摇起,在床上坐半分钟;第二步将下肢垂在床旁,坐于床缘休息半分钟;第三步站立于床旁,扶稳,活动下肢半分钟,再缓慢移步。告知患者运动可降低安静时的血压,一次 10 分钟以上、中低强度运动的降压效果可以维持 10～22 小时,长期坚持规律运动,可以增强运动带来的降压效果。嘱患者应根据血压情况合理安排休息和活动,每天应进行适当的、30 分钟以上中等强度的有氧活动,每周至少进行 3～5 次。应避免短跑、举重等短时间内剧烈使用肌肉和需要屏气的无氧运动,以免血压瞬间剧烈上升引发危险。安静时血压未能很好控制或超过 180/110 mmHg 的患者暂时禁止中度及以上的运动。

(4)饮食指导:饮食以低盐(＜3 g/d)、低脂、低糖、清淡食物为原则。减少动物油和胆固醇的摄入,减少反式脂肪酸摄入,适量选用橄榄油,每日烹调油用量＜25 g(相当于 2.5 汤匙)。适量补充蛋白质,高血压患者每日蛋白质的量为 1 g/kg 为宜,如高血压合并肾功能不全时,应限制蛋白质的摄入。主张每天食用 400～500 g(8 两～1 斤)新鲜蔬菜,1～2 个水果,对伴有糖尿病的高血压患者,在血糖控制平稳的前提下,可选择低糖或中等含糖的水果,包括苹果、猕猴桃等。增加膳食钙摄入,补钙最有效及安全的方法是选择适宜的高钙食物,保证奶类及其制品的摄入,即 250～500 mL/d 脱脂或低脂牛奶。多吃含钾、钙丰富,而含钠低的食品。

(5)用药指导:高血压患者需长期坚持服药,不能自己随意加减药物种类及剂量,避免血压出现较大幅度的波动。

(6)戒烟限酒:告诫患者应做到绝对戒烟;每日酒精摄入量男性不应超过 25 g,女性减半。

(7)控制体重:成年人正常体重指数为 18.5～23.9 kg/m^2,患者应适当降低体重,减少体内脂肪含量,最有效的减重措施是控制能量摄入和增加体力活动。减肥有益于高血压的治疗,可明显降低患者的心血管危险,每减少 1 kg 体重,收缩压可降低 2 mmHg。

(8)血压监测:告知患者及家属做好血压自我监测,让患者出院后定期测量血压,1～2 周应至少测量 1 次。条件允许,可自备血压计,做到定时间、定部位、定体位、定血压计进行测量,并做好记录。

(9)延续护理:告知患者定期门诊复查。血压升高或过低、血压波动大时或出现眼花、头晕、头痛、恶心呕吐、视物模糊、偏瘫、失语、意识障碍、呼吸困难、肢体乏力等异常情况随时就医。

第十二节　心肌疾病

一、心肌炎

心肌炎是指急性、亚急性或慢性心肌局限性或弥散性炎性病变,是扩张型心肌病的常见原因。1991 年,Lieberman 将心肌炎分为暴发性心肌炎、急性心肌炎、慢性活动性心肌炎和慢性迁延性心肌炎。根据病因可分为感染性心肌炎、中毒性心肌炎和免疫性心肌炎。其中,最常见的病因为病毒感染,其他因素少见。

病毒性心肌炎是多种嗜心性病毒感染心肌后对心肌产生的直接损伤或通过自身免疫反应引起心肌细胞变性、坏死或间质性炎性细胞浸润及纤维渗出的过程。当机体抵抗力下降时(如细菌感染、营养不良、精神创伤、不合理的运动、毒物等)病毒侵入机体,大量繁殖,直接损害心肌,致心肌病变。多数心肌炎病例会自然缓解,部分病例将导致 DCM 和心力衰竭。

(一)病因与发病机制

心肌炎可由多种毒素、药物(如可卡因)或病原体引起,既往认为心肌炎的病因以柯萨奇病毒 B、腺病毒等较常见,新近报道称细小病毒 B19(PVB19)及疱疹病毒 6(HHV-6)是急性心肌炎最常见的病原。PVB19 感染,尤其是 PVB19 与 HHV-6 的二重感染可能与急性心肌炎患者的不良预后有关。

病毒性心肌炎的发病机制包括病毒直接作用对心肌的损害,还可激活 Fas/FasL 通路、Bcl-2 家族、凋亡蛋白酶家族等启动心肌细胞凋亡。免疫机制主要是 T 细胞及多种细胞因子和一氧化碳等介导的心肌损害和微血管损伤。同时,心肌缺氧缺血时,能量代谢障碍,细胞内活性氧增多,引起心肌细胞核酸断裂,多糖聚解、不饱和脂肪酸过氧化进而损伤心肌。

(二)临床表现

病毒性心肌炎的临床症状具有轻重程度差异大,症状表现常缺少特异典型性的特点。约有 50%患者在发病前(1～3 周)有上呼吸道感染和消化道感染史。但他们的原病症状常轻重不同,有时症状轻,易被患者忽视,需仔细询问才能被注意到。

1.症状

(1)心脏受累的症状可表现为胸闷、心前区隐痛、心悸、气促等。

(2)有一些病毒性心肌炎患者是以一种与心脏相关或无关的症状为主要或首发症状就诊的。

①患者以心律失常为主诉和首发症状就诊。

②少数以突然剧烈的胸痛为主诉,而全身症状很轻。此类情况多见于病毒性心肌炎累及心包或胸膜者。

③少数患者以急性或严重心功能不全症状为主就诊。

④少数患者以身痛、发热、少尿、晕厥等严重全身症状为主,心脏症状不明显而就诊。

2.体征

(1)心律改变或心率增快,但与体温升高不相称;或为心率减缓。

(2)心律失常:节律常不整齐,期前收缩最为常见,表现为房性或室性期前收缩。其他缓慢性心律失常如房室传导阻滞、病态窦房结综合征也可出现。

(3)心界扩大:病情轻者心脏无扩大,一般可有暂时性扩大,可以恢复。

(4)心音及心脏杂音:心尖区第一心音可有减低或分裂或呈胎心音样。发生心包炎时有心包摩擦音出现。心尖区可闻及收缩期吹风样杂音,系发热、心腔扩大所致;也可闻及心尖部舒张期杂音,也为心室腔扩大、相对二尖瓣狭窄所产生。

(5)心力衰竭:体征较重病例可出现左侧心力衰竭或右侧心力衰竭的体征,甚至极少数出现心源性休克的一系列体征。

3.分期

病毒性心肌炎根据病情变化和病程长短可分为四期。

(1)急性期:新发病者临床症状和体征明显而多变,病程多在6个月以内。

(2)恢复期:临床症状和客观检查好转,但尚未痊愈,病程一般在6个月以上。

(3)慢性期:部分患者临床症状、客观检查呈反复变化或迁延不愈,病程多在1年以上。

(4)后遗症期:患心肌炎时间已久,临床已无明显症状,但遗留较稳定的心电图异常,如室性期前收缩、房室或束支传导阻滞、交界区性心律等。

(三)健康教育

1.心理护理

病毒性心肌炎在青壮年中占有一定的比例,常影响患者的日常生活、学习或工作,从而容易产生焦虑、烦躁、恐惧等心理。应详细向患者讲解此病的演变过程及预后和注意事项,从而消除焦虑、恐惧等不良情绪,使患者安心静养,不要急于求成,告诉其体力恢复需要一段时间。指导患者掌握自我排除不良情绪的方法,如转移法、音乐疗法、谈心法等,争取到家属的理解,家属的关心和支持,可增强患者树立战胜疾病的勇气和信心,解除后顾之忧。

2.预防感染

为患者提供一个安静、舒适的环境,保持空气流通,注意保暖。呼吸道感染是病毒性心肌炎病情反复的主要原因。预防病毒性感冒,对易感冒者平时应注意营养,避免过劳,选择适当的体育活动以增强体质。避免不必要的外出。感冒流行期间应戴口罩,避免去人群拥挤的公共场所活动。

3.休息

要限制活动,多注意休息,减轻心脏负担,防止心脏扩大、心律失常和心力衰竭,避免情绪激动或活动过度而引起身体疲劳,使机体抗病能力下降。出院后需休息 3～6 个月,无并发症者可考虑恢复学习或轻体力工作,6 个月至 1 年内避免重体力劳动、妊娠。

4.运动指导

根据病毒性心肌炎患者不同的生理、心理等特点,帮助患者选择科学、合理、适当的体育锻炼,增强患者的体质。指导患者平时应做到劳逸结合,进行适量、合理的体育锻炼。如处于恢复期时,可根据自己的体力情况进行适当的锻炼,包括保健操、散步、养生功等,使身体尽早康复及避免后遗症的发生。

5.饮食指导

切忌暴饮暴食,忌食辛辣、煎炸、熏烤的食物,忌酒戒烟,多吃高热量、高蛋白、高维生素的食物,多吃蔬菜与水果,食疗上可服用人参粥、菊花粥等,按医嘱服用西洋参、生晒参等,有利于心肌炎的恢复。应戒烟、戒酒,吸烟时烟草中的尼古丁可促使冠状动脉痉挛收缩,影响心肌供血,饮酒会造成血管功能失调。

6.病情监测指导

教会患者及家属测脉率、节律,发现异常或有胸闷、心悸等不适时,应及时复诊。发热患者应定时测量体温,多饮水,注意观察降温效果,及时擦干汗液,更换内衣。

7.用药指导

遵医嘱及时准确用药,观察用药后的效果及不良反应。心肌炎患者对洋地黄制剂极为敏感,易出现中毒现象,应尤其注意。

二、心肌病

心肌病是指伴有心肌功能障碍的心肌疾病。心肌病可划分为原发性和继发性两大类。根据心室形态和功能一般把心肌病分为 5 型:扩张型心肌病、肥厚型心肌病、限制型心肌病、致心律失常性右室心肌病和不定型心肌病。

(一)扩张型心肌病

扩张型心肌病是一类常见的心肌病,其主要特征是单侧或双侧心腔扩大,心肌收缩功能减退,伴或不伴有充血性心力衰竭。本病常伴有心律失常、血栓栓塞和猝死,病死率较高,男性多于女性,也是导致心力衰竭的最常见的病因。

1.病因及发病机制

病因目前尚不明确。扩张型心肌病常表现出家族性发病趋势,目前研究在扩张型心肌病的家系中已定位了 26 个染色体位点与本病相关,并从中找出 22 个致病基因。不同的基因产生突变和相同基因不同的突变都可引起扩张型心肌病,并伴有不同的临床症状。病毒感染、环境等因素也可能与其发病有关。

近年来研究认为扩张型心肌病的发病与持续病毒感染和自身免疫反应有关,尤其以柯萨奇病毒 B 感染最为密切。持续病毒感染对心肌组织的损伤,引发自身免疫反应,包括细胞免疫、自身抗体或细胞因子介导，致使心肌损伤，是导致或诱发扩张型心肌病重要原因和发病机制。另外，围生期、酒精中毒、抗癌药物、心肌能量代谢紊乱和神经激素受体异常等因素也可引起本病。

心肌损害表现为非特异性心肌细胞肥大、变性，出现不同程度的纤维化。心腔扩张，室壁多变薄，纤维瘢痕形成，常伴有附壁血栓。

2.临床表现

(1)症状：起病缓慢，常出现充血性心力衰竭的症状和体征时方就诊，如极度乏力、心悸、气急，甚至端坐呼吸、水肿、肝大等。部分患者可发生栓塞或猝死。部分病毒性心肌炎发展到扩张型心肌病，早期可无充血性心力衰竭表现而仅有左心室增大表现。

(2)体征：心脏扩大为主要体征。常可听到第三或第四心音，心率快时呈奔马律，常合并各种类型的心律失常。

(二)肥厚型心肌病

肥厚型心肌病是以心室非对称性肥厚，并累及室间隔，使心室腔变小为特征，以左心室血液充盈受阻、舒张期顺应性下降为基本病态的心肌病。约有 1/2 患者有家族史，患病男性高于女性，青年发病率高，本病主要死亡原因是心源性猝死，亦为青年猝死的常见原因。

根据左心室流出道有无梗阻又可分为梗阻性肥厚型心肌病和非梗阻性肥厚型心肌病。梗阻性病例主动脉瓣下部室间隔肥厚明显，过去亦称为特发性肥厚型主动脉瓣下狭窄。

1.病因及发病机制

本病常有明显家族史。近年研究发现，约有 1/2 患者是由心肌肌节收缩蛋白基因如心脏肌球蛋白重链及心脏肌钙蛋白 T 基因突变为主要的致病因素，本病是常染色体显性遗传疾病。还有人认为儿茶酚胺代谢异常、细胞内钙调节异常、高血压、强度运动等均可作为本病发病的促进因子。

肥厚型心肌病的主要改变为心肌显著肥厚、心腔缩小，以左心室为多见，常伴有二尖瓣瓣叶增厚。本病的组织学特征为心肌细胞肥大，形态特异，排列紊乱。

2.临床表现

(1)症状：部分患者可无自觉症状，因猝死、心力衰竭或在体检中被发现。

绝大多数患者可有劳力性呼吸困难；部分患者可有胸痛、心悸、多种形态的心律失常；伴有流出道梗阻的患者由于左心室舒张期充盈不足，心排血量减低，可出现黑矇，在起立或运动时可出现眩晕，甚至神志丧失等。室性心律失常、室壁过厚、流出道阶差大，常是引起猝死的主要危险因素。

心房颤动可促进心力衰竭的发生，少数患者可并发感染性心内膜炎或栓塞等。

(2)体征：可有心脏轻度增大，能听到第四心音，流出道有梗阻的患者可在胸骨左缘第 3～4 肋间听到较粗糙的喷射性收缩期杂音；心尖部也常可听到收缩期杂音。

现在认为杂音产生除因室间隔不对称肥厚造成左心室流出道狭窄外，主要是由于收缩期血流经过狭窄处时的漏斗效应，把二尖瓣吸引移向室间隔使狭窄更严重，在收缩晚期甚至可完全阻挡流出道；同时二尖瓣本身出现关闭不全。胸骨左缘 3～4 肋间所闻及的流出道狭窄所致的收缩期杂音，与主动脉瓣膜器质性狭窄所产生的杂音不同。凡能影响心肌收缩力，改变左心室容量和射血速度的因素，都使杂音的响度有明显变化，如使用β受体阻滞药、下蹲位、举腿或体力运动，使心肌收缩力下降或使左心容量增加，均可使杂音减轻；相反如含服硝酸甘油或做瓦尔萨尔瓦动作，会使左心室容量减少或增加心肌收缩力，均可使杂音增强。

（三）心肌病患者的护理措施

1.疼痛护理

立即停止活动，卧床休息；给予吸氧，氧流量 2～4 L/min；安慰患者，解除紧张情绪，遵医嘱使用钙通道阻滞药或β受体阻滞药，注意有无心动过缓等不良反应。禁用硝酸酯类药物。

避免诱因防止诱发心绞痛，避免劳累、提取重物、突然起立或屏气、情绪激动、饱餐、寒冷刺激等。戒烟酒。如出现疼痛或疼痛加重或伴有冷汗、恶心、呕吐时告诉医护人员，及时处理。

2.心力衰竭护理

因扩张型心肌病患者对洋地黄耐受性差，为此应用洋地黄时应警惕发生中毒。严格控制输液量及滴速，防止诱发急性肺水肿。心力衰竭护理详见相关内容。

4.健康教育

(1)休息原则：症状明显患者应卧床休息，症状轻的患者可参加轻体力工作，但须避免劳累。肥厚型心肌病活动后常有晕厥、猝死的危险，因此要切忌跑步、各种球类比赛等激烈体能运动，避免提取重物、突然起立或屏气、情绪激动、饱餐、寒冷刺激等诱因。有晕厥病史患者要避免独自一人外出活动，以防发生意外。

(2)饮食要求：给予高蛋白、高维生素、清淡饮食，增强机体抵抗力，有心力衰竭的患者要低盐饮食。要注意多食用蔬菜、水果，保持大便通畅，减轻排便负担。

(3)预防感染：保持室内空气新鲜，经常通风换气，阳光充足，防寒保暖。保持口腔、会阴部清洁干净，尽量避免去人多的场所，预防上呼吸道感染。

(4)随诊：坚持遵医嘱服药，帮助患者掌握观察药物疗效和不良反应的知识。定期随诊，症状加重或症状有变化时，要立即就诊，以防病情恶化。

第十三节　冠心病

一、稳定型心绞痛

稳定型心绞痛是在冠状动脉狭窄的基础上，由于心脏负荷增加引起的心肌急剧、暂时缺血缺氧的临床综合征。其特点为劳力诱发的阵发性前胸压榨性或窒息样疼痛感觉，主要位于胸骨后，可放射至心前区与左上肢尺侧面，也可放射至右臂和两臂的外侧面或颈与下颌部，持续数分钟，往往经休息或舌下含服硝酸甘油后迅速消失。

（一）病因及发病机制

基本病因是冠状动脉粥样硬化。在心脏负荷增加时，心肌氧耗量增加，而冠状动脉的供血由于冠状动脉粥样硬化所致的冠状动脉狭窄不能相应增加，即可引起心绞痛。

（二）临床表现

1.症状

以发作性胸痛为主要临床表现，典型疼痛特点为胸骨体中、上段之后，或心前区界限不清的压迫感、憋闷感或紧缩样感，也可有烧灼感，可放射至左肩、左臂尺侧，偶有至颈、咽或下颌部。发作时，患者可不自觉停止原来的活动。体力劳动、情绪激动、饱餐、受凉、心动过速等可诱发。一般持续3～5分钟，休息或含服硝酸甘油可迅速缓解。

2.体征

心绞痛发作时，可出现面色苍白、出冷汗、心率增快、血压升高。有时出现第三或第四心音奔马律。

（三）护理

1.护理评估

（1）身体评估

①一般状态：评估患者精神应激状态、体力活动、饮食状况。评估患者BMI、腰围、腹围。

②生命体征：评估患者体温、血压、脉搏、呼吸、意识、末梢循环情况等。

（2）病史评估：重点了解患者是否具有冠心病的危险因素，包括年龄、性别、工作性质、经济状况、家族史、既往史、生活方式、不良嗜好等因素；评估患者目前心绞痛发作的频次、诱因及发作时疼痛的部位、性质、持续时间、缓解方式、伴随症状、服药种类以及服药后反应；评估患者对疾病知识及诱因相关知识的掌握程度、合作程度、心理状况（如患者有无焦虑、抑郁等表现）。评估时，注意参考冠心病患者危险因素调查表、综合医院焦虑抑郁评估量表。

（3）评估患者的活动能力，判断患者发生跌倒、坠床、压疮的危险程度。

2.护理措施

（1）一般护理

①心绞痛发作时嘱患者立即停止活动，卧床休息，并密切观察。缓解期一般不需卧床休息。嘱患者尽量避免各种已知的可以避免的诱因。

②给氧。

③遵医嘱给予低盐、低脂、低胆固醇、高维生素的治疗饮食，注意少量多餐，并告知患者其治疗饮食的目的和作用。

④运动指导：建议稳定型心绞痛患者每天进行有氧运动30分钟，每周运动不少于5天。

（2）病情观察

①观察患者疼痛的部位、性质、持续时间、生命体征，必要时给予心电监护。注意24小时更换电极片及粘贴位置，避免影响监测效果，减少粘胶过敏发生。按照护理级别要求按时记录各项指标参数，如有变化及时通知医生。

②心绞痛发作者遵医嘱给予药物治疗后，注意观察患者用药后反应。如需输液治疗，要保证输液管路通畅、按时观察输液泵工作状态，确保药液准确输注。观察穿刺部位，预防静脉炎及药物渗出。

③倾听患者主诉，注意观察患者胸痛改善情况。

④观察患者活动情况：根据患者的病情、活动能力制订合理的康复运动计划。

(3)用药护理

①应用硝酸甘油时,应注意用法是否正确、胸痛症状是否改善;使用静脉制剂时,应遵医嘱严格控制输液速度,观察用药后反应,同时告知患者由于药物扩张血管会导致面部潮红、头部胀痛、心悸等不适,以解除患者顾虑。

②应用他汀类药物时,定期监测血清氨基转移酶及肌酸激酶等生化指标。

③应用阿司匹林时,建议饭后服用,以减少恶心、呕吐、上腹部不适或疼痛等胃肠道症状。观察患者是否出现皮疹、皮肤黏膜出血等不良反应,如发生及时通知医生。

④应用β受体拮抗剂时,监测患者心率、心律、血压变化。嘱患者在改变体位时动作应缓慢。

⑤应用低分子肝素等抗凝药物时,注意口腔、黏膜、皮肤、消化道等部位出血情况。

(4)心理护理:心绞痛患者常反复发作胸痛,使其产生紧张不安或焦虑的情绪,而焦虑能增加交感神经兴奋性,增加心肌需氧量,加重心绞痛。所以应向患者做好解释,减轻患者的心理压力;建立良好的护患关系,给予心理支持。

(5)健康教育

①饮食指导:向患者及家属讲解饮食的治疗原则为低盐、低脂、少食多餐,避免暴饮暴食。合理膳食,指导选择血糖指数较低、适量优质蛋白质、高纤维食物,以达到既维持全身营养供给,又不给心脏增加负担的目的。

②药物指导:心绞痛患者需要长期规律口服药治疗。患者在用药过程中需掌握各种药物的名称、作用、剂量,监测可能出现的不良反应等。如服硝酸甘油片后持续症状不缓解或近期心绞痛发作频繁,应警惕近期内发生心肌梗死的可能,及时就诊治疗。

③休息与运动指导:发病时应卧床休息,保持环境安静,防止不良刺激。病情稳定后根据年龄、体质、病情,指导患者适当运动。应多选择中小强度的有氧运动,如步行,慢跑、登楼梯、太极拳等,每次20~40分钟,要循序渐进,长期有规律锻炼。肥胖患者可根据自身情况适当增加活动次数。在运动中若出现心悸、头晕、无力、出冷汗等不适时应马上停止活动。

④定期复查:监测血压、血脂、心电图。

⑤预防并发症的指导:平时避免情绪激动、寒冷刺激、劳累、便秘、饱餐等诱因;养成良好的作息习惯,戒烟限酒;平时适当锻炼是预防疾病复发及并发症的重要方法。

二、急性心肌梗死

急性心肌梗死是在冠状动脉硬化的基础上,冠状动脉血供应急剧减少或中断,使相应的心肌发生严重持久的缺血导致心肌坏死。临床表现为持久的胸前区疼痛、发热、血白细胞增高、血清心肌坏死标记物增高和心电图进行变化,还可发生心律失常、休克或心力衰竭三大并发症,亦属于急性冠脉综合征的严重类型。

(一)病因与发病机制

基本病因是冠状动脉粥样硬化,造成一支或多支血管狭窄,在侧支循环未建立时,使心肌供血不足。也有极少数患者由于冠状动脉栓塞、炎症、畸形、痉挛和冠状动脉口阻塞为基本病因。

在冠状动脉严重狭窄的基础上，一旦心肌需血量猛增或冠脉血供锐减，使心肌缺血达20～30分钟以上，即可发生急性心肌梗死。

研究证明，多数心肌梗死是由于粥样斑块破溃、出血、管腔内血栓形成，使管腔闭塞。还有部分患者冠状动脉粥样斑块内或其下出血或血管持续痉挛，也可使冠状动脉完全闭塞。

促使粥样斑块破裂、出血、血栓形成的诱因：①机体交感神经活动增高，应激反应性增强，心肌收缩力加强、心率加快、血压增高。②饱餐，特别在食用大量脂肪后，使血脂升高，血黏稠度增高。③剧烈活动、情绪过分紧张或过分激动、用力大便或血压突然升高，均可使左心室负荷加重。④脱水、出血、手术、休克或严重心律失常，可使心排血量减少，冠状动脉灌注减少。

急性心肌梗死发生并发症，均可使冠状动脉灌注量进一步降低，心肌坏死范围扩大。

（二）临床表现

1.先兆表现

约半数以上患者发病数日或数周前有胸闷、心悸、乏力、恶心、大汗、烦躁、血压波动、心律失常、心绞痛等前驱症状。以新发生的心绞痛，或原有心绞痛发作频繁且程度加重、持续时间长、服用硝酸甘油效果不好为常见。

2.主要症状

(1)疼痛：为最早、最突出的症状，其性质和部位与心绞痛相似，但程度更剧烈，伴有烦躁、大汗、濒死感。一般无明显的诱因，疼痛可持续数小时或数天，经休息和含服硝酸甘油无效。少数患者症状不典型，疼痛可位于上腹部或颈背部，甚至无疼痛表现。

(2)全身症状：一般在发生疼痛24～48小时后，出现发热、心动过速。一般发热体温在38℃左右，多在1周内恢复正常。可有胃肠道症状如恶心、呕吐、上腹胀痛，重者可有呃逆。

(3)心律失常：有75%～95%的患者发生心律失常，多发生于病后1～2天，前24小时内发生率最高，以室性心律失常最多见，如频发室性期前收缩，成对出现或呈短阵室性心动过速，常是出现室颤先兆。室颤是急性心肌梗死早期患者死亡的主要原因。

(4)心源性休克：疼痛时常见血压下降，如疼痛缓解时，收缩压＜10.7 kPa(80 mmHg)，同时伴有烦躁不安、面色苍白或青紫、皮肤湿冷、脉搏细速、尿量减少、反应迟钝，则为休克表现，约20%患者常于心肌梗死后数小时至1周内发生。

(5)心力衰竭：约半数患者在起病最初几天，疼痛或休克好转后，出现呼吸困难、咳嗽、发绀、烦躁等左心衰竭的表现，重者可发生急性肺水肿，随后可出现颈静脉怒张、肝大、水肿等右心衰竭的表现。右心室心肌梗死患者发病开始即可出现右心衰竭表现，同时伴有血压下降。

3.体征

多数患者心率增快，但也有少数患者心率变慢，心尖部第一心音减低，出现第三、四心音奔马律。有10%～20%患者在发病的2～3天，由于反应性纤维性心包炎，可出现心包摩擦音。可有各种心律失常。

除极早期血压可增高外，随之几乎所有患者血压下降，发病前高血压患者血压可降至正常，而且多数患者不再恢复起病前血压水平。

可有与心律失常、休克、心力衰竭相关体征。

4.其他并发症

乳头肌功能不全或断裂、心室壁瘤、栓塞、心脏破裂、心肌梗死后综合征等。

(三)护理措施

1.身心休息

急性期绝对卧床,减少心肌耗氧,避免诱因。保持安静,减少探视避免不良刺激,保证睡眠。陪伴和安慰患者,操作熟练,有条不紊,理解并鼓励患者表达恐惧。

2.改善活动耐力

改善活动耐力,帮助患者制订逐渐活动计划。对于有固定时间和情境出现疼痛的患者,可预防性给药。若患者在活动后出现呼吸加快或困难、脉搏过快或停止后 3 分钟未恢复,血压异常、胸痛、眩晕应停止活动,并以此作为限制最大活动量的指标。

3.病情观察

监护 5～7 天,监测心电图、心率、心律、血压、血流动力学,有并发症应延长监护时间。如心率、心律和血压变化,出现心律失常,特别是室性心律失常和严重的房室传导阻滞、休克的发生,及时报告医师处理。观察尿量、意识改变,以帮助判断休克的情况。

4.给氧

前 3 天给予高流量吸氧 4～6 L/min,而后可间断吸氧。如发生急性肺水肿,按其处理原则护理。

5.止痛护理

遵医嘱给予哌替啶、吗啡、硝酸甘油等止痛药物,对于烦躁不安患者可给予地西泮肌内注射。观察疼痛性质及其伴随症状的变化,注意有无呼吸抑制、心率加快等不良反应。

6.防止便秘护理

向患者强调预防便秘的重要性,食用富含纤维食物,注意饮水 1500 mL/d,遵医嘱长期服用缓泻药,保证大便通畅。必要时应用润肠药、低压灌肠等。

7.饮食护理

给予低热量、低脂、低胆固醇和高维生素饮食,少量多餐,避免刺激性食品。

8.溶栓治疗护理

溶栓前要建立并保持静脉通道畅通。仔细询问病史,除外溶栓禁忌证;溶栓前需检查血常规、出凝血时间、血型和配血备用。

溶栓治疗中观察患者有无寒战、皮疹、发热等过敏反应。应用抗凝药物如阿司匹林、肝素,使用过程中应严密观察有无出血倾向。应用溶栓治疗时应严密监测出凝血时间和纤溶酶原,防止出血,注意观察有无牙龈、皮肤、穿刺点出血和大小便的颜色。如出现大出血时需立即停止溶栓、输鱼精蛋白、输血。

溶栓治疗后应定时记录心电图、检查心肌酶谱,观察胸痛有无缓解。

9.经皮冠状动脉介入治疗后护理

防止出血与血栓形成,停用肝素 4 小时后,复查全血凝固时间,凝血时间在正常范围之内,拔除动脉鞘管,压迫止血,加压包扎,患者继续卧床 24 小时,术肢制动。同时,严密观察生命体征，有无胸痛。观察足背动脉搏动情况、鞘管留置部位有无出血、血肿。

10.预防并发症

(1)预防心律失常及护理：急性期要持续心电监护，发现频发室性期前收缩，成对的、多源性的、呈 RonT 现象的室性期前收缩或发现房室传导阻滞时，应及时通知医师处理，遵医嘱应用利多卡因等抗心律失常药物，同时要警惕发生室颤、猝死。

电解质紊乱、酸碱失衡也是引起心律失常的重要因素，要监测电解质和酸碱平衡状态，准备好急救药物和急救设备如除颤器、起搏器等。

(2)预防休克及护理：遵医嘱给予扩容、纠酸、血管活性药物，避免脑缺血、保护肾功能，安置患者于卧位或头低足高位。

(3)预防心力衰竭及护理：在起病最初几天甚至在心肌梗死演变期内，急性心肌梗死的患者可以发生心力衰竭，多表现左心衰竭。因此，要严密观察患者有无咳嗽、咳痰、呼吸困难、尿少等症状，观察肺部有无湿啰音。避免情绪烦躁、饱餐、用力排便等加重心脏负荷的因素。如发生心力衰竭，即按心力衰竭护理进行护理。

11.健康教育

(1)养成良好生活习惯：调整生活方式，缓解压力，克服不良情绪，避免饱餐、寒冷刺激。洗澡时应注意不在饱餐和饥饿时进行，水温和体温相当，时间不要过长，卫生间不上锁，必要时有人陪同。

(2)积极治疗危险因素：积极治疗高血压、高血脂、糖尿病、控制体重于正常范围，戒除烟酒。自觉落实二级预防措施。

(3)按时服药：了解所服药物作用、不良反应，随身带药物和保健卡。按时服药、定期复查，终身随诊。

(4)合理饮食：食用低热量、低脂、低胆固醇，总热量不宜过高的饮食，以维持正常体重为度。清淡饮食，少量多餐。避免大量刺激性食品。多食含纤维素和果胶的食物。

第十四节　心律失常

一、概述

心脏的传导系统由产生和传导冲动的特殊分化的传导组织构成，包括窦房结、结间束、房室结、希氏束、左右束支及浦肯野纤维网。

冲动由窦房结产生，沿结间束和心房肌传递，到达房室结及左心房，冲动此时传递速度极慢，当冲动传递到希氏束后传递速度再度加速，左右束支及浦肯野纤维网传递速度极快捷，使整个心室几乎同时被激动，最终冲动到达心外膜，完成一次完整的心动周期。

心脏传导系统也接受迷走神经和交感神经的支配，迷走神经兴奋性增加会使窦房结的自律性和传导性抑制，延长窦房结和周围组织的不应期，减慢房室结的传导，延长了房室结的不应期。交感神经作用与迷走神经相反。

各种原因引起心脏冲动频率、节律、起源部位、冲动传导速度和次序的异常均可引起心脏活动的规律发生紊乱，称为心律失常。

临床上根据心律失常发作时心率的快慢可分为快速性心律失常和缓慢性心律失常。心律失常按其发生原理可分为冲动形成异常和冲动传导异常两大类。

1.冲动形成异常

(1)窦性心律失常：由窦房结发出的冲动频率过快、过慢或有明显不规则形成的心律失常，如窦性心动过速、窦性心动过缓、窦性心律不齐、窦性停搏。

(2)异位心律：起源于窦房结以外(异位)的冲动，则形成期前收缩、阵发性心动过速、扑动、颤动以及逸搏心律等心律失常。

2.冲动传导异常

(1)生理性：干扰及房室分离。

(2)病理性：传导阻滞常见的有窦房传导阻滞、房室传导阻滞、房内传导阻滞、室内传导阻滞(左、右束支及左束支分支传导阻滞)。

(3)房室间传导途径异常：预激综合征。

二、窦性心律失常

心脏的正常起搏点位于窦房结，其冲动产生的频率是60～100次/分，产生的心律称为窦性心律。心电图特征P波在Ⅰ、Ⅱ、aVF导联直立，aVR导联倒置，P-R间期0.12～0.20秒。窦性心律的频率因年龄、性别、体力活动等不同有显著的差异。

(一)窦性心动过速

成人窦性心律100～150次/分，偶有高达200次/分，称窦性心动过速。窦性心动过速通常逐渐开始与终止。刺激迷走神经可以使其频率减慢，但刺激停止又加速至原来的水平。

1.病因

多数属生理现象，健康人常在吸烟，饮茶、咖啡、酒，剧烈运动或情绪激动等情况下发生。在某些病时也可发生，如发热、甲状腺功能亢进、贫血、心肌缺血、心力衰竭、休克等。应用肾上腺素、阿托品等药物亦常引起窦性心动过速。

2.心电图特征

窦性P波规律出现，频率＞100次/分，P-P间期＜0.6秒。

3.治疗原则

一般不需特殊治疗。祛除诱发因素和针对原发病做相应处理。必要时可应用β受体阻滞药如美托洛尔，减慢心率。

(二)窦性心动过缓

成人窦性心律频率＜60次/分，称窦性心动过缓。常同时伴发窦性心律不齐(不同P-P间期的差异＞0.12秒)。

1.病因

多见于健康的青年人、运动员、睡眠状态，为迷走神经张力增高所致。亦可见于颅内压增高、器质性心脏病、严重缺氧、甲状腺功能减退、阻塞性黄疸等。服用抗心律失常药物如β受体阻滞药、胺碘酮、钙通道阻滞药和洋地黄过量等也可发生。

2.心电图特征

窦性P波规律出现，频率＜60次/分，P-P间期＞1秒。

3.临床表现

一般无自觉症状，当心率过分缓慢，出现心排血量不足，可出现胸闷、头晕，甚至晕厥等症状。

4.治疗原则

窦性心动过缓一般无症状，也不需治疗；病理性心动过缓应针对病因采取相应治疗措施。如因心率过慢而出现症状者则可用阿托品、异丙肾上腺素等药物，但不宜长期使用。症状不能缓解者可考虑心脏起搏治疗。

（三）病态窦房结功能综合征

病态窦房结功能综合征，简称病窦综合征，是窦房结的病变导致功能减退，出现多种心律失常的表现。病窦综合征常合并心房自律性异常，部分患者可有房室传导功能障碍。

1.病因

某些疾病如甲状腺功能亢进、伤寒、布氏杆菌病、淀粉样变、硬化与退行性变等，在病程中损害了窦房结，导致窦房结起搏和传导功能障碍；窦房结周围神经和心房肌的病变，减少窦房结的血液供应，影响其功能；迷走神经张力增高、某些抗心律失常药物抑制窦房结功能，亦可导致窦房结功能障碍。

2.心电图特征

主要表现：①非药物引起的持续的窦性心动过缓，心率＜50次/分。②窦性停搏与窦房传导阻滞。③窦房传导阻滞与房室传导阻滞同时并存。④心动过缓与房性快速心律失常交替发作。

其他表现：①心房颤动患者自行心室率减慢，或发作前后有心动过缓和（或）一度房室传导阻滞。②房室交界区性逸搏心律。

3.临床表现

发作性头晕、黑曚、乏力，严重者可出现晕厥等，与心动过缓有关的心、脑血管供血不足的症状。有心动过速症状者，还可有心悸、心绞痛等症状。

4.治疗原则

对于无心动过缓有关供血不足的症状患者，不必治疗，定期随访；对于有症状的患者，应用起搏器治疗。心动过缓-心动过速综合征患者应用起搏器后，仍有心动过速症状，可应用抗心律失常药物，但避免单独使用抗心律失常药物，以免加重心动过缓症状。

三、期前收缩

根据异位起搏点部位的不同，期前收缩可分为房性、房室交界区性和室性期前收缩。期前收缩起源于一个异位起搏点，称为单源性，起源于多个异位起搏点，称为多源性。

临床上将偶尔出现期前收缩称偶发性期前收缩，但期前收缩每分钟>5个称频发性期前收缩。如每一个窦性搏动后出现一个期前收缩，称为二联律；每两个窦性搏动后出现一个期前收缩，称为三联律；每一个窦性搏动后出现两个期前收缩，称为成对期前收缩。

（一）病因

各种器质性心脏病如冠心病、心肌炎、心肌病、风湿性心脏病、二尖瓣脱垂等可引起期前收缩。电解质紊乱、应用某些药物亦可引起期前收缩。另外，健康人在过度劳累、情绪激动、大量吸烟饮酒、饮浓茶、进食咖啡因等可引起期前收缩。

（二）心电图特征

1.房性期前收缩

P波提早出现，其形态与窦性P波不同，P-R间期>0.12秒，QRS波群形态与正常窦性心律的QRS波群相同，期前收缩后有不完全代偿间歇。

2.房室交界性期前收缩

提前出现的QRS波群，其形态与窦性心律相同；P波为逆行型（在Ⅱ、Ⅲ、aVF导联中倒置）出现在QRS波群前，P-R间期<0.12秒。或出现在QRS波后，R-P间期<0.20秒。也可出现在QRS波之中。期前收缩后大多有完全代偿间歇。

3.室性期前收缩

QRS波群提前出现，形态宽大畸形，QRS时限>12秒，与前一个P波无相关；T波常与QRS波群的主波方向相反；期前收缩后有完全代偿间歇。

（三）临床表现

偶发期前收缩大多无症状，可有心悸或感到1次心搏加重或有心搏暂停感。频发期前收缩使心排血量降低，引起乏力、头晕、胸闷等。

脉搏检查可有脉搏不齐，有时期前收缩本身的脉搏减弱。听诊呈心律失常，期前收缩的第一心音常增强，第二心音相对减弱甚至消失。

（四）治疗要点

1.病因治疗

积极治疗病因，消除诱因。如改善心肌供血，控制炎症，纠正电解质紊乱，防止情绪紧张和过度疲劳。

2.对症治疗

偶发期前收缩无重要临床意义，不需特殊治疗，亦可用小量镇静药或β受体阻滞药；对症状明显、呈联律的期前收缩需应用抗心律失常药物治疗，如频发房性、交界区性期前收缩常选用维拉帕米、β受体阻滞药等；室性期前收缩常选用利多卡因、美西律、胺碘酮等；洋地黄中毒引起的室性期前收缩应立即停用洋地黄，并给予钾盐和苯妥英钠治疗。

四、阵发性心动过速

阵发性心动过速是指阵发性、快速而规则的异位心律，由3个以上包括3个连续发生的期前收缩形成。根据异位起搏点部位的不同,可分为房性、交界区性和室性三种,房性与交界区性心动过速有时难以区别,故统称为室上性心动过速,简称室上速。阵发性室性心动过速简称室速。

(一)病因

1.室上速病因

常见于无器质性心脏病的正常人,也可见于各种心脏病患者,如冠心病、高血压、风心病、甲状腺功能亢进、洋地黄中毒等患者。

2.室速病因

多见于器质性心脏病患者,最常见于冠心病急性心肌梗死,其他如心肌病、心肌炎、风湿性心脏病、电解质紊乱、洋地黄中毒、Q-T 延长综合征、药物中毒等。

(二)心电图特征

1.室上速心电图特征

连续 3 次或以上快而规则的房性或交界区性期前收缩(QRS 波群形态正常),频率为 150～250 次/分,P 波为逆行性(Ⅱ、Ⅲ、aVF 导联倒置),常埋藏于 QRS 波群内或位于其终末部分,与 QRS 波群保持恒定关系,但不易分辨。

2.室速心电图特征

连续 3 次或 3 次以上室性期前收缩;QRS 波形态畸形,时限＞0.12 秒,有继发性 ST-T 改变,T 波常与 QRS 波群主波方向相反;心室率 140～220 次/分,心律可以稍不规则;一般情况下 P 波与 QRS 波群无关,形成房室分离;常可见到心室夺获或室性融合波,是诊断室速的最重要依据。

(三)临床表现

1.室上速临床表现特点

心率快而规则,常达 150～250 次/分。突发突止,持续数秒、数小时甚至数日不等。发作时患者可有心悸、胸闷、乏力、头晕、心绞痛,甚至发生心力衰竭、休克。症状轻重取决于发作时的心率及持续时间。

2.室速临床表现特点

发作时临床症状轻重可因发作时心率、持续时间、原有心脏病变而各有不同。非持续性室速(发作持续时间少于 30 秒,能自行终止)患者,可无症状;持续性室速(发作持续时间长于 30 秒,不能自行终止)由于快速心率及心房、心室收缩不协调,心排血量降低,血流动力学明显障碍,心肌缺血,可出现呼吸困难、心绞痛、血压下降、晕厥、少尿、休克甚至猝死。听诊心率增快 140～220 次/分,心律可有轻度失常,第一心音强弱不一。

(四)治疗要点

1.室上速治疗

发作时间短暂,可自行停止者,不需特殊治疗。

持续发作几分钟以上或原有心脏病患者应采取:①刺激迷走神经的方法。刺激咽部引起呕吐反射、瓦尔萨尔瓦动作(深吸气后屏气,再用力做呼气动作)、按压颈动脉窦、将面部浸没于冰水中等。②抗心律失常药物。首选维拉帕米,其他可选用艾司洛尔、普罗帕酮等药物。③对于合并心力衰竭的患者,洋地黄可作首选药物,毛花苷 C 静脉注射。但其他患者洋地黄目前已少用。④应用升压药物。常用间羟胺、去甲肾上腺素等。

对于药物效果不好患者可采用食管心房起搏，效果不佳可采用同步直流电复律术。

对于症状重、频繁发作、用药物效果不好的患者，可应用经导管射频消融术进行治疗。

2.室速治疗

无器质性心脏病患者非持续性室速，又无症状者，无需治疗。

持续性发作时治疗首选利多卡因静脉注射，首次剂量为 50～100 mg，必要时 5～10 分钟后重复。发作控制后应继续用利多卡因静脉滴注维持 24～48 小时，维持量 1～4 mg/min 防止复发。其他药物有普罗帕酮、索他洛尔、普鲁卡因胺、苯妥英钠、胺碘酮、溴苄胺等。

如应用药物无效，或患者已出现低血压、休克、心绞痛、出血性心力衰竭、脑血流灌注不足时，可用同步直流电复律。洋地黄中毒引起的室速，不宜应用电复律。

五、扑动与颤动

当异位搏动的频率超过阵发性心动过速的范围时，形成的心律称为扑动或颤动，可分为心房扑动（简称房扑）、心房颤动（简称房颤）、心室扑动（简称室扑）、心室颤动（简称室颤）。房颤是仅次于期前收缩的常见心律失常，比房扑多见，是心力衰竭最常见的诱因之一。室扑、室颤是极危重的心律失常。

（一）房扑与房颤

心房内产生极快的冲动，心房内心肌纤维极不协调地乱颤，心房丧失有效的收缩，心排血量比窦性心律减少 25%以上。

1.病因

房扑、房颤病因基本相同，常发生于器质性心脏病患者，如风湿性心瓣膜病、冠心病、高血压性心脏病、甲状腺功能亢进、心力衰竭、心肌病等。也可发生于健康人情绪激动、手术后、急性酒精中毒、运动后。

2.心电图特征

（1）房扑心电图特点：P 波消失，呈规律的锯齿状扑动波（F 波），心房率 250～350 次/分，F 波与 QRS 波群成某种固定的比例，最常见的比例为 2∶1 房室传导，心室率规则或不规则，取决于房室传导比例，QRS 波群形态一般正常，伴有室内差异性传导或原有束支传导阻滞者 QRS 波群可宽大变形。

（2）房颤心电图特点：为窦性 P 波消失，代之以大小形态及规律不一的 F 波，频率 350～600 次/分，R-R 间期完全不规则，心室率极不规则，通常在 100～160 次/分。QRS 波群形态一般正常，伴有室内差异性传导或原有束支传导阻滞者 QRS 波群可宽大变形。

3.临床表现

房扑与房颤的临床症状取决于心室率的快慢，如心室率不快者可无任何症状。房颤心室率＜150 次/分，患者可有心悸、气促、心前区不适等症状，心室率极快者＞150 次/分，可因心排血量降低而发生晕厥、急性肺水肿、心绞痛或休克。持久性房颤，易形成左心房附壁血栓，若脱落可引起动脉栓塞。

房颤心脏听诊第一心音强弱不一致，心律绝对不规则。脉搏表现为快慢不均，强弱不等，发生脉搏短绌现象。

房扑心室率如极快，可诱发心绞痛和心力衰竭。

4.治疗要点

(1)房扑治疗：针对原发病进行治疗。应用同步直流电复律术转复房扑是最有效的方法。普罗帕酮、胺碘酮对转复、预防房扑复发有一定疗效。洋地黄类制剂是控制心室率首选药物，钙通道阻滞药对控制心室率亦有效。部分患者可行导管消融术治疗。

(2)房颤治疗：积极查出房颤的原发病及诱发原因，并给予相应的处理。急性期应首选电复律治疗。心室率不快，发作时间短暂者无需特殊治疗；如心率快，且发作时间长，可用洋地黄减慢心室率，维拉帕米、地尔硫䓬等药物终止房颤。对持续性房颤患者，如有恢复正常窦性心律指征时，可用同步直流电复律或药物复律。也可应用经导管射频消融进行治疗。

(二)室扑与室颤

心室内心肌纤维发生快而微弱的，不协调的乱颤，心室完全丧失射血能力，是最严重的心律失常，相当于心室停搏。

1.病因

急性心肌梗死是最常见病因，洋地黄中毒、严重低血钾、心脏手术、电击伤以及胺碘酮、奎尼丁中毒等也可引起。是器质性心脏病和其他疾病危重患者临终前发生的心律失常。

2.临床表现

室颤一旦发生，表现为迅速意识丧失、抽搐、发绀，继而呼吸停止，瞳孔散大甚至死亡。查体心音消失、脉搏触不到，血压测不到。

3.心电图特征

(1)室扑心电图特征：QRS-T波群消失，带之以相对规律均齐的快速大幅波动，频率为150～300次/分。

(2)室颤心电图特征：QRS波群与T波消失，呈完全无规则的波浪状曲线，形状、频率、振幅高低各异。

4.治疗原则

室颤可致心搏骤停，一旦发生立即做非同步直流电除颤，同时胸外心脏按压及人工呼吸，保持呼吸道通畅，迅速建立静脉通路，给予复苏和抗心律失常药物等抢救措施。

六、房室传导阻滞

冲动从心房传至心室的过程中发生障碍，冲动传导延迟或不能传导，称为房室传导阻滞，按其阻滞的程度，分为三度：一度房室传导阻滞，二度房室传导阻滞，三度房室传导阻滞。一度、二度又称为不完全性房室传导阻滞，三度则为完全性房室传导阻滞，此时全部冲动均不能被传导。

1.病因

多见于器质性心脏病，如冠心病、心肌炎、心肌病、高血压病、心内膜炎、甲状腺功能低下等。另外，电解质紊乱、药物中毒、心脏手术等也是引发房室传导阻滞的病因。偶见正常人在迷走神经张力增高时可出现不完全性房室传导阻滞。

2.临床表现

一度房室传导阻滞患者除有原发病的症状外，一般无其他症状。

二度房室传导阻滞又分为Ⅰ型和Ⅱ型，Ⅰ型又称文氏现象或莫氏Ⅰ型，二度Ⅰ型患者常有心悸和心搏脱落感，听诊第一心音强度逐渐减弱并有心搏；二度Ⅱ型又称莫氏Ⅱ型，患者心室率较慢时，可有心悸、头晕、气急、乏力等症状，脉律可不规则或慢而规则，但第一心音强度恒定。此型易发展为完全性房室传导阻滞。

三度房室传导阻滞的临床症状轻重取决于心室率的快慢，如患者心率30～50次/分，则出现心搏缓慢，脉率慢而规则，有心悸、头晕、乏力的感觉，出现晕厥、心绞痛、心力衰竭和脑供血不全等表现。当心率＜20次/分，可引起阿-斯综合征，甚至心搏暂停。

3.心电图特征

一度房室传导阻滞P-R间期＞0.20秒，无QRS波群脱落。

二度房室传导阻滞莫氏Ⅰ型（文氏现象）的特征：P-R间期逐渐延长，直至QRS波群脱落；相邻的R-R间期逐渐缩短，直至P波后QRS波群脱落，之后P-R间期又恢复以前时限，如此周而复始；包含QRS波群脱落的R-R间期比2倍正常窦性P-P间期短；最常见的房室传导比例为3∶2或5∶4。

莫氏Ⅱ型的特征为P-R间期固定（正常或延长），有间歇性P波与QRS波群脱落，常呈2∶1或3∶1传导；QRS波群形态多数正常。

三度房室传导阻滞，心房和心室独立活动，P波与QRS波群完全脱离关系；P-P距离和R-R距离各自相等；心室率慢于心房率；QRS波群形态取决于阻滞部位。

4.治疗原则

一度及二度Ⅰ型房室传导阻滞如心室率不慢且无症状者，一般不需治疗。心室率＜40次/分或症状明显者，可选用阿托品、异丙肾上腺素，提高心室率。但急性心肌梗死患者应慎用，因可导致严重室性心律失常。二度Ⅱ型和三度房室传导阻滞，心室率缓慢，伴有血流动力学障碍，出现阿-斯综合征时，应立即按心搏骤停处理。对反复发作、曾有阿-斯综合征发作的患者，应及时安装临时或埋藏式心脏起搏器。

七、心律失常的护理

（一）常用的护理诊断/问题

1.活动无耐力

与严重心律失常导致心排血量减少有关。

2.恐惧

与心律失常反复发作引起的心悸、心跳停跳感有关。

3.有受伤的危险

与心律失常引起的头晕或晕厥有关。

4.潜在并发症

心绞痛、阿-斯综合征、猝死。

（二）护理措施

1.病情观察

（1）监测生命体征：心律失常多发生突然，变化迅速，严重者可诱发休克、心绞痛、心肌梗死，甚至导致患者猝死，故应密切观察病情变化。①仔细检查心率和节律。对于房颤患者，应同时测量心率和脉搏。②密切监测血压变化。严重心律失常可致心源性休克，如患者收缩压低于 80 mmHg，脉压小于 20 mmHg，脉搏细速，面色苍白，四肢发凉、青紫，烦躁，尿少等，应按休克处理。③密切观察是否发生室颤及停搏。一旦发现患者意识丧失、抽搐、心音及大动脉搏动消失、血压测不到、呼吸停止等表现，应立即进行 CPR 抢救，进行心脏按压、人工呼吸等。

（2）熟悉心电监护性能：对严重心律失常患者进行心电监护，密切关注是否存在危险的先兆，如频发、多源性、成联律的室性期前收缩，RonT 现象，阵发性室上性心动过速，二度Ⅱ型房室传导阻滞；是否存在随时有猝死危险的严重心律失常，如室性心动过速、心室颤动、三度房室传导阻滞等。一旦发现，应及时报告医师，做出紧急处理。

2.生活护理

（1）充分休息：①保持环境安静，限制探视，减少不良刺激。②保证患者充足的休息时间和睡眠，严重心律失常患者应绝对卧床休息，减少心肌耗氧量和交感神经兴奋性；对无器质性心脏病的心律失常患者，应鼓励其正常工作和生活，但应避免过劳。③患者外出或上厕所时应有人陪伴、扶持，以防止患者摔倒、受伤。

（2）减少诱因：①保持大便通畅。②戒烟、限酒，不饮浓茶、咖啡等兴奋饮料。③给予高维生素、高蛋白、低脂、低钠饮食，不宜过饱。

3.用药护理

（1）遵医嘱使用抗心律失常药物：严格掌握其适应证，并密切观察心律变化，监测电解质。口服药物要定时定量，静脉给药要注意浓度及速度，如腺苷需弹丸式快速注射，避免失效，其他多数抗心律失常药需要缓慢注射。

（2）密切观察药物疗效及不良反应：用药后要观察患者的心率、节律、脉搏、血压及药物不良反应。因抗心律失常药物一般都有致心律失常作用，因此用药后需密切观察是否出现新的心律失常或原有心律失常加重。

常用抗心律失常药物的不良反应如下：①利多卡因如剂量过大，可引起头晕、眩晕、意识模糊、抽搐和呼吸抑制、心脏停搏等，静脉注射 1 小时内的总量不得超过 300 mg。②苯妥英钠用药期间应注意白细胞变化。此外静脉注射时勿将药物注射到皮下，以免组织坏死。③胺碘酮致心律失常很少发生，偶可致心动过缓；最严重的不良反应是肺纤维化，需定期查胸片；可致转氨酶升高，定期查肝功能；因含碘，长期应用应定期查甲状腺功能。④维拉帕米可致血压下降、心动过缓等。

4.备好急救药物和设备

（1）一旦发生严重心律失常，立即吸氧；快速建立至少两条静脉通道；准备好急救药物（如苯妥英钠、利多卡因、阿托品、异丙肾上腺素等）及除颤器、临时起搏器等。

(2)当阵发性室上速、持续性室性心动过速、心房颤动等导致血压降低、心衰、休克等发生且药物使用无效时,尽快协助医生实施同步电复律。

(3)对发生室颤者,即使当时无医师在场,护士也应立即使用除颤器为患者施行非同步直流电除颤或胸外心脏按压。

(4)窦性停搏、二度Ⅱ型传导阻滞和三度传导阻滞出现严重的循环障碍时,协助医生做好安置临时起搏器的准备。

5.心理护理

鼓励患者说出自己的心理感受,给予耐心的解释、安慰,消除患者的焦虑与恐惧心理;加强床边巡视,以增加患者的安全感。

(三)健康指导

(1)积极防治原发疾病,避免各种诱因如发热、疼痛、寒冷、饮食不当等,向患者及家属讲解心律失常的基本知识,重点是病因、诱因及预防知识。

(2)适当地休息与活动,注意生活规律、情绪稳定、劳逸结合,戒烟、酒、咖啡、浓茶。

(3)指导患者选择高蛋白、高维生素饮食,多食蔬菜、水果、低脂、低盐饮食,少量多餐,避免饱食、刺激性饮料、吸烟、酗酒等因素,保持大便通畅。

(4)指导患者及家属的应急措施,如教会家属 CPR,告知阵发性室上速患者物理兴奋迷走神经的方法。

(5)教会患者自测脉搏和听心律的方法,每天至少 1 次,每次 1 分钟,向患者及家属阐明按医嘱服药的重要性,让患者认识到服药的重要性,不可自行减量或撤换药,如有不良反应要及时就医。高危的慢性房颤的患者应坚持服用抗凝药物,观察有无出血的不良反应。

(6)注意安全。有晕厥史的患者应避免从事高危险性工作,安装起搏器患者应随身携带诊断卡及急救药物。

第十五节　心包病

心包由脏、壁层心包组成,两者间为心包腔,呈封闭囊袋状。心包腔内含少量(约 50 mL)液体。

心包炎是指心包因细菌、病毒、自身免疫、物理、化学等因素而发生急性炎性反应和渗液,以及心包粘连、增厚、缩窄、钙化等慢性病变。临床上主要有急性心包炎和慢性缩窄性心包炎。患者有发热、盗汗、咳嗽、咽痛或呕吐、腹泻等症状。心包渗出大量积液可发生急性心脏压塞症状。患者出现胸痛、呼吸困难、发绀、面色苍白甚至休克,还可有腹水、肝大等症状。

一、急性心包炎

急性心包炎是心包膜的脏层和壁层的急性炎症,病程在 6 周内,可以同时合并心肌炎和心内膜炎,也可以作为唯一的心脏病损而出现。病因可为多种致病因素,临床上以非特异性、结核性、化脓性和风湿性较为常见,心包渗液是其主要的病理生理基础,临床上主要表现为胸痛、心脏压塞的症状及全身症状。

1.症状

轻症者可无症状,故易被忽视,但一般多呈如下的表现。

(1)全身症状:根据病因及个体反应不同,全身症状差异较大。可伴有潜在的全身疾病如结核、肿瘤、尿毒症所致的咳嗽、咳痰、贫血、体重下降等症状。

(2)胸痛:多见于急性非特异性心包炎及感染性心包炎炎症变化的纤维蛋白渗出阶段。疼痛的性质和部位是易变的,常位于胸骨后或心前区,可放射至颈部和背部,呈锐痛,偶可位于上腹部,类似"急腹症";或与心肌梗死缺血性疼痛相似,呈钝痛或压榨性痛并放射至左上肢;或随每次心脏搏动而发生刺痛。疼痛可因心包和胸膜炎症受累两个因素引起,也可能与心包腔积液时心包牵张因素有关。疼痛多在卧位、咳嗽、深吸气时加重,前倾坐位时减轻。急性非特异性心包炎常伴胸膜炎,疼痛较明显,结核性和尿毒症心包炎疼痛较轻或完全无痛。

(3)心包积液压迫症状:肺、气管、支气管和大血管受压迫引起肺淤血,肺活量减少,通气受限制,可引起呼吸困难,呼吸变浅变速。患者常自动采取前卧坐位,使心包渗液向下向前移位,以减轻压迫症状。大量心包积液压迫气管可产生激惹性咳嗽。喉返神经、膈神经受压时可分别出现声音嘶哑、呃逆症状。食管受压则可有吞咽困难。动脉血压显著下降时可见面色苍白、烦躁不安等休克症状。

2.体征

(1)心包摩擦音为急性纤维蛋白性心包炎的特异性体征,是由于炎症而变得粗糙的壁层与脏层心包在心脏活动时相互摩擦产生的声音,呈搔刮样粗糙的声音。心包摩擦音多位于心前区,以胸骨左缘第3、4、5肋间最明显,在坐位前倾、深吸气后屏息时较易听到。响的摩擦音在心前区扪诊可有摩擦感,可持续数小时、数天、数周不等。当心包积液增多,使两层心包完全分开时,心包摩擦音消失;如两层心包有部分粘连,虽有心包积液,有时仍可闻及摩擦音,是急性心包炎早期具有诊断价值的体征。

(2)心包积液症状的出现与积液的量和速度有关,而与积液性质无关。当心包积液达200～300 mL以上或积液迅速积聚时出现下列体征。

①心包积液本身体征:心脏搏动减弱或消失,心浊音界向两侧扩大.相对浊音界消失。心音轻而远,心率增快。少数人在胸骨左缘第3～4肋间可听到舒张早期额外音(心包叩击音),此音在第一心音、第二心音后,高调呈拍击样,是由于心室舒张时受心包积液的限制,血液突然终止形成旋涡和冲击心室壁产生震动所致。

②心脏压塞征象:大量心包积液或积液迅速积聚,可产生急性心脏压塞征,心排血量明显下降,表现为心动过速,脉搏细弱,发绀,收缩压下降,脉压减少甚至休克。如积液为缓慢积聚过程,也可产生慢性心脏压塞征,表现为静脉压显著升高,颈静脉怒张而搏动不明显,且在吸气期更明显(库斯莫尔征),肝颈静脉回流征阳性,有肝大伴压痛、腹水和下肢水肿。可出现奇脉,即吸气时脉搏减弱或消失,呼气时脉搏增强或重现,听诊血压时,可发现呼气期收缩压较吸气期高出1.33 kPa以上。

③左肺受压迫征象:大量心包积液时,心脏向左后移位,压迫左肺,引起左肺下叶不张,在

左肩胛下角区出现肺实变表现，称为尤尔特征。

二、慢性缩窄性心包炎

慢性缩窄性心包炎是由急性心包炎发展而来，但多数患者呈隐性经过，故在就诊时就已成为缩窄性心包炎而失去原有的病理特征，使病因常难确定。本病是一种涉及心包浆膜层及纤维层的慢性炎症过程，由于心包显著增厚、粘连、钙化，导致心包增厚，并对心室及大血管产生压迫，导致心脏舒张、收缩功能受限，血液回流障碍，从而引起心脏及全身一系列病理生理改变。心包增厚可为全面的，也可仅限于心包的局部。心脏大小仍正常，偶可较小。长期缩窄，心肌可萎缩。

在能肯定的病因中，我国仍以结核性心包炎为最常见，其次也见于心包外伤后或类风湿关节炎的患者。真菌或病毒感染未及时得到治疗，也可导致本病的发生。欧美的病因报道中以特发性心包炎或病毒性心包炎为缩窄性心包炎的主要病因，其次为心脏外科手术后。根据文献报道，目前中国同欧美一样，肿瘤性、放射性和心脏直视手术引起缩窄性心包炎病例在逐年增多。

1.症状

起病隐匿，常于急性心包炎数月至数年才发生心包缩窄。患者有不同程度的呼吸困难、腹部膨胀、乏力、头晕、食欲缺乏、咳嗽、体重减轻和肝区疼痛等。

2.体征

(1)心脏本身的表现：心浊音界正常或稍增大；心浊音界不增大，心尖冲动减弱或消失；心音弱而遥远，部分患者可于胸骨左缘第 3、4 肋间及心尖部闻及心包叩击音。

(2)心脏受压的表现 v 颈静脉怒张、胸腔积液、肝大、腹水、下肢水肿、库斯莫尔征等；收缩压降低，舒张压升高，脉压缩小，脉搏细弱无力、奇脉。

三、心包疾病护理

(一)护理评估

1.身体评估

评估患者神志、意识状态、生命体征情况、饮食和营养情况、体重、睡眠情况、排泄形态、活动耐力，评估患者是否有静脉留置针。

2.病史评估

评估患者本次发病有无胸痛、干咳、肺部啰音、缺氧症状、心脏压塞征，有无水肿。评估有无家族史，既往史(有无风湿史、感染史、结核病史等)。评估患者目前治疗情况、治疗效果，有无药物的不良反应。评估患者对自己的病史、病程了解程度，有无思想准备及足够认识。

(二)护理措施

1.一般护理

(1)休息与卧位：保持环境安静，限制探视，注意病室的温度和湿度，避免患者受凉，以免发生呼吸道感染从而加重呼吸困难。衣着应宽松，以免妨碍胸廓运动。指导患者进行活动，防止肌肉萎缩。注意休息，避免劳累。根据病情协助患者采取不同卧位，呼吸困难的患者协助取半卧位或坐位，心脏压塞的患者往往被迫采取前倾坐位，应提供可以依靠的床上小桌，使患者取舒适体位，并协助完成生活护理。告知患者出现胸痛时应卧床休息，勿用力咳嗽、深呼吸或突然改变体位，以免引起疼痛加重，待症状消失后，可逐渐增加活动量。

(2)给氧：对于呼吸困难的患者可遵医嘱给予氧气吸入，在吸氧过程中要告知患者用氧的注意事项，应远离明火，保证用氧的安全。

(3)皮肤护理：卧床患者做好皮肤的护理，避免发生压疮，保持床单位的平整、干燥，避免潮湿。患者变换体位时应避免拖、拉、拽等动作，防止损伤皮肤的完整性，衣着应宽松，避免穿过紧的衣服。对于发热的患者，密切观察体温变化，保持衣服的干爽。

(4)饮食：给予高热量、高蛋白质、高维生素易消化饮食，若有心脏压塞或心功能不全，则应注意控制液体和钠盐总量的摄入。

2.病情观察

(1)生命体征：监测患者生命体征变化，如体温、血压、心率、呼吸等。

(2)关注患者的主诉：观察患者有无胸痛、干咳、声音嘶哑、吞咽困难、食欲缺乏等症状。

(3)出入量：每日准确记录患者的出入量及体重。

3.用药护理

遵医嘱准确用药，注意控制输液速度，防止加重心脏负担。应用抗菌、抗结核、抗肿瘤等药物治疗时，做好相应的观察和护理。应用解热镇痛药时注意观察患者有无胃肠道反应、出血等不良反应。应用吗啡时注意有无呼吸抑制以及观察患者疼痛的缓解情况。

4.并发症的预防与护理

对心包渗出液明显的患者，严密观察心脏受压征象，备好抢救物品。如患者出现呼吸困难、心率加快、面色苍白、血压下降、大汗、奇脉时，应及时报告医生协助处理，必要时配合医生进行心包穿刺。

5.辅助检查的护理

心包穿刺是心包疾病患者中主要的辅助检查，在此重点介绍心包穿刺的配合和护理。

(1)术前护理：向患者说明手术的配合方法、意义和必要性，解除患者思想顾虑；开放静脉通路，进行持续心电监测；备齐用物及抢救物品。

(2)术中配合：嘱患者勿活动、剧烈咳嗽或深呼吸，穿刺过程中有任何不适立即告诉医护人员；操作要注意严格无菌，抽液过程中随时夹闭管路，防止空气进入；抽液要缓慢，每次抽液量不超过 300 mL，以防急性右室扩张，若抽出新鲜血，应立即停止抽液，抽液过程中密切观察患者有无心脏压塞症状；记录抽液量、性质，按要求及时送检；操作结束后密切观察患者的反应并听取患者的主诉，注意观察面色、呼吸、血压、脉搏变化等，如有异常，及时通知医生并协助处理。

(3)术后护理：患者穿刺部位覆盖无菌纱布，用胶布固定；穿刺后嘱患者卧床休息，继续行心电监护，密切观察患者生命体征变化；行心包引流者做好引流管的护理，待每天心包抽液量＜25 mL时及时拔除导管，留置心包引流管期间如有不适应随时通知医护人员。

6.心理护理

患者入院后，常常精神紧张，需给予解释和安慰，消除不良心理因素，取得患者的配合。在行心包穿刺抽液治疗前，做好解释工作，通过讲解此项治疗的意义、过程、术中配合事项等，减轻患者焦虑不安情绪。

7.健康指导

(1)嘱患者注意休息，避免劳累，劳逸结合，适量活动，预防心力衰竭。

(2)嘱患者注意防寒保暖，增加机体免疫力，预防各种感染。

(3)嘱咐患者进食高热量、高蛋白质、高维生素、易消化饮食，并限制钠盐摄入。

(4)指导患者遵医嘱按时服药，不可擅自停药，注意自我观察药物的不良反应，定期检查肝肾功能。

(5)告知患者相关药物的不良反应，教会患者要学会自我监测。

(6)嘱患者定期复查。

第十六节　心脏瓣膜病

心脏瓣膜病是心脏瓣膜及其附属结构(如瓣叶、瓣环、腱索及乳头肌等)因各种原因造成的以瓣膜增厚、粘连、纤维化、缩短为主要病理改变，以单个或多个瓣膜狭窄和(或)关闭不全为主要临床表现的一组心脏病。若瓣膜互相粘连、增厚、变硬、畸形致瓣膜开放受到限制，从而阻碍血液流通，称瓣膜狭窄；若瓣膜因增厚、缩短，以致不能完全闭合，导致部分血液返流，则称瓣膜关闭不全。二尖瓣最常受累，其次为主动脉瓣；若两个或两个以上瓣膜同时累及，临床上称为多瓣膜病。

引起本病的病因有炎症、黏液瘤样变性、退行性改变、先天性畸形、缺血性坏死、结缔组织疾病及创伤等。其中风湿性心脏病(简称风心病)是我国常见的心脏瓣膜病之一，它是由反复风湿热发生所造成的心脏瓣膜损害。风湿热是一种自身免疫性结缔组织疾病，主要累及心脏和关节，也可侵犯皮下组织、脑、浆膜及小血管等，与甲族乙型溶血性链球菌感染密切相关，患者多有反复链球菌扁桃体炎或咽峡炎病史。多发于冬春季节，寒冷潮湿环境下及医疗较差的地区。主要累及 40 岁以下人群，女性居多。最常累及的瓣膜是二尖瓣。急性风湿热后，至少需 2 年始形成明显二尖瓣狭窄。目前随着风湿热的减少，其发生率有所降低，而非风湿性的瓣膜病，如瓣膜黏液样变性和老年人的瓣膜钙化，日益增多。

一、二尖瓣疾病

(一)二尖瓣狭窄

1.病因病理

二尖瓣狭窄的最常见病因是风湿热，近半数患者有反复链球菌感染病史如扁桃体炎、咽峡炎等。虽然青霉素在预防链球菌感染的应用，使风湿热、风湿性心瓣膜病的发病率下降，但是风湿性二尖瓣狭窄仍是我国主要的瓣膜病。急性风湿热后，需要两年多形成明显二尖瓣狭窄，急性风湿热多次发作较一次发作出现狭窄早。先天性畸形、结缔组织病也是二尖瓣狭窄的病因。

风湿热导致二尖瓣不同部位的粘连融合，导致二尖瓣狭窄，二尖瓣开放受限，瓣口截断面减少。二尖瓣终呈漏斗状，瓣口常为“鱼口”状。瓣叶钙化沉积常累及瓣环，使其增厚。

慢性二尖瓣狭窄可导致左心房扩大及房壁钙化，尤其在出现房颤时左心耳、左心房内易发生血栓。

2.病理生理

正常二尖瓣口的面积是 4～6 cm^2，当瓣口面积减小到对跨瓣血流产生影响时，即定义为狭窄。二尖瓣狭窄可分为轻、中、重度三个狭窄程度，瓣口面积 1.5 cm^2 以上为轻度，1～1.5 cm^2 为中度，<1 cm^2 为重度。测量跨瓣压差可以判断二尖瓣狭窄的程度。重度二尖瓣狭窄跨瓣压差显著增加，可达 20 mmHg。

随着瓣口的狭窄，当心室舒张时，血液自左心房进入左心室受阻，使左心房不能正常排空，致左心房压力增高，当严重狭窄时，左心房压可高达 25 mmHg，才可使血流通过狭窄的瓣口充盈左心室，维持正常的心排血量。左心房压力升高，致使肺静脉压升高，肺的顺应性减少，出现劳力性呼吸困难、心率增快，左心房压会更高。当有促使心率增快的诱因出现时，急性肺水肿被诱发。

左心房压力增高，肺静脉压升高，使肺小动脉收缩，最终导致肺血管的器质性闭塞性改变产生肺动脉高压、增加右室后负荷，使右心室肥大，甚至右心衰竭，出现体循环淤血的相应表现。

3.临床表现

(1)症状：最常出现的早期症状是劳力性呼吸困难，常伴有咳嗽、咯血。首次出现呼吸困难常以运动、精神紧张、性交、感染、房颤、妊娠为诱因。随着瓣膜口狭窄加重，可出现阵发性夜间呼吸困难，严重时可导致急性肺水肿，咳嗽、咳粉红色泡沫痰。常出现心律失常是房颤，可有心悸、乏力、疲劳，甚至可有食欲减退、腹胀、肝区疼痛、下肢水肿症状。

部分患者首发症状为突然大量咯鲜血，并能自行止住，往往常见于严重二尖瓣狭窄患者。

(2)体征：可出现面部两颧绀红、口唇轻度发绀，称“二尖瓣面容”。

心尖部可触及舒张期震颤；心尖部可闻及舒张期隆隆样杂音是最重要的体征；心尖部第一心音亢进及二尖瓣开放拍击音；肺动脉瓣区第二心音亢进、分裂。

(3)并发症

①房颤：是早期常见的并发症，亦是患者就诊的首发症状。房颤发生率随左心房增大和年龄增长而增加。发生前常出现房性期前收缩，初始是阵发性房扑和房颤，之后转为慢性房颤。

②急性肺水肿：是重度二尖瓣狭窄的严重并发症，如不及时救治，可能致死。

③血栓栓塞：约有 20%患者发生体循环栓塞，偶尔为首发症状。发生栓塞的 80%患者是有房颤病史。血栓脱落引起周围动脉栓塞，以脑动脉栓塞常见。左心房带蒂球形血栓或游离漂浮球形血栓可能突然阻塞二尖瓣口，导致猝死。而肺栓塞发生常是房颤或右心衰竭时，在右

房有附壁血栓形成脱落所致。

发生血栓栓塞的危险因素有房颤，直径>55 mm的大左心房，栓塞史，心排血量明显降低。

④右心衰竭：是晚期常见并发症，也是二尖瓣狭窄主要死亡原因。

⑤感染：因本病患者常有肺淤血，极易出现肺部感染。

（二）二尖瓣关闭不全

1.病因病理

心脏收缩期二尖瓣的关闭要依靠二尖瓣的瓣叶、瓣环、腱索、乳头肌和左心室的结构及功能的完整性，任何部分出现异常均可导致二尖瓣关闭不全。

（1）瓣叶：风湿热损害最常见，约占二尖瓣关闭不全患者1/3，女性为多见。风湿性病变造成瓣膜僵硬、变性，瓣缘卷缩，瓣膜交界处的粘连融合，导致二尖瓣关闭不全。

各种原因所致二尖瓣脱垂，心脏收缩时进入左心房影响二尖瓣的关闭；感染性心内膜炎、肥厚型心肌病、先天性心脏病心内膜垫缺损均能使瓣叶结构及功能损害，导致二尖瓣关闭不全。

感染性心内膜炎、二尖瓣创伤性损伤、人工瓣损伤等都可造成瓣叶穿孔，发生急性二尖瓣关闭不全。

（2）瓣环：各种原因引起的左心室增大或伴有左心衰竭，都可使瓣环扩大，导致二尖瓣关闭不全。但随心脏缩小、心功能改善，二尖瓣关闭不全情况也会改善。

二尖瓣环钙化和退行性变，多发生于老年女性患者，亦导致二尖瓣关闭不全。严重二尖瓣环钙化累及传导系统，可引起不同程度的房室或室内传导阻滞。

（3）腱索：先天性或各种继发性的腱索病变，如腱索过长、腱索的粘连挛缩或断裂，均可导致二尖瓣关闭不全。

（4）乳头肌：冠状动脉灌注不足致使乳头肌血供不足，使其功能失调，导致二尖瓣关闭不全。如是暂时性乳头肌缺血，出现二尖瓣关闭不全也是短暂的。乳头肌坏死是心肌梗死的常见并发症，会造成永久性二尖瓣关闭不全。虽然乳头肌断裂发生率低，但一旦发生，即可出现严重致命的二尖瓣关闭不全。

乳头肌脓肿、肉芽肿、淀粉样变和结节病等，也是二尖瓣关闭不全的病因。一侧乳头肌缺如、降落伞二尖瓣综合征等先天性乳头肌畸形，也可使二尖瓣关闭不全。

2.病理生理

心室收缩时，二尖瓣关闭不全，部分血液反流入左心房，使左心房承接肺静脉和反流的血液，而使左心房压力增高，心室舒张期左心房有过多的血液流入左心室，左心室压力增高，导致左心房和左心室代偿性肥大。当左心室功能失代偿，不仅心搏出量减少，而且加重反流，导致左心房进一步扩大，最后引起左心衰竭，出现急性肺水肿，继之肺动脉高压。持续肺动脉高压又必然导致右心衰竭，最终为全心衰竭。

3.临床表现

（1）症状：轻者可无症状，风心病患者可从首次风湿热后，无症状期常可超过20年。重者出现左心功能不全的表现如疲倦、心悸、劳力性呼吸困难等，后期可出现右心功能不全的表现。

急性二尖瓣关闭不全，轻度反流可有轻度的劳力性呼吸困难。重度反流如乳头肌断裂，将立刻发生急性左心衰竭，甚至发生急性肺水肿或心源性休克。

(2)体征：心脏搏动增强并向左下移位；心尖区全收缩期粗糙吹风样杂音是最重要体征，第一心音减弱，肺动脉瓣区第二心音亢进。

(3)并发症：二尖瓣关闭不全的并发症与二尖瓣狭窄的并发症相似，但心力衰竭情况出现较晚。感染性心内膜炎较二尖瓣狭窄常见；房颤、血栓栓塞较二尖瓣狭窄少见。

急性二尖瓣关闭不全，重度反流，可短期内发生急性左心衰竭，甚至发生急性肺水肿或心源性休克，预后差。

二、主动脉瓣狭窄

主动脉瓣狭窄(AS)是指主动脉瓣的收缩或梗阻导致左心室向升主动脉的射血发生梗阻。

(一)病因和发病机制

1.病因

(1)风湿性AS：风湿性炎症过程一瓣膜交界处融合，瓣叶纤维化、僵硬、钙化和挛缩畸形，导致瓣口狭窄。几乎无单纯的AS，多伴有主动脉瓣关闭不全和二尖瓣损害。

(2)退行性老年钙化性AS为65岁以上老年人单纯AS的常见原因。无交界处的融合，瓣叶主动脉面有钙化结节赘生物，限制瓣口运动，常伴二尖瓣环钙化。

(3)先天性畸形性AS：①先天性二尖瓣钙化性AS，先天性二尖瓣畸形见于1%～2%的人群，男性多于女性，畸形所致湍流对瓣叶的长期创伤导致瓣叶纤维化与钙化，成年期形成AS，为成人孤立性AS的常见原因。②先天性AS，出生即有狭窄。

(4)其他少见的原因有大的赘生物阻塞瓣口，如感染性心内膜炎。

2.发病机制

主动脉瓣狭窄→左心室射血受阻→左心室后负荷增加→左心室舒张末期压力增加→左心室代偿性肥厚，伴轻度扩张而代偿→进一步发展→左心房压增大→肺淤血→左心室功能不全。

(二)临床表现和诊断

1.症状(AS“三联症”)

(1)晕厥：因脑缺血引起，常发生于直立位、运动中或运动后即刻，极少在休息时发生。房性或室性心律失常可诱发晕厥发作。

(2)呼吸困难：为肺淤血所致，开始为劳力性呼吸困难，进而出现端坐呼吸、夜间阵发性呼吸困难和急性肺水肿。

(3)心绞痛：①胸骨后疼痛，可向别处转移。②心脏紧缩感。③活动后加重，休息后可缓解。

2.体征

(1)外周脉搏减弱(主动脉瓣的射血呈持续性→外周脉搏振幅降低；收缩压降低和舒张压的逐渐降低或不变→脉压变小)。

(2)主动脉的喷射音(短促而响亮的单音。由于主动脉瓣开放突然向前移动，左心室高速血流冲击扩张的主动脉)。

(3)第一心音后的收缩期喷射性杂音(响亮而粗糙;递增-递减而呈菱形于收缩中晚期。狭窄越重,杂音越强。向颈部、锁骨下传导,多数伴收缩期震颤)。

(4)第一心音正常,第二心音减弱或消失(第二心音成为单一的肺动脉瓣成分)。

(5)肺动脉瓣第二心音分裂(左心室射血时间延长,主动脉瓣关闭延迟)。

(6)老年钙化性 AS,杂音在心底部粗糙,放射至心尖,心尖区最响。

(三)经导管主动脉瓣置入术的围术期护理

经导管主动脉瓣置入术(TAVI)是通过大动脉送入介入导管,将人工心脏瓣膜输送至主动脉瓣区,从而完成人工瓣膜置入,恢复瓣膜正常功能。对 80 岁以上老年人及有外科手术禁忌证的主动脉狭窄患者是一个福音。

1.适应证

(1)年龄>70 岁;病变为单纯 AS 或者以 AS 为主的退行性病变,出现明显的临床症状。

(2)有效瓣口面积<0.7 cm^2;跨瓣压力差>64 mmHg。

(3)心功能(NYHA)Ⅲ～Ⅳ级。

(4)患者预计行 TAVI 术后生存期达 1 年以上。

2.禁忌证

(1)绝对禁忌证:①Edwars 生物瓣:主动脉瓣环直径<18 mm 或者>25 mm;Core Valve 生物瓣:主动脉瓣环直径<20 mm 或者>27 mm,主要是由置入瓣膜的瓣环直径所决定。②升主动脉直径<23 mm 或者>45 mm。③左心室血栓,经此手术可导致栓子的脱落产生严重的并发症。④冠状动脉进口狭窄>70%,在心脏快速起搏时冠状动脉缺血会加重。⑤感染性疾病,如感染性心内膜炎、败血症、肺部感染等。

(2)相对禁忌证:①左心房血栓。②主动脉瓣下的明显狭窄。③左心室射血分数<20%。④二尖瓣中度以上关闭不全。⑤穿刺处动脉直径<6.5 mm。

3.护理措施

(1)术前护理:①维持心脏功能,强心利尿,维持水、电解质平衡,控制入量。②完善各项实验室检查和相关检查。③术前 1 天行造影剂过敏试验,患者左侧肢体予以静脉针留置,备血。脐下至膝关节上手术区域备皮。④手术当天正常饮食,告知患者不要进食牛奶、豆制品、甜食等易产气食物。⑤术前 1 天停用影响心率的药物,手术当天遵医嘱给予抗血小板药物;给予术前抗生素。⑥与介入导管室护士核对床号、姓名、诊断、手术名称,检查手术部位备皮情况,术前 4 小时禁食,家属签字,术前用药等情况。⑦为患者做好术前宣教工作,解释疾病、手术的相关知识,尽量消除患者紧张情绪,使其以良好的心态接受介入治疗。

(2)术中护理:①术中严密观察心电图及血压,当出现传导阻滞、冠状动脉阻塞并发生心电图和血压的改变时,要及时告知术者,特别是要准确而详细地记录跨瓣压力差。②配合麻醉师做好麻醉的观察与护理。③按要求为术者提供所有手术用物、器械及耗材。④配合手术过程中熟练调节临时起搏器。

(3)术后护理:①严密监测生命体征。②维护心功能,必要时遵医嘱药物辅助。③记出入量,遵医嘱补液或利尿,查电解质、肝肾功能、血气分析等。④严格无菌操作,给予抗感染治疗,定期复查血常规。

(4)健康宣教:①鼓励患者加强营养,早期下床活动,控制入量,防止心力衰竭。②了解药物(抗血小板药物)的作用和不良反应,以及药物使用注意事项。③告知患者要戒烟戒酒,劳逸结合;遵医嘱服药,定期复查。

三、主动脉瓣关闭不全

主动脉瓣关闭不全(AI)是指由于先天性或后天性因素致主动脉瓣病变或主动脉瓣环扩张,使主动脉瓣在舒张期不能完全关闭。

(一)病因和发病机制

1.病因

AI主要是炎症和纤维化使瓣叶变硬、缩短、变形,导致瓣叶在收缩期开放和舒张期关闭的异常。多数患者合并AS。AI还可见于先天性畸形,如二叶式主动脉瓣、主动脉瓣窗孔、室间隔缺损伴主动脉瓣脱垂以及结缔组织疾病如系统性红斑狼疮、类风湿关节炎等。引起二尖瓣脱垂综合征的瓣膜黏液样变亦可累及主动脉瓣而致AI。升主动脉病变可造成主动脉根部的扩张,导致主动脉瓣环的扩大,舒张期正常的AI,引起主动脉瓣反流。常见病因有马方综合征、升主动脉瓣样硬化、主动脉窦动脉瘤、梅毒性主动脉炎、升主动脉囊性中层坏死、严重高血压及特发性主动脉扩张。

2.发病机制

主动脉瓣关闭不全→左心室舒张末期容量负荷增加→心肌顺应性降低→左心室舒张末期压力明显升高→心力衰竭→左心房和肺血管压力升高→肺水肿。

(二)临床表现与诊断

1.症状

通常情况下,AI患者在较长时间内无症状,即使明显AI者到出现明显的症状可长达10~15年;一旦发生心力衰竭,则进展迅速。

(1)心悸:心脏搏动的不适感可能是最早的主诉,由左心室明显增大,心尖冲动增强所致,尤以左侧卧位或俯卧位时明显。情绪激动或体力活动引起心动过速或室性期前收缩,可使心悸感更为明显。由于脉压显著增大,常感身体各部有强烈的动脉搏动感,尤以头颈部为甚。

(2)呼吸困难:劳力性呼吸困难最早出现,表示心脏储备能力已经降低,随着病情的进展,可出现端坐呼吸和夜间阵发性呼吸困难。

(3)胸痛:心绞痛比AS少见。胸痛的发生可能是由于左心室射血时引起升主动脉过分牵张或心脏明显增大所致,亦有心肌缺血的因素。心绞痛可在活动时和静息时发生,持续时间较长,对硝酸甘油反应不佳;夜间心绞痛的发作,可能是因休息时心率减慢致舒张压进一步下降,使冠状动脉血流减小所致;亦有诉腹痛者,推测可能与内脏缺血有关。

(4)晕厥:当快速改变体位时,可出现头晕或眩晕,晕厥较少见。

(5)其他症状:如疲乏,活动耐力显著下降。过度出汗,尤其是在出现夜间阵发性呼吸困难或夜间心绞痛发作时。咯血和栓塞较少见。晚期右侧心力衰竭时可出现肝脏淤血肿大,有触痛,踝部水肿,胸腔积液或腹水。

2.体征

(1)心脏听诊:主动脉瓣区舒张期杂音为一高调递减型哈气样杂音,在坐位前倾呼气末时明显。明显AI时,在心底部主动脉瓣区常可听到收缩中期喷射性、较柔和短促的高调杂音,向颈部及胸骨上凹传导,为极大的心搏量通过畸形的主动脉瓣膜所致,并非由器质性AS引起。心尖区常可闻及一柔和、低调的隆隆样舒张中期或收缩期前杂音,即Austin-Flint杂音。当左心室明显扩大时,由于乳头肌外移引起功能性二尖瓣反流,可在心尖区闻及全收缩期吹风样杂音,向左腋下传导。

瓣膜活动很差或反流严重时主动脉瓣第二心音减弱或消失;常可闻及第三心音,提示左心功能不全;左心房代偿性收缩增强时闻及第四心音。由于收缩期心搏量大量增加,主动脉突然扩张,可造成响亮的收缩早期喷射音。急性严重AI时,舒张期杂音柔和、短促;第一心音减弱或消失,可闻及第三心音;脉压可近于正常。

(2)其他体征:颜面较苍白,心尖冲动向左下移位,范围较广,且可见有力的抬举性搏动。心浊音界向左下扩大。主动脉瓣区可触到收缩期震颤,并向颈部传导;胸骨左下缘可触到舒张期震颤。颈动脉搏动明显增强,并呈双重搏动。收缩压正常或稍高,舒张压明显降低,脉压明显增大。可出现周围血管体征,如水冲脉,毛细血管搏动征,股动脉枪击音,股动脉收缩期和舒张期双重杂音,以及头部随心搏频率的上下摆动。肺动脉高压和右侧心力衰竭时,可见颈静脉怒张,肝大,下肢水肿。

第十七节　感染性心内膜炎

感染性心内膜炎指心脏内膜或邻近大动脉内膜因细菌、真菌或其他微生物(如病毒、立克次体等)感染而产生的炎症病变,同时伴有赘生物形成。赘生物为大小不等、形状不一的血小板和纤维素团块,内含大量维生素和少量炎性细胞。瓣膜为最常见的累及部位。感染性心内膜炎按临床病程可分为急性和亚急性两类,后者较前者明显多见。根据受累瓣膜材质可分为自体瓣膜感染性心内膜炎和人工瓣膜感染性心内膜炎。根据获得途径又可分为静脉药物依赖者心内膜炎和医源性心内膜炎。

一、病因

急性感染性心内膜炎主要由金黄色葡萄球菌引起。亚急性感染性心内膜炎主要由草绿色链球菌引起,其次为D族链球菌和表皮葡萄球菌。它们均可对损伤的瓣膜具有黏附作用,黏附以后对机体的防御可能产生耐受现象,并可改变局部凝血活性,具有局部增殖能力。

二、临床表现

临床表现缺乏特异性,不同患者间有很大的差异。

1.感染的征象

发热为最常见的表现,亚急性者可表现为持续性的低至中度发热,偶有弛张型高热急性者全身中毒症状明显，可表现为高热，伴有头痛、盗汗、寒战等症状。

2.心脏损害的征象

可在原有杂音的基础上出现杂音性质的改变或者出现新的杂音是本病的特点。

3.动脉栓塞

在机体的任何部位均可发生，常见于心、脑、肾、四肢、肺动脉等部位。

4.感染的非特异性症状

进行性贫血、体重减轻、脾大、杵状指(趾)。

5.周围体征

多为非特异性，近年已不多见。包括皮肤黏膜可出现瘀点；指和趾垫出现红或紫的痛性结节，即 Osler 结节；指(趾)甲下线状出血；罗特斑：视网膜的卵圆形出血斑，中心呈白色；詹韦损害：表现为手掌和足底处直径 1～4 cm 的无痛性出血红斑。

6.并发症

(1)心脏：心力衰竭是最常见的并发症。

(2)细菌性动脉瘤：多见于亚急性患者。

(3)迁移性脓肿：多见于急性患者，常发生于肝、脾、骨髓和神经系统。

(4)神经系统：可出现脑栓塞、脑出血等神经系统受累的表现。

(5)肾脏：大多数患者可出现肾动脉栓塞、肾小球肾炎等肾损害。

三、护理

(一)主要护理问题

(1)体温过高：与感染有关。

(2)营养失调：低于机体需要量与食欲缺乏、发热导致机体消耗过多有关。

(3)活动无耐力：与发热、乏力有关。

(4)焦虑：与反复发热、担心预后有关。

(5)知识缺乏：缺乏疾病相关检查、预防及治疗的知识。

(6)潜在并发症：心力衰竭、栓塞等。

(二)护理评估

1.身体评估

评估患者神志、意识状态；评估生命体征尤其是体温；了解饮食及营养状况，是否存在乏力、疼痛等症状；观察皮肤和黏膜有无瘀点和瘀斑。

2.病史评估

询问患者发病时间、病因、诱因、发病症状、特点，有无家族史及相关疾病病史；评估患者有无皮肤或其他器官的感染史；了解近期是否接受过创伤性诊疗技术、口腔治疗；询问有无其他心脏病病史，是否接受过心脏手术；了解目前用药种类、剂量及用法，有无明确药物过敏史。感染性心内膜炎患者大多发病急骤，反复发热，患者容易产生悲观、焦虑、恐惧情绪，此时应采用医院焦虑抑郁评估量表对患者进行评估。

3.其他

评估患者自理能力或日常活动能力，评估有无压疮、跌倒、坠床等高危因素。

（三）护理措施

1.一般护理

(1)活动与休息：超声心动检查确诊有心内赘生物形成的患者应绝对卧床休息，防止赘生物脱落。急性期限制患者活动，病情好转后逐渐增加活动量。卧床期间协助患者完成生活护理。

(2)饮食：发热患者给予高蛋白、高热量、高维生素、清淡易消化的半流质或软食，鼓励患者多饮水。

(3)严密观察体温变化并记录，体温≥38.5℃的患者需遵医嘱采取降温措施，出汗较多时及时更换衣服及床单，防止受凉。

2.病情观察

严密观察有无栓塞的表现；观察体温，判断病情进展及治疗效果；观察患者有无皮肤、黏膜病损；注意心脏杂音的变化情况，杂音性质改变或出现新的杂音，应及时报告医生。

3.用药护理

严格控制给药时间，维持有效的血药浓度，遵医嘱合理有效地使用抗生素，并观察药物疗效及不良反应。在抗生素治疗过程中，因治疗时间较长要注意保护静脉，输液过程中要观察输液速度、是否畅通、穿刺处皮肤有无红肿、有无药物外渗的情况。出现静脉炎时应及时更换注射部位，红肿处覆盖水胶体敷料。长期服用抗生素还可以引起真菌感染，应加强观察患者口腔的颊部和舌面是否有白色斑块，舌苔较厚、口腔有异味时要做好口腔护理，叮嘱患者勤漱口。

4.并发症护理

(1)栓塞：栓塞累及肺部时可表现为突发胸痛、气促、发绀、咯血等；累及脑部时可导致偏瘫、失语、瞳孔不对称、抽搐、昏迷、突然出现意识改变、烦躁不安等；累及肾部时可致血尿、肾绞痛等；发生肢体栓塞时相应部位明显缺血和疼痛；发生肠系膜动脉栓塞时常伴腹痛、肠绞痛等。告知患者不宜过度活动，防止因剧烈活动导致栓子脱落而发生栓塞，密切观察病情变化，发现异常及时报告医生并协助处理。

(2)心力衰竭：对心衰患者的护理可对症护理。

5.心理护理

本病治疗时间长，费用较高，容易发生栓塞、心力衰竭等并发症，患者或家属很容易出现焦虑、抑郁等不良情绪，嘱咐患者避免情绪激动，防止心动过速引起心脏过度收缩，促使赘生物脱落。同时护士向患者或家属介绍感染性心内膜炎的疾病特点，并做好日常生活指导和安抚、心理疏导工作，帮助患者树立战胜疾病的信心。

6.健康宣教

(1)嘱进食清淡、易消化、高热量、高蛋白、高维生素的食物，避免辛辣、刺激性的食物，戒烟、酒。

(2)告知患者要保持口腔卫生，饭前、饭后漱口，最好用碳酸氢钠液含漱。

(3)指导患者坚持完成足够剂量和足够疗程的抗生素治疗。嘱患者遵医嘱按时服药，不可自行调节药量，同时告知患者正确的服药方法、剂量以及不良反应。服药后还要密切关注药物的不良反应和用药效果。

(4)注意防寒保暖,避免感冒,尽量少去公共场所;勿挤压痤疮、疖、痈等感染病灶,减少病原体入侵的机会。

(5)避免剧烈运动和重体力劳动,适当进行身体锻炼,增强机体免疫力,合理安排休息,注意劳逸结合。

(6)施行口腔手术如拔牙、上呼吸道手术或操作及其他器官侵入性诊疗操作前,应向医生说明自己的心内膜炎病史,防止感染性心内膜炎的再次发作。

(7)教会患者回家后自我监测体温变化,如出现发热、胸痛、腰部不适、头痛、肢体活动障碍时应及时到医院就诊。

(四)护理目标

(1)患者体温恢复正常、不适感减轻或消失。

(2)患者焦虑程度减轻,配合治疗及护理。

(3)患者了解疾病的治疗、护理及预防感染。

(4)预防或减少并发症的发生。

第十八节　主动脉夹层

一、概述

主动脉夹层是指主动脉腔内的血液通过主动脉内膜撕裂口进入主动脉中膜,并沿主动脉长轴方向扩展,造成主动脉真假两腔分离的一种病理改变,因继发改变呈瘤样,故又被称为主动脉夹层动脉瘤。它可导致一系列撕裂样疼痛表现。发病率和年龄呈正相关,高发年龄在50～70岁,男性高发于女性。此病为心血管疾病的灾难性危重急症,若未及时诊治,48小时病死率高达50%。死亡的首要原因为主动脉破裂出血,可破裂至胸、腹腔和心包腔,进行性纵隔、腹膜后出血,以及急性心力衰竭或肾衰竭等(图2-18-1)。

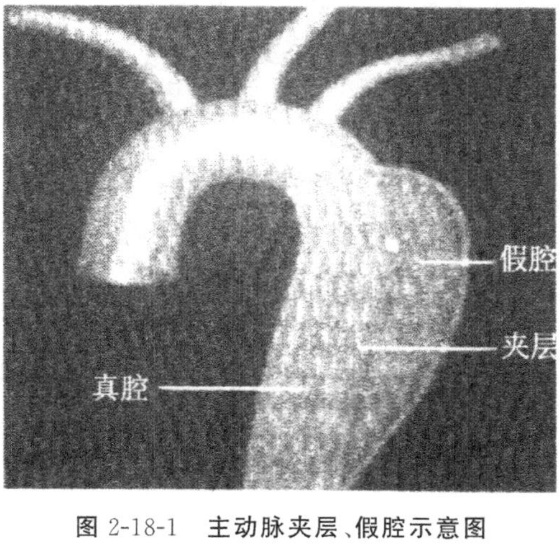

图2-18-1　主动脉夹层、假腔示意图

二、病因

(一)先天性

(1)马方综合征。

(2)ED 综合征(EDS)。

(3)主动脉瓣二叶畸形(BAV)。

(4)先天性主动脉瓣狭窄。

(5)先天性主动脉发育不良。

(6)Tumer 综合征。

(7)家族性胸主动脉瘤等。

(二)后天性

(1)高血压。

(2)特发性主动脉中膜退行变化。

(3)主动脉粥样硬化。

(4)妊娠。

(5)梅毒。

(6)外伤、医源性损伤等。

三、发病机制

(1)特有组织病理学改变:囊性中层坏死、纤维化、弹力纤维变脆等。

(2)主动脉异常中膜结构和异常血流动力学相互作用,导致主动脉夹层。

影响血流动力学的主要因素是血管的顺应性、离心血液的初始能量。血流动力学对主动脉管壁的主要作用因素是血流的应力(包括剪切应力与残余应力),常用可测指标是血压变化率。当各种原因造成血管顺应性的下降,使得血流动力学对血管壁的应力增加,不断造成血管管壁的进一步损伤,从而形成恶性循环,直至主动脉夹层形成。夹层形成后,进入假腔的血流只进不出,假腔不断扩大,造成周围组织器官被压迫,也导致真腔的血流量减少,供血需求无法满足,而发生脏器缺血。

(3)撕裂口好发于主动脉应力最强部位。

四、分类

(一)根据发病

1.急性

发病在 2 周内。有学者将急性期分为急性早期(<24 小时)和急性晚期(≥24 小时)。

2.慢性

无急性病史或发病超过 2 周。

(二)根据起源和夹层累及范围分类

详见表 2-18-1。

表 2-18-1 主动脉夹层分类系统

类型	受累主动脉起源部位及程度
De Bakey 型	
Ⅰ型	内膜裂口起源于升主动脉或弓部,主动脉夹层累及范围自升主动脉到降主动脉甚至到腹主动脉。此型最多见
Ⅱ型	起源于升主动脉。累及范围局限于升主动脉
Ⅲ型	起源于降主动脉左锁骨下动脉开口远端。如向下来累及腹主动脉者为Ⅲa 型;累及腹主动脉者为Ⅲb 型
Stanford 型	
A 型	无论起源于哪个部位,只要累及升主动脉为 A 型。相当于 De BakeyⅠ型和珏型(近端型),未经治疗者,50%以上患者 1 周内死亡,75%以上患者 1 个月内死亡,90%以上患者 1 年内死亡
B 型	起源于胸降主动脉,且未累及升主动脉,相当于 De BakeyⅢ型(远端型)。内科保守治疗长期存活率 5 年为 60%~80%,10 年为 40%~45%

五、临床表现

1.疼痛

最常见的临床症状,占 74%~90%。患者烦躁不安,大汗淋漓,胸前或胸背部可发生剧烈的、持续性的胸痛,呈撕裂样或刀割样。疼痛可放射至肩背部、腹部及下肢。De BakeyⅠ型和Ⅱ型疼痛顺序,起先为胸前区,然后是颈部;Ⅲ型为胸背部,继而转移到腰腹部。疼痛可反复,提示夹层继续演变中,症状不能缓解者,预后多不良。需注意,马方综合征、激素治疗者及其他极少数病例,在发生夹层动脉血肿时曾出现过无疼痛的情况。

2.休克与血压变化

95%以上的患者合并高血压。双上肢和上下肢血压均相差较大,若出现心脏压塞、血胸或冠状动脉供血受阻而引起心肌梗死,则会出现低血压。严重休克仅见于夹层血肿破入胸膜腔大量内出血。

3.心血管系统

(1)主动脉瓣关闭不全和心力衰竭:夹层血肿涉及主动脉瓣环,导致瓣环扩张、瓣叶下移、瓣叶或瓣环撕脱,会引起约半数的Ⅰ型和Ⅱ型夹层患者出现主动脉瓣关闭不全,故在主动脉瓣区会出现舒张期叹气样杂音,且发生充血性心力衰竭。心力衰竭过重或心动过速时杂音不明显。

(2)心肌梗死:多见于急性下壁心肌梗死,因少数近端夹层的内膜破裂下垂物遮盖冠状窦,多影响右冠状动脉窦之故。此情况下严禁抗凝治疗和溶栓,否则引起大出血,病死率往往高达 71%,故应严格鉴别,警惕之。

(3)心脏压塞:当心包积液聚集较慢时,表现为体循环淤血、奇脉等;快速心包积液(仅100 mL)即可引起急性心脏压塞,表现为急性循环衰竭、休克等。

征象:①体循环静脉淤血表现为颈静脉怒张、吸气时明显、静脉压升高、肝大伴压痛、皮下水肿、腹水等。②心排血量下降引起收缩压降低、脉压变小、脉搏细弱,重者心排血量降低发生休克。③奇脉指大量心包积液,触诊时,桡动脉呈吸气性显著减弱或消失,呼气时声音复原的现象。心脏听诊表现为心率增快心音弱而遥远,并有心浊音界扩大等。

4.脏器或肢体缺血

(1)神经系统缺血症状:夹层累及到颈总动脉、无名动脉向上扩展造成动脉缺血,均引起脑、脊髓急性供血不足,临床表现为头晕、一过性晕厥、失语、意识模糊、定向力障碍、腱反射减弱或消失,病理反射(+)、同侧失明、眼底检查呈现视网膜苍白等,严重时出现缺血性脑卒中。夹层压迫颈部交感神经,出现霍纳综合征;压迫左侧喉返神经,出现吞咽困难,声音嘶哑;向下延伸到第2腰椎水平,可累及脊髓前动脉,出现截瘫和大小便失禁。

(2)四肢缺血症状:常累及腹主动脉和髂动脉,引起急性下肢缺血。临床表现为脉搏减弱、消失,肢体发凉、发绀。

(3)内脏缺血症状:累及肾动脉供血时,出现血尿、少尿和其他肾功能损害症状;累及肠系膜上动脉,可出现肠坏死;累及肝动脉缺血时,引起黄疸和血清氨基酶转移酶升高。

5.夹层动脉瘤破裂

升主动脉破裂,血液进入心包腔产生急性心脏压塞,多数患者几分钟内猝死。胸主动脉破裂,血液进入左侧胸腔膜引起胸腔积液;血液进入食管、气管内,出现呕血、咯血等症状及相应体征;腹主动脉破裂,血液进入腹膜后间隙,引起休克等。

六、主要护理问题

(1)舒适的改变:与疼痛有关。

(2)自理能力下降:与活动受限有关。

(3)活动无耐力:与心脏功能不全有关。

(4)焦虑/恐惧:与患者对环境陌生、缺乏心理准备、担心手术效果和预后、术后并发症、缺乏家庭支持有关。

(5)知识缺乏:与缺乏疾病和康复知识有关。

(6)潜在并发症:心脏压塞、左侧胸膜腔积液、腹膜后血肿、心肌缺血、心肌梗死、左心衰竭、休克等。

七、护理目标

(1)患者疼痛和缺氧症状减轻或消失。

(2)使患者身心舒适。

(3)患者焦虑/恐惧心理减轻或消失。

(4)使患者了解主动脉夹层相关知识。

(5)无便秘的发生，或发生便秘后能得到及时正确地处理。

(6)教会患者怎样进行自护，对于潜在并发症早发现、早处理，避免猝死。

八、护理措施

(一)常规护理

1.休息活动

(1)急性期，绝对卧床。

(2)避免剧烈咳嗽、深呼吸或突然改变体位。

(3)因活动量的变化，严密监测心电、血压、心率、呼吸等生命体征。

2.生活护理

(1)安静、舒适的环境，减少不良刺激。

(2)做好晨、晚间护理，皮肤清洁护理。

(3)采取舒适体位，定时协助床上翻身，翻身时动作应轻柔，减少用力，避免加重病情。

(4)软垫保护受压部位，避免压疮。

(5)保持大便通畅，防便秘，必要时予通便药，避免因用力排便造成血压骤升，而至夹层动脉血肿破裂。

3.药物护理

(1)予哌替啶、吗啡、曲马多止痛，保证患者卧床休息，注意应用止痛剂的效果。若疼痛骤然减轻，提示血肿破入血管腔。

(2)控制心率，使用β受体拮抗药，观察心率、心律变化，<50次/分减量或停药。

(3)控制血压，目前多使用硝普钠，应注意硝普钠现配现用，避光；配液后，保存与应用不超过24小时。大剂量或长时间使用，易产生代谢产物氰化物，应注意观察患者面色，有无恶心、呕吐、头痛、精神错乱、嗜睡、昏迷、低血压、脉搏消失等。

4.饮食护理

(1)低盐、低脂饮食。

(2)多饮水，进食新鲜水果、蔬菜。

(3)清淡、易消化、富含维生素的流质或半流质食物。

5.心理护理

(1)因剧烈疼痛，患者易产生烦躁不安，紧张焦虑的情绪，应加强与患者沟通，消除负面情绪。

(2)予相关知识宣教，缓解因患者不了解病情两带来的焦虑不安。

(3)鼓励患者表达内心想法。

(4)与患者家属沟通，争取家庭支持系统。

(二)症状护理

1.疼痛的护理

(1)疼痛产生的刺激，会导致交感神经张力增加，血压升高，加快夹层动脉血肿破裂。应立即停止活动,卧床休息。

(2)耐心倾听患者对疼痛的主诉,尽力协助患者减轻疼痛,尽力满足患者对舒适的要求,指导舒适的卧位。

(3)必要时,遵医嘱使用镇静镇痛药物,用药后观察并记录药效。注意药物不良反应,如有无呼吸抑制、心率减慢、呕吐等。

(4)疼痛有所缓解后,指导患者通过听轻柔舒缓的音乐等方式进一步分散对疼痛的注意力。

2.缺氧症状护理

(1)吸氧,一般为2～4 L/min持续吸氧。嘱患者少说话,以减少氧耗。保持氧导管通畅,做好氧气管护理。

(2)若出现心脏压塞宜采取前倾坐位,使呼吸面积扩大,换气量增加,利于呼吸,可提供床头桌增加舒适,床挡保护。

(3)保持室内空气新鲜,开窗通风,注意保暖,禁吸烟。

(4)加强巡视,安慰患者,缓解其紧张、恐惧的情绪。

3.高血压的护理

(1)遵医嘱,在最短时间内,尽可能使用起效快的降压药物,使血压维持在(90～120)/(60～90)mmHg。

(2)避免血压反复,血压忽升忽降产生的压力会增加血液对破裂口的撕裂。

(3)严格控制药物的速度和输入,严密监测血压。

4.低血压的护理

(1)患者出现低血压时,为急救指征。

(2)低血压不伴休克,需排除锁骨下动脉受累,测量对侧肢体血压,进行确认。

(3)低血压伴休克,立即通知医生,根据低血压出现的原因进行急救,如药物升压、心包穿刺等。

5.其他症状的护理

出现头晕、头痛、视物模糊、失语、偏瘫、肢体麻木无力、大小便失禁、晕厥、意识丧失等症状时,按脑血管意外常规护理。

(三)出院健康宣教

1.活动

按时休息,活动应循序渐进,劳逸结合,活动后无心累、气紧,以自我感觉良好为度。

2.饮食

饮食规律、少食多餐、进优质蛋白、高维生素、高纤维素、低盐低脂饮食;忌刺激性食物、忌坚硬食物、忌易胀气食物、戒烟戒酒。

3.用药指导

坚持服药,控制血压,勿擅自调整用药剂量,学会自我检测血压、心率和脉搏。

4.心理

指导患者学会调整自我心理状态,控制不良情绪,避免情绪激动,获得家庭情感支持。

5.复查

定期门诊随访，复查时间为出院后的 1 月、3 月、6 月、1 年。复查内容包括体格检查、B 超、CT 等以了解动脉夹层情况。再次出现胸、腹、腰痛及持续发热情况及时就诊。

6.其他

保持大小便通畅。

第十九节　代谢性肾脏病

一、糖尿病肾病

糖尿病肾病(DN)是糖尿病代谢异常引发的肾小球硬化症，是糖尿病患者最主要的微血管病变之一，多见于糖尿病病史超过 10 年者，也是 1 型糖尿病患者的主要死亡原因。糖尿病肾病患者一旦发展为显性肾脏病，则会不断进展，最终成为终末期肾衰竭(ESRD)。在欧美国家，DN 是 ESRD 首要病因，在我国，DN 发病率呈上升趋势，是继肾小球疾病之后成 ESRD 的第 2 位常见病因。

(一)病因及发病机制

DN 病因及发病机制十分复杂，包括众多因素参与。它是起始于糖代谢障碍所致的血糖过高，在一定遗传背景及一些相关的获得性危险因子参与下，造成全身一些重要脏器的损害。

DN 的病因包括遗传因素、肾脏血流动力学异常[肾小球滤过率(GFR)上升及高滤过、高灌注]、血糖过高引致代谢改变、高血压、血管活性物质(如肾素-血管紧张素系统、内皮素、前列腺素、生长因子)代谢异常。

(二)临床表现

临床表现与分期见表 2-19-1。

表 2-19-1　DN 临床表现与分期

分期	临床特征	病理表现
Ⅰ期(肾小球高滤过)	尿蛋白阴性	肾小球肥大
Ⅱ期(一过性白蛋白尿期)	尿中白蛋白排泄＜30 mg/24h，大多数患者仍出现明显的 GFR 增高	GBM 增厚，系膜基质增多
Ⅲ期微量白蛋白尿期(早期糖尿病肾病期)	尿白蛋白排泄在 30～300 mg/24h，患者 GFR 升高	GBM 增厚，系膜基质增多更明显
Ⅳ期显性 DN(临床糖尿病肾病期)	蛋白尿＞300 mg/24h，可为肾病综合征，GFR 下降，血压升高，可出现水肿等首发症状	GBM 及系膜病变更加明显，可见典型结节性肾小球硬化
Ⅴ期终末期(ESRD 期)	GFR 严重下降＜15 mL/(min·1.73m^2)，血肌酐、尿素氮升高严重者会出现 ESRD 的全身症状	弥散性肾小球硬化

注：GBM 代表肾小球基底膜；GFR 代表肾小球滤过率

（三）护理评估

1.病史评估

询问患者有无糖尿病家族史，有无病毒感染等，有无烦渴、多食、多饮、多尿、腹胀、便秘、腹泻等症状；对糖尿病原有症状加重，伴食欲缺乏、恶心、呕吐、头痛、嗜睡、烦躁者，应警惕酮症酸中毒的发生；对病程长的患者应注意询问患者有无心悸、胸闷及心前区不适感，有无肢体发凉、麻木或疼痛和间歇性跛行，有无视物模糊，有无经常发生尿频、尿急、尿痛、尿失禁、尿潴留及外阴瘙痒等情况。

2.身体评估

评估患者生命体征、精神和神志状态、营养状况等；评估患者皮肤黏膜有无破溃，肢体感觉有无异常等，有无颜面和下肢水肿等。

（四）护理措施

1.病情观察

①监测血糖变化，DN 患者糖代谢不稳定，易发生高血糖或者是低血糖。护士应督促患者注射胰岛素后按时进食，防止低血糖的发生。②监测血压变化，DN 患者的血压控制在 130/80 mmHg为宜，当血压＞145/(90～95) mmHg 时应遵医嘱及时给予降压治疗，但血压不能太低，以免造成肾脏血流灌注不足而加重肾损伤。③如有透析管患者，观察管路伤口处有无渗血及渗液。④观察患者有无尿量的改变，避免发生水潴留或水缺乏。

2.饮食护理

DN 患者饮食热量应根据患者的活动量和理想体重来进行调整，各种营养成分的搭配比例合理。一般来说，碳水化合物供应量占总热量的 65％左右；脂肪约占总入量的 26％，应以植物油为主；蛋白质的供应量应根据患者肾功能及营养状况等而定，应以优质蛋白为主，建议肉类以鱼、鸡肉为主，还应重视植物蛋白的摄入。

3.用药护理

观察各类降糖药的不良反应和注意事项，指导患者正确服用，避免低血糖的发生。

4.预防糖尿病足

DN 患者发生糖尿病足明显高于未伴发肾脏病的糖尿病患者，是因为 DN 患者常伴有末梢神经病变，下肢动脉供血不足，从而引起足部感觉异常、溃疡、肢端坏疽等病变，因此，DN 患者要注意足部保护。①定期检查患者足部，注意是否有包块、红斑及脚部感觉异常等症状。②经常观察患者足背动脉的搏动、皮肤的色泽及弹性，检查足部皮肤有无破损、水疱。③指导患者趾甲不宜过短，以免损伤甲沟引起感染，每日晚上用温水洗脚，不穿太紧的鞋，鞋的透气性要好，一旦出现足部病变应及早治疗。

5.预防感染

DN 患者由于高血糖和低免疫力等原因，极易并发泌尿系统和皮肤感染，因此，应加强患者的卫生管理，养成良好的卫生习惯。

(1)预防皮肤感染：DN 患者因长期低蛋白血症极易发生水肿，加之由本身血管病变引起营养不良，容易导致患者皮肤受损，甚至发生压疮。因此，严重水肿患者需严格卧床休息并抬高患肢，在卧床期间应每 2 小时更换体位 1 次，避免同一部位长期受压；保持床单位的清洁平整，嘱患者穿宽松舒适的衣物及鞋袜；剪短指甲，避免抓挠皮肤，造成皮肤破损。

(2)预防泌尿系统感染：注意个人卫生，勤换内衣。内衣裤应采用中性肥皂洗涤，并在太阳下暴晒，杀死病原菌，这样可有效防止泌尿系统感染的发生。

(五)健康教育

1.血糖管理

出院后必须长期坚持血糖的监测与控制，这样才能延缓疾病的进展。相关指南推荐患者糖化血红蛋白<7%。患者需坚持降糖药物及胰岛素治疗，使用胰岛素治疗时指导患者轮换注射部位，及时更换针头，预防皮肤硬结、瘢痕形成；随身携带糖块或巧克力等食物，以预防低血糖发作。

2.用药指导

遵医嘱按时服用药物，嘱患者不得随意增减药物或停用，嘱患者慎用或禁用肾毒性药物。

3.饮食指导

合理饮食，向患者讲解合理摄入蛋白质、脂肪、碳水化合物等营养物质的重要性，指导患者严格遵从糖尿病肾病的饮食原则，教会患者选择适合自己病情的食物。

4.活动指导

生活规律、戒烟酒，嘱患者运动不宜在空腹时进行，防止低血糖发生，身体不适时应立即停止活动，不可过于劳累，运动时随身携带糖尿病卡，卡上写有本人的姓名、年龄、家庭住址、电话号码和病情以备急需。

5.随访

嘱患者定期门诊随访，了解患者出院后用药、饮食等方面依从性，询问患者有无不适，对于依从性差的患者了解其原因并给予相应的健康指导。指导患者随身携带记录简要病情信息的医疗卡，以应付突发状况。

二、尿酸肾病

尿酸是人类嘌呤化合物分解和代谢的最终产物，其稳态取决于产生和排泄是否平衡，若尿酸合成过多或排泄障碍均可引起高尿酸血症，当高尿酸血症出现时，尿酸沉积于肾脏所产生的病变即为尿酸肾病。随着人类生活水平的改善，人们饮食结构也在发生着变化，高蛋白和高嘌呤食物的不断摄入，使得高尿酸血症的发生率持续增加。人体每日生成及排泄的尿酸有600～700 mg，其中2/3通过肾脏排泄。血尿酸的正常范围：男性180～420 μmol/L，女性120～360 μmol/L。尿酸性肾病主要分3类：急性高尿酸肾病、慢性高尿酸肾病、尿酸性肾结石。

(一)病因及流行病学

高尿酸血症常常伴随着肾脏疾病，现在已成为发病的独立危险因素。在西方国家的发病率平均为15%左右，我国发病率约为10%，且近年发病率有增高的趋势。

(二)临床表现

1.急性高尿酸肾病

在短时间内生成大量尿酸，远远超出原尿中滤过的正常水平，导致尿酸结晶大量析出，阻塞肾小管，引起急性少尿型肾损伤，几乎全部见于恶性肿瘤患者化疗的1～2天。常见的临床症状有恶心、呕吐、嗜睡、抽搐等。若输尿管有大量的尿酸盐结晶，会引起腹痛、腰痛、少尿或无尿，继之出现水肿和心力衰竭症状。部分典型的患者还会伴有溶瘤综合征：乳酸酸中毒、高磷血症、氮质血症、高尿酸血症、高钾血症。

2.慢性高尿酸肾病

通常表现为慢性肾衰竭，合并痛风和尿酸结石，高血压常见。体检可发现痛风石和痛风的关节损害。

3.尿酸性肾结石

可有血尿，结石大者可引起肾绞痛及肉眼血尿。大的结石可致尿路梗阻、尿液不畅、尿路感染。

（三）护理诊断

1.舒适的改变：腰部和痛风性关节疼痛

与尿酸结晶、沉积在体内引起结石、炎性反应有关。

2.焦虑

与疾病反复发作有关。

3.疾病相关知识缺乏

与不当生活方式有关。

（四）护理目标

(1)患者关节疼痛缓解或消失，舒适感提高。

(2)患者焦虑缓解，能积极面对配合治疗。

(3)患者能掌握自我护理相关知识。

（五）护理措施

1.舒适的改变

(1)休息与活动：痛风发作急性期应绝对卧床休息，抬高受累关节处肢体，避免患处受压及活动，以减轻疼痛。

(2)饮食护理

①患者应长期限制食物嘌呤摄入量，禁食高嘌呤食物，如动物内脏、啤酒、浓肉汁、肉汤、蘑菇、干贝等，避免进食过多肉食。急性期应进食低嘌呤食物，每天摄取量应小于 100～150 mg，可选用的食物有精白米、玉米、馒头、茄子、萝卜、各种鲜奶等。缓解期可适当增加嘌呤摄入量。同时，不食辛辣刺激食物。

②多饮水：每日饮水 2000～4000 mL，使尿量维持在 2000 mL 以上，以防止尿酸盐结晶形成及沉积。

③控制总热量和蛋白质摄入量，蛋白质含量不超过 1.0 g/(kg・d)。

④鼓励多进食碱性食品，如新鲜蔬菜、水果和其他富含维生素的食物。

⑤避免饮酒。

(3)疼痛的护理：由于尿酸盐结晶、沉积于关节腔，常引起受累关节红肿、针刺样疼痛，结石发作时若疼痛难忍，可遵医嘱给予止痛药，并注意观察用药效果。可对受累关节予以冰六合丹或 33%硫酸镁外敷，还可配合远红外线局部照射；对腕部、肘部关节受累可用夹板固定减少活动，以减轻疼痛。同时要注意患处皮肤有无破溃，保持皮肤清洁，以防发生感染。

(4)用药护理：指导患者遵医嘱按疗程服药，注意观察药物疗效，及时处理不良反应。

①秋水仙碱不良反应较大，常见不良反应有恶心、呕吐、腹泻等消化道症状和肝细胞损害、骨髓抑制、呼吸抑制等，如出现不良反应应及时停药。若静脉输入药物，应避免外漏，以免造成皮下组织坏死。

②使用丙磺舒、磺吡酮、苯溴马隆者可出现胃肠道刺激症状、皮疹、发热、急性痛风发作等不良反应，使用时，要嘱咐患者多饮水，并服用碱性药物碱化尿液。

③使用别嘌呤醇者除有胃肠道刺激症状、皮疹、发热、反应外，还有肝损害、骨髓抑制等，在肾功能异常患者，宜减量使用。

④使用碳酸氢钠等碱化尿液的药物时，要注意观察 pH 的变化，以防形成磷酸盐结石和碳酸盐结石。

⑤高尿酸血症患者还应避免使用呋塞米、噻嗪类利尿剂、依他尼酸等。

2.焦虑

患者常常由于疼痛影响进食及睡眠，痛风反复发作，常导致关节畸形、运动障碍、肾功能不全、经济负担加重等情况，患者常有悲观、焦虑、抑郁等不良情绪，护士应适时给予心理支持，向患者及家属讲解疾病相关知识，讲解科学饮食的重要性及自我保健、自我照顾的措施，鼓励患者积极乐观应对疾病，取得家属积极支持，以达到积极治疗、防范复发的目的。

3.疾病相关知识缺乏

加强个体化患者教育，适当调整生活方式，改变不良生活习惯，生活要有规律，生活中要尽量避免急性痛风关节炎发作的因素，如避免过度劳累、关节损伤、湿冷刺激、着鞋号码不合适、走路过多、紧张等，同时，应积极治疗其他相关疾病，如高血脂、高血压、冠心病及糖尿病，防止肥胖等。

三、淀粉样变肾病

淀粉样变是由不同病因所致的血浆中正常的可溶性蛋白以不可溶纤维形式在细胞外沉积引起器官功能障碍的疾病。肾淀粉样变是指淀粉样物质在肾脏沉积导致的肾损害。临床可分为获得性和遗传性，常见的获得性有原发性淀粉样变性、继发性淀粉样变性和透析相关性淀粉样变性。

(一)病因及流行病学

迄今为止已发现 20 余种可导致淀粉样变性的蛋白。淀粉样变纤维的结构组成有两部分：一部分为各类淀粉样变纤维的共有部分，包括血清淀粉样 P 物质(SAP)、胺聚糖等，另一部分为可导致淀粉样变性的前体蛋白，如免疫球蛋白轻链 N 端片段(AL 蛋白)。本病多见于 50 岁以上人群，国外报道的住院患者发病率为 0.09%左右，国内曾有报道在肾活检患者中发病率为 0.16%。本病预后不佳，3 年存活率为 40%，心、肾衰竭为主要死因。

（二）临床表现

1.蛋白尿

是肾淀粉样变最常见的临床表现，尿蛋白量从少量到大量不等。低蛋白血症和水肿往往很严重，且对利尿剂反应差，特别是在 AL 淀粉样变中。当淀粉样变沉积局限于肾小管间质或者血管时，尿蛋白量较少，GFR 降低则是主要的临床表现，而当血管受累时，多伴有高血压。

2.肾外表现

取决于淀粉样物质沉积的部位：心脏受累可致心脏增大，心律失常和心力衰竭；胃肠道受累可出现便秘、腹泻、吸收不良、巨舌、肝脾肿大；皮肤受累则出现瘀点、瘀斑、色素沉着及皮肤增厚等表现；侵及神经系统可致感觉异常、肌力减退、腕管综合征等。长期血液透析患者血 β_2-微球蛋白异常增高，与此类患者的骨、关节并发症密切相关，可表现为淀粉样关节炎、病理性骨折。

（三）护理诊断

1.体液过多

与低蛋白血症致血浆胶体渗透压下降等有关。

2.有感染的危险

与皮肤水肿、使用激素等因素有关。

3.营养失调：低于机体需要量

与大量蛋白丢失、摄入减少及吸收障碍有关。

4.情绪焦虑

与身体病痛及疾病预后不良有关。

（四）护理目标

（1）患者水肿程度减轻或消失。

（2）无感染发生。

（3）患者饮食结构合理，营养状况逐步改善。

（4）患者焦虑减轻，能积极面对疾病。

（五）护理措施

1.体液过多

（1）全身水肿应卧床休息，卧床期间注意肢体适度活动与被动运动，防止血栓形成；水肿消退后，可适当进行力所能及的活动，避免过劳。

（2）皮肤护理：保持皮肤清洁干燥，加强其营养和休息，注意防寒保暖。

（3）饮食护理

①饮食宜清淡，给予低盐、低脂、高热量、高维生素、适量优质蛋白的食物，避免食用富含饱和脂肪酸的动物脂肪，增加可溶性纤维的食物。注意维生素及微量元素钙等的补充。

②水肿患者注意限制水、钠的摄入，每日饮水量遵循“量出为入”的原则，即每日饮水量以前一日尿量加 500 mL 作为当日进水量。

③三餐合理利用食材，科学烹饪，食物做到色香味美，可以满足并尽量保持患者良好的食欲。

④戒烟、戒酒，避免进食辛辣刺激食物。

⑤营养的检测：定期测量血清白蛋白、血红蛋白等指标，评估机体的营养状况。定期门诊评估饮食结构是否合理、热量是否充足。

2.有感染的危险

(1)保持环境清洁；避免受凉；保持病房整洁，减少探访人员，居家患者避免到人多密集的公共场所，避免发生呼吸道交叉感染。

(2)预防感染指导并协助患者做好身体卫生，养成良好卫生习惯，勤换洗衣物，保持皮肤、口腔、会阴的清洁；注意食品卫生；避免感染发生。

(3)尤其注意避免接触易致过敏的物质。

(4)注意观察病情，监测生命体征，有异常及时处理。

3.情绪焦虑

(1)来自家庭的支持与关怀，能有效地减少患者的焦虑情绪，促进情绪稳定。

(2)教会患者自我放松的方法，鼓励患者说出自身感受，并适时给予关心、理解及引导。

(3)帮助其乐观、积极面对生活、面对疾病，积极鼓励患者培养兴趣爱好，可转移或减轻患者不良情绪。

(4)坚持规律治疗，积极控制症状，尽可能提高各项生化指标达标率，尽可能提高个人生活质量。

(5)注意观察患者精神状态，做好安全防范。

四、脂蛋白肾病

脂蛋白肾病(LPG)是近年来被新认识的一种肾小球疾病，1989 被正式命名并获得公认。该病的临床表现类似于Ⅲ型高脂蛋白血症，且伴有血浆脂蛋白 E(ApoE)显著升高和肾小球内大量脂蛋白“栓子”的形成。本病为慢性进展性疾病，可走向 ESRD。

(一)病因及流行病学

该病病因尚不明确，目前学者们普遍认为与脂蛋白的代谢紊乱有关，主要包括血浆载脂蛋白 E 的代谢异常和基因变异。血浆载脂蛋白 E 对机体的脂类代谢影响很大，在肝脏等组织摄取 HDLI、VLDL、CM 残粒时起着重要作用。该病患者中存在 ApoE 异构体，使其清除减少，而在肾脏局部沉积。发病年龄为 4～69 岁不等，男女比例为 2∶1，大多数患者为散发性，个别表现为家族性发病。

(二)临床表现

脂蛋白肾病病变主要累及肾脏，以肾小球受损为主。其临床表现如下。

1.蛋白尿和血尿

蛋白尿以中度和重度为主，常常表现为肾病综合征，部分患者可有镜下血尿。

2.血浆脂蛋白异常

特征性的指标是血清 ApoE 水平显著升高；大多数患者还伴有血三酰甘油升高。

3.肾脏体积增大

肾功能进行性减退。

4.高血压

以轻度和中度为主。

5.贫血

可存在不同程度的贫血。

(三)护理诊断

1.营养失调:低于机体需要量

与长期蛋白尿致蛋白丢失过多和贫血有关。

2.活动无耐力

与贫血导致机体组织缺氧有关。

3.有感染的危险

与蛋白丢失致机体营养不良有关。

(四)护理目标

(1)饮食结构合理,营养状况改善。

(2)活动耐力改善或恢复。

(3)无感染发生。

(五)护理措施

1.营养失调:低于机体需要量

(1)饮食护理:给予足够热量、低盐、优质适量蛋白饮食,适当补充维生素和微量元素的补充。

(2)禁食动物脂肪:日常建议使用油菜籽油进行实物烹调,每日摄入总量小于 20 mL。

(3)营养监测:记录进食情况,评估饮食结构是否合理,热量是否充足。定期测量血脂、血浆白蛋白、血红蛋白等指标,评估机体的营养状态。

2.活动无耐力

(1)休息与活动:评估患者活动耐力,根据基础疾病和贫血程度指导其合理休息与活动。轻度贫血无需太多限制,避免过度劳累即可;中度贫血要增加卧床休息时间,可适当活动以不劳累为度;重度贫血要卧床休息。

(2)吸氧:严重贫血者遵医嘱给予鼻塞吸氧,并做好吸氧护理。

3.有感染的危险

(1)保持环境清洁,温湿度适宜,定期开窗通风和空气消毒。

(2)保持皮肤和黏膜的清洁,防止感染。注意保暖、防止受凉。

(3)定时监测生命体征,观察患者有无感染征象。

(4)加强营养,增强机体抵抗力。

五、代谢综合征性肾损害

代谢综合征(MS)是由遗传基因(胰岛素、胰岛素受体及受体后胰岛素信号传递途径中物质基因突变)和环境不利因素(体力活动减少、营养过度等)综合作用导致机体出现胰岛素抵抗

(IR)而诱发。代谢综合征与肾脏疾病的关系密切，微量白蛋白尿(MA)是肾脏受损的早期标志物之一。

(一)病因及流行病学

由于代谢综合征患者具有高血压、高血糖、高血脂、肥胖等多种代谢紊乱，几项大型流行病学研究显示，这些因素单独或合并存在时均可引起肾损害，甚至肾衰竭，因此对代谢综合征与肾脏疾病的关系更加值得关注。代谢综合征肾损害发病率日益增加，有研究表明，代谢综合征患者中 MA 的发生率为 22.2%(男性)、26.9%(女性)，并且随着代谢综合征患者人数的增加，MA 的发生率可增高至 36%。来自第三次美国国家营养健康调查报告的多因素分析显示，代谢综合征显著增加慢性肾脏病(CKD)和微量白蛋白尿(MA)的危险性(经过调整的相对危险比分别为 2.6 和 1.9)；并且随着代谢综合征组分数目的增加，CKD 和 MA 的危险性也相应增加(含有 3、4、5 个组分时，则 CKD 的多变量调整相对危险比分别为 3.38、4.23、5.85；MA 的多变量调整相对危险比分别为 1.62、2.45、3.19)。最近一项流行病学研究表明，代谢综合征患者发生 MA 和 CKD 的危险性分别增加 5.85 倍和 3.1 倍。

(二)临床表现

代谢综合征由于其包含的多因素，所导致肾损害的机制可能是相互联系的，肾损害的临床表现也是多种多样的。

1.中心性肥胖导致的肾损害

BMI 是诊断肥胖的标准。既往对亚洲人群的肥胖定义为 BMI 在 23.0～24.9 为超重，BMI≥25为肥胖，目前，我国最新研究资料表明 BMI≥28 为肥胖。肥胖是代谢综合征的核心组成成分，可直接导致肾损害，即肥胖相关性肾病(ORG)。ORG 临床起病隐匿，发病年龄较晚，常出现蛋白尿，多为中等量蛋白尿，也可出现肾病范围的蛋白尿，但一般无低蛋白血症。与原发性局灶节段性肾小球硬化(FSGS)相比，较少出现大量蛋白尿和肾病综合征，血浆白蛋白较高，血浆胆固醇较低，水肿的发生较少。部分患者有镜下血尿，可合并高血压、高尿酸、高脂血症及胰岛素抵抗。肥胖相关性肾小球肥大(OB-GM)患者 GFR 常增高或正常，肥胖性局灶节段性肾小球硬化(OB-FSGS)患者 GFR 常随肾脏病理改变加重而下降，但肾功能损害进展相对缓慢。以往认为 ORG 预后好，较少进展为 ESRD，但此后有研究显示 OB-FSGS 的 5 年肾存活率为 77%，10 年肾存活率为 51%。ORG 的具体机制尚不明确。总的来说，肥胖可能通过肾脏血流动力学改变、系膜细胞增生和肥大、脂质的沉积及高瘦素血症等机制加重肾损害。

2.胰岛素抵抗引起的肾损害

临床可表现为蛋白尿、高血压，也可是肾病综合征。

3.高脂血症和肾损害

血脂升高，血、尿 β_2-微球蛋白升高，尿白蛋白排泄率(UAER)增加。

4.高血压肾损害

高血压是肾损害的重要独立危险因素，增加肾脏疾病的发病率及肾衰竭的发生率和致死率。临床上病情进展缓慢，患者常首先出现夜尿多、尿比重低及尿渗透压低等远端肾小管浓缩功能障碍表现，尿改变轻微(轻度蛋白尿、少量镜下血尿及管型尿)，而后才逐渐出现肾小球功能损害。

5.尿酸相关性肾损害引起高尿酸性肾病

表现为间质性肾炎、肾小管功能受损、慢性痛风性肾病及肾脏尿酸结石。

6.慢性炎症反应所致肾损害

血中炎症标志物升高，如C反应蛋白（CRP）、细胞因子白细胞介素-6（IL-6）、肿瘤坏死因子-α（TNF-α）、瘦素、转化生长因子-β（TGF-β）等。

（三）护理诊断

1.营养失调：高于机体需要量

与机体代谢紊乱有关。

2.舒适的改变

与疾病导致头晕、头痛等身体不适有关。

3.疾病相关知识缺乏

与不良生活习惯及饮食结构有关。

（四）护理目标

（1）营养状况逐步改善，肥胖者体重下降，体重指数达到或接近正常。

（2）头晕、头痛等不适症状改善或消失，患者自我感觉舒适度提高。

（3）能自觉改变不良生活方式，掌握自我护理知识。

（五）护理措施

1.营养失调

（1）饮食护理

①评估患者体重增加的原因、时间，每日进食次数和量、进食习惯及饮食结构等情况。

②制订减肥计划和目标：应向患者及家属介绍饮食治疗的目的和重要性，鼓励患者树立减肥的信心，帮助患者制订科学可行的减肥计划，包括运动、饮食计划，降低体重最适宜的目标为1年内降低体重的7%～10%，持续体重减轻直至BMI＜25 kg/m^2；以获得理想体重。单纯吸脂术也能达到改善腹型肥胖的目的，但并不能改善胰岛素抵抗和心血管危险因素，并有增加感染及心血管事件的风险，故不提倡。

③调整饮食结构、改变不良饮食习惯：帮助患者制订饮食方案，进食低盐、低胆固醇、适量优质高蛋白饮食，减少单糖摄入，增加蔬菜、水果、粗粮及高纤维素食物。根据24小时尿蛋白丢失情况，酌情给予高生物效价优质蛋白（牛奶、瘦肉、鸡蛋等）饮食0.6～1.0 g/(kg·d)，当GFR下降时，应严格限制蛋白质的摄入，并适当配合必需氨基酸治疗；同时限制脂肪摄入，脂肪的摄入应以富含多聚不饱和脂肪酸的食物为主，如橄榄油、菜籽油等植物油脂，避免进食动物内脏、动物油脂等；低蛋白饮食的患者需要注意提供足够的糖类，以免引起负氮平衡，但同时又应控制热量的摄入，以维持血糖正常或接近正常水平，避免进食巧克力、油炸食品等高热量食物，避免睡前进食；还应注意补充钙等微量元素的摄入。

④要注意避免过度饮食限制致机体发生低血糖、头晕、眩晕、胸闷、恶心、丧失肌肉控制能力、内分泌失调等不良反应。合理的饮食计划既要达到减轻体重，减少蛋白尿的目的，也要保证机体每日营养需要。

⑤病情观察：每日加强对体重的监测，定期评估营养状况，根据结果及时修订及改进饮食

计划,以取得患者积极配合并自觉落实。

(2)用药护理:遵医嘱用药,对使用减肥药物的患者,用药前应做好知识宣教,用药后加强观察,出现不适反应时及时请示医生进行处理。糖尿病、高血压、高血脂患者应指导患者及家属掌握所服用降糖、降压、降脂药物的作用及不良反应、注意事项,同时加强实验室检查,注意检测血糖、血压、血脂、血尿酸、尿常规动态变化及有无身体不适等状况。出院后按要求定期门诊复诊。

2.舒适的改变

(1)患者血压高或水肿明显时,应注意卧床休息,妥善给予生活护理,解决生活所需,加强对跌倒、压疮等不良事件的防范。

(2)病情观察:加强生命体征的观察,特别加强对血压、血糖、血脂水平的观察,及时评估患者不适症状、体征、持续时间等,及时请示医生进行处理,并做好相关记录。

(3)及时正确按医嘱用药,加强用药后病情观察及记录,注意防范直立性低血压、低血糖等不良事件的发生。

(4)定期加强实验室检查,监测尿常规、24 小时尿蛋白检测、血糖、血脂、血尿酸等结果。

3.疾病相关知识缺乏

(1)评估患者现状,对患者进行个体化疾病相关知识宣教,说明减轻体重对肾脏保护的重要性和必要性,使患者树立减肥的信心和恒心,鼓励患者家属也积极参与和指导患者的减肥计划。

(2)对患者及家属加强营养、饮食等知识宣教,嘱其规律生活,适度运动,以逆转体内胰岛素抵抗状态,积极控制血糖、血压,调节脂代谢紊乱,改善机体代谢紊乱有利于对肾脏的保护作用。

(3)合理增加运动量,根据患者的年龄、身体状况及病情状况制订合理可行的运动计划。

(4)增加体力活动应以实用、规律、适度为原则,推荐标准方案为每周至少 5 天,每天至少 30 分钟中等强度运动(如快走)。

(5)患者健康教育应多方式、系统化进行。

(6)指导患者加强对疾病的自我监测,如每日体重监测、血压监测、小便量及外观观察等;并定期门诊随访进行相关血液生化指标、肾损害早期指标的监测等以减轻和延缓肾脏病变的发生及发展。

第二十节 胃炎

胃炎是指各种有害因素所致的一组胃黏膜炎症性病变的疾病,按临床发病急缓分为急性和慢性胃炎。

一、急性胃炎

(一)病因和诱因

急性胃炎是指胃黏膜的急性炎症,其主要病变是胃黏膜的糜烂和出血,故常称为急性糜烂出血性胃炎。病变可局限于胃窦、胃体，也可波及全胃。常见病因如下。

1.急性应激

多由重要脏器严重病变、颅内病变及大手术、创伤、大面积烧伤、休克等所致。发病机制尚未完全明确。以胃腔内渗血常见，约20%患者可发生较大量出血，少数发生急性溃疡，称为应激性溃疡。

2.理化因素

化学物质，其中常见的是药物，如阿司匹林、吲哚美辛、磺胺、激素、铁剂、抗肿瘤药等；其他如胆汁反流、乙醇。留置胃管、胃内异物、胰腺癌放疗后都可造成物理性胃黏膜损伤。

3.幽门螺杆菌(Hp)感染

常引起急性胃炎或在慢性胃炎基础上导致病变急性活动。

（二）临床表现

轻者多无症状或仅有上腹不适、疼痛及食欲下降、恶心、呕吐等消化不良表现。胃部出血一般呈少量、间歇，可自行停止。大出血时呈呕血、黑粪。持续少量渗血可致贫血。体检可有上腹部轻压痛。

（三）常用护理诊断/问题

1.疼痛

与胃酸刺激或平滑肌痉挛有关。

2.营养失调，低于机体需要量

与畏食、消化吸收不良、持续出血有关。

（四）护理措施

1.病情观察

观察上腹部不适的部位，注意疼痛的性质、程度以及有无上消化道出血等。

2.一般护理

患者要注意休息，避免劳累；急性出血时应侧卧位，防止误吸，做好口腔护理。饮食上一般进无渣、温热、半流质饮食。少量出血时可给牛奶、米汤等流质，以中和胃酸，有利于胃黏膜的修复。呕血者应暂禁食。

（五）健康指导

(1)告诉患者及家属，本病为胃的一种急性损害，只要去除病因和诱因，是能治愈的，也是可以防止发展为慢性胃炎的。

(2)指导患者饮食要有规律性，少食多餐，避免刺激性食物和对胃有损害的药物或遵医嘱从小量开始、饭后服药；要节制烟酒。

(3)遵医嘱坚持服药，并定期门诊复查。

二、慢性胃炎

慢性胃炎是由各种病因引起的胃黏膜慢性炎症。主要组织病理学特征是炎症、萎缩和肠化生。发病率高，且随年龄增长而增高，占接受胃镜检查的门诊患者中的80%～90%。男性稍多于女性。

（一）病因与发病机制

慢性胃炎的病因目前还未完全阐明，认为与下列因素有关。

1.Hp 感染

现认为 Hp 感染是慢性胃炎最主要的病因。Hp 在慢性胃炎的检出率高达 80%～90%。Hp 可以造成黏膜上皮细胞的变性坏死及黏膜的炎症反应。Hp 的抗原物质还能引起宿主对于黏膜的自身免疫反应。

2.自身免疫反应

部分慢性胃炎患者血液中能检测到壁细胞抗体（PCA）和内因子抗体（IFA），说明慢性胃炎与自身免疫具有密切关系。这些自身抗体与壁细胞结合后，在补体的参与下，破坏壁细胞，壁细胞数目减少，最终造成胃酸分泌缺乏，维生素 B_{12} 吸收不良，导致恶性贫血。自身免疫性胃炎还可伴有其他自身免疫病如桥本甲状腺炎、白癜风等。

3.十二指肠液反流

幽门括约肌松弛或胃部手术胃肠吻合后，十二指肠液易发生反流，其中的胆汁和胰酶可以造成胃黏膜的损伤，产生炎症。

4.其他

研究发现慢性胃炎还与遗传、年龄、吸烟、饮酒、环境、饮食习惯等因素有关。如水土中含过多硝酸盐、微量元素比例失调等均可增加慢性胃炎发生的危险性并影响其转归。饮食中高盐和缺乏新鲜蔬菜水果与胃黏膜萎缩、肠化生以及胃癌的发生密切相关。

（二）临床表现

目前我国临床上将慢性胃炎分为慢性浅表性和慢性萎缩性两类。根据炎症分布部位分为 A、B 两型。病变常局限于胃窦部，而胃体黏膜基本正常，称为胃窦胃炎，又称 B 型胃炎；少数病例炎症局限于胃体或胃底，称为胃体胃炎，又称 A 型胃炎。

慢性胃炎起病隐匿，症状多无特异性。症状的轻重与病变的严重程度无密切关系，而与病变是否处于活动期有关。由 Hp 引起的慢性胃炎多数患者无症状，有症状者表现为上腹痛、饱胀不适，以餐后明显，有时伴嗳气、反酸、恶心、呕吐。少数患者可有上消化道少量出血的表现。自身免疫性胃炎患者可伴有畏食、贫血、体重减轻等症状。恶性贫血患者尚有舌炎、四肢感觉异常等表现。

慢性胃炎除了上腹可有轻压痛外，一般无明显的腹部体征。

（三）护理要点

1.起居护理

慢性胃炎急性发作时应卧床休息，注意上腹部保暖。慢性胃炎恢复期，患者生活要有规律，注意劳逸结合，避免过度劳累。

2.疼痛护理

遵医嘱给予局部热敷、按摩或给止痛药、抗酸药等缓解上腹部的疼痛，同时应安慰、陪伴患者以使其精神放松，增强对疼痛的耐受力。还可采取中医方法止痛。①熨敷：食盐适量炒热，敷熨胃痛部位，用治胃寒作痛。②推拿：用拇指在患者中脘、内关、足三里和至阳重压揉按，用力由轻至重，由重到轻，脘痛缓解后再按压 5 分钟。适用于胃脘痛诸证。③刮痧：在患者上脘、中脘、下脘部和胸骨柄及脊椎两侧，适用于胃脘痛实证、热证。④针刺：主穴常取合谷、内关、中脘、足三里、公孙。寒邪客胃和脾胃虚寒者，加灸。⑤耳针：取穴神门、胃、交感、十二指肠、肝、脾。每次选用3～5个穴，毫针轻中度刺激，也可用王不留行贴压。⑥探吐：食滞胃脘胀满疼痛欲吐者，可用盐汤探吐以涌吐宿食，缓解胃痛。

3.饮食护理

慢性胃炎患者应慎饮食。急性发作期少量多餐，一般进少渣、温热、清淡的流质或半流饮食为宜。恢复期鼓励患者进食易消化食物，定时进餐，细嚼慢咽，减轻胃部负担为原则。不暴饮暴食，避免辛辣、生冷等刺激性食物。如胃酸缺乏者食物应完全煮熟后食用，可酌情食用酸性食物如山楂、食醋等；胃酸高者应避免刺激性食物，如烟酒、浓茶、甜腻之品。可结合中医辨证选食：易食滞腹胀者平素可选食宽中和胃消食之品，如萝卜、山楂、柑橘等；喜温者可适量补充温中健脾之品，如牛奶、鸡蛋、大枣、山药、生姜、饴糖等；舌红少津者宜多食益胃生津之品，如梨、甘蔗或石斛、麦冬煎汤代茶饮。

4.心理护理

精神因素也与慢性胃炎消化不良症状的发生密切相关。对产生焦虑不安的患者，应评估焦虑的程度，帮助患者降低现存的焦虑水平，提供安全和舒适的环境，减少对感官的刺激。表现出对患者的理解和同情，谈话时语速要缓慢，态度要和蔼，不与患者进行争辩。指导放松疗法，如深呼吸、按摩、热水浴等。如果焦虑症状明显，可遵医嘱给予对症治疗的药物。

5.健康教育

(1)介绍本病有关的病因，指导患者避免诱发因素，注意生活规律，劳逸结合，保持良好心态。

(2)保持口腔清洁，避免咽、喉、口腔病灶细菌或病毒侵入胃内，引起细菌或病毒的感染。

(3)注意饮食调理和饮食卫生，多吃新鲜蔬菜、水果，尽量少吃或不吃烟熏、腌制食物。忌浓茶、咖啡，过冷、过热、粗糙和刺激性食物。

(4)对嗜烟酒患者应向其讲明危害，可与患者及家属共同制订。定制戒烟戒酒计划，让家属监督该计划的实施。

(5)指导患者遵医嘱服药，并介绍出院后常用药物的名称、药物作用，服用的剂量、方法及时间。服用对胃有刺激性的药物，如阿司匹林等非甾体类抗炎药物时，需餐后服用，减少药物对胃的刺激。中成药如健胃消食片、午时茶、保和丸等均有助运化，家中可常备。

(6)慢性萎缩性胃炎可有10%患者转为胃癌，患者要坚持定期复诊，特别是胃黏膜异型增生者，应定期胃镜检查。

第二十一节　肝硬化

肝硬化是一种由不同病因长期、反复作用引起的肝脏慢性进行性弥漫性病变。病理特点为广泛的肝细胞变性坏死、再生结节形成、结缔组织增生，正常肝小叶结构破坏和假小叶形成，致使肝内血循环紊乱，加重肝细胞营养障碍。临床上以肝功能损害和门静脉高压为主要表现，并可出现多系统受累，晚期出现消化道出血、肝性脑病、继发感染等一系列严重并发症。

肝硬化是我国常见疾病和主要死亡病因之一，患者以青壮年男性多见，35～48 岁为发病高峰年龄，男女比例为(3.6～8)∶1。据国外报道，肝硬化在总人口死因中位居第九，在 35～54 岁年龄组死因中位居第四；40～60 岁为发病高峰年龄，男女比例约为 2∶1。

一、病因与发病机制

引起肝硬化的病因很多，目前在我国以慢性乙型肝炎为主，慢性丙型肝炎也占一定比例；欧美国家则以酒精性肝病居多；近年来，代谢综合征相关的非酒精性脂肪型肝炎(NASH)也逐渐成为肝硬化的重要病因。

(一)肝炎病毒感染

主要是乙型肝炎病毒感染，其次为丙型或乙型加丁型重叠感染，其发病机制主要与肝炎病毒所造成的免疫损伤有关，经过慢性肝炎，尤其是慢性活动性肝炎演变而来。

(二)慢性酒精中毒

长期大量饮酒者，乙醇及其中间代谢产物(乙醛)直接损害肝细胞、长期酗酒所致的营养失调等所致，称为酒精性肝硬化。

(三)药物或化学毒物

长期反复接触某些化学性毒物如磷、砷、四氯化碳等或长期服用某些药物如双醋酚丁、甲基多巴等，可引起中毒性肝炎，最终发展成为肝硬化。

(四)血吸虫病感染

反复或长期感染血吸虫的患者，由于虫卵及其毒性产物在肝脏汇管区的刺激，引起汇管区结缔组织增生，称为血吸虫病性肝硬化。

(五)胆汁淤积

持续性胆汁淤积于肝内胆管或肝外胆管时，高浓度的胆红素及胆汁酸对肝细胞的化学性损害，肝细胞发生变性坏死和结缔组织增生而导致肝硬化。

(六)循环障碍

慢性充血性心力衰竭、缩窄性心包炎以及肝静脉或下腔静脉回流障碍导致肝脏长期淤血，肝细胞因缺氧而发生变性坏死和结缔组织增生，导致肝硬化。

(七)遗传和代谢性疾病

由于遗传性或代谢性疾病，某些物质或代谢产物沉积于肝脏，造成肝损害，并导致肝硬化，如肝豆状核变性、血色病、半乳糖血症和 α_1-抗胰蛋白酶缺乏症、糖原累积症等。

(八)其他

造成肝硬化直接和间接的原因还有很多，如自身免疫性肝损害、缺血性肝病、营养不良等。少数患者病因不明，称为隐源性肝硬化。

二、临床表现

肝硬化往往起病缓慢，症状隐匿。在肝硬化初期，患者的临床表现取决于原发疾病；患者的年龄和性别比例也因原发病不同而异，乙型肝炎肝硬化、酒精性肝硬化所致的肝硬化以中年以后的男性多见，自身免疫性肝炎所致的肝硬化以青年和中年女性多见，原发性胆汁淤积性肝硬化以中年和老年女性多见，遗传性病因导致的肝硬化以青少年多见。临床上根据患者肝脏功能的代偿状况将肝硬化分为肝功能代偿期和肝功能失代偿期。

（一）代偿期

许多患者无任何不适症状，部分患者以乏力、食欲缺乏为主要症状，可伴有低热、恶心、厌油腻、腹胀、腹泻及上腹不适等症状。症状常与劳累有关，休息和治疗后可缓解。男性可有性欲减退，女性可有月经减少或过早闭经。患者多有体重减轻，肝脏可轻度肿大，质中等度硬，伴轻度压痛。脾脏也可有轻、中度肿大。肝功能正常或轻度异常。

（二）失代偿期

失代偿期主要表现为肝功能减退和门静脉高压所致的症状和体征。肝功能减退主要表现为肝脏合成及代谢、排泄功能障碍；门脉高压主要表现食管-胃底静脉曲张及破裂出血；而肝性脑病、腹水及其相关并发症（自发性细菌性腹膜炎、肝肾综合征）等是由肝功能减退和门脉高压共同所导致。

1.肝功能减退的临床表现

（1）全身症状与体征：一般状况和营养状况均较差，消瘦、乏力、精神不振，可有不规则低热、面色灰暗黝黑（肝病面容）、皮肤干枯粗糙、浮肿、口腔炎症及溃疡、夜盲等症，部分患者出现与病情活动或感染有关的不规则发热症状。

（2）消化道症状：食欲缺乏是最常见的症状，甚至厌食，食后饱胀不适，有时伴恶心、呕吐、腹泻。症状的产生与胃肠道淤血肿胀、消化吸收障碍和肠道菌群失调等因素有关。患者可出现腹胀、腹痛、肝区隐痛。腹胀可能与低钾血症、胃肠积气、肝脾大和腹水有关。腹痛、肝区隐痛常与肝肿大累及包膜有关。脾肿大、脾周围炎可引起左上腹疼痛。若肝细胞有进行性或广泛性坏死时可出现黄疸。

（3）出血倾向和贫血：患者常可发生鼻衄、牙龈出血、皮肤紫癜和胃肠出血，女性出现月经过多等。症状的产生与肝脏合成凝血因子减少、纤溶酶增加、脾功能亢进和毛细血管脆性增加导致的凝血障碍有关。患者常出现不同程度的贫血，贫血症状与营养不良、肠道吸收障碍、消化道慢性失血及脾功能亢进有关。

（4）内分泌失调：由于肝功能减退，对雌激素、醛固酮和抗利尿激素的灭活减少，患者体内的雌激素和醛固酮、抗利尿激素的水平增高。雌激素水平的增高可通过负反馈作用，致雄激素和肾上腺糖皮质激素分泌减少。

可出现下述症状或体征：①肝掌和蜘蛛痣。②男性患者有性欲减退、睾丸萎缩、乳房发育和女性阴毛分布等；女性出现月经失调、停经、不孕和乳房萎缩等，发生原因与雌、雄激素比例失调有关。③糖耐量降低及糖尿病症状，发生原因与肝及外周靶细胞发生胰岛素抵抗有关。④水肿及腹水，由于体内醛固酮、抗利尿激素的增多引起。⑤皮肤色素沉着，好发于颜面部及其他暴露部位，与肾上腺皮质激素减少有关。

2.门静脉高压的表现

侧支循环的建立与开放、腹水、脾大是门静脉高压的三大临床表现，尤其侧支循环的开放，对门静脉高压的诊断有特征性意义。

(1)腹水:是失代偿期最显著的表现。腹水出现前,患者常有腹胀,以进餐后明显。大量腹水时,患者腹部膨隆,皮肤紧绷发亮,并因膈肌上移,出现呼吸困难、心悸。部分患者可出现胸水。

腹水形成的主要因素:①门静脉高压,其一可导致腹腔脏器毛细血管床静水压增高,组织间液回流减少而漏入腹腔;其二导致肝静脉回流受阻,使肝淋巴液生成增多,超过胸导管引流的能力而渗入腹腔。②低蛋白血症,使血浆胶体渗透压降低,血管内液外渗至组织间隙。③内分泌失调所致的抗利尿激素增多引起钠水潴留。④有效循环量不足导致肾血流量减少,肾小球滤过率降低,排钠和排尿量减少。

(2)侧支循环的建立与开放:门静脉高压时,来自消化器官和脾脏的回心血受阻,使门、腔静脉交通支扩张、血流量增加,建立起侧支循环。临床上重要的侧支循环,①食管和胃底静脉曲张。②腹壁静脉曲张。③痔静脉曲张,痔核形成。

(3)脾大:门静脉高压可致脾脏淤血性肿大,多为轻、中度肿大,部分可达脐下。后期可出现脾功能亢进,表现为红细胞、白细胞和血小板均减少。

3.肝脏情况

早期肝脏肿大,表面尚平滑,质中等度硬;晚期肝脏缩小,可呈结节状,表面不光滑,质地坚硬,一般无疼痛。但当肝细胞进行性坏死或并发炎症时可有压痛、叩击痛。

(三)并发症

1.上消化道出血

上消化道出血为最常见的并发症。多为食管下段与胃底静脉曲张破裂导致,部分出血为并发急性胃黏膜糜烂或消化性溃疡导致。以发生突然、大量呕血,伴黑便为特征,常诱发肝性脑病,是出血性休克甚至急性死亡直接原因之一。

2.感染

因门腔静脉侧支循环开放以及低蛋白血症和白细胞减少导致的机体抵抗力下降,增加了细菌入侵繁殖的机会,常并发感染,如肺炎、胆道感染、大肠杆菌性败血症、自发性腹膜炎等。自发性腹膜炎是指腹腔内无脏器穿孔的急性腹膜细菌性感染。其主要原因是肠道内细菌异常繁殖并经肠壁进入腹腔,以及带菌的淋巴液漏入腹腔引起感染。致病菌多为大肠杆菌及副大肠杆菌,厌氧菌也是致病菌之一。一般起病较急,主要表现为腹痛、腹胀、发热、腹水迅速增长,出现腹膜刺激征,严重者发生感染性休克。

3.肝性脑病

这是晚期肝硬化最严重的并发症和最常见的死亡原因。

4.原发性肝癌

原发性肝癌大部分在肝硬化基础上发生。患者短期内肝脏迅速增大、持续性肝区疼痛、腹水多呈血性、不明原因的发热,应警惕癌变的可能,需做进一步检查。

5.肝肾综合征

由大量腹水致有效循环血量减少,肾血管收缩、肾血流量减少、肾小球滤过量下降引起。表现为少尿、无尿、稀释性低钠血症,低尿钠和氮质血症等,肾脏本身无器质性改变,故又称为功能性肾衰竭。上消化道出血、休克、大量的腹水和强烈利尿、内毒素血症和电解质、酸碱平衡紊乱等与并发症的发生密切相关。

6.电解质和酸碱平衡紊乱

肝硬化患者在腹水出现前一般已存在，出现腹水后，电解质和酸碱平衡紊乱更为严重。常见：①低钠血症，与长期摄入不足、长期利尿和大量放腹水使钠丢失增多以及水钠潴留所致的稀释性低钠血症有关。②低钾血症与代谢性碱中毒，与进食少、呕吐、腹泻、长期使用利尿剂或葡萄糖制剂、继发性醛固酮分泌增多等有关。

三、护理诊断

(1)活动无耐力，与肝功能减退、大量腹水有关。

(2)营养失调低于机体需要量，与肝功能减退、门静脉高压引起食欲减退、消化和吸收障碍有关。

(3)体液过多，与肝功能减退、门静脉高压引起钠水潴留有关。

(4)焦虑与担心，与疾病预后、经济负担等有关。

(5)有皮肤完整性受损的危险，与营养不良、水肿、皮肤瘙痒、长期卧床有关。

(6)潜在并发症：上消化道出血、肝性脑病、感染、肝肾综合征。

四、护理措施

(一)休息和体位

休息可减轻患者能量消耗，减轻肝脏负担，有助于肝细胞修复。代偿期患者可参加轻体力工作，减少活动量；失代偿期患者应多卧床休息，卧床时尽量取平卧位，以增加肝、肾血流量。大量腹水者可取半卧位，以使膈下降，有利于呼吸运动，减轻呼吸困难和心悸。

(二)饮食

1.饮食注意事项

肝硬化患者饮食原则为高热量、高蛋白、高维生素、易消化饮食，并随病情变化及时调整。对食欲缺乏、恶心呕吐的患者，应于进食前给予口腔护理以促进食欲。在允许范围内尽量照顾患者的饮食习惯和口味，以促进食欲。①蛋白质：是肝细胞修复和维持人血清蛋白正常水平的重要物质基础，应保证其摄入量为 1.0～1.5 g/(kg・d)。蛋白质应以豆制品、鸡蛋、牛奶、鱼、鸡肉、猪瘦肉为主。肝功能显著损害或有肝性脑病先兆者应限制蛋白质，待病情好转后再逐渐增加蛋白质的摄入量，并应以植物蛋白为主，如豆制品，因其含蛋氨酸、芳香氨基酸和产氨氨基酸较少。②维生素：多食新鲜蔬菜和水果，如西红柿、柑橘等，日常食用可保证维生素需求。③限制水钠：有腹水者应低盐或无盐饮食，钠限制在 500～800 mg/d(NaCl 1.2～2g/d)，限制液体入量，进水量应限制在 1000 mL/d 左右。含钠较多食物，如咸肉、酱菜、酱油、罐头食品、含钠味精等应少用。含钠较少食物有粮谷类、瓜茄类、水果等。含钾多的食物有水果、硬壳果、马铃薯、干豆、肉类等。④避免损伤曲张静脉：患者进餐时应细嚼慢咽，避免进食刺激性强、粗纤维多和较硬、油炸食物，戒烟酒。

2.营养支持

必要时遵医嘱静脉补充足够的营养，如高渗葡萄糖、复方氨基酸、清蛋白或新鲜血。

3.营养状况监测

评估患者的饮食和营养状况、体重和血白蛋白水平。

（三）维持体液平衡

准确记录每日出入液量，定期测量腹围和体重，以观察腹水消长情况。使用利尿剂时，剂量不宜过大，利尿速度不宜过猛，每周体重减轻以不超过 2 kg 为宜。应用利尿剂时应监测体重变化及血钾、钠、氯化物，防止电解质紊乱发生，可口服或静脉补充电解质，饮食也可起协助作用，低钾患者可补充香蕉、橘子、橙子等高钾水果。

（四）病情观察

观察患者症状、体征的变化，注意有无并发症发生。如有无各种出血征兆，如呕血、黑便、鼻出血、牙龈出血、皮肤黏膜出血点、瘀斑等出血表现；有无行为和性格改变，如智力定向力障碍、烦躁不安、嗜睡、扑翼样震颤等肝性脑病表现；有无尿量减少等肾衰竭表现；有无发热、腹痛等自发性腹膜炎发生。对进食量不足、呕吐、腹泻、长期用利尿剂、大量放腹水的患者，密切监测电解质和酸碱度的变化。

（五）腹水患者的护理

（1）体位：多卧床休息，尽量取平卧位，以增加肝肾血流量，改善肝细胞的营养，提高肾小球滤过率。大量腹水患者取半卧位，使横膈下降，增加肺活量，以减轻呼吸困难。

（2）大量腹水时，应避免腹内压突然剧增的因素，例如剧烈咳嗽、打喷嚏、用力排便等。

（3）控制钠和水的摄入量：见饮食护理。

（4）药物护理：观察利尿剂的效果和不良反应，过猛的利尿会导致水、电解质紊乱，严重者诱发肝性脑病和肝肾综合征，应注意了解电解质水平，观察患者有无意识神志改变、有无尿量减少。

（5）观察腹水和下肢水肿的消长：准确记录出入量，测腹围、体重。测腹围时应注意于同一时间、同一体位、同一部位上进行。

（6）加强皮肤护理，防止压疮发生：保持床铺平整、干燥，定时更换体位、按摩等。

（7）对腹腔穿刺放腹水者，术前说明注意事项，测量体重、腹围、生命体征，排空膀胱以免误伤；术中及术后监测生命体征，观察有无不适反应；术毕用无菌敷料覆盖穿刺部位，如有溢液可用明胶海棉处置，缚紧腹带，以免腹内压骤然下降；记录抽出腹水的量、性质和颜色，将标本及时送检。

（六）心理支持

应鼓励患者说出其内心感受和忧虑，增加与患者交谈的时间，与患者一起讨论其可能面对的问题，在精神上给予患者安慰和支持。充分利用来自他人的情感支持，鼓励患者同那些经受同样事件以及理解患者处境的人多交流。引导患者家属在情感上多关心患者，使之能从情感宣泄中减轻沉重的心理压力。

五、健康指导

（一）休息指导

保证身心两方面的休息，增强活动耐力。生活起居有规律，保证足够的休息和睡眠。在安排好治疗和身体调理的同时，勿过多考虑病情，遇事豁达开朗。

（二）饮食指导

指导患者根据病情制订合理的饮食计划和营养搭配，使患者充分认识到饮食治疗对肝硬化患者的重要性以及饮食应注意的事项，除应加强营养外，要避免粗糙食物、戒除烟酒等，切实落实饮食计划。

（三）用药指导

嘱患者遵医嘱用药，指导其认识常用的对肝脏有害药物，勿滥用药，以免服药不当而加重肝脏负担和损害肝功能，介绍患者所用药物的不良反应，如服用利尿剂者出现软弱无力、心悸等症状时，提示低钠、低钾血症，应及时就诊。

（四）心理指导

帮助患者和家属掌握本病的有关知识和自我护理方法，帮助患者树立战胜疾病的信心，使心情保持愉快，把治疗计划落实到日常生活中。

（五）家庭指导

让患者家属关心患者，了解各种并发症的主要诱发因素及其基本表现，发现并发症时，及时就医，疾病恢复期应定时复诊和检查肝功能。

第二十二节　病毒性肝炎

病毒性肝炎是由多种肝炎病毒引起的，以乏力、食欲减退、恶心、呕吐、黄疸、肝脾大及肝功能异常为主要表现的一组传染病。根据病原不同可分为甲、乙、丙、丁、戊型肝炎。有些非肝炎病毒（如 EB 病毒、巨细胞病毒、疱疹病毒、出血热病毒等）也可引起肝功能损害，但属于继发性病变，不属于病毒性肝炎的范畴。

甲型和戊型肝炎多表现为急性感染；乙型、丙型、丁型肝炎大多呈慢性感染，少数病例发展为肝硬化或肝细胞癌。

一、临床表现

1.潜伏期

甲型肝炎 2～6 周，平均 4 周；乙型肝炎 1～6 个月，平均 3 个月；丙型肝炎 2 周～6 个月，平均 40 天。丁型肝炎 4～20 周；戊型肝炎 2～9 周，平均 6 周。重症肝炎并发感染体温升高。

2.发热

甲、戊肝起病急，可有畏寒、发热，体温在 38～39 ℃，一般不超过 3 天；乙、丙、丁起病相对较缓，仅少数有发热；急性无黄疸型肝炎有少数患者有短暂发热。

3.乏力

患者普遍感到乏力。急性黄疸型和重症肝炎可出现极度乏力。乏力程度随着病情的发展逐渐加重。

4.消化道症状

食欲减退、厌油、恶心、呕吐、腹胀、肝区疼痛等。不同肝炎类型其表现程度不同。急性黄疸型肝炎、重症肝炎、妊娠期肝炎症状严重。急性重型肝炎可出现中毒性臌肠、少量腹水；慢性重型肝炎腹水出现早且量大。消化道症状随着病情的发展逐渐加重。淤胆型肝炎大便颜色变浅。

5.皮肤改变

黄疸型肝炎和重型肝炎皮肤、巩膜黄染，皮肤瘙痒。

6.出血

重型肝炎、黄疸逐渐加深≥171 μmol/L、凝血酶原活动度低于40%时可并发出血，表现为皮肤、黏膜紫癜和瘀斑，自发性齿龈出血和鼻出血或消化道出血。妊娠期肝炎产后大出血多见。

7.精神神经症状

一般患者的精神状况与病情呈正相关。重型肝炎出现不同程度的肝性脑病症状，甚至发生脑水肿、脑疝。

8.呼吸系统改变

慢性肝炎患者可出现胸闷、气促、胸痛、发绀、头晕等症状，严重者可致晕厥与昏迷。

9.心血管表现

急性黄疸型肝炎心动过缓等梗阻性黄疸样表现。

10.内分泌改变

肝炎合并糖尿病时可出现糖尿病临床表现，如消瘦、口渴等。

11.泌尿系改变

黄疸型肝炎尿黄，重者尿呈酱油色。重型肝炎可出现尿量减少甚至无尿。

12.试验室检查

肝功能改变主要是血清谷丙转氨酶(SALT)升高，急性肝炎时明显增高，重型肝炎时可出现黄疸迅速加深而SALT反而下降。肝细胞损伤严重时凝血酶原活动度可逐渐降低。慢性肝炎白蛋白降低或白蛋白/球蛋白比值异常。

13.并发症

(1)肝性脑病：0期简易智力测验阳性，如书写、构词、搭积木、数字连接实验等。Ⅰ期(前驱期)轻度性格改变和行为失常，表现为欣快、淡漠少言、衣冠不整或随地便溺等，应答尚准确，但吐词不清且较缓慢，可有扑翼样震颤。脑电图多数正常。Ⅱ期(昏迷前期)表现为嗜睡、行为异常、书写障碍、定向障碍等，有腱反射亢进、肌张力增高、踝痉挛及巴宾斯基征阳性，扑翼样震颤存在，脑电图有特征性异常，出现不随意运动及运动失调。Ⅲ期(昏睡期)以精神错乱和昏睡为主，但可以唤醒，醒时可应答问话，但常有神志不清和幻觉。Ⅳ期(昏迷期)神志完全丧失不能唤醒，可出现阵发性惊厥、踝阵挛和过度换气。

血氨可升高，但急性肝衰竭所致的脑病血氨大多正常。

(2)脑水肿：头痛、头晕、呕吐、肌张力增强、视力减退、视物模糊、心动过缓、血压升高、呼吸变浅变慢、颅内压增高。

(3)出血：皮肤、黏膜紫癜和瘀斑，自发性齿龈出血和鼻出血，部分患者可出现咯血、呕血、便血或尿血，甚至上消化道出血。凝血因子减少，出血时间延长，凝血酶原活动度降低。

(4)肝肾综合征：恶心、呕吐、表情淡漠、昏睡、尿量减少或无尿。血尿素氮、肌酐增高。

(5)感染

①肺部感染：发热或不发热，脉率与体温不相吻合，只有半数患者出现咳嗽、咳痰及肺部啰音，常伴有全身状况恶化，如呼吸加快、缺氧症状、黄疸加深、凝血酶原活动度下降。

②原发性细菌性腹膜炎：可有发热，多数为低热，近半数患者右腹部压痛及反跳痛，便次增加、尿少、腹水增多。

③肠道感染。

④泌尿道感染。

⑤败血症。

二、护理措施

1.隔离方式

(1)甲肝和戊肝实施肠道隔离。

(2)乙肝、丙肝、丁肝实施血液-体液隔离。

2.休息和活动

根据病情适当休息。静卧可增加肝的血流量，减轻肝的负担，有助于肝细胞修复和再生。休息可以患者的乏力程度和肝功能检查值来决定休息的需要量，如果肝功能值胆红素(BIL)小于 2 mg，谷转氨酶(ALT)小于 200，如果患者无明显乏力，可不特别限制，以免患者自觉病重而心生焦虑、抑郁。BIL 和 ALT 较高时，患者出现乏力，可适当休息。重型肝炎者，以及向重型肝炎转化的患者(黄疸持续升高，凝血酶原时间逐渐延长，活动度持续下降，恶心和乏力症状逐渐加重)应绝对卧床休息，一切生活护理应由护理人员完成。随着疾病的恢复和乏力症状的改善，从床上生活、活动，逐步过渡到自行如厕、洗漱、室内活动等。在逐步恢复活动的过程中，应密切关注患者的反应以及试验室指标，以防因活动不当引起病情变化。

3.饮食

(1)急性肝炎或慢性肝炎活动期：若食欲尚可则不必严格控制饮食，可食用适量高蛋白、低脂肪、足量糖类饮食。肥胖者根据具体情况适当限制热能、控制饮食，避免影响肝功能的恢复和脂肪肝的发生。食欲差、进食量少的患者，应准确记录进食量。

(2)少量多餐：三餐饮食量分配，可在早餐多些，因为肝炎患者食欲缺乏的情形是愈晚愈重。

(3)蛋白质应占总热量的 16%，90～130 g/d。蛋白质以鱼类、蛋类、奶制品、大豆及其制品较好。

(4)脂肪的供应量应占总热能的20%左右,约60 g/d。黄疸期间给予低脂肪饮食。

(5)糖类的供应占总热能的60%左右,一般为310~360 g/d。鼓励患者多摄取糖类和饼干,既可减少恶心感,还可增进能利用的热量。

(6)多食新鲜蔬菜、水果等维生素丰富的食品。

(7)重型肝炎患者由于肝严重受损,糖代谢异常,经常发生低血糖,除了静脉内补充高渗糖外,饮食上应增加糖的摄入,特别是夜间,睡前可以饮用蜂蜜水、巧克力等,可以有效防止夜间低血糖的发生。

(8)进食前协助做好口腔护理,增进患者食欲。

4.一般护理

(1)观察精神状况、乏力、恶心、呕吐程度及其进展、饮食量。

(2)观察肝区疼痛的部位、性质,腹痛和腹胀的程度。

(3)慢性重型肝炎患者观察腹水情况,腹水量较大时,测量尿量和腹围。

(4)急性黄疸型肝炎及高黄疸患者定时测量脉搏或心率,观察有无心动过缓表现。

(5)皮肤瘙痒时,可指导患者经常洗澡,保持身体清洁,使用碳酸氢钠洗澡,可减轻瘙痒。剪短指甲并磨平,避免用手抓挠,可用手背或手掌轻擦或轻拍痒处,晚上睡觉时可戴手套。可给予止痒乙醇外用。

(6)胆红素较高患者观察尿液和大便颜色。

(7)慢性肝炎患者应观察有无气促、胸闷、胸痛、呼吸困难等,以早期发现间质性肺炎、盘状肺不张、胸腔积液和低氧血症等肝肺综合征。

(8)观察有无饥饿感、四肢无力,以及交感神经兴奋而发生的面色苍白、心悸、出冷汗,甚至烦躁不安、意识不清、大汗淋漓等低血糖反应。特别要加强夜间巡视。有低血糖倾向者告知患者可在两餐之间,特别是睡前饮用一杯蜂蜜水,在随手可以取到处备一些甜食,防止低血糖发生。当发生低血糖时,及时静脉注射葡萄糖或口服补糖或进食一些甜食症状纠正。

5.并发症护理

(1)肝性脑病:重型肝炎、肝衰竭及血氨增高患者,可并发肝性脑病。

①观察:利尿药引起低钾、低钠血症、消化道出血、高蛋白饮食,以及感染、镇静药、大量放腹水的患者,应进行肝性脑病的观察。

观察精神神经症状。临床上通常按 West Haven 分级标准将肝性脑病分为四期:为了更早期发现肝性脑病,可让患者将1~25的数字按顺序排列,所用时间超过30分钟即为阳性。也可让患者做20以内的连加或连减或用火柴棒搭成五角星,了解有无智力障碍和注意力降低。

②预防:应多进食富含支链氨基酸的蛋白质。有血氨增高倾向、早期肝性脑病时,应限制蛋白质摄入。

定期定时进行早期肝性脑病观察和测定。

保持排便通畅,保证大便每天1次。养成定时排便习惯,可进行排便训练。饮食增加纤维素的摄入,必要时口服乳果糖。

防止感染。

③护理：高糖类饮食，以糖类和蔬菜类食物为主，严格控制蛋白质，少量多餐。

轻度或中度血氨增高而无神经系统症状者，在第1～2天可采用低蛋白饮食，0.5 g/(kg · d)，以后每间隔2～3天调整1次其蛋白质供给量，最大限度每天每千克体重以不超过1g为宜。

若有血氨增高同时又有神经系统症状者，在2～3天给予完全无动物蛋白质饮食，视临床症状而定，以后0.2～0.3 g/(kg · d)蛋白质开始供给，每间隔2～3天增加1次，每次蛋白质增加的量宜小于10 g，但其最大总量以不超过1 g/(kg · d)为限；如果在增加食物蛋白质的过程中，再次出现血氨增高，且伴随神经系统症状，则应重新限制蛋白质饮食，不过这时限制要更严格、时间也要更长一些。当再次血氨下降则其蛋白质递增的速度要更慢一些。

血氨正常而有神经系统症状者，在24小时内给予无动物蛋白质饮食，以继续观察血氨情况；如血氨持续在正常水平，则可按0.2～0.3 g/(kg · d)供给。

暂时禁用动物蛋白质食物时应以植物蛋白质补充，如豆腐脑、豆浆等植物蛋白质食物，以免发生氮的负平衡。以后逐渐由少量开始增加含氨较少的动物蛋白质食物，依次如牛奶、蛋类。饮食蛋白质宜多供给富含支链氨基酸食物，如鱼、虾、鸭、去皮鸡肉、牛奶、黄豆、玉米、小米、糯米、小红枣等。少吃猪肉、羊肉、牛肉、鸡皮等芳香族氨基酸含量高的食物。在蛋白质饮食恢复期应同步观察患者的意识状态。

根据患者的意识状态使用床挡或束带。

保持大便通畅。建立良好的排便习惯，每日尝试一定时间排便，避免抑制便意，保证每日排便1次。多摄取含植物性纤维丰富的蔬菜、水果、海草等。腹部按摩，按升结肠、横结肠、降结肠、直肠顺序按摩。腹部热敷等。

清洁肠道。排便不畅或便秘时，给予清洁或食醋灌肠，保持肠道酸性环境，降低肠道内氨的形成。

(2)脑水肿：发生Ⅲ～Ⅳ期肝性脑病时，约有80%可伴有脑水肿，脑部病变程度与昏迷持续时间及严重程度有相关性。

①观察：重型肝炎或伴有缺氧、高碳酸血症、低血压、低蛋白、低钾、低钠及内毒素血症患者，应观察有无全头性胀痛或跳痛、呃逆和哈欠、呕吐、嗜睡、意识朦胧、兴奋、烦躁不安、谵妄、瞳孔变化、同侧眼睑、斜视、眼球结膜水肿、呼吸浅慢、血压上升等。定时测量血压。当收缩压＞20 kPa时及时报告。

②给予头高足低位，头部抬高30°～50°。如有呕吐、或口腔分泌物较多时，头偏向一侧，防止误吸。

③保持患者安静，降低耗氧量。躁动或抽搐者做好预防损伤的护理。

④保证供氧。保证呼吸道通畅，氧气吸入，定时检测氧饱和度。暂时的过度通气(使 $PaCO_2$ 在30～50 mmHg)可使脑血管短期轻度收缩，脑血流减少，降低颅内压。

⑤亚低温治疗时防止寒战。

⑥动态观察24小时出入量。根据情况保证出入平衡或出大于入。

⑦静脉脱水治疗15分钟后开始观察尿量。脱水治疗时应观察有无电解质紊乱及血压情况。

⑧巴比妥盐治疗时防止误吸。

加强皮肤护理预防压疮。最好使用气垫床,可以减少搬动患者次数。

(3)出血:重型肝炎、肝衰竭和凝血机制差的患者可并发出血。

①观察。重型肝炎、黄疸逐渐加深≥171 μmol/L、凝血酶原活动度低于40%时可并发出血,表现为皮肤、黏膜紫癜和瘀斑,自发性齿龈出血和鼻出血或消化道出血。应定期观察皮肤、黏膜有无紫癜和瘀斑、齿龈出血和鼻出血,观察患者有无呃逆和胃部烧灼感、呕吐物和大便的颜色,以及早发现出血,以便与鼻出血、吞咽血液、咯血及服用某些药物所致的黑粪鉴别。观察出血的范围、出血的特征、出血是否停止以及出血量的评估:一般成人每日消化道出血量超过5 mL时,粪便隐血实验即出现阳性;每日出血量50～100 mL时,出现黑粪;出血量超过400 mL以上可呕血,并可出现头晕、心悸、乏力及血压降低;出血量为1000 mL时,粪便为鲜红色。有出血的临床表现应定期测量血压。妊娠期肝炎可发生产后大出血,还应定期观察有无阴道出血,并定期测量血压。必要时观察休克临床表现。

②根据患者凝血机制损伤和出血程度定时测量血压。

③出血活动期应禁食、水。出血停止后可逐渐恢复进食,可先吃冷流食,如未再次出血可逐步过渡,忌饱餐、热饮、坚硬和刺激食物。可选择维生素K含量丰富的食物,如菠菜、圆白菜、菜花。

④卧床休息,使患者安静。出血量较多应绝对卧床休息,避免过多搬动和打扰患者。呕血者抬高床头10°～15°,保持头侧位,防止血液吸入呼吸道。

⑤迅速建立良好的静脉通道,保证液体快速顺利输入。必要时建立2条静脉通道。为了尽快补充血容量,可适当加快补液速度。在快速补液时应观察心率和血压,判断补液的效果,并以免补液量大引起肺水肿或再次出血。

⑥有休克的临床表现时,应每小时测量尿量。

⑦可用食醋清洁灌肠,减少肠道内氨的吸收。

⑧如实施内镜下止血、三腔两囊管或手术治疗,做好相应的准备和相应护理。

(4)肝肾综合征:肝肾综合征常发生在重型肝炎晚期。

①急性期应卧床休息,保持安静,目的是降低新陈代谢率,减少体内废物产生和肾负担。当尿量增加,病情好转,可逐渐增加活动量。若因活动而病情变化,应恢复前一天的工作量,甚至卧床休息。

②观察有无水肿(包括眼睑)、恶心、呕吐,腹胀、表情淡漠、昏睡、意识障碍、抽搐、急促而深的临床表现。

③定时测量血压、脉搏、呼吸,观察其变化。

24小时动态尿量观察,注意是否有夜间尿量增多和进行性少尿以及使用利尿药后的效果,以早期发现肝肾综合征。如已经出现肝肾综合征应严格准确记录出入量,包括所有注入体内的液体、进食量、饮水量、尿液、粪便量、引流液、呕吐物、出汗等,每小时观察尿量,根据情况量入而出或控制进入量。

④观察是否出现血钾过高(急性期),如焦虑、虚弱、腹胀及麻痹、心电图T波高尖等。是否出现血钾过低(利尿期),如有无强烈利尿,以及患者是否有渐进性虚弱、反射减弱、表情淡漠、食欲缺乏、恶心、呕吐、心律不齐、心电图出现U波等表现。

⑤每日测量体重，了解水分存留情形。

⑥根据患者情况、医嘱要求及中心静脉压(CVP)数值准确补液。每天的扩容治疗后若尿量达 30 mL/h 以上或超过补液前尿量，继续补液时观察 CVP 数值或肺部有无啰音，防止补液过多导致肺水肿。可参考下面原则实施补液护理：急性期应增加液体摄入量；肾衰竭者每天液体输入量，以其尿量加上 500～800 mL 给予，为避免心肺负荷过重，应使患者每天体重减轻 0.11～0.22 kg(0.25～0.5 磅)；利尿期每天液体输入量为前一天尿量乘以 2/3，再加上 720 mL 给予。

⑦给予高热量食物，维持基本热量。可给予足够的糖类和热量，以减少体内蛋白质被破坏。

限制蛋白质的摄取量。中轻度氮质血症患者不限制蛋白质摄入，以维持体内正氮平衡，特别是每日丢失蛋白量较多的患者。急性期如血尿素氮(BUN)太高，应给予无蛋白饮食，如果已经采取透析治疗，可放宽蛋白质的摄取量。当对大量蛋白尿伴轻度氮质血症时，可增加植物蛋白如大豆等。重度氮质血症或近期内进行性氮质血症者适当限制蛋白质摄入。

急性期应限制含钾高的食物，如橘子、香蕉等。利尿期应补充含钾高的食物。利尿期不必限制钠盐摄取，以防止钠盐排出过多发生低钠和脱水。

⑧实施特别口腔护理，以除去唾液中尿素引起的口腔不适。

⑨保持皮肤清洁，减轻瘙痒。

⑩意识障碍时，应根据情况给予床挡或束带保护。避免碰撞，以防伤害。出现抽搐时应避免刺激患者，并保护好舌头以防咬伤。利尿期之后，常有肌肉软弱无力，下床时注意防止意外损伤。

(5)感染

①安排单独病室，防止交叉感染。

②定时测量体温，及早发现感染表现。

③鼓励患者定时实施深呼吸和有效咳嗽、叩背；意识障碍者定期翻身、叩背，防止呼吸道感染。

④观察有无出现咳嗽、咳痰、肺部啰音、呼吸加快和缺氧征象，脉率与体温是否吻合等肺部感染表现。有无腹泻、腹痛、腹部压痛等肠道感染表现。有无尿急、尿频、尿痛等泌尿道感染的表现。

6.特殊用药护理

干扰素治疗时，观察有无发热、寒战、头痛、肌肉酸痛和乏力等流感样综合征表现；有无忧郁、妄想症、重度焦虑等精神病症状；有无听力下降、间质性肺炎等表现。

三、健康教育

1.预防

(1)不饮生水，防止水源被粪便污染。

(2)进食分餐制。

(3)依据病原菌对外界的抵抗力，做好餐具和被血液、体液污染物品的消毒。

(4)避免共用接触血液和体液的用物和用具,如剃须刀、牙刷、针头等。

(5)避免不必要输血。

(6)不直接接触他人体液和血液,接触后充分洗手。

(7)疫苗预防

①甲肝减毒活疫苗:接种对象为1～16岁易感人群,以及高危人群,如饮食服务行业和托儿所幼儿园工作人员等。接种剂量为1 mL,皮下或肌内注射1次,免疫4周后甲肝抗体阳转率均可达到95%以上,2个月后注射第2次阳性率可达100%,保护期至少10年。

②乙肝疫苗:新生儿接种。母亲为HBsAg和HBeAg双阳性的新生儿,最好是联合应用乙肝疫苗和乙肝免疫球蛋白(HBIG)。对双阳性的母亲所生的新生儿建议出生时即刻注射HBIG 1 mL(200U/ mL),1个月再注射同剂量HBIG;2个月、3个月、6个月时各注射重组乙肝疫苗10 μg肌内注射(上臂三角肌),其保护率可达95%以上。如单独注射重组乙肝疫苗(0、1、6个月)各10 μg共3针,其保护率亦可达85%。

母亲为HBsAg阳性,HBeAg阴性的新生儿,单用乙肝疫苗就可取得较好的效果。应用重组乙肝疫苗在出生时、出生后1个月和6个月各10 μg肌内注射。

母亲HBsAg阴性的新生儿,重组乙肝疫苗可在出生时、出生后1个月和6个月各5 μg肌内注射,有同样的保护率。

阻断宫内传播。孕妇产前3个月注射HBIG 200U,每0.5～1个月1次,新生儿出生后常规免疫。

未接种过乙肝疫苗的学前儿童应进行补种。剂量可采用重组乙肝疫苗5 μg×3(0、1、6个月)的方案。

成人中危险人群(HBsAg阳性者的配偶、密切接触血液的人员、医护人员、血液透析患者等)也应接种乙肝疫苗。剂量为重组乙肝疫苗5 μg×3(0、1、6个月)的方案。

2.自我护理

(1)适当休息:病情较重、乏力明显、肝功能未恢复时应卧床休息。随着病情的好转慢慢增加活动量,以不觉疲劳为度,循序渐进。饭前活动可增加食欲,饭后最好卧床休息30分钟。待自觉症状消失、肝脏各项检查指标恢复正常,可进行适当体力活动,体力活动从半日过渡到全日。但半年内不能参加繁重的体力劳动,避免过度疲劳。

(2)饮食:恢复期的肝炎患者应逐渐恢复正常饮食,但慢性肝炎的患者在饮食上应有所禁忌,以减少对肝的损伤和减轻肝的负担。

绝对禁止饮酒。

①不食刺激性食物:如食用辣椒、葱蒜(生吃)和芥末等,可能加重或诱发肝区痛。此外,含咖啡碱较多的浓茶、咖啡、可可有较强的兴奋作用,不宜多用;可可还含胆固醇,有高血压及动脉硬化者不宜用。

②尽量避免油腻煎炸食物:因其不易消化,同时易生湿生热,不利于疾病恢复。

尽量不食合成添加剂的食品及附着农药的食物。因这些食物中或多或少都有一些人工合成的色素、防腐剂或残留农药等,具有一定的毒性,肝炎时,肝的解毒能力减弱,容易中毒。

黄疸时忌食辛热之品,如韭菜、羊肉、狗肉、八角茴香、丁香、胡椒等。

如有腹胀，少用牛奶、豆浆、蔗糖及其他产气食物，蔗糖可用葡萄糖代替。慢性肝炎的患者应少食甜食，并限制高脂肪、高胆固醇食物。如肥肉、蛋黄、动物内脏、鳗鱼、鱿鱼等。

尽量少用药物，不随便服药，到医院看病时应告知医师自己是肝炎患者或感染过肝炎，以提醒医师避免给予肝脏病毒性的药物。

慢性肝炎患者应定期去医院检查。

第二十三节　炎性肠病

一、溃疡性结肠炎

溃疡性结肠炎（UC）是一种病因未明、以结肠和直肠的慢性非特异炎性病变为主的疾病，表现为结肠黏膜和黏膜下层有慢性炎症细胞浸润和多发性溃疡形成。临床特点为腹泻、黏液脓血便、腹痛及里急后重。本病可发生于各年龄，以 20～40 岁青壮年多见，男性略多于女性。

（一）病因

本病病因尚未明确，目前认为可能与下述因素有关。

1.免疫异常

本病的免疫异常已为大多数学者所共认。

2.感染

常为本病的诱因。

3.遗传倾向

有 5%～15%的患者有家族史，且有单卵双胎同患此病现象。

4.其他

精神神经因素、过敏、氧自由基损伤等。

病变自直肠、乙状结肠开始，呈连续性非阶段分布，可扩展到降结肠、横结肠，也可累及全结肠。

（二）临床表现

本病为慢性过程，常发作与缓解相交替，病程冗长，可达几年至十几年。患者可因饮食失调、劳累、精神刺激和感染等诱因诱发或加重症状。

1.消化系统的症状与体征

（1）腹痛：多为轻、中度，常为痉挛性疼痛，轻者或缓解期患者可无腹痛。疼痛常局限于左下腹或下腹部，亦可波及全腹。临床上多有疼痛-便意-便后缓解的规律。疼痛部位常可有轻压痛。

（2）腹泻与黏液脓血便：发生于绝大多数患者。发作期均可有腹泻，轻者每日 2～3 次，粪便呈糊状，常混有黏液、脓血，可有腹泻、便秘交替现象。黏液脓血便是本病活动期的重要表现。严重者腹泻每日可多达 10～30 次，呈血水样而无粪便。病变在直肠或乙状结肠时常伴有里急后重感。

(3)其他:可有胃部不适、上腹饱胀,重者可出现食欲缺乏、恶心、呕吐等。

2.全身表现

患者可有低至中度发热,重症者可有高热,易发生低血钾、低蛋白血症和贫血。

3.肠外表现

本病可出现多种肠外表现,如外周关节炎、坏疽性脓皮病、巩膜外层炎、前葡萄膜炎、口腔黏膜溃疡等。这些肠外表现在结肠炎得到控制或结肠切除后可以缓解或消失。

4.临床分型

临床上可根据临床严重程度、临床类型、病变范围、病情(缓解期和活动期)进行分期。

(1)临床严重程度

①轻度:腹泻每天 4 次以下,便血轻或无,无发热、脉快,贫血轻或无,血沉正常。

②中度:介于轻型和重型之间,腹泻每天 4 次以上,仅伴有轻微全身表现。

③重度:腹泻每天 6 次以上,有明显的黏液血便,体温超过 37.7 ℃至少持续 2 天以上,脉搏大于 90 次/分,血红蛋白低于 100 g/L,血沉大于 30 mm/h,血清清蛋白小于 30 g/L,体重短期内明显减轻。

(2)临床类型

①初发型:首次发作。

②慢性复发型:临床上最多见,发作期与缓解期交替。

③慢性持续型:症状持续。

④急性暴发型:少见,急性起病,病情严重,全身毒血症状明显,并发症多。

5.并发症

溃疡性结肠炎患者的并发症可有中毒性巨结肠、肠穿孔、肠梗阻、肠出血和癌变等。

(三)常用护理诊断/问题

(1)腹泻:与肠道炎症致肠道运动功能失调及水钠吸收障碍有关。

(2)疼痛,腹痛:与肠道炎症、溃疡、痉挛有关。

(3)营养失调,低于机体需要量:与吸收障碍有关。

(4)潜在并发症:中毒性巨结肠、肠出血、癌变。

(四)护理措施

(1)生活护理:急性发作期和重症患者需卧床休息,以减少胃肠蠕动,减少腹痛症状。而轻型患者要生活有规律,注意劳逸结合,适当从事轻工作,以减轻心理压力。给患者提供良好的进食环境,增进食欲。指导患者食用高热量、高蛋白、易消化、少渣饮食。避免食用生、冷、辛辣等对胃有刺激性食物。忌食乳制品。活动期患者应进流质或半流质饮食。病情严重者应禁食,并按医嘱静脉补充营养物质,使肠道得以休息,以减轻炎症和控制症状。

(2)病情观察:观察粪便的量、性状、排便次数,并做好记录;观察腹痛的部位、性质、程度及生命体征的变化,有无皮肤干燥、弹性差等脱水征象;注意监测有无水及电解质失衡的现象;要及时发现大出血、肠穿孔等并发症,并及时报告。定期检测体重、血红蛋白和血清蛋白,以了解患者的营养状况。

(3)用药护理:对腹痛、腹泻明显患者,若遵医嘱用阿托品,要注意大剂量时会诱发中毒性巨结肠;柳氮磺胺吡啶在应用时,有两类不良反应。①与剂量相关的反应,如恶心、呕吐、食欲减退、头痛、男性可逆性不育等,餐后服药可减轻胃肠道反应。②药物过敏反应,如皮疹及白细胞减少、溶血、再障等,服药期间应定期复查血象,一旦发生,立即停用。应用糖皮质激素者,要注意逐渐减量,直至停药,防止反跳。使用免疫抑制剂时要注意胃肠道反应、白细胞减少等不良反应。

(4)对症护理疼痛明显者,解释疼痛的原因,告诉患者缓解疼痛的方法,如放松、转移注意力,也可用针灸等止痛。疼痛性质突然改变时,应注意是否合并大出血、肠梗阻、肠穿孔等并发症,如出现并发症,应配合医师积极抢救。腹泻患者要注意观察粪便的量、性状、排便次数,保持肛周皮肤卫生,发现有脱水、电解质紊乱时,应及时报告医师。

(5)心理护理:因溃疡性结肠炎患者病程长,大多患者有神经过敏、焦虑或抑郁。要关心体贴患者,进行心理疏导,耐心解答患者提出的问题,解释疾病的发生、发展过程、治疗效果及预后,使患者正确对待疾病,自觉配合治疗。

(五)健康指导

(1)本病的轻型和长期缓解者预后较好,反复发作、暴发型或有并发症者预后较差。

(2)合理休息,正确对待疾病,劳逸结合,保持良好心态,树立战胜疾病的信心。

(3)合理饮食,保证每日摄取足够的营养,避免粗纤维食物及刺激性食物,忌冷食。

(4)坚持治疗,学会识别药物的不良反应,不得随意停药或换药。出现腹泻、腹痛加剧、便血时,应及时就诊。

二、克罗恩病

克罗恩病是一种慢性炎性肉芽肿性疾病,从口腔至肛门全胃肠任何部位均可发生,多见于末段回肠和邻近结肠,病变呈节段性或跳跃式分布。以腹痛、腹泻、体重下降、腹块、瘘管形成和肠梗阻为特点,可伴有发热、营养不良等全身表现,以及关节、皮肤、眼、口腔黏膜等肠外损害。任何年龄均可发病,但多见于青壮年,男性略高于女性(男:女约为1.5:1)。

(一)病因与发病机制

虽然确切病因及发病机制不明,但多数研究均认为,外部环境与内部环境的相互作用,可导致异常的炎症反应而引起本病。外部环境因素的主要相关因素为感染或饮食。内部环境因素中主要与遗传、免疫及心理因素有关。

(二)临床表现

多缓慢起病,病程可为数月或长达数年。表现多样,与病变部位、范围、程度、病程及有无并发症有关。

(1)腹痛:是最常见的症状,以右下腹或脐周较多,这与病变多见于末端回肠有关。急性起病者可表现为急性右下腹痛,伴有发热、呕吐、右下腹压痛与反跳痛等,酷似急性阑尾炎。

(2)腹泻:多数每天大便2~6次,常无脓血或黏液。病变累及结肠远端者,表现与溃疡性结肠炎相似。

(3)腹块:肠粘连、肠壁和肠系膜增厚、肠系膜淋巴结肿大,内瘘管形成以及腹内脓肿等均可引起腹块。肿块多见于右下腹和脐周围,大小不一,边缘不清,因粘连而固定,质地中等,有压痛。

(4)发热:一般为中度热或低热,常间歇出现,少数呈弛张高热,伴毒血症。

(5)其他表现:有恶心、呕吐、食欲缺乏、乏力、消瘦、贫血、低蛋白血症和水、电解质紊乱等。

(6)并发症:以肠梗阻最常见,其他有肠穿孔、内外瘘管形成、腹内和肛门直肠周围脓肿、中毒性巨结肠等,亦可发生结肠癌变。此外,还可有关节炎、结节性红斑、慢性活动性肝炎、胆管炎等肠外并发症。

三、炎性肠病护理

(一)常见护理问题

1.腹痛

(1)相关因素:与肠道炎症、溃疡,肠内容物通过充血、水肿、溃疡和狭窄的病变肠段,引起局部肠痉挛有关。

(2)临床表现

①溃疡性结肠炎:腹痛为轻度或中度,多为痉挛性疼痛。常局限于左下腹或下腹,亦可遍及全腹。重症者则可呈持续性钝痛。

②克罗恩病:多为间歇性发作,轻者仅有肠鸣和腹部不适,重者可出现绞痛。疼痛部位以右下腹多见。

(3)护理措施

①向患者解释疼痛的原因,使其减轻不良情绪,增强自信心,积极配合治疗。

②嘱患者疼痛发生时卧床休息,分散注意力,如听音乐、交谈等。

③严密观察腹痛的性质、部位及持续的时间,对疼痛进行评估,如果疼痛性质突然改变应警惕是否并发出血或穿孔。严重腹痛时可酌情使用解痉药物,但注意大剂量偶有引起中毒性巨结肠的危险。

2.腹泻

(1)相关因素:病变肠段的炎症、蠕动增加及继发性吸收不良。

(2)临床表现

①溃疡性结肠炎:轻者每天腹泻 2~4 次,重者每天腹泻大于 6 次,粪便常呈血水样。

②克罗恩病:多数人每天大便 2~6 次,重者可达 10 余次乃至数十次,大便次数与病变范围有关。小肠病变可致水样便或脂肪便。

(3)护理措施

①观察大便的颜色、性状、量。观察患者有无心悸、湿冷、低血糖等严重腹泻虚脱症状以及监测水电解质平衡情况。

②急性起病、全身症状明显者应卧床休息,注意腹部保暖,可适当热敷,以减弱肠道运动,减少排便次数。慢性轻症者可适当活动。

③饮食以少渣、易消化、富含维生素、有足够的热量为原则，避免生冷、高纤维素、刺激性食物。重者根据病情需禁食，进行全肠外营养，以减少肠道蠕动。

④根据医嘱给予抗生素、双八面体蒙脱石(思密达)等药物治疗，密切观察药物的疗效及不良反应。

⑤根据医嘱配制灌肠液进行保留灌肠，保留灌肠可使药物直接作用于肠道局部，具有良好的治疗效果。灌肠液保留时间、患者的不适感等因素直接影响治疗效果。近年来，保留灌肠的方法得到了不断的改进。a.灌肠器材：可选择双腔气囊硅胶管或一次性吸痰管代替肛管，减少患者的不适感。b.灌肠液的温度：应接近肠腔温度，一般为37～38 ℃。低于34 ℃时肠蠕动减弱，不利于药物充分吸收；高于直肠温度(37～37.5 ℃)3～4 ℃的灌肠液将会刺激肠黏膜，引起排便反射。c.灌肠液的量：不宜超过200 mL，这是因为肠道对压力反应敏感，直肠壁内的感受器对压力刺激具有一定的阈值，当药液在直肠内积聚到200 mL时，直肠壁感受器即产生兴奋，通过神经反射立即产生便意，引起排便反射。d.插管深度：插管的深浅度直接影响灌肠液的保留时间及患者的不适感，而灌肠液在肠内留存时间的长短，直接影响治疗效果。直肠长15～20 cm，传统方法肛管插入10～15 cm，正好位于直肠，容易刺激直肠产生便意。当肛管插入肛门20～25 cm时，药液直接被灌注在直肠以上的结肠内，避免了直接刺激直肠。e.灌肠体位：可根据病变选择体位。灌肠时采用左侧卧位(抬高臀部及床尾10 cm)，拔出导管后，患者取舒适卧位，用手掌逆时针按摩腹部7～10次，然后取胸膝位-右侧卧位-平卧位各2 min，使药液顺势逆流，有利于药液进入乙状结肠。

3.活动无耐力

(1)相关因素：炎症所致腹泻、腹痛、发热等。

(2)临床表现：患者活动后感乏力，日常生活能力下降。

(3)护理措施

①将患者常用的物品放在随手可及之处，送水、送饭、送便器到床边。鼓励患者进行日常生活自理活动，并给予协助。

②告知患者突然起身可能出现头晕、心悸等不适，故坐起时应动作缓慢，以免发生直立性低血压。

③患者外出检查时需有人陪同。

4.营养失调：低于机体需要量

(1)相关因素：肠道炎症、溃疡导致腹泻、血便，克罗恩病患者还可与广泛病变所致肠道吸收面积减少有关。

(2)临床表现：患者可出现低蛋白血症、贫血及消瘦。

(3)护理措施

①避免食用刺激性食物，急性发作期患者应进食流质或半流质饮食，禁食冷饮、水果等，以减轻黏膜的炎症，防止肠道出血等。病情严重者应禁食。患者进入症状缓解期后应指导患者食用质软、易消化、少纤维素又富含营养的食物。一般为高热量、高蛋白质、低渣饮食，以利于吸收，减轻对肠黏膜的刺激，供给足够的热量，维持机体代谢的需要。

②低蛋白血症者应给予人血白蛋白、血浆；贫血者必要时输血；静脉补充氨基酸、脂肪乳

剂、维生素等;重症患者给予全肠道外营养支持治疗。

③观察患者进食情况,测量患者的体重,观察血红蛋白、血清白蛋白的变化,了解营养改善状况。

5.有体液不足的危险

(1)相关因素:肠道炎症所致频繁腹泻及发热。

(2)临床表现:患者可有乏力、口渴、皮肤干燥、弹性减低、尿量减少等症状。

(3)护理措施

①密切观察患者的体液平衡状态,监测生命体征、神志、尿量的变化,有无口渴、皮肤干燥、弹性减低、尿量减少、神志淡漠等脱水表现;有无肌肉无力、腹胀、肠鸣音减弱、心律失常等低钾血症的表现;监测血生化指标的变化。

②按医嘱及时给予液体、电解质、营养物质的补充,以满足患者的生理需要量,补充额外丢失量,恢复和维持血容量。注意输液速度的调节,对老年患者尤其应该注意,因为老年人易因腹泻发生脱水,也易因输液速度过快引起循环衰竭。

6.焦虑

(1)相关因素:病情反复迁延。

(2)临床表现:症状缓解后,仍需维持治疗,期间可由于劳累、情绪激动、饮食不当等因素诱发再次发病。

(3)护理措施

①关心患者,了解其心理状态,向患者做好相关疾病的健康教育,耐心解释患者的疑问。

②让患者对不良的情绪可诱发本病有充分的认识,并取得家属的配合。

③当患者情绪不佳时,指导患者运用深呼吸、转移注意力等放松技术,以缓解不良情绪。

7.皮肤完整性受损的可能

(1)相关因素:频繁腹泻,大便刺激肛周皮肤。

(2)临床表现:患者主诉肛周疼痛,肛周皮肤有糜烂。

(3)护理措施

①肛周皮肤轻度发红者,指导患者使用柔软的纸巾,擦拭大便时动作轻柔,也可使用湿纸巾。外涂鞣酸软膏或赛肤润等以保护肛周皮肤。

②肛周有糜烂者,排便后应用温水清洗肛周,保持清洁干燥,外涂抗生素软膏或鞣酸软膏等。

(二)健康教育

1.心理指导

指导患者正确对待疾病,保持稳定的情绪,树立战胜疾病的信心,可减少复发的次数。

2.饮食指导

(1)急性发作期饮食指导:重症患者应禁食,让肠道充分休息,可通过静脉补充水、电解质、氨基酸、脂肪乳剂等,待腹泻症状有所减少,可食用流质饮食。中度患者可给予流质饮食,如米汤、藕粉等,以减少对肠黏膜的刺激,注意避免产气食物,如牛奶、豆浆等。轻症患者可进少渣半流质饮食。

(2)缓解期饮食指导:病情好转后,供给营养充足无刺激性少渣半流质饮食,逐步过渡到少渣、优质蛋白质、高维生素、高热量软食。这是由于消瘦、贫血、水与电解质平衡失调及从肠道丢失大量的蛋白质等,有些患者出现了低蛋白血症和营养障碍。能量每天以 2500～3000 kcal 为宜,蛋白质每天以 100～150 g 为宜,选用含蛋白质丰富的食物如鱼类、蛋类、家禽,补充肠道丢失的蛋白质以满足机体的需要。同时,还应注意以少量多餐为宜,忌冷食、牛乳及乳制品。食物要新鲜、卫生,以防肠道感染再次诱发症状。

3.作息指导

轻症患者活动无限制,中、重症患者在能耐受的情况下,鼓励患者尽量生活自理。

4.用药指导

(1)指导患者按时、按量服药,注意观察药物不良反应。

(2)泼尼松在症状控制后遵医嘱减至每天 10～15 mg,疗程 6 个月。在服用过程中一定要遵医嘱逐渐停药,不得擅自减量或停药。

(3)水杨酸制剂的作用机制包括抑制局部和全身的炎症反应、抑制免疫反应及清除氧自由基等。服用柳氮磺吡啶(SASP)应大量饮水,这是因为其磺胺成分由肾排泄。定期复查血常规及肝功能,出现头痛、发热、手足发麻、皮疹等及时就诊。如对磺胺过敏或对 SASP 有不良反应者,可服用 SASP 的替代药品 5-氨基水杨酸(5-ASA),其不良反应较少,主要有腹泻。

(4)皮质激素常见不良反应:①类肾上腺皮质功能亢进症,表现为向心性肥胖、满月脸、痤疮、多毛、乏力、低血钾等,一般停药后可自行消失。②诱发和加重消化性溃疡,同时使用胃黏膜保护剂及制酸剂可预防。③行为与精神异常,应密切观察,如有异常加强看护。

(5)英利昔单抗:密切观察患者的生命体征及病情变化,包括血便的次数及性状、腹痛的程度等。在输注时不能与其他药物同时输注。选择患者上肢粗直且弹性较好的静脉进行穿刺,以确保给药过程顺利。严格按照药品速率要求进行调节,输注时间控制在大于 2 小时,并密切观察患者有无发热、寒战、皮疹等过敏反应。

5.出院指导

(1)注意休息,劳逸结合,心情愉快。

(2)少渣、优质蛋白质饮食,食物要新鲜、卫生,以防肠道感染再次诱发症状。

(3)按时、按医嘱服药,特别强调泼尼松如不按时服药或随意减量,会出现反跳。

(4)定期门诊随访。如出现腹泻、腹痛加剧、便血等情况,应及时到医院就诊,避免耽误治疗。病情反复发作者,应定期到医院进行纤维结肠镜等检查,以便发现早期直肠、结肠癌变,并得到及时治疗。

第三章

外科护理

第一节　上肢骨折

一、手创伤

(一)定义

手创伤多为综合伤,常同时伴有皮肤、骨、关节、肌腱、神经和血管损伤,完全或不完全性断指、断掌和断腕等也有发生。据统计,手创伤占外科急诊总数20%,占骨科急诊总数40%。损伤原因有刺伤、锐器伤、钝器伤、挤压伤和火器伤。不同损伤原因和损伤程度的预后也不同。

(二)病因及发病机制

损伤原因有刺伤、锐器伤、钝器伤、挤压伤和火器伤。根据损伤原因和损伤程度的不同,预后也不同。

(三)临床表现

运动及功能障碍。

(四)护理要点

1.术前护理

(1)心理护理:意外致伤,顾虑手术效果,易产生焦虑心理。应给予耐心地开导,介绍治疗方法及预后情况,并给予悉心的护理,同时争取家属的理解与支持,减轻或消除心理问题,积极配合治疗。

(2)体位:平卧位,患手高于心脏,有利于血液回流,减轻水肿和疼痛。

(3)症状护理:手部创伤常伴有明显疼痛,与手部神经末梢丰富、感觉神经末端的位置表浅(特别是在桡侧与尺侧)、腕管内容相对拥挤有关。剧烈的疼痛会引起血管痉挛,还可引起情绪、凝血机制等一系列的变化,因此,应及时遵医嘱使用止痛药。

2.术后护理

(1)体位:平卧位,抬高患肢,以利静脉回流,防止和减轻肿胀。手部尽快消肿,可减少新生纤维组织的形成,防止关节活动受限。

(2)饮食:宜高能量、高蛋白、富含维生素、高铁、粗纤维饮食。

(3)局部保温:应用60～100W照明灯,距离30～40 cm照射局部,保持室温在22～25℃

（当室温接近30℃时可免用烤灯），使局部血管扩张，改善末梢血液循环。术后3～4天内进行持续照射，以后可以在早晨、夜间室温较低时照射，术后1周即可停用。

（4）用药护理：及时、准确地执行医嘱，正确使用解痉、抗凝药物，如罂粟碱、妥拉苏林、右旋糖酐-40，以降低红细胞之间的凝集作用和对血管壁的附着作用，并可增加血容量，减低血液的黏稠度，利于血液的流通及伤口愈合；用药过程中，需注意观察药物不良反应（如出血倾向等）。

（5）潜在并发症的预防

①感染：患者入院后，注意保护患手，避免或防止污染程度增加；妥善固定患肢，防止加重损伤；术前认真细致地备皮；及时应用破伤风抗毒素和广谱抗生素。

②关节活动障碍：手指尽量制动在功能位；尽量缩小固定范围和缩短固定时间，如血管吻合后固定2周，肌腱缝合后固定3～4周，神经修复后固定4～6周；一旦拆除固定，及时进行患肢功能练习，以免造成关节僵直。

③肌肉失用性萎缩：患肢充分进行肌力练习；新近修复的肌腱肌肉，在静息约2周后应随着缝合处抗扩张强度的恢复而逐渐开始由轻而重的主动收缩；肌力为Ⅰ～Ⅱ级时进行感应电刺激；肌力达Ⅲ级以上时必须进行抗阻练习，如揉转石球、捏皮球或海绵卷及挑皮筋网。

3.功能锻炼

（1）主动练习法：一般可在术后3～4周开始。主动充分的屈曲和伸直手的各关节，以减少肌腱粘连。对于肌腱移位术后的患者，在主动锻炼其移位的肌腱功能时，应结合被移植的肌腱原先的功能进行锻炼。

（2）被动活动法：被动活动开始的时间及力量大小，要依手术缝合方法、愈合是否牢固而定。如编织法缝合可在术后5～6周开始被动活动，力量由小到大，缓慢进行，不可用力过猛；在开始锻炼之前先做物理疗法，如理疗、按摩等。术后5周内不做与缝合肌腱活动方向相反的被动活动及牵拉肌腱活动，可做被动牵拉肌腱活动，使轻度的粘连被动拉开，但不可用力过猛，以防肌腱断裂。

（3）作业疗法：为患者提供有助于改善关节活动度、肌力及手部协调运动的练习，如包装、木工、装配、编织、镶嵌、制陶、园艺、弹奏乐器、玩纸牌、球类活动等。

4.健康指导

（1）讲究卫生，及时修剪指甲，保持伤口周围皮肤清洁。

（2）注意营养，有利神经、血管的修复。

（3）坚持康复训练，改善手部功能：用两手相对练习腕背伸，两手背相对练掌屈，手掌平放桌上练腕背伸，腕放桌边练腕掌屈，拇指外展练习虎口，手部关节按压练习等。避免过度用力，以防神经损伤、肌腱断裂。

（4）复诊：神经损伤的患者，3周时进行肌电图检查，此后每隔3个月复查1次，观察神经功能恢复情况；同时测试患指的感觉和运动情况。肌腱损伤患者出院后3周复查。此后可在1.5个月、3个月、6个月复查。

二、锁骨骨折

(一)定义

锁骨骨折多发生于锁骨外、中 1/3 交界处，是常见的骨折之一，约占全身骨折的 6%。患者多为儿童和青壮年。锁骨为 1 个“S”形的长骨，横形位于胸部前上方，有 2 个弯曲，内侧 2/3 呈三棱棒形，向前凸起，外侧 1/3 扁平，凸向后方。其内侧端与胸骨柄构成胸锁关节，外侧端与肩峰形成肩锁关节，从而成为上肢与躯干之间联系的桥梁。

(二)病因及发病机制

锁骨骨折多由间接暴力引起，如跌倒时手掌着地或肘、肩着地，暴力均可传达至锁骨引起骨折。骨折线多位于中段。儿童骨质柔软，多表现为青枝骨折，无移位，仅向上成角状或使前弓加大；成年人多发生横形骨折，偶为斜形或粉碎骨折，常有移位。骨折端除重叠移位外，近折段受胸锁乳突肌的牵拉向上向后移位，远折端受三角肌、胸大肌和肢体重量的牵拉向前向后下移位。粉碎骨折的小碎片，可呈垂直变位，尖端刺入皮内或刺向锁骨下的血管、神经。直接暴力打击所致的锁骨骨折，折线多位于外 1/3 处，移位情况同前，仅程度稍轻而已。

(三)临床表现

局部肿胀、疼痛，锁骨中外 1/3 畸形。肩关节活动受限，患肩下垂，患者常以健手扶托患肘以减轻因牵拉造成的疼痛。局部压痛，可摸到移位的骨折端，可触及异常活动与骨擦感。

(四)护理要点

1.常规护理

(1)心理护理：青少年及儿童锁骨骨折后，因担心肩部、胸部畸形，影响发育和美观，常会产生焦虑、烦躁心理。应告知其锁骨骨折只要不伴有锁骨下神经、血管损伤，即使是再叠位愈合，也不会影响患侧上肢的功能，局部畸形会随着时间的推移而减轻甚至消失，治疗效果较好，以消除患者心理障碍。

(2)饮食：给予高蛋白、富含维生素、高钙及粗纤维饮食。

2.非手术治疗及术前护理

(1)体位：局部固定后，宜睡硬板床，取半卧位或平卧位，避免侧卧位，以防外固定松动。平卧时不用枕头，可在两肩胛间垫上一个窄枕，使两肩后伸外展；在患侧胸壁侧方垫枕，以免悬吊的患肢肘部及上臂下坠。患者初期对去枕不习惯，有时甚至自行改变卧位，应向其讲清治疗卧位的意义，使其接受并积极配合。告诉患者日间活动不要过多，尽量卧床休息，离床活动时用三角巾或前臂吊带将患肢悬吊于胸前，双手叉腰，保持挺胸、提肩姿势，可缓解对腋下神经、血管的压迫。

(2)功能锻炼

①早、中期：骨折急性损伤经处理后 2～3 天，损伤反应开始消退，肿胀和疼痛减轻，在无其他不宜活动的前提下，即可开始功能锻炼。

准备：仰卧于床上，两肩之间垫高，保持肩外展后伸位。

第 1 周：做伤肢近端与远端未被固定的关节所有轴位上的运动，如握拳、伸指、分指，屈伸、腕绕环、肘屈伸，前臂旋前、旋后等主动练习，幅度尽量大，逐渐增大力度。

第 2 周：增加肌肉的收缩练习，如捏小球、抗阻腕屈伸运动。

第 3 周：增加抗阻的肘屈伸与前臂旋前、旋后运动。

②晚期：骨折基本愈合，外固定物去除后进入此期。此期锻炼的目的是恢复肩关节活动度，常用的方法有主动运动、被动运动、助力运动和关节主动牵伸运动。

第 1～2 日：患肢用三角巾或前臂吊带悬挂胸前站立位，身体向患侧侧屈，做肩前后摆动；身体向患侧侧屈并略向前倾，做肩内外摆动。应努力增大外展与后伸的运动幅度。

第 3～7 日：开始做肩关节各方向和各轴位的主动运动、助力运动和肩带肌的抗阻练习，如双手握体操棒或小哑铃，左右上肢互助做肩的前上举、侧后举和体后上举，每个动作 5～20 次。

第 2 周：增加肩外展和后伸主动牵伸，双手持棒上举，将棍棒放颈后，使肩外展、外旋，避免做大幅度和用大力的肩内收与前屈练习。

第 3 周：增加肩前屈主动牵伸，肩内外旋牵伸，双手持棒体后下垂将棍棒向上提，使肩内旋。

以上练习的幅度和运动量以不引起疼痛为宜。

3.术后护理

(1)体位：患侧上肢用前臂吊带或三角巾悬吊于胸前，卧位时去枕，在肩胛区垫枕使两肩后伸，同时在患侧胸壁侧方垫枕，防止患侧上肢下坠，保持上臂及肘部与胸部处于平行位。

(2)症状护理

①疼痛：疼痛影响睡眠时，适当给予止痛、镇静剂。

②伤口：观察伤口有无渗血、渗液情况。

(3)一般护理：协助患者洗漱、进食及排泄等，指导并鼓励患者做些力所能及的自理活动。

(4)功能锻炼：在术后固定期间，应主动进行手指握拳、腕关节的屈伸、肘关节屈伸及肩关节外展、外旋和后伸运动，不宜做肩前屈、内收的动作。

4.健康指导

(1)休息：早期卧床休息为主，可间断下床活动。

(2)饮食：多食高蛋白、富含维生素、含钙丰富、刺激性小的食物。

(3)固定：保持患侧肩部及上肢于有效固定位，并维持 3 周。

(4)功能锻炼：外固定的患者需保持正确的体位，以维持有效固定.进行早、中期的锻炼，避免肩前屈、内收动作。解除外固定后则加强锻炼，着重练习肩的前屈、肩旋转活动，如两臂做划船动作。值得注意的是应防止两种倾向，①放任自流，不进行锻炼。②过于急躁，活动幅度过大，力量过猛，造成软组织损伤。

(5)复查时间及指征：术后 1 个月、3 个月、6 个月需进行 X 线摄片复查，了解骨折愈合情况。有内固定者，于骨折完全愈合后取出。对于手法复位外固定患者，如出现下列情况须随时复查，即骨折处疼痛加尉，患肢麻木，手指颜色改变，温度低于或高于正常等。

三、肱骨髁上骨折

肢骨髁上骨折是指肱骨远端内外髁上方的骨折，约占全身骨折的 11.1%，占肘部骨折的

50%～60%，是儿童最为常见的骨折，多见于5～12岁的儿童。

肱骨髁上骨折的特点：①由于骨折的暴力和损伤机制不同，分伸直型和屈曲型，并以伸直型为最常见，约占95%；②多见于儿童，且骨折易于愈合，即使复位不理想，与肘关节活动方向一致的畸形，可在生长过程中自行矫正。③伸直型肱骨髁上骨折，近侧骨折端向前易损伤肱动脉，而产生骨筋膜室综合征，如未及时处理，可导致前臂缺血性肌挛缩也称福尔克曼肌挛缩。④可出现肘内翻畸形，严重者需手术矫正。

（一）病情评估

1.病史

（1）评估患者受伤的原因、时间；受伤的姿势；外力的方式、性质；骨折的轻重程度。

（2）评估患者受伤时的身体状况及病情发展情况。

（3）了解伤后急救处理措施。

2.身体状况评估

（1）评估患者全身情况：评估意识、体温、脉搏、呼吸、血压等情况。观察有无休克和其他损伤。

（2）评估患者局部情况。

（3）评估牵引、石膏固定或夹板固定是否有效，观察有无胶布过敏反应、针眼感染、压疮、石膏变形或断裂，夹板或石膏固定的松紧度是否适宜等情况。

（4）评估患者自理能力、患肢活动范围及功能锻炼情况。

（5）评估开放性骨折或手术伤口有无出血、感染征象。

3.心理及社会评估

由于损伤发生突然，给患者造成的痛苦大而且患病时间长，并发症多，需要患者及家属积极配合治疗。因此应评估患者的心理状况，了解患者及家属对疾病、治疗及预后的认知程度.家庭的经济承受能力，对患者的支持态度及其他的社会支持系统情况。

4.临床特点

局部疼痛、肿胀及畸形明显，肘关节活动障碍，检查时骨擦音及假关节活动，肘后三点关系正常。伸直型肱骨髁上骨折易损伤肢动脉及正中神经、桡神经、尺神经，引起前臂骨筋膜室综合征，治疗不及时可导致缺血性肌挛缩，严重影响手的功能。

（二）护理问题

（1）有体液不足的危险：与创伤后出血有关。

（2）疼痛：与损伤、牵引有关。

（3）有周围组织灌注异常的危险：与神经血管损伤有关。

（4）有感染的危险：与损伤有关。

（5）躯体移动障碍：与骨折脱位、制动、固定有关。

（6）潜在并发症：脂肪栓塞综合征、骨筋膜室综合征、关节僵硬等。

（7）知识缺乏：缺乏康复锻炼知识。

（8）焦虑：与担忧骨折预后有关。

（三）护理目标

(1)患者生命体征稳定。

(2)患者疼痛缓解或减轻，舒适感增加。

(3)能维持有效的组织灌注。

(4)未发生感染或感染得到控制。

(5)保证骨折固定效果，患者在允许的限度内保持最大的活动量。

(6)预防并发症的发生或及早发现及时处理。

(7)患者了解功能锻炼知识。

(8)患者焦虑程度减轻。

（四）护理措施

1.非手术治疗及术前护理

(1)心理护理：因儿童语言表达能力差，不能准确叙述自己的不适及要求，应关心爱护患儿，及时解决他们的痛苦与需要。

(2)饮食：给予高蛋白、高维生素、含钙丰富的饮食，注意食物的色、香、味，增加患者食欲。

(3)体位：患肢采用石膏托于肘关节屈曲位固定，于患肢下垫枕，使其高于心脏水平，减轻肿胀。行尺骨鹰嘴持续骨牵引治疗时，取平卧位。

(4)合并症：伴有正中神经损伤时，注意观察神经功能恢复情况，并给予相应的护理。

(5)警惕前臂骨筋膜室综合征：由于肱动脉受压或损伤或严重的软组织肿胀可引起前臂骨筋膜室综合征，如不及时处理，可引起前臂缺血性肌挛缩。当患儿啼哭时，应密切观察是否有“5P”征象。①剧烈疼痛，一般止痛剂不能缓解，晚期严重缺血后神经麻痹即转为无痛。②患肢苍白或发绀。③肌肉麻痕，患肢进行性肿胀，肌腹处发硬，压痛明显；手指处于屈曲位，主动或被动牵伸手指时，疼痛加剧。④感觉异常，患肢出现套状感觉减退或消失。⑤无脉，桡动脉搏动减弱或消失。如出现上述表现，应立即松开所有包扎的石膏、绷带和敷料，并立即报告医生，紧急手术切开减压。

(6)功能锻炼：向患儿及家长讲明功能锻炼的重要性，取得家长的重视、理解和合作。反复示范功能锻炼的动作要领，直到家长和患儿学会为止。

①早、中期：复位及固定后当日开始做握拳、伸指练习。第2日增加腕关节屈伸练习。患肢三角巾或前臂吊带胸前悬挂位，做肩前后、左右摆动练习。1周后增加肩部主动练习，包括肩屈、伸、内收、外展与耸肩，并逐渐增加其运动幅度。

②晚期：骨折固定去除后增加关节活动范围的主动练习，包括肘关节屈、伸、前臂旋前和旋后。恢复肘关节活动度的练习，伸展型骨折着重恢复屈曲活动度，屈曲型骨折则增加伸展活动度。应以主动锻炼为主，被动活动应轻柔，以不引起剧烈疼痛为度，禁止被动反复粗暴屈伸肘关节，以免引起再度损伤或发生骨化性肌炎，加重肘关节僵硬。

2.术后护理

维持有效固定：①经常观察患者，查看固定位置有无变动，有无局部压迫症状，保持患肢功能位；如肘关节屈曲角度过大，影响桡动脉搏动时，应予调整后再固定。②告知患儿及家长匿定时限为3～4周，以便配合。

（五）康复与健康指导

1.饮食

高蛋白、高热量、含钙丰富且易消化的饮食，多食蔬菜及水果。

2.休息与体位

行长臂石膏托固定后，卧床时患肢垫枕与躯干平行；离床活动时，用三角巾或前臂吊带悬吊于胸前。

3.功能锻炼

家长应督促并指导患儿按计划进行功能锻炼，最大限度地恢复患肢功能。

4.复查的指征及时间

石膏固定后，如患肢皮肤发绀、发凉、剧烈疼痛或感觉异常，应立即就诊。自石膏固定之日起，2 周后复诊，分别在骨折后 1 个月、3 个月、6 个月复查 X 线片，了解骨折的愈合情况，以便及时调整固定，防止畸形愈合。

四、肱骨干骨折

肱骨干骨折是指肱骨髁上与胸大肌止点之间的骨折。其发生率约占全身骨折的 2.6%，多见于青壮年。

肱骨干上起胸大肌止点上缘，肱骨外科颈下 1 cm，至肱骨髁上 2 cm。上半部分为圆柱形，下半部为扁平状。上部前外侧面三角肌止点，内侧有胸大肌止点，中上 1/3 段交界处后外侧有桡神经沟，桡神经紧贴沟内绕行。肱骨滋养动脉自肱骨中段穿入肱骨下行，中下段骨折时，常伤及滋养动脉而影响骨折的愈合。

（一）病情评估

1.病史

（1）评估患者受伤的原因、时间；受伤的姿势；外力的方式、性质；骨折的轻重程度。

（2）评估患者受伤时的身体状况及病情发展情况。

（3）了解伤后急救处理措施。

（4）身体状况评估

①评估患者全身情况：评估意识、体温、脉搏、呼吸、血压等情况。观察有无休克和其他损伤。

②评估患者局部情况。

（5）评估牵引、石膏固定或夹板固定是否有效，观察有无胶布过敏反应、针眼感染、压疮、石膏变形或断裂，夹板或石膏固定的松紧度是否适宜等情况。

（6）评估患者自理能力、患肢活动范围及功能锻炼情况。

（7）评估开放性骨折或手术伤口有无出血、感染征象。

2.心理及社会评估

由于损伤发生突然，给患者造成的痛苦大，而且患病时间长，并发症多，需要患者及家属积极配合治疗。因此应评估患者的心理状况，了解患者及家属对疾病、治疗及预后的认知程度，家庭的经济承受能力，对患者的支持态度及其他的社会支持系统情况。

3.临床特点

上臂疼痛、肿胀，功能障碍。移位明显时多有畸形，患者常用健手托扶患肢，贴紧胸廓，以减少患肢摆动引起的疼痛。局部压痛，可发现假关节活动及骨擦感。肱骨干中下 1/3 段骨折时，常合并桡神经损伤，表现为垂腕，伸拇指及伸掌指关节的功能丧失，前臂旋后障碍，手背桡侧皮肤感觉减退或消失。

（二）护理问题

(1)有体液不足的危险：与创伤后出血有关。

(2)疼痛：与损伤、牵引有关。

(3)有周围组织灌注异常的危险：与神经血管损伤有关。

(4)有感染的危险：与损伤有关。

(5)躯体移动障碍：与骨折脱位、制动、固定有关。

(6)潜在并发症：脂肪栓塞综合征、骨筋膜室综合征、关节僵硬等。

(7)知识缺乏：缺乏康复锻炼知识。

(8)焦虑：与担忧骨折预后有关。

（三）护理目标

(1)患者生命体征稳定。

(2)患者疼痛缓解或减轻，舒适感增加。

(3)能维持有效的组织灌注。

(4)未发生感染或感染得到控制。

(5)保证骨折固定效果，患者在允许的限度内保持最大的活动量。

(6)预防并发症的发生或及早发现及时处理。

(7)患者了解功能锻炼知识。

(8)患者焦虑程度减轻。

（四）护理措施

1.手术治疗及术前护理

(1)心理护理：肱骨干骨折，特别是伴有桡神经损伤时，患肢伸腕、伸指功能障碍，皮肤感觉减退，患者心理压力大，易产生悲观情绪。应向患者介绍神经损伤修复的特殊性，告知骨折端将按 1mm/d 的速度由近端向远端生长，治疗周期长，短期内症状改善不明显，使患者有充分的思想准备，以预防不良情绪的产生。关注患者感觉和运动恢复的微小变化，并以此激励患者，使其看到希望。

(2)饮食：给予高蛋白、高热量、高维生素、含钙丰富的饮食，以利于骨折愈合。

(3)体位：U 形石膏托固定时可平卧，患侧肢体以枕垫起，保持复位的骨折不移动。悬垂石膏固定 2 周内只能取坐位或半卧位，以维持其下垂牵引作用。但下垂位或过度牵引，易引起骨折端分离，特别是中、下 1/3 处横行骨折，其远折端血供差，可致骨折延迟愈合或不愈合，需予以注意。

(4)皮肤护理：桡神经损伤后，引起支配区域皮肤营养改变，使皮肤萎缩干燥、弹性下降，容易受伤，而且损伤后伤口易形成溃疡。

预防：①每日用温水擦洗患肢，保持清洁，促进血液循环。②定时变换体位，避免皮肤受压引起压疮。③禁用热水袋，防止烫伤。

(5)观察病情：①夹板或石膏固定者，观察伤口及患肢的血运情况，如出现患肢青紫、肿胀、剧痛等，应立即报告医生处理；②伴有桡神经损伤者，应观察其感觉和运动功能恢复情况。通过检查汗腺功能，可了解自主神经恢复情况；③如骨折后远端皮肤苍白、皮温低，且摸不到动脉搏动，在排除夹板、石膏固定过紧的因素外，应考虑有肱动脉损伤的可能；如前臂肿胀严重，皮肤发绀、湿冷，则可能有肱静脉损伤。出现上述情况应及时报告医生处理。

(6)功能锻炼

①早、中期：骨折固定后立即进行上臂肌肉的早期舒缩活动，可加强两骨折端在纵轴上的压力，以利于愈合。握拳、腕屈伸及主动耸肩等动作每日 3 次，并根据骨折的部位，选择相应的锻炼方法。

a.肱骨干上 1/3 段骨折，骨折远端向外上移位。第 8 日站立位，上身向健侧侧屈并前倾 30°，患肢在三角巾或前臂吊带支持下自由下垂 10～20 秒，做 5～10 次；第 15 日增加肩前后摆动 8～20 次，做伸肘的静力性收缩练习 5～10 次，抗阻肌力练习，指屈伸、握拳和腕屈伸练习、前臂旋前、旋后运动；第 22 日增加身体上身向患侧侧屈，患肢在三角巾或吊带支持下左右摆动 8～20 次。

肱骨干中 1/3 段骨折：骨折远端向上、向内移位。第 8 日站立位上身向患侧侧屈并前倾约 30°，患肢在三角巾或吊带支持下，自由下垂 10～20 秒，做 5～10 次；第 15 日增加肩前后摆动练习，做屈伸肘的静力性收缩练习 5～10 次。伴有桡神经损伤者，用弹性牵引装置固定腕关节功能位，用橡皮筋将掌指关节牵拉，进行手指的主动屈曲运动。在健肢的帮助下进行肩、肘关节的运动，健手握住患侧腕部，使患肢向前伸展，再屈肘后伸上臂。

肱骨干下 1/3 段骨折：此型骨折易造成骨折不愈合，更应重视早期锻炼。第 3 日患肢三角巾胸前悬吊位，上身向患侧侧屈并前倾约 30°，做患肢前后、左右摆动各 8～20 次；第 15 日增加旋转肩关节运动，即身体向患侧倾斜，屈肘 90°，使上臂与地面垂直，以健手握患侧腕部，做划圆圈动作。双臂上举运动，即两手置于胸前，十指相扣，屈肘 45°，用健肢带动患肢，先使肘屈曲 120°，双上臂同时上举，再缓慢放回原处。

b.晚期：去除固定后第 1 周可进行肩摆动练习，站立位上身向患侧侧屈并略前倾，患肢做前后、左右摆动，垂直轴做绕环运动；第 2 周用体操棒协助进行肩屈、伸、内收、外展、内旋、外旋练习，并做手爬墙练习，用拉橡皮带做肩屈、伸、内收、外展及肘屈等练习，以充分恢复肩带肌力。

2.术后护理

(1)体位：内固定术后，使用外展架固定者，以半卧位为宜。平卧位时，可于患肢下热垫一软枕，使之与身体平行，并减轻肿胀。

(2)疼痛的护理：①找出引起疼痛的原因。手术切口疼痛在术后 3 日内较剧烈，以后逐日递减。组织缺血引起的疼痛，表现为剧烈疼痛且呈进行性，肢体远端有缺血体征。手术 3 日后，如疼痛呈进行性加重或搏动性疼痛，伴皮肤红、肿、热，伤口有脓液渗出或有臭味，则多为继发感染引起。②手术切口疼痛可用镇痛药。缺血性疼痛须及时解除压迫，松解外固定物；如发生骨筋膜室综合征须及时切开减压；发现感染时报告医生处理伤口，并应用有效抗生素。③移动患者时，对损伤部位要重点托扶保护，缓慢移至舒适体位，以免引起或加重疼痛。

(3)预防血管痉挛：行神经修复和血管重建术后，可能出现血管痉挛。①避免一切不良刺激；严格卧床休息，石膏固定患肢 2 周；患肢保暖，保持室温 25℃左右，不在患肢测量血压；镇痛；禁止吸烟。②1 周内应用扩血管、抗凝药，保持血管的扩张状态。③密切观察患肢血液循环的变化：检查皮肤颜色、温度、毛细血管回流反应、肿胀或干瘪、伤口渗血等。

(五)康复与健康指导

1.饮食

多食高蛋白、高维生素、含钙丰富的饮食。

2.体位

对桡神经损伤后行外固定者，应确保外固定的稳定，以保持神经断端于松弛状态有利于恢复。

3.药物

对伴有神经损伤者，遵医嘱口服营养神经药物。

4.进行功能锻炼

防止肩、肘关节僵硬或强直而影响患肢功能。骨折 4 周内，严禁做上臂旋活动。

5.复查指征及时间

U 形石膏固定的患者，在肿胀消退后，石膏固定会松动，应复诊；悬吊石膏固定 2 周后，更换长臂石膏托，继续维持固定 6 周左右。伴桡神经损伤者，定期复查肌电图，了解神经功能恢复情况。

五、桡骨远端骨折

(一)定义

桡骨远端骨折是指距桡骨远端关节面 3 cm 以内的骨折。这个部位是骨松质和骨皮质的交界处，为解剖薄弱处，一旦遭受外力，容易骨折。多见于中老年骨质疏松的患者。

(二)病因及发病机制

多因间接暴力引起。跌倒时，手部着地，暴力向上传导，发生桡骨远端骨折。直接暴力发生骨折的机会较少。伸直型多为腕关节处于背伸位、手掌着地、前臂旋前时受伤而引起。屈曲型常由于跌倒时，腕关节屈曲、手背着地受伤引起。也可由腕部受到直接暴力打击发生。桡骨远端关节面骨折是桡骨远端骨折的一种特殊类型。在腕背伸、前臂旋前位跌倒时，手掌着地受伤引起。

(三)临床表现

伸直型伤后局部疼痛、肿胀，可出现典型畸形姿势，即侧面看呈“银叉”畸形，正面看呈“枪刺样”畸形。检查局部压痛明显，腕关节活动障碍。屈曲型受伤后腕部下垂，局部肿胀，腕背侧皮下瘀斑，腕部活动受限。

(四)护理要点

1.术前护理

(1)加强营养:给予高蛋白、高热量、高钙、高铁、高维生素饮食,以供给足够营养。合并糖尿病、离血压、心脏病的患者,给予糖尿病饮食、低盐饮食、低脂饮食等。根据病情可适当增加膳食纤维的摄入,多饮水,防止便秘。

(2)生活护理:给予患者生活上的照顾,满足患者基本的生活需求,协助其起居、饮食、卫生等,保持个人卫生和室内环境清洁,以增加患者的舒适感。

(3)患肢护理:使用前臂吊带或三角巾抬高患肢,促进静脉及淋巴回流,减轻疼痛,并观察患侧上肢的感觉活动及血液循环情况。

(4)疼痛护理:护士做好疼痛的观察,主动倾听患者主诉,鼓励患者表达,指导并教会患者使用数字评分法,表达疼痛程度,遵医嘱给予镇痛药物,观察用药后的效果及不良反应。

(5)皮肤护理:入院后,护士首先评估患侧肢体的皮肤情况,创伤患者应评估全身皮肤情况,有无擦伤、挫伤等皮肤破损。开放性骨折应评估并记录伤口皮肤情况,通知医生对创面做好消毒、清创、保护等处理,并遵医嘱注射破伤风人免疫球蛋白。对肥胖患者,要特别做好腋窝处皮肤的护理,避免因患侧肢体活动障碍,腋窝出汗过多,导致皮肤淹红破溃,可使用棉垫等薄软的物品垫于腋下,保持局部皮肤干燥。使用绷带固定的患者,应做好绷带周围皮肤的护理,防止因长时间压迫造成皮肤损害。

(6)完善术前准备:①完善各项实验室检查和心电图、X 线片。②胃肠道准备。全麻手术术前禁食禁水 12 小时。③皮肤准备。根据手术部位及麻醉方式进行皮肤准备;清洁皮肤(洗澡或擦浴);如局部皮肤有炎症等,应及时告知医生进行相应处理。④其他。术前摘除各类饰品、义齿,进入手术室前排空膀胱。

(7)心理护理:骨折多为突发事件,患者及家属缺乏心理准备,加之疼痛和肢体活动受限,容易使患者产生焦虑情绪,护士应耐心讲述骨折相关知识,介绍成功病例,消除患者及家属的紧张情绪,正确认识骨折及手术,增强信心,积极配合治疗。

(8)安全护理:由于桡骨远端骨折骨质疏松者多见,患者安全尤为重要。护士应在患者入院时,做好患者及家属的安全宣教,床前悬挂“防范患者跌倒安全”提示牌,提示此患者存在跌倒风险,并填写“防范患者跌倒(坠床)观察记录表”并定时填写观察记录。保持病室整洁,物品摆放规范,保持地面清洁干燥。加强巡视。

2.术后护理

(1)病情观察:密切观察患者的神志、生命体征。观察患者有无因麻醉药物造成的恶心、呕吐等胃肠道反应,如有发生协助健侧卧位,避免误吸,并通知医生,必要时遵医嘱给予药物治疗。

(2)管路护理:留置伤口引流管、尿管的患者,护士应做好引流液、尿液的观察,包括颜色、性状、量,并做好记录,在管路上贴好相应的标识并注明留置管路的名称和时间。保持管路通畅,妥善固定,如有异常立即告知医生。做好患者及家属宣教,避免因患者人为因素造成活动时管路滑脱。护士在倾倒引流液时,应夹闭引流管,防止引流液倒流,逆行感染。

(3)伤口护理:护士每班巡视,观察伤口敷料有无渗血、渗液,伤口局部皮肤有无红肿热痛;术后3天内每日测量体温至少4次,如有异常及时通知医生。

(4)疼痛护理:责任护士常规进行疼痛评分,如分值≥4分,通过调整体位等不能缓解时应通知医生,遵医嘱给予镇痛剂。执行护理操作时,动作要轻柔、准确,避免粗暴操作。需患者移动或变换体位时,应取得患者配合,做好患肢的扶托保护,以免加重患者疼痛。

(5)患肢护理:术后严密观察患肢血液循环及感觉、运动功能。患肢适当抬高,可在前臂下垫软枕,以促进静脉及淋巴回流,减轻患肢肿胀。早期进行手指屈伸活动,也有利于减轻水肿。必要时,继续遵医嘱予以脱水剂静脉输注。

(6)石膏护理:观察石膏固定是否有效,石膏边缘皮肤有无受压或刺激现象,防止因石膏过紧造成皮肤压疮及影响患肢血液循环情况,石膏边缘须使用棉衬保护。随着患肢肿胀减轻,石膏会随之变松,如发生应通知医生立即调整。

保持石膏的清洁干燥,避免污染。如患者出现发热,石膏内发出腐臭气味,肢体邻近淋巴结有压痛等,要警惕感染的可能,要及时处理。

(7)外固定架护理:护士定时巡视,观察外固定架是否牢固,有无松动、针移位等现象;做好针道护理,予以75%乙醇消毒针孔,每日2次。若出现针道处渗血、渗液应立即告知医生。

(8)功能锻炼:术后应早期进行手指屈伸、对指、对掌主动练习,逐日增加动作幅度及用力程度。4～6周后可去除外固定,逐渐开始腕关节活动。

六、肱骨髁上骨折

(一)定义

肱骨髁上骨折是指肱骨远端内外髁上方的骨折,约占全身骨折的11.1%,占肘部骨折的50%～60%,是儿童最为常见的骨折,多见于5～12岁的儿童。

肱骨髁上骨折的特点:①由于骨折的暴力和损伤机制不同,分伸直型和屈曲型,并以伸直型为最常见,约占95%;②多见于儿童,且骨折易于愈合,即使复位不理想,与肘关节活动方向一致的畸形,可在生长过程中自行矫正。③伸直型肱骨髁上骨折,近侧骨折端向前易损伤肱动脉,而产生骨筋膜室综合征,如未及时处理,可导致前臂缺血性肌挛缩;④可出现肘内翻畸形,严重者需手术矫正。

(二)病因及发病机制

1.直接暴力

少见。

2.间接暴力

是引起髁上骨折的常见原因。滑跌时,患儿手掌或肘部触地,暴力传递至髁上处引起骨折。手掌着地,暴力向后上方传递,骨折远端向后上方移位。肘部着地,暴力向前上方传递,骨折远端向前上方移位。

(三)临床表现

局部疼痛、肿胀及畸形明显,肘关节活动障碍,检查时骨擦音及假关节活动,肘后三点关系正常。伸直型肱骨髁上骨折易损伤肱动脉及正中神经、桡神经、尺神经，引起前臂骨筋膜室综合征，治疗不及时可导致缺血性肌挛缩，严重影响手的功能。

（四）护理要点

1.术前护理

（1）心理护理：因儿童语言表达能力差，不能准确叙述自己的不适及要求，应关心爱护患儿，及时解决他们的痛苦与需要。

（2）饮食：给予高蛋白、富含维生素、含钙丰富的饮食，注意食物的色、香、味，增加患者食欲。

（3）体位：患肢采用石膏托于肘关节屈曲位固定，于患肢下垫枕，使其高于心脏水平，减轻肿胀。行尺骨鹰嘴持续骨牵引治疗时，取平卧位。

（4）警惕前臂骨筋膜室综合征：由于肱动脉受压或损伤或严重的软组织肿胀可引起前臂骨筋膜室综合征，如不及时处理，可引起前臂缺血性肌挛缩。当患儿啼哭时，应密切观察是否有"5P"征象。①剧烈疼痛，一般止痛剂不能缓解，晚期严重缺血后神经麻痹即转为无痛。②患肢苍白或发绀。③肌肉麻痹，患肢进行性肿胀，肌腹处发硬，压痛明显；手指处于屈曲位，主动或被动牵伸手指时，疼痛加剧。④感觉异常，患肢出现套状感觉减退或消失。⑤无脉，桡动脉搏动减弱或消失。如出现上述表现，应立即松开所有包扎的石膏、绷带和敷料，并立即报告医生，紧急手术切开减压。

（5）功能锻炼：向患儿及家长讲明功能锻炼的重要性，取得家长的重视、理解和合作。反复示范功能锻炼的动作要领，直到家长和患儿学会为止。

①早、中期：复位及固定后当日开始做握拳、伸指练习。第 2 日增加腕关节屈伸练习。患肢三角巾或前臂吊带胸前悬挂位，做肩前后、左右摆动练习。1 周后增加肩部主动练习，包括肩屈、伸、内收、外展与耸肩，并逐渐增加其运动幅度。

②晚期：骨折固定去除后增加关节活动范围的主动练习，包括肘关节屈、伸、前臂旋前和旋后。恢复肘关节活动度的练习，伸展型骨折着重恢复屈曲活动度，屈曲型骨折则增加伸展活动度。应以主动锻炼为主，被动活动应轻柔，以不引起剧烈疼痛为度，禁止被动反复粗暴屈伸肘关节，以免引起再度损伤或发生骨化性肌炎，加重肘关节僵硬。

2.术后护理

（1）维持有效固定，经常观察患者，查看固定位置有无变动，有无局部压迫症状，保持患肢功能位；如肘关节屈曲角度过大，影响桡动脉搏动时，应予调整后再固定。

（2）告知患儿及家长固定时限为 3～4 周，以便配合。

3.健康指导

（1）饮食：高蛋白、高热量、含钙丰富且易消化的饮食，多食蔬菜及水果。

（2）休息：与体位行长臂石膏托固定后，卧床时患肢垫枕与躯干平行；离床活动时，用三角巾或前臂吊带悬吊于胸前。

（3）功能锻炼：家长应督促并指导患儿按计划进行功能锻炼，最大限度地恢复患肢功能。

（4）复查的指征及时间：石膏固定后，如患肢皮肤发绀、发凉、剧烈疼痛或感觉异常，应立即就诊。自石膏固定之日起 2 周后复诊，分别在骨折后 1 个月、3 个月、6 个月复查 X 线片，了解骨折的愈合情况，以便及时调整固定，防止畸形愈合。

七、肱骨干骨折

（一）定义

肱骨干骨折是指肱骨髁上与胸大肌止点之间的骨折。其发生率约占全身骨折的2.6%，多见于青壮年。

肱骨干上起胸大肌止点上缘，肱骨外科颈下1 cm，至肱骨髁上2 cm。上半部分为圆柱形，下半部为扁平状。上部前外侧面三角肌止点，内侧有胸大肌止点，中上1/3段交界处后外侧有桡神经沟，桡神经紧贴沟内绕行。肱骨滋养动脉自肱骨中段穿入肱骨下行，中下段骨折时，常伤及滋养动脉而影响骨折的愈合。

（二）病因及发病机制

大多数发生于30岁以下的青年。直接暴力引起者多在肱骨中上段，为横断骨折或粉碎骨折。间接暴力引起多发生在肱骨的中下部。如跌倒时肘部着地，多为斜形或螺旋骨折。由投手榴弹、棒球、掰手腕等旋转暴力引起者也可为螺旋骨折。

（三）临床表现

（1）创伤后局部肿胀、疼痛、成角畸形、异常活动和骨擦音。

（2）骨折合并桡神经损伤可出现垂腕，手掌指关节不能伸直，拇指不能伸展和手背、虎口区感觉减退或消失。

（四）护理要点

1.术前护理

（1）心理护理：肱骨干骨折，特别是伴有桡神经损伤时，患肢伸腕、伸指功能障碍，皮肤感觉减退，患者心理压力大，易产生悲观情绪。应向患者介绍神经损伤修复的特殊性，告知骨折端将按1 mm/d的速度由近端向远端生长，治疗周期长，短期内症状改善不明显，使患者有充分的思想准备，以预防不良情绪的产生。关注患者感觉和运动恢复的微小变化，并以此激励患者，使其看到希望。

（2）饮食：给予高蛋白、高热量、富含维生素、含钙丰富的饮食，以利于骨折愈合。

（3）体位：U形石膏托固定时可平卧，患侧肢体以枕垫起，保持复位的骨折不移动。悬垂石膏固定2周内只能取坐位或半卧位，以维持其下垂牵引作用。但下垂位或过度牵引，易引起骨折端分离，特别是中、下1/3处横行骨折，其远折端血供差，可致骨折延迟愈合或不愈合，需予以注意。

（4）皮肤护理：桡神经损伤后，引起支配区域皮肤营养改变，使皮肤萎缩干燥，弹性下降，容易受伤，而且损伤后伤口易形成溃疡。

预防：①每日用温水擦洗患肢，保持清洁，促进血液循环。②定时变换体位，避免皮肤受压引起压疮。③禁用热水袋，防止烫伤。

（5）功能锻炼

①早、中期：骨折固定后立即进行上臂肌肉的早期舒缩活动，可加强两骨折端在纵轴上的

压力，以利于愈合。握拳、腕屈伸及主动耸肩等动作每日 3 次，并根据骨折的部位，选择相应的锻炼方法。

②晚期：去除固定后第 1 周可进行肩摆动练习，站立位上身向患侧侧屈并略前倾，患肢做前后、左右摆动，垂直轴做绕环运动；第 2 周用体操棒协助进行肩屈、伸、内收、外展、内旋、外旋练习，并做手爬墙练习，用拉橡皮带做肩屈、伸、内收、外展及肘屈等练习，以充分恢复肩带肌力。

2.术后护理

(1)体位：内固定术后，使用外展架固定者，以半卧位为宜。平卧位时，可于患肢下垫一软枕，使之与身体平行，并减轻肿胀。

(2)疼痛的护理

①找出引起疼痛的原因：手术切口疼痛在术后 3 天内较剧烈，以后逐日递减。组织缺血引起的疼痛，表现为剧烈疼痛且呈进行性，肢体远端有缺血体征。手术 3 天后，如疼痛呈进行性加重或搏动性疼痛，伴皮肤红、肿、热，伤口有脓液渗出或有臭味，则多为继发感染引起。

②手术切口疼痛可用镇痛药；缺血性疼痛须及时解除压迫，松解外固定物；如发生骨筋膜室综合征须及时切开减压；发现感染时报告医生处理伤口，并应用有效抗生素。

③移动患者时，对损伤部位要重点托扶保护，缓慢移至舒适体位，以免引起或加重疼痛。

(3)预防血管痉挛：行神经修复和血管重建术后，可能出现血管痉挛。①避免一切不良刺激：严格卧床休息，石膏固定患肢 2 周；患肢保暖，保持室温在 25℃左右；不在患肢测量血压；镇痛；禁止吸烟。②1 周内应用扩血管、抗凝药，保持血管的扩张状态。③密切观察患肢血液循环的变化：检查皮肤颜色、温度、毛细血管回流反应、肿胀或干瘪、伤口渗血等。

3.健康指导

(1)饮食：多食高蛋白、富含维生素、含钙丰富的食物。

(2)体位：对桡神经损伤后行外固定者，应确保外固定的稳定，以保持神经断端于松弛态有利于恢复。

(3)药物：对伴有神经损伤者，遵医嘱口服营养神经药物。

(4)继续进行功能锻炼：防止肩、肘关节僵硬或强直而影响患肢功能。骨折 4 周内，严禁做上臂旋活动。

(5)复诊、复查指征及时间：U 形石膏固定的患者，在肿胀消退后，石膏固定会松动，应复诊；悬吊石膏固定 2 周后，更换长臂石膏托，继续维持固定 6 周左右。伴桡神经损伤者，定期复查肌电图，了解神经功能恢复情况。

八、尺桡骨骨折

尺桡骨骨折是较常见的骨折，约占骨折的 7.5%。本病多发生于青少年，儿童患者多为青枝骨折。

(一)病情评估

1.病史

(1)评估患者受伤的原因、时间；受伤的姿势；外力的方式、性质；骨折的轻重程度。

(2)评估患者受伤时的身体状况及病情发展情况。

了解伤后急救处理措施。

2.身体状况评估

评估患者全身情况:评估意识、体温、脉搏、呼吸、血压等情况。观察有无休克和其他损伤。

评估患者局部情况。

评估牵引、石膏固定或夹板固定是否有效,观察有无胶布过敏反应、针眼感染、压疮、石膏变形或断裂,夹板或石膏固定的松紧度是否适宜等情况。

评估患者自理能力、患肢活动范围及功能锻炼情况。

评估开放性骨折或手术伤口有无出血、感染征象。

3.心理及社会评估

由于损伤发生突然,给患者造成的痛苦大,而且患病时间长,并发症多,需要患者及家属积极配合治疗。因此应评估患者的心理状况,了解患者及家属对疾病、治疗及预后的认知程度,家庭的经济承受能力,对患者的支持态度及其他的社会支持系统情况。

4.临床特点

局部肿胀、畸形及压痛,可有骨摩擦音及异常活动,前臂活动受限。儿童常为青枝骨折,有成角畸形,而无骨端移位。有时合并正中神经或尺神经、桡神经损伤,要注意检查。

(二)护理问题

(1)有体液不足的危险:与创伤后出血有关。

(2)疼痛:与损伤、牵引有关。

(3)有周围组织灌注异常的危险:与神经血管损伤有关。

(4)有感染的危险:与损伤有关。

(5)躯体移动障碍:与骨折脱位、制动、固定有关。

(6)潜在并发症:脂肪栓塞综合征、骨筋膜室综合征、关节僵硬等。

(7)知识缺乏:缺乏康复锻炼知识。

(8)焦虑:与担忧骨折预后有关。

(三)护理目标

(1)患者生命体征稳定。

(2)患者疼痛缓解或减轻,舒适感增加。

(3)能维持有效的组织灌注。

(4)未发生感染或感染得到控制。

(5)保证骨折固定效果,患者在允许的限度内保持最大的活动量。

(6)预防并发症的发生或及早发现及时处理。

(7)患者了解功能锻炼知识。

(8)患者焦虑程度减轻。

(四)护理措施

1.非手术治疗及术前护理

(1)心理护理:由于前臂具有旋转功能,骨折后患肢手的协调性及灵活性丧失,给生活带来极大不便,患者易产生焦虑和烦躁情绪。应向患者作好安抚工作,并协助生活料理。

(2)饮食:给予高蛋白、高维生素、高钙饮食,促进生长发育及骨质愈合。

(3)体位:患肢维持在肘关节屈曲90°、前臂中立位。适当抬高患肢,以促进静脉回流,减轻肿胀。

(4)并发症的观察及护理:由于前臂高度肿胀或外固定包扎过紧或组织肿胀加剧以后造成相对过紧导致骨筋膜室综合征。如果患者出现“5P”症状,应立即拆除一切外固定,以免出现更严重的并发症如前臂缺血性肌挛缩。

2.术后护理

(1)保持有效固定:钢板固定后,用长臂石膏托将患肢固定于肘关节屈曲90°、前臂中立位3～4周。髓内钉固定者,则用管型石膏固定4～6周。

(2)功能锻炼

早、中期:从复位固定后开始。2周内可进行前臂和上臂肌肉收缩活动。①第1日用力握拳,充分屈伸拇指,对指、对掌。站立位前臂用三角巾悬吊胸前,做肩前、后、左、右摆动及水平方向的绕圈运动。②第4日开始用健肢帮助鼻肢做肩前上举、侧上举及后伸动作。③第7日:增加患肢肩部主动屈、伸、内收、外展运动。手指的抗阻练习,可以捏橡皮泥、拉橡皮筋或弹簧等。④第15日增加肱二头肌等长收缩练习。用橡皮筋带做抗阻及肩前屈、后伸、外展、内收运动。3周内,禁忌做前臂旋转活动,以免干扰骨折的固定,影响骨折的愈合。⑤第30日增加肱三头肌等长收缩练习,做用手推墙的动作,使两骨折端之间产生纵轴向挤压力。

晚期:从骨折基本愈合,外固定除去后开始。①第1日做肩、肘、腕与指关节的主动运动。用橡皮筋做阻力的肩屈、伸、外展、内收运动,阻力置于肘以上部位。手指的抗阻练习有捏握力器、挑橡皮筋等。②第4日增加肱二头肌抗阻肌力及等长、等张、等速收缩练习。③第8日增加前臂旋前、旋后的主动练习,助力练习,肱三头肌与腕屈伸肌群的抗阻肌力练习。有肩关节功能障碍时,做肩关节外旋与内旋的牵引,腕关节屈与伸的牵引。④第12日增加前臂旋前、旋后的肌力练习,可用等长、等张、等速收缩练习等方法。前臂旋前、旋后的牵引。⑤还可增加作业练习,如玩橡皮泥、玩积木、洗漱、进餐、穿脱衣服、上厕所、沐浴等,以训练手的灵活性和协调性。

(五)康复与健康指导

1.饮食

宜高蛋白、高热量,含钙丰富且易消化的饮食,多食蔬菜及水果。

2.休息

与体位行长臂石膏托固定后,卧床时患肢垫枕与躯干平行,头肩部抬高;离床活动时,用三角巾或前臂悬吊于胸前。

3.功能锻炼

按计划进行功能锻炼,最大限度地恢复患肢功能。4周后可进行各关节的全面运动。

4.复诊的指征及时间

石膏固定后,如患肢出现“5P”征,应立即就诊。在骨折后1个月、3个月、6个月复查X线片,了解骨折的愈合情况以便及时调整固定,防止畸形愈合。

第二节　下肢骨折

一、股骨颈骨折

(一)定义

股骨颈骨折特别是头下型骨折一直被认为是最难处理的骨折之一。这是由于:①多发生于老年人,原来已存在着骨质疏松,骨折后不愈合率很高,长期卧床容易并发肺炎、心力衰竭、泌尿系统感染、压疮等严重并发症。②骨折的近端多为软骨组织,血液供应差,很难愈合,即使初步愈合后,以后也常出现股骨头的缺血性坏死。③内收型的股骨颈骨折,从生物力学的角度研究,剪切力大,不利于愈合。

(二)病因及发病机制

股骨颈骨折多发生于老年人,女性发生率高于男性。由于老年人多有不同程度的骨质疏松,而女性活动相对较男性少,由于生理代谢的原因骨质疏松发生较早,故即便受伤不重,也会发生骨折。骨质疏松是引起股骨颈骨折的重要因素,甚至有些学者认为,可以将老年人股骨颈骨折看作为病理骨折。骨质疏松的程度对于骨折的粉碎情况(特别是股骨颈后外侧粉碎)及内固定后的牢固与否有直接影响。

大多数老年人股骨颈骨折创伤较轻微,年轻人股骨颈骨折则多为严重创伤所致。有学者认为损伤机制可分为两种:①跌倒时大粗隆受到直接撞击。②肢体外旋。在第二种机制中,股骨头由于前关节囊及髂股韧带牵拉而相对固定,股骨头向后旋转,后侧皮质撞击髋臼而造成颈部骨折。此种情况下,常发生后外侧骨皮质粉碎。年轻人中造成股骨颈骨折的暴力多较大,暴力沿股骨干直接向上传导,常伴软组织损伤,骨折也常发生粉碎。

1.根据骨折发生机制分

(1)外展型骨折股骨颈外展型骨折是在股骨干急骤外展及内收肌的牵引下发生的。骨折线自内下斜向外上。股骨头多在外展位。骨折多是无移位的线状骨折或移位很少的嵌插骨折,比较稳定。关节囊血运破坏较少,愈合率较高,预后较好。

(2)内收型骨折股骨颈内收型骨折是在股骨干急骤内收及外展肌群(臀中肌、臀小肌)牵引下发生的。骨折线自内上斜向外下。股骨头呈内收,或先内收,以后因远骨折端向上移位时牵拉而外展。骨折断端极少嵌插。因此,骨折远段因外展肌群收缩牵引多向上移位,又因下肢重量而外旋,故关节囊血运破坏较大。因而愈合率比外展型骨折低,股骨头坏死率较高。

2.按骨折线的走行方向分

一型:骨折线与股骨干纵轴的垂线所构成的角小于30°。骨折最稳定。

二型:骨折线与股骨干纵轴的垂线所构成的角为30°~50°。骨折稳定性次之。

三型:骨折线与股骨干纵轴的垂线所构成的角大于50°。骨折最不稳定。

3.按骨折移位程度分

(1)不完全骨折:骨折线没有穿过整个股骨颈,股骨颈有部分骨质连续,骨折无移位,近骨折端血供好，骨折容易愈合。

(2)无移位完全骨折：股骨颈虽完全断裂，但对位良好，近骨折端血供较好，骨折仍易愈合。

(3)部分移位骨折：近骨折端血供破坏较严重，骨折愈合较困难。

(4)完全移位骨折：近骨折端血供严重破坏，容易发生迟延愈合、不愈合或股骨头缺血性坏死。

(三)临床表现

股骨颈骨折有80%发生于60岁以上的老年人。由于妇女绝经期后，内分泌失调，更容易出现骨质疏松，故女性患者数量约四倍于男性患者。对老年患者，轻微的外力或损伤即能导致股骨颈骨折。受伤骨折后，有时局部疼痛可以很轻微。骨折有移位时，可以发现患肢呈外旋畸形，患肢较健肢缩短，患髋有压痛或冲击痛。

(四)护理评估

1.病史

(1)评估患者受伤的原因、时间；受伤的姿势；外力的方式、性质；骨折的轻重程度。

(2)评估患者受伤时的身体状况及病情发展情况。

(3)了解伤后急救处理措施。

2.身体状况评估

(1)评估患者全身情况：评估意识、体温、脉搏、呼吸、血压等情况。观察有无休克和其他损伤。

(2)评估患者局部情况。

(3)评估牵引、石膏固定或夹板固定是否有效，观察有无胶布过敏反应、针眼感染、压疮、石膏变形或断裂，夹板或石膏固定的松紧度是否适宜等情况。

(4)评估患者自理能力、患肢活动范围及功能锻炼情况。

(5)评估开放性骨折或手术伤口有无出血、感染征象。

3.心理及社会评估

由于损伤发生突然，给患者造成的痛苦大，而且病程时间长，并发症多，需要患者及家属积极配合治疗。因此应评估患者的心理状况，了解患者及家属对疾病、治疗及预后的认知程度，家庭的经济承受能力，对患者的支持态度及其他的社会支持系统情况。

(五)护理诊断

1.有体液不足的危险

与外伤后出血有关。

2.疼痛

与损伤、牵引有关。

3.有周围组织灌注异常的危险

与神经血管损伤有关。

4.有感染的危险

与损伤有关。

5.躯体移动障碍

与骨折脱位、制动、固定有关。

6.潜在并发症

脂肪栓塞综合征、骨筋膜室综合征、关节僵硬等。

7.知识缺乏

缺乏康复锻炼知识。

8.焦虑

与担忧骨折预后有关。

（六）护理目标

（1）患者生命体征稳定。

（2）患者疼痛缓解或减轻，舒适感增加。

（3）能维持有效的组织灌注。

（4）未发生感染或感染得到控制。

（5）保证骨折固定效果，患者在允许的限度内保持最大的活动量。

（6）预防并发症的发生或及早发现及时处理。

（7）患者了解功能锻炼知识。

（8）患者焦虑程度减轻。

（七）护理措施

1.非手术治疗及术前护理

（1）心理护理：老年人意外致伤，常常自责，顾虑手术效果，担忧骨折预后，易产生焦虑、恐惧心理。应给予耐心的开导，介绍骨折的特殊性及治疗方法，并给予悉心的照顾，以减轻或消除心理问题。

（2）饮食护理：宜高蛋白、高维生素、高钙、粗纤维及果胶成分丰富的食物。品种多样，色、香、味俱全，且易消化，以适合于老年骨折患者。

（3）体位护理：①必须向患者及其家属说明保持正确体位是治疗骨折的重要措施之一，以取得配合。②指导与协助维持患肢于外展中立位。患肢置于软枕或布朗架上，行牵引维持，并穿防旋鞋；忌外旋、内收，以免重复受伤机理而加重骨折移位；不侧卧；尽量避免搬动髋部，如若搬动，需平托髋部与肢体。③在调整牵引、松开皮套检查足跟及内外踝等部位有无压疮时或去手术室的途中，均应妥善牵拉以固定肢体；复查X线片尽量在床旁，以防骨折或移位加重。

维持有效牵引效能不能随意增减牵引重量，若牵引量过小，不能达到复位与固定的目的；若牵引量过大，可发生移位。

（4）并发症的观察与处理

①心、脑血管意外及应激性溃疡：老年创伤患者生理功能退化，常合并有内脏疾病，一旦骨折后刺激，可诱发或加重原发病导致脑血管意外、心肌梗死、应激性溃疡等意外情况的发生。应多巡视，尤其在夜间。若患者出现头痛、头晕、四肢麻木、表情异常（如口角偏斜）、健肢活动障碍；心前区不适和疼痛、脉搏细速、血压下降；腹部不适、呕血、便血等症状，应及时报告医生紧急处理。

②便秘、压疮、下肢静脉血栓形成、肺部、泌尿道感染。

(5)功能锻炼:骨折复位后,即可进行股四头肌收缩和足趾及踝关节屈伸等功能锻炼。3～4周骨折稳定后可在床上逐渐练习髋、膝关节屈伸活动。解除固定后扶拐不负重下床活动直至骨折愈合。

2.术后护理

(1)体位肢体仍为外展中立位,不盘腿,不侧卧,仰卧时在两大腿之间置软枕或三角形厚垫。各类手术的特殊要求有以下方面。

①三翼钉内固定术:术后2日可坐起,2周后坐轮椅下床活动。3～4周可扶双拐下地,患肢不负重,防跌倒(开始下床活动时,须有人在旁扶持)。6个月后去拐,患肢负重。

②移植骨瓣和血管束术:术后4周内保持平卧位,禁止坐起,以防髋关节活动度过大,造成移植的骨瓣和血管束脱落。4～6周后,帮助患者坐起并扶拐下床做不负重活动。3个月后复查X线片,酌情由轻到重负重行走。

③转子间或转子下截骨术:带石膏下地扶双拐,并用1根长布带兜住石膏腿挂在颈部,以免石膏下坠引起不适。

④人工股骨头、髋关节置换术:向患者说明正确的卧姿与搬运是减少潜在并发症脱位的重要措施,帮助其提高认识,并予以详细的指导,以避免置换的关节外旋和内收而致脱位。a.置患者于智能按摩床垫上,以减少翻身;b.使用简易接尿器以免移动髋关节;c.放置便盆时从健侧置盆,以保护患侧;d.侧卧时,卧向健侧,并在两腿之间置三角形厚垫或大枕头,也可使用辅助侧卧位的抱枕,使髋关节术后的患者能够在自己随意变换体位时而不发生脱位(若患肢髋关节内旋内收,屈曲>90°就有发生脱位的危险);e.坐姿,双下肢不交叉,坐凳时让术肢自然下垂;不坐低椅;f.不屈身向前及向前拾起物件。一旦发生脱位,立即制动,以减轻疼痛和防止发生血管、神经损伤;然后进行牵引、手法复位乃至再次手术。

(2)潜在并发症的观察与护理

①出血:行截骨、植骨、人工假体转换术后,由于手术创面大,且需切除部分骨质,老年人血管脆性增加、凝血功能低下,易致切口渗血,应严密观察局部和全身情况。a.了解术中情况,尤其是出血量;b.术后24小时内患肢局部制动,以免加重出血;严密观察切口出血量(尤其是术后6小时内),注意切口敷料有无渗血迹象及引流液的颜色和量,确保引流管不受压、不扭曲,以防积血残留在关节内;c.测神志、瞳孔、脉搏、呼吸、血压、尿量每小时1次,有条件者使用床旁监护仪,警惕失血性休克。

②切口感染:多发生于术后近期,少数于术后数年发生深部感染,后果严重,甚至需取出置换的假体,因此要高度重视。a.术前严格备皮,切口局部皮肤有炎症、破损需治愈后再手术;加强营养;配合医生对患者进行全身检查并积极治疗糖尿病及牙龈炎、气管炎等感染灶;遵医嘱预防性地应用抗生素;b.术中严格遵守无菌技术操作;c.术后充分引流,常用负压吸引,其目的在于引流关节内残留的渗血、渗液,以免局部血液游滞,引起感染;d.识别感染迹象,关节置换术后患者体温变化的曲线可呈"双峰"特征,即在术后1～3日为第1高峰,平均38.0 ℃;此后体温逐渐下降,术后5日达最低,平均37.0 ℃;此后体温又逐渐升高,术后8～10日为第2高峰,平均37.5 ℃。初步认为造成此现象的原因是吸收热(手术伤口的组织分解产物,如血液、

组织液、渗出液等被吸收而引起的发热）和异物热（金属假体、骨水泥、聚乙烯等磨损碎屑等异物引起的发热）。当体温出现“双峰”特征时，给予解释，避免患者焦虑和滥用抗生素。

③血栓形成：有肺栓塞、静脉栓塞、动脉栓塞。肺栓塞可能发生于人工髋关节术中或术后24小时内，虽然少见，但来势凶猛，是手术中髓内压骤升，脂肪滴进入静脉所致；静脉栓塞，尤其是深静脉栓塞，人工关节置换术后的发生率较高；动脉栓塞的可能性较小。血栓重在预防。a.穿高弹袜（长度从足部到大腿根部）；b.妥善固定、制动术肢；c.遵医嘱预防性使用低分子肝素钙、右旋糖酐-40；d.严密观察生命体征、意识状态和皮肤黏膜情况，警惕肺栓塞形成；e.经常观察术肢血液循环状况。当肢体疼痛，进行性加重，被动牵拉指（趾）可引起疼痛，严重时肢体坏死，为动脉栓塞；肢体明显肿胀，严重时肢端坏死则为静脉栓塞。

（3）功能锻炼：一般手术患者的功能锻炼在前面内容已提到，在此着重介绍髋关节置换术后的功能锻炼。

①术后1日可做深呼吸，并开始做小腿及踝关节活动。

②术后2～3日进行健肢和上肢练习，做患肢肌肉收缩，进行股四头肌等长收缩和踝关节屈伸，收缩与放松的时间均为5秒，每组20～30次，每日2～3组。拔除伤口引流管后，协助患者在床上坐起，摇起床头30°～60°，每日2次。

③术后3日继续做患肢肌力训练，在医生的允许下增加髋部屈曲练习。患者仰卧伸腿位，收缩股四头肌，缓缓将患肢足跟向臀部滑动，使髋屈曲，足尖保持向前，注意防止髋内收、内旋，屈曲角度不宜过大（＜90°），以免引起髋部疼痛和脱位。保持髋部屈曲5秒后回到原位，放松5秒，每组20次，每日2～3组。

④术后4日继续患肢肌力训练。患者用双手支撑床坐起，屈曲健肢，伸直患肢，移动躯体至床边。护士在患侧协助，一手托住患肢的足跟部，另一手托起患侧的腘窝部，随着患者移动而移动，使患肢保持轻度外展中立位。协助患者站立时，嘱患者患肢向前伸直，用健肢着地，双手用力撑住助行器挺髋站起。患者坐下前，腿部应接触床边。

⑤术后5日继续患肢肌力训练和器械练习。护士要督促患者在助行器协助下做站立位练习，包括外展和屈曲髋关节。患者健肢直立，缓慢将患肢向身体侧方抬起，然后放松，使患肢回到身体中线。做此动作时要保持下肢完全伸直，膝关节及足趾向外。屈曲髋关节时，从身体前方慢慢抬起膝关节，注意勿使膝关节高过髋关节，小腿垂直于地面，胸部勿向前弯曲。指导患者在助行器的协助下练习行走：患者双手撑住助行器，先迈健肢，身体稍向前倾，将助行器推向前方，用手撑住助行器，将患肢移至健肢旁；重复该动作，使患者向前行走，逐步增加步行距离。在进行步行锻炼时，根据患者关节假体的固定方式决定患肢负重程度（骨水泥固定的假体可以完全负重；生物型固定方式则根据手术情况而定，可部分负重；而行翻修手术的患者则完全不能负重）。在练习过程中，患者双手扶好助行器，以防摔倒。

⑥术后6日到出院继续患肢肌力、器械和步行训练。在患者可以耐受的情况下，加强髋部活动度的练习，如在做髋关节外展的同时做屈曲和伸展活动、增加练习强度和活动时间，逐步恢复髋关节功能。

二、股骨干骨折

（一）定义

股骨干骨折是指转子下 2～5 cm 的股骨折。青壮年和儿童常见，约占全身骨折的 6%。多由强大的直接暴力或间接暴力造成，直接暴力包括车辆撞击、机器挤压、重物击伤及火器伤等，引起股骨横断或粉碎骨折；间接暴力多是高处跌下、产伤等所产生的杠杆作用及扭曲作用所致，常引起股骨的斜形或螺旋骨折。

（二）病因及发病机制

股骨干是全身最粗管状骨，强度最高。多由于高能量直接暴力造成骨折，以粉碎型及横型骨折常见。交通事故是主要致伤原因，工农业创伤、生活创伤和运动创伤次之。坠落伤骨折多为间接暴力所致，斜骨折或螺旋骨折常见，少年儿童可发生嵌插骨折或不全骨折。直接暴力打击或火器伤所致骨折周围软组织损伤重，出血多，闭合骨折的内出血量即可达到 500～1000 mL，可并发休克。如有头、胸、腹部复合伤和（或）多发骨折则更易发生休克。

1.股骨干上 1/3 骨折

近位骨折片因髂腰肌、臀中肌及外旋肌牵拉而屈曲、外展、外旋。远位骨折片因内收肌群，股四头肌群后侧肌群作用而内收并向后上方移位。

2.股骨干中 1/3 骨折

近位骨折片由于同时受部分内收肌群作用，除前屈外旋外无其他方向特殊移位，远位骨折片由于内外及后侧肌群牵拉而往往有较明显重叠移位，并易向外成角。

3.股骨干中下 1/3 骨折

远位骨折片受腓肠肌牵拉向后倾斜移位，可损伤腘窝部血管和神经。非手术治疗难以复位固定。上述移位并非固定不变，骨折片因受各种外力的作用、肌群收缩和肢体重量及搬运等因素影响可发生各种不同方向的移位。但其固有的变位机制对手法复位和持续牵引治疗均有参考价值。

（三）临床表现

成人股骨干骨折多由强大暴力引起，内出血可达 500～1000 mL，出血多时，可引起休克，应注意及时诊治。患肢剧烈疼痛、肿胀、成角、短缩、旋转畸形，髋及膝关节活动障碍，可出现假关节活动和骨擦音。股骨干下 1/3 骨折时，骨折远端因受到腓肠肌的牵拉而向后移位，有压迫或损伤腘动脉、腘静脉和腓神经、腓总神经的危险。

（四）护理评估

1.病史

（1）评估患者受伤的原因、时间；受伤的姿势；外力的方式、性质；骨折的轻重程度。

（2）评估患者受伤时的身体状况及病情发展情况。

（3）了解伤后急救处理措施。

2.身体状况评估

（1）评估患者全身情况：评估意识、体温、脉搏、呼吸、血压等情况。观察有无休克和其他损伤。

(2)评估患者局部情况。

(3)评估牵引、石膏固定或夹板固定是否有效,观察有无胶布过敏反应、针眼感染、压疮、石膏变形或断裂,夹板或石膏固定的松紧度是否适宜等情况。

(4)评估患者自理能力、患肢活动范围及功能锻炼情况。

(5)评估开放性骨折或手术伤口有无出血、感染征象。

3.心理及社会评估

由于损伤发生突然,给患者造成的痛苦大,而且病程时间长,并发症多,需要患者及家属积极配合治疗。因此应评估患者的心理状况,了解患者及家属对疾病、治疗及预后的认知程度,家庭的经济承受能力,对患者的支持态度及其他的社会支持系统情况。

(五)护理诊断

1.有体液不足的危险

与外伤后出血有关。

2.疼痛

与损伤、牵引有关。

3.有周围组织灌注异常的危险

与神经血管损伤有关。

4.有感染的危险

与损伤有关。

5.躯体移动障碍

与骨折脱位、制动、固定有关。

6.潜在并发症

脂肪栓塞综合征、骨筋膜室综合征、关节僵硬等。

7.知识缺乏

缺乏康复锻炼知识。

8.焦虑

与担忧骨折预后有关。

(六)护理目标

(1)患者生命体征稳定。

(2)患者疼痛缓解或减轻,舒适感增加。

(3)能维持有效的组织灌注。

(4)未发生感染或感染得到控制。

(5)保证骨折固定效果,患者在允许的限度内保持最大的活动量。

(6)预防并发症的发生或及早发现及时处理。

(7)患者了解功能锻炼知识。

(8)患者焦虑程度减轻。

（七）护理措施

1.非手术治疗及术前护理

(1)心理护理:股骨干骨折多由强大的暴力所致,骨折时常伴有严重软组织损伤,大量出血、内脏损伤、颅脑损伤等可危及生命安全,患者多恐惧不安,应稳定患者的情绪,配合医生采取有效的抢救措施。

(2)饮食:高蛋白、高钙、富含维生素饮食,需急症手术者则禁食。

(3)体位:抬高患肢。

(4)保持牵引的效能:不能随意增、减牵引重量,以免导致过度牵引或达不到牵引效果。小儿悬吊牵引时,牵引重量以能使臀部稍悬离床面为宜,且应适当约束躯干,防止牵引装置滑脱至膝下而压迫腓总神经。在牵引过程中,要定时测量肢体长度和进行床旁 X 线检查,了解牵引重量是否合适。

(5)指导、督促患者进行功能锻炼

①伤后 1～2 周内应练习患肢股四头肌等长收缩;同时被动活动髌骨(左右推动髌骨);还应练习踝关节和足部其他小关节,乃至全身其他关节活动。

②第 3 周健足踩床,双手撑床或吊架抬臀练习髋、膝关节活动,防止股间肌和膝关节粘连。

2.术后护理

(1)饮食:鼓励进食促进骨折愈合的饮食,如排骨汤、牛奶、鸡蛋等。

(2)体位:抬高患肢。

(3)功能锻炼:方法参见术前。

3.健康指导

(1)体位:股骨中段以上骨折患者下床活动时,应始终保持患肢的外展位,以免因负重和内收肌的作用而发生继发性向外成角突起畸形。

(2)扶拐锻炼:股骨干骨折后的愈合及重塑时间延长,因此需较长时间扶拐锻炼。扶拐方法的正确与否与发生继发性畸形、再损伤,甚至臂丛神经损伤等有密切关系。因此,应教会患者正确使用双拐。

(3)拐杖是辅助步行的一种工具,常用的有前臂拐和腋拐。前臂拐轻便,使用方便,拐的把手位置可依患者上肢长短调节;腋拐靠腋下支撑,应用普遍。用拐注意事项包括以下方面。

①拐杖下端必须安装橡皮头,以免拐杖压在地上滑动而致不稳;拐杖上端的横梁上须垫软垫,以免使用时压迫腋下软组织。

②腋拐高度:以患者直立时,拐从腋窝到地面并向身体两侧分开,橡皮头距足 20 cm 为宜。过高,行走时拐杖将撑至腋下,引起疼痛不适,甚至难以行走;过低,则可发生驼背,感到疲劳。

③单拐与双拐的选择与使用:腋拐可用单拐也可用双拐。单拐适用于因手术后恢复期患肢不能完全负重,而需借助单拐来增加健侧对整个身体重量的支撑,大部分置于健侧。当一侧下肢完全不能负重时,必须使用双拐,这样可增加行走时的平衡,且省力。双腋拐使用方法为先将两拐同时稳放在两腿前方,然后提起健肢移到两拐的前方,再将两拐同时向前方移到健肢前方,如此反复,保持两拐及一健肢形成一个等边三角形。

④防跌倒：患者初次下地时，应有护理人员在旁扶助，并及时给予帮助与鼓励，指导用拐，防止患者因不习惯而失去重心而跌倒及出现情绪低落。初次下地时间不可过长，以后逐渐延长下地时间。

(4)2～3个月后行X线片复查：若骨折已骨性愈合，可酌情使用单拐而后弃拐行走。

三、髌骨骨折

髌骨骨折约占成人全部骨骼损伤的1%，髌骨骨折造成的最重要影响为伸膝肌的连续性丧失及潜在的髌股关节不协调。因此，髌骨骨折后应尽可能恢复其完整性。

(一)概述

髌骨骨折可由直接暴力和间接暴力所致。根据骨折形状及部位，可分为横形骨折、纵形骨折、斜形骨折、边缘性骨折、下极或上极骨折、粉碎性骨折及骨软骨骨折。常见的髌骨骨折为横形骨折，一般累及髌骨中1/3，也可累及上极或下极。另一种常见的骨折为粉碎性骨折，一般伴有不同程度的移位。

(二)临床表现

髌骨骨折后，常常合并有膝关节积血，患肢肿胀，疼痛明显，患肢不能主动伸直。髌骨前方有压痛，受伤早期可扪及由于骨折分离出现的凹陷。在陈旧性骨折伴移位者，常因失去股四头肌的作用力，导致伸膝无力，走路缓慢，可伴有关节活动障碍。

(三)护理评估

1.病史

(1)评估患者受伤的原因、时间；受伤的姿势；外力的方式、性质；骨折的轻重程度。

(2)评估患者受伤时的身体状况及病情发展情况。

(3)了解伤后急救处理措施。

2.身体状况评估

(1)评估患者全身情况：评估意识、体温、脉搏、呼吸、血压等情况。观察有无休克和其他损伤。

(2)评估患者局部情况。

(3)评估牵引、石膏固定或夹板固定是否有效，观察有无胶布过敏反应、针眼感染、压疮、石膏变形或断裂，夹板或石膏固定的松紧度是否适宜等情况。

(4)评估患者自理能力、患肢活动范围及功能锻炼情况。

(5)评估开放性骨折或手术伤口有无出血、感染征象。

3.心理及社会评估

由于损伤发生突然，给患者造成的痛苦大，而且病程时间长，并发症多，需要患者及家属积极配合治疗。因此应评估患者的心理状况，了解患者及家属对疾病、治疗及预后的认知程度，家庭的经济承受能力，对患者的支持态度及其他的社会支持系统情况。

(四)护理诊断

1.有体液不足的危险

与外伤后出血有关。

2.疼痛

与损伤、牵引有关。

3.有周围组织灌注异常的危险

与神经血管损伤有关。

4.有感染的危险

与损伤有关。

5.躯体移动障碍

与骨折脱位、制动、固定有关。

6.潜在并发症

脂肪栓塞综合征、骨筋膜室综合征、关节僵硬等。

7.知识缺乏

缺乏康复锻炼知识。

8.焦虑

与担忧骨折预后有关。

(五)护理目标

(1)患者生命体征稳定。

(2)患者疼痛缓解或减轻,舒适感增加。

(3)能维持有效的组织灌注。

(4)未发生感染或感染得到控制。

(5)保证骨折固定效果,患者在允许的限度内保持最大的活动量。

(6)预防并发症的发生或及早发现及时处理。

(7)患者了解功能锻炼知识。

(8)患者焦虑程度减轻。

(六)护理措施

1.心理护理

给予患者生活上的照顾,及时解决患者的困难,给患者以精神安慰,减轻其焦虑心理。

2.观察病情

(1)注意观察局部的情况。

(2)手术后应观察伤口的渗出情况。

3.疾病护理

(1)抬高患肢,保持功能位置,以利静脉回流,减轻肿胀。

(2)疼痛时遵医嘱给予止痛剂。

(3)手术者按骨科手术前、后护理常规护理。

(4)石膏固定者按石膏固定护理常规。

(5)石膏固定 3~4 周开始功能锻炼。

四、胫腓骨骨折

(一)定义

胫腓骨骨折是指自胫骨平台以下至踝以上的部位发生骨折,占全身骨折的13%~17%,以青壮年和儿童居多,多由直接暴力引起。

(二)病因及发病机制

导致胫腓骨骨折的损伤形式有3种:超越骨自身能力的损伤即疲劳骨折(应力骨折);低能量暴力导致的较稳定的小移位骨折;高能量暴力造成的严重软组织破坏、神经血管损伤、粉碎骨折、骨缺损,这种高能量暴力常导致肢体多种组织严重创伤,肢体存活困难。

当暴力以旋转形式作用于胫骨时,常形成螺旋型骨折,并由于外力的大小不同,而造成不同的粉碎程度,例如滑雪时足固定而身体强力扭转时,造成螺旋型胫腓双骨折。3或4支点弯曲外力作用于小腿将造成短斜或横形骨折,如外力较大使支点范围增大时,导致粉碎型骨折。当外力大并且集中作用于较小范围时,常形成骨和周围软组织严重创伤,例如重物直接砸于小腿上而形成的损伤。由于胫骨前方直接位于皮下易遭受创伤。现代社会机械化程度增高,胫腓骨骨折发生率不断增加。

对于开放骨折,有学者提出了开放骨折分类法。

Ⅰ型:伤口不到1 cm,一般为比较干净的穿刺伤,骨尖自皮肤内穿出,软组织损伤轻微,无碾挫伤,骨折较简单,为横断或短斜形者,无粉碎。

Ⅱ型:伤口超过1 cm,软组织损伤较广泛,但无撕脱伤亦未形成组织瓣,软组织有轻度或中度碾挫伤,伤口有中度污染,中等程度粉碎骨折。

Ⅲ型:软组织损伤广泛,包括肌肉、皮肤及血管、神经,有严重污染。

ⅢA型:尽管有广泛的撕裂伤及组织瓣形成或为高能量损伤,不管伤口大小,骨折处有适当的软组织覆盖。

ⅢB型:广泛的软组织损伤或缺失,伴有骨膜剥脱和骨暴露,这种类型的开放性骨折常伴有严重污染。

ⅢC型:伴有需要修复的动脉损伤。

(三)临床表现

小腿疼痛、肿胀、活动受限,有骨擦音,肢体成角、旋转畸形。

(1)对于儿童的青枝骨折、成人的单纯腓骨骨折,主要表现为局部的肿胀、压痛,活动受限不明显,甚至可以行走。如骨折有明显的移位,可表现为小腿的畸形、反常活动,有骨擦音、骨擦感。

(2)由于胫腓骨骨折经常合并血管、神经损伤,故临床应常规检查足背动脉和胫后动脉搏动及足背、足趾的感觉和运动状况。对于软组织损伤严重者,要认真判断其存活的可能性;对于潜行性剥离的皮肤要判断其剥离范围;对于小腿肿胀严重者,应警惕有无骨筋膜室综合征。

(四)护理评估

1.病史

(1)评估患者受伤的原因、时间;受伤的姿势;外力的方式、性质;骨折的轻重程度。

(2)评估患者受伤时的身体状况及病情发展情况。

(3)了解伤后急救处理措施。

2.身体状况评估

(1)评估患者全身情况:评估意识、体温、脉搏、呼吸、血压等情况。观察有无休克和其他损伤。

(2)评估患者局部情况。

(3)评估牵引、石膏固定或夹板固定是否有效,观察有无胶布过敏反应、针眼感染、压疮、石膏变形或断裂,夹板或石膏固定的松紧度是否适宜等情况。

(4)评估患者自理能力、患肢活动范围及功能锻炼情况。

(5)评估开放性骨折或手术伤口有无出血、感染征象。

3.心理及社会评估

由于损伤发生突然,给患者造成的痛苦大,而且患病时间长,并发症多,需要患者及家属积极配合治疗。因此应评估患者的心理状况,了解患者及家属对疾病、治疗及预后的认知程度,家庭的经济承受能力,对患者的支持态度及其他的社会支持系统情况。

(五)护理诊断

1.有体液不足的危险

与创伤后出血有关。

2.疼痛

与损伤、牵引有关。

3.有周围组织灌注异常的危险

与神经血管损伤有关。

4.有感染的危险

与损伤有关。

5.躯体移动障碍

与骨折脱位、制动、固定有关。

6.潜在并发症

脂肪栓塞综合征、骨筋膜室综合征、关节僵硬等。

7.知识缺乏

缺乏康复锻炼知识。

8.焦虑

与担忧骨折预后有关。

(六)护理目标

(1)患者生命体征稳定。

(2)患者疼痛缓解或减轻,舒适感增加。

(3)能维持有效的组织灌注。

(4)未发生感染或感染得到控制。

(5)保证骨折固定效果,患者在允许的限度内保持最大的活动量。

(6)预防并发症的发生或及早发现及时处理。

(7)患者了解功能锻炼知识。

(8)患者焦虑程度减轻。

(七)护理措施

1.常规护理

(1)心理护理:多与患者沟通,了解患者的思想情况,使患者树立战胜疾病的信心。

(2)活动指导:固定期间做静止位肌肉收缩锻炼,外固定解除后逐步开始功能锻炼。

(3)有效固定随时调整外固定的松紧,避免由于伤肢肿胀后外固定过紧,造成压迫。

2.疾病的护理

(1)保持环境安静、舒适。

(2)抬高患肢减轻肿胀。

(3)查明疼痛原因后可遵医嘱给予止痛剂。

(4)告知患者如有感觉麻木、患肢憋胀等应及时告知医生、护士。

(5)指导患者配合医生进行功能锻炼。

3.病情观察

(1)密切观察生命体征,如发生异常应及时通知医生处理,严密观察患肢末梢血循环情况。

(2)骨牵引针眼处每日换药,保持床单位清洁。

(3)及时给予生活上的照顾,解决患者的困难。

(4)有较大张力性水泡形成时,应穿刺抽出液体以促进吸收。

五、胫骨平台骨折

(一)定义

胫骨平台骨折是指胫骨上端与股骨下端接触面发生的骨折,可由间接暴力或直接暴力引起。高处坠落时,足先着地,再向侧方倒下,力的传导由足沿胫骨向上,坠落的加速度使体重的力向下传导,共同作用于膝部,侧方倒地产生的扭转力,导致胫骨内侧或外侧平台塌陷骨折。当暴力直接打击膝内侧或外侧时,膝关节发生外翻或内翻,导致外侧或内侧平台骨折或韧带损伤。其发病率为0.5%,多发于成年人。胫骨平台骨折的特点是属于关节内骨折,易引起膝关节功能障碍。

(二)病因及发病机制

胫骨平台骨折是强大的内翻或外翻应力合并轴向载荷的结果。受伤过程中,股骨髁对下面的胫骨平台施加了剪切和压缩应力,可导致劈裂骨折、塌陷骨折或两者并存。实际上,单纯劈裂骨折只发生于骨松质致密的年轻人,只有此关节面才能够只承受压缩力。随着年龄的增加,胫骨近端致密的骨松质变得稀疏,不再只承受压缩应力,当存在轴向压缩载荷时发生塌陷或劈裂塌陷骨折。一侧的侧副韧带完整,对于产生对侧的平台骨折是必不可少的条件,在外翻应力自股骨外髁向胫骨外侧平台传导造成骨折时,内侧副韧带的作用类似于铰链;而在内翻应力自股骨内髁向内侧平台传导造成骨折时,外侧副韧带的作用亦类似于铰链。但是,随着

MRI 检查应用的增多，发现股骨平台骨折患者合并的韧带损伤发生率，比以前认为的要高。暴力大小不仅决定骨折粉碎程度，亦决定骨折移位的程度。另外，常合并软组织损伤，根据骨折的病理改变和骨折发生的部位，股骨平台骨折分为以下几型。

1.根据骨折的病理改变

(1)劈裂骨折：骨折线呈纵向，自平台向外下或内下到干骺端皮质骨。骨折块含部分或全部平台关节面，常向内外、向下或旋转移位。

(2)塌陷骨折：骨折块含有部分或全部平台关节面，常向下或旋转移位，并与远折端嵌插，部分塌陷骨折发生于平台关节面中部，呈向下移位与骨折远端嵌插，骨折块与平台周转部分完全分离。

(3)粉碎骨折。

(4)混合型骨折。

2.根据骨折发生的部位

(1)外侧平台骨折：较多见。

(2)内侧平台骨折：较少见。

(3)内外两侧平台骨折。

(4)胫骨平台前缘骨折。

(5)胫骨平台后缘骨折。

(6)胫骨平台外缘骨折。

(7)胫骨平台内缘骨折。

(三)临床表现

(1)伤口膝关节肿胀疼痛，压痛，活动障碍，关节内积血。

(2)为关节内骨干骨折，严重者还可合并半月板及关节韧带损伤，易造成膝关节功能障碍。

(四)护理评估

1.病史

(1)评估患者受伤的原因、时间；受伤的姿势；外力的方式、性质；骨折的轻重程度。

(2)评估患者受伤时的身体状况及病情发展情况。

(3)了解伤后急救处理措施。

2.身体状况评估

(1)评估患者全身情况：评估意识、体温、脉搏、呼吸、血压等情况。观察有无休克和其他损伤。

(2)评估患者局部情况。

(3)评估牵引、石膏固定或夹板固定是否有效，观察有无胶布过敏反应、针眼感染、压疮、石膏变形或断裂，夹板或石膏固定的松紧度是否适宜等情况。

(4)评估患者自理能力、患肢活动范围及功能锻炼情况。

(5)评估开放性骨折或手术伤口有无出血、感染征象。

3.心理及社会评估

由于损伤发生突然，给患者造成的痛苦大，而且患病时间长，并发症多，需要患者及家属积极配合治疗。因此应评估患者的心理状况，了解患者及家属对疾病、治疗及预后的认知程度，家庭的经济承受能力，对患者的支持态度及其他的社会支持系统情况。

（五）护理诊断

1.自理缺陷

与受伤后活动受限有关。

2.焦虑

与担心疾病的愈合有关。

3.有废用性综合征的危险

与患肢制动有关。

4.潜在并发症

有腓总神经损伤、膝关节僵直和创伤性关节炎的可能。

（六）护理目标

（1）复位后保持有效固定。

（2）让患者及家属掌握功能锻炼的方法。

（七）护理措施

1.非手术治疗及术前护理

（1）心理护理：老年人意外致伤，常常自责，顾虑手术效果，担忧骨折预后，易产生焦虑、恐惧心理。应给予耐心的开导，介绍骨折的特殊性及治疗方法，并给予悉心的照顾，以减轻或消除心理问题。

（2）饮食：宜高蛋白、高维生素、高钙、粗纤维及果胶成分丰富的食物。品种多样，色、香、味俱全，且易消化，以适合于老年骨折患者。

（3）体位：抬高患肢，预防肢体外旋，以免损伤腓总神经。

（4）病情观察：密切观察患肢末梢血液循环情况，警惕并发腘动脉损伤。一旦出现肢体苍白、皮温降低、足背动脉扪不到时，应立即报告医生，必要时紧急探查。

2.术后护理

（1）体位抬高患肢，严禁肢体外旋。如为内侧平台骨折，尽量使膝关节轻度外翻；外侧平台骨折，尽量使膝关节轻度内翻。腘动脉损伤血管吻合术后给予屈膝位，以防血管再破裂。

（2）功能锻炼原则是早锻炼、晚负重以免因重力压迫使骨折再移位。术后 2 日开始做股四头肌收缩和踝关节屈伸的锻炼，4～6 周后逐步做膝关节屈伸锻炼，骨折愈合后才开始负重行走。

六、踝部骨折

（一）定义

踝部骨折是指构成踝关节的胫骨远端、腓骨远端和距骨所发生的骨折，包括内踝、外踝、后踝、前踝骨折，是最常见的关节内骨折，占全身骨折的 5%，青壮年多见。

（二）病因及发病机制

此种骨折多由间接暴力造成，如足于内翻或外翻位时负重，由高处坠落足在内翻、外翻或跖屈位着地。直接暴力引起的少见。

根据受伤时足的姿势和致伤方向及骨折部位可分为三型。

1.Ⅰ型

内翻内收型。受伤时，踝部极度内翻（即旋后）。首先外侧副韧带牵拉外踝，使腓骨下端在韧带联合水平以下撕脱。若暴力持续下去，距骨向内踝撞击，致使内踝发生骨折。

2.Ⅱ型

①外翻外展型：受伤时，踝关节极度外翻（即旋前）或被重物压于外踝，先是内侧副韧带牵拉内踝致撕脱骨折，暴力持续会使腓骨下端骨折，同时出现胫骨后唇（即后踝）骨折，造成三踝骨折。②内翻外旋型：伤力先造成外踝斜骨折，在韧带联合水平位，向上延伸，使胫骨后唇骨折，最后撕脱内踝，形成三踝骨折。

3.Ⅲ型

外翻外旋型。受伤使内踝撕脱骨折，接着造成下胫腓关节分离，腓骨发生斜骨折或粉碎骨折。

（三）临床表现

踝部疼痛，有肿胀、皮下出血斑和功能障碍。

（四）护理评估

1.病史

（1）评估患者受伤的原因、时间；受伤的姿势；外力的方式、性质；骨折的轻重程度。

（2）评估患者受伤时的身体状况及病情发展情况。

（3）了解伤后急救处理措施。

2.身体状况评估

（1）评估患者全身情况：评估意识、体温、脉搏、呼吸、血压等情况。观察有无休克和其他损伤。

（2）评估患者局部情况。

（3）评估牵引、石膏固定或夹板固定是否有效，观察有无胶布过敏反应、针眼感染、压疮、石膏变形或断裂，夹板或石膏固定的松紧度是否适宜等情况。

（4）评估患者自理能力、患肢活动范围及功能锻炼情况。

（5）评估开放性骨折或手术伤口有无出血、感染征象。

3.心理及社会评估

由于损伤发生突然，给患者造成的痛苦大，而且患病时间长，并发症多，需要患者及家属积极配合治疗。因此应评估患者的心理状况，了解患者及家属对疾病、治疗及预后的认知程度，家庭的经济承受能力，对患者的支持态度及其他的社会支持系统情况。

（五）护理诊断

1.压疮

踝部有发生压疮的可能。

2.潜在并发症

踝关节僵硬。

（六）护理目标

(1)患者未发生皮肤损伤，家属及患者熟知造成皮肤损伤的危险因素，掌握皮肤的自护方法。

(2)患者能正确使用康复训练器具，能主动进行康复训练。

（七）护理措施

1.术前护理

(1)患肢肿胀的护理：患肢抬高，观察患肢的肿胀程度、血运、皮温、感觉及运动情况，持续冰敷，遵医嘱给予消肿药物治疗，指导患者进行下肢肌肉的等长收缩、足趾和膝关节的主动屈伸锻炼，减轻肿胀和疼痛，同时注意观察有无压力性损伤。

(2)张力性水疱的护理：使用石膏固定后，应严格掌握固定的松紧度，尤其肢体肿胀明显时期。在水疱发生初期，可给予松解外固定，解除束缚，抬高患肢。肿胀减轻后水疱可自行吸收。水疱直径＞2 cm 时，在严格无菌技术操作下，用无菌注射器抽出底部液体，然后用无菌棉签轻轻按压，让疱壁贴于皮肤，注意保护皮肤，避免疱壁大面积的破坏，防止感染。

(3)疼痛及心理护理：关心并安慰患者，耐心解释手术等待时间较长的原因，使患者了解和认识病情，消除不良情绪，积极配合治疗。准确应用疼痛评分进行疼痛状态评估，必要时可遵医嘱给予消肿镇痛药物治疗。另外，手术当日和术后 3 日内可采用放松训练、联合患肢抚触缓解踝关节骨折患者术后疼痛，加强护患沟通，提高患者满意度。

2.术后护理

(1)病情观察：抬高患肢，观察患者麻醉作用消失后足趾的感觉活动是否正常，石膏固定部位感觉是否正常；观察伤口有无渗血、发红或肿胀；观察患者有无疼痛，是由于伤口还是其他原因；观察患者的生命体征变化，如出现异常情况，及时告知医生。

(2)行为指导和限制负重：踝关节骨折的最佳预后是获得恢复正常运动和保持或减少负重，这样患者就能恢复到伤前活动水平。因损伤性质、患者因素以及手术医生的理解不同，术后康复计划和预后各不相同。对牢固固定和骨质较好的患者可早期进行(大约 2 周)活动和功能治疗，或采用管型石膏固定 6 周。对双踝骨折行切开复位内固定者，4～6 周内限制负重，6 周后可完全负重。对下胫腓联合损伤的患者，一般限制负重为 6～8 周，然后可完全负重。糖尿病患者发生并发症的风险较高，因此限制负重时间为 8 周，较长的禁止负重时间为 12 周。

(3)预防术后并发症

①骨折不愈合：内踝骨折不愈合较常见，主要原因是三角韧带的牵拉导致断端分离。如明确诊断，需行手术治疗，切开复位，清理断端纤维组织和硬化骨，必要时可植骨。

②骨折畸形愈合：最常见的是腓骨短缩和旋转，最终导致创伤性关节炎的发生。如果症状严重，应早期行骨与关节的解剖复位，恢复关节面的平整。

③创伤性关节炎：踝关节骨折发生创伤性关节炎的影响因素主要包括原始损伤的严重程度、骨折复位的质量和患者的年龄等。对症治疗方法包括减少活动，给予抗感染，关节腔内注射药物，穿矫正鞋或佩戴外支架。如保守治疗无效，考虑踝关节融合或人工踝关节置换术。

七、跟骨骨折

（一）概述

1.损伤机制

跟骨骨折多发生于成年人。损伤机制多种多样，其中以坠落伤最为常见，约占全部跟骨骨折的75%，由足跟着地后跟骨与距骨撞击所致。其他原因包括运动伤、挤压伤和交通伤等。跟骨骨折的损伤机制比较复杂。不同的损伤机制会导致不同的损伤类型，治疗要求也有所不同。导致跟骨骨折的损伤主要有直接暴力、压力、剪切力和牵拉力等。这些损伤往往是合并存在。低能量损伤导致的跟骨骨折往往移位不明显，而在高能量损伤，由于跟骨的特殊解剖结构，骨折常为粉碎性。

2.分型

Sanders分型主要反映了跟骨后关节面的损伤程度，已证明其对治疗方法的选择和判断预后有重要的意义。

（1）Sanders分型Ⅰ型：无移位的关节内骨折，不考虑后关节面骨折线的数量。

（2）Sanders分型Ⅱ型：跟骨后关节面为两部分骨折，移位≥2mm，根据原发骨折线的位置又分为ⅡA、ⅡB和ⅡC型。

（3）Sanders分型Ⅲ型：跟骨后关节面有两条骨折线，为三部分移位骨折，又分ⅢAB、ⅢBC及ⅢAC三个亚型。各亚型均有一个中央塌陷骨折块。

（4）Sanders分型Ⅳ型：跟骨后关节面为四部分及以上的移位骨折，包括严重的粉碎性骨折。

（二）临床表现

跟骨骨折的主要表现为足跟部剧烈疼痛、瘀斑和肿胀明显，足跟不能着地行走，跟骨压痛。经常伴有脊椎骨折、骨盆骨折以及头、胸、腹部联合损伤。跟骨为松质骨，血液供应比较丰富，骨折后发生骨不愈合者较少。但如骨折线累及关节面或复位不良，易发生创伤性关节炎及跟骨负重时疼痛。

（三）护理评估

1.病史

（1）评估患者受伤的原因、时间，受伤的姿势，外力的方式、性质，骨折的轻重程度。

（2）评估患者受伤时的身体状况及病情发展情况。

（3）了解伤后急救处理措施。

2.身体状况评估

（1）评估患者全身情况：评估意识、体温、脉搏、呼吸、血压等情况。观察有无休克和其他损伤。

（2）评估患者局部情况。

（3）评估牵引、石膏固定或夹板固定是否有效，观察有无胶布过敏反应、针眼感染、压疮、石膏变形或断裂，夹板或石膏固定的松紧度是否适宜等情况。

(4)评估患者自理能力、患肢活动范围及功能锻炼情况。

(5)评估开放性骨折或手术伤口有无出血、感染征象。

3.心理及社会评估

由于损伤发生突然,给患者造成的痛苦大,而且患病时间长,并发症多,需要患者及家属积极配合治疗。因此应评估患者的心理状况,了解患者及家属对疾病、治疗及预后的认知程度,家庭的经济承受能力,对患者的支持态度及其他的社会支持系统情况。

(四)护理诊断

(1)有合并颅底骨折的可能。

(2)有合并脊柱骨折与脊髓损伤的可能。

(3)潜在并发症:创伤性关节炎。

(五)护理目标

患者无并发症发生。

(六)护理措施

1.术前护理

(1)观察患者患肢的肿胀程度及血液循环情况。注意观察足部末梢皮肤的颜色、温度和足背动脉搏动情况,足趾的屈伸活动及感觉情况。

(2)协助患者患肢下垫软枕,以抬高患肢高于心脏 15～20 cm,以便消肿。

(3)遵医嘱给予下肢支具外固定,同时辅以软毛巾衬垫,保证患者皮肤的完整性及舒适性。

2.术后护理

术后跟骨骨折容易发生切口不愈合和软组织坏死,因此,最重要的是对伤口及患肢护理,可采取如下措施。

(1)术后密切观察足趾的感觉、运动以及毛细血管充盈反应,预防包扎过紧所致的血液循环障碍,引起皮缘坏死。密切观察伤口敷料渗血情况,用记号笔标明渗血范围,术后 24 小时内每 2 小时查看一次,24～48 小时每 4 小时查看,48 小时以后每班次查看一次。比较渗血范围的变化并记录直至出院。如发现敷料渗出较多,及时汇报给医生。对于有出血倾向、糖尿病及免疫抑制性类基础病的患者,更应密切观察伤口敷料的渗出情况。术后 1～2 天合理使用抗生素,并定期更换敷料。若发现患肢肿胀明显,远端皮肤温度较低,颜色苍白,足背动脉搏动减弱甚至消失,应及时通知医生给予处理,防止骨筋膜室综合征的发生。

(2)术后抬高患肢(以高于心脏水平 20 cm 为宜),佩戴支具以固定踝关节,使踝关节呈轻度跖屈位(以减少切口张力),足跟处于悬空状态。同时指导患者练习足趾屈伸运动,促进局部的血液循环,使患肢肿胀消退。

(3)注意保持伤口引流管的通畅,充分引流,减轻局部张力,以利于伤口愈合及降低感染概率,术后 48 小时根据引流量拔除引流管。

(4)术后患者一般需要用踝关节支具固定 4～6 周,以防止跟腱挛缩。使用前指导患者正确地使用支具,协助将患肢固定于功能位(中立位)。固定期间应松紧度适宜,观察肢体有无受压。一旦出现渗血,应做好标记,并通知医生给予及时换药处理。

（5）患者宜进食消化清淡、富含蛋白质的食物。术后摄入富含蛋白质类食物，以提高体内的蛋白质水平，降低水肿的发生率，还有助于提高患者的免疫力，促进骨折愈合。

第三节　肩关节脱位

肩关节脱位由直接和间接暴力所致，占全身关节脱位的40%以上，且多发生于青壮年，男性多于女性。分前脱位、后脱位，以前者较多见。肩关节前脱位以间接暴力引起者最多见，有传导暴力和杠杆暴力2种。因脱位后肱骨头所在的位置不同，又分为肩胛盂下脱位、喙突下脱位和锁骨下脱位。

一、病情评估

（一）病史

（1）评估患者受伤的原因、时间；受伤的姿势；外力的方式、性质；骨折的轻重程度。

（2）评估患者受伤时的身体状况及病情发展情况。

（3）了解伤后急救处理措施。

（二）身体状况评估

（1）评估患者全身情况：评估意识、体温、脉搏、呼吸、血压等情况。观察有无休克和其他损伤。

（2）评估患者局部情况：局部有无肿胀、左肩畸形、肩峰异常突起。

（3）评估牵引、石膏固定或夹板固定是否有效，石膏变形或断裂，夹板或石膏固定的松紧度是否适宜等情况。

（4）评估患者自理能力、患肢活动范围及功能锻炼情况。

（三）心理及社会评估

由于发生突然，给患者造成的痛苦大，而且患病时间长，并发症多，需要患者及家属积极配合治疗。因此应评估患者的心理状况，了解患者及家属对疾病、治疗及预后的认知程度，家庭的经济承受能力，对患者的支持态度及其他的社会支持系统情况。

（四）临床特点

（1）患肩疼痛、肿胀、活动障碍，肩部失去原有圆隆曲线，呈方肩畸形。肩胛盂处有空虚感，有时伴有血管神经损伤。

（2）杜加斯征阳性：将患侧肘部紧胸壁时，手掌不能搭到健侧肩部；将手掌搭在健侧肩部时，肘部无法贴近胸壁，称杜加斯征阳性。

（3）辅助检查X线征象按肱骨头分离的程度和方向，分为以下几型。

①肩关节半脱位：关节间隙上宽下窄。肱骨头下移，尚有一半的肢骨头对向肩盂。

②肩关节前脱位：最多见。其中以喙突下脱位尤为常见。正位片可见肱骨头与肩盂和肩胛颈重叠，位于喙突下0.5～1.0 cm处。肱骨头呈外旋位，肱骨干轻度外展。肱骨头锁骨下脱

位和盂下脱位较少见。

③肩关节后脱位：少见。值得注意的是正位片肱骨头与肩盂的对位关系尚好，关节间隙存在，极易漏诊。只有在侧位片或腋位片才能显示肱骨头向后脱出，位于肩盂后方。

二、护理问题

(1)疼痛、肿胀：与脱位、牵引有关。

(2)躯体移动障碍：与骨折脱位、制动、固定有关。

(3)知识缺乏：与缺乏康复锻炼知识有关。

(4)焦虑：与担忧预后有关。

三、护理目标

(1)患者生命体征稳定。

(2)患者疼痛缓解或减轻，舒适感增加。

(3)保证固定效果，患者在允许的限度内保持最大的活动量。

(4)患者了解功能锻炼知识。

(5)患者焦虑程度减轻。

四、护理措施

(一)常规护理

1.心理护理

给予患者生活上的照顾，及时解决患者的困难，给患者精神安慰，减轻紧张心理。

2.活动指导

(1)抬高患肢，以利于静脉回流，减轻肿胀。

(2)指导患者进行正确的功能锻炼。

(3)协助医生及时复位，并向患者讲述复位后固定的重要性，防止习惯性脱位。

(二)病情观察

(1)石膏固定者，观察末梢血液循环情况，肢端出现肿胀、麻木、皮肤青紫、皮温降低及疼痛，说明有血液循环障碍，应报告医生及时处理。

(2)牵引患者应观察是否为有效牵引，有无压迫神经的症状，保持患肢的功能位。

(三)疼痛的护理

(1)疼痛时给止痛剂，局部早期可冷敷，超过 24 小时局部热敷以减轻肌肉痉挛引起的疼痛。

(2)抬高患肢，保持功能位，以利消除肿胀。

(3)指导患者早期进行功能锻炼。

五、康复与健康指导

为了促进关节功能的早日恢复，防止关节功能障碍，避免发生再脱位，在关节脱位复位数日后，就要开始适当的关节周围肌肉的收缩活动和其他关节的主动运动。

第四节　颅脑创伤

颅脑创伤在创伤中占有重要地位，全球每年有超过1000万人因创伤性脑损伤住院或死亡。颅脑创伤具有发病率高、伤情变化快、多需急诊手术等特点，中国颅脑创伤资料库初步统计结果显示，急性颅脑创伤住院患者中，重型颅脑创伤患者死亡率>20%，严重残废率>50%。无论是和平还是战争时期，颅脑创伤均占全身各部位创伤数的20%左右，其发生率仅次于四肢创伤，居第二位，而死亡率却居首位。

一、病因与发病机制

颅脑创伤多由暴力直接作用于头部或通过躯体传递间接作用于头部引起。平时多为交通事故、高处坠落、挤压伤、刀刃伤、拳击伤等，战争时多为火器伤或爆炸性武器引起的冲击波所致。颅脑损伤的方式和机制有下列几种。

1.直接损伤

①加速性损伤：为运动中的物体撞击于静止的头部，使头部沿外力方向做加速运动发生的脑损伤。②减速性损伤：为运动的头部撞击于静止的物体而突然减速时发生的脑损伤。③挤压性脑损伤：为头部两侧同时受硬物挤压所发生的脑损伤。一般加速性损伤常较轻，脑损伤通常仅发生在受力侧；而减速性损伤常较重，受力侧和对侧均可发生脑损伤，往往以对侧损伤较重。

2.间接损伤

①传递性损伤：如坠落时臀部或双足着地，外力沿脊柱传递到头部所致。②挥鞭式损伤：外力作用于躯体使之急骤运动时，静止的头部由于惯性被甩动致伤。③胸腹挤压伤时，骤升的胸内压或腹内压沿血流冲击脑部致伤。④爆炸气浪伤。

3.旋转损伤

外力使头部沿某一轴心做旋转运动时，除上面提到的一些因素外，高低不平的颅底、具有锐利游离缘的大脑镰和小脑镰，均对脑在颅内做旋转运动产生障碍，并形成剪力（切应力），从而使脑的相应部位因受摩擦、牵扯、撞击、切割等机械作用而受损伤。

闭合性颅脑损伤的机制是复杂的。由于颅骨是一个坚硬的圆球形和不规则中空的骨性容器，在外力直接作用于头部的瞬间，除了足以引起凹陷骨折和导致脑损伤外，通常还有使颅骨局部急速内凹和立即弹回的复位过程，引起颅内压急骤升高和降低，产生负压。因此，脑除了在撞击受力侧发生损伤外，在继发性的负压吸引下，又被撞击到受力点对侧的骨壁致伤。发生在受力点的脑损伤称为冲击伤,对侧的脑损伤称为对冲伤。需要说明的是,大多数脑损伤不可能是由单一的损伤机制所致,通常是几种机制同时或先后作用的结果。

二、临床表现

(一)头皮损伤

1.头皮挫伤

挫伤伤及头皮全层,局部组织肿胀、淤血,压痛明显。常合并头皮血肿。

2.头皮裂伤

根据致伤物的性质和形状不同,伤口呈直线形或不规则形。裂伤浅而未累及帽状腱膜时,裂口不能回缩,出血较多。由于头部血液循环供应丰富,出血量大,甚至可发生失血性休克。

3.头皮血肿

根据血肿发生的不同部位,分为皮下血肿、帽状腱膜下血肿和骨膜下血肿。皮下血肿小而硬,常因中心软、周边水肿隆起而误诊为凹陷性骨折;帽状腱膜下血肿,因该层为疏松结缔组织而血肿易于扩散,甚至覆盖整个头部,有明显波动感,出血量可以很大;骨膜下血肿,位于骨膜和颅骨之间,常为骨折出血所致,边缘不超过骨缝,波动感不如帽状腱膜下血肿明显。

4.头皮撕脱伤

多因工作时长发被旋转的机器卷入后受强力撕拉使头皮撕脱,深度多至帽状腱膜层,仅留骨膜在原处。

(二)颅骨骨折

颅骨骨折分为颅盖骨折和颅底骨折,颅骨骨折特别是颅底骨折常伴发硬膜外血肿、脑挫裂伤等,引起各种神经功能障碍。

1.颅盖骨折

一般骨折线不跨过骨缝。局部软组织肿胀、压痛明显,粉碎性骨折和凹陷性骨折可触及局部颅骨下陷。

2.颅底骨折

颅底骨折常为间接外力作用所致,根据骨折部位不同分为颅前窝骨折、颅中窝骨折和颅后窝骨折。颅前窝骨折时出血进入眶内,引起眼睑和球结膜下淤血,称“熊猫眼征”;累及副鼻窦时,出现鼻出血或脑脊液鼻漏或气体进入颅腔,造成外伤气颅;可伴有嗅神经、视神经损伤。颅中窝骨折,常造成脑脊液鼻漏和耳漏,可伴有面神经、听神经、动眼神经、滑车神经、外展神经和三叉神经损伤。颅后窝骨折常累及岩骨和枕骨基底部,出现枕下或乳突区皮下淤血,即耳后淤血斑征;可伴有舌咽神经、迷走神经、副神经和舌下神经的损伤;如伴有脑干损伤则病情危重。

(三)闭合性脑损伤

1.脑震荡

脑震荡是脑损伤中最轻型的损伤。临床特点:①短暂意识障碍,表现为神智恍惚或完全昏迷,但很快随意识恢复而消失,一般不超过30分钟。②逆行性遗忘,患者清醒后不能回忆起受伤当时乃至损伤前后一段时间内的情况,但对往事记忆正常。③患者清醒后多有头痛、头晕、恶心呕吐。④脑震荡的神经系统检查无阳性定位体征，脑脊液中无细胞。

2.脑挫裂伤

脑挫裂伤是脑组织的器质性损伤，既可发生在着力部位，也可发生在对冲部位，常伴有不同程度的颅内血肿和脑水肿。临床特点：①意识障碍明显，持续时间长，昏迷时间短则数小时，长则数天、数周，甚至数月，有的为持续性昏迷直至死亡。②有明显的神经损伤的定位体征，根据损伤部位不同可出现相应的神经损伤体征，如瞳孔散大、单瘫、偏瘫、失语、偏盲、局灶性癫痫、一侧或双侧锥体束征等。③颅内压增高，出现剧烈头痛、喷射性呕吐、血压升高等颅内高压症状。④生命体征变化，可出现高热或低温、循环与呼吸功能障碍、血压波动。⑤脑膜刺激征症状，脑挫裂伤合并外伤性蛛网膜下腔出血时，过多的红细胞及其破坏后形成的胆色素引起化学性刺激，使患者头痛加重、恶心、呕吐、颈项强直，并有克氏征阳性等脑膜刺激征症状。⑥癫痫发作，可在伤后短期内出现，多见于儿童，表现为大发作或局限性发作。

3.脑干损伤

脑干损伤是指中脑、脑桥和延脑等处的损伤，分为原发性和继发性两种。原发性是指外伤直接造成的脑干损伤，继发性是指由于颅内血肿、脑水肿所致的脑移位或脑疝对脑干压迫而引起的损伤。原发性脑干损伤病死率和致残率极高。脑干损伤的临床特点：①长时间的意识障碍。②瞳孔和眼球位置异常，表现为双侧瞳孔大小不等且多变，眼球位置固定，两侧眼球分离和眼球震颤。③去大脑强直，表现为发作时双上肢伸直、内收和内旋，双下肢挺直，头后仰呈角弓反张状，可为阵发性或持续性强直。④生命体征异常，出现呼吸循环功能改变、中枢性高热。⑤交叉瘫痪，一侧脑干损伤可引起同侧颅神经麻痹，对侧肢体的中枢性麻痹或传导束型感觉障碍。

4.弥散性轴索损伤

弥散性轴索损伤是最近才被认识的一种原发性脑损伤，主要损伤脑的中轴及其邻近结构，如脑干、胼胝体、基底节区及第三脑室周围。轻度弥散性轴索损伤的临床表现与脑震荡相似，而严重者伤后立即出现意识障碍，昏迷时间超过 24 小时，甚至一直昏迷至植物状态。

（四）外伤性颅内血肿

外伤性颅内血肿是急性颅脑损伤最常见的继发性损伤之一，根据血肿出现时间可分为：①急性血肿，伤后 3 天内出现症状。②亚急性血肿，伤后 3 天～3 周内出现症状。③慢性血肿，伤后 3 周出现症状。根据血肿所在部位可分为下列几种。

1.硬脑膜外血肿

血肿位于颅骨和硬脑膜之间，多数为硬脑膜中动脉破裂所致，亦可由脑膜中静脉、静脉窦或板障静脉损伤所致，常由直接暴力引起，伴有颅骨骨折，多见于成人。其临床特点为大多数患者伤后出现昏迷-清醒-昏迷的中间清醒期，清醒期持续时间与出血快慢有关，一般短于 24 小时。同侧瞳孔散大，对侧肢体偏瘫，如不及时救治可在数小时后迅速变化，瞳孔由一侧散大至双侧散大，出现去大脑强直、呼吸循环衰竭而死亡。

2.硬脑膜下血肿

血肿位于硬脑膜与蛛网膜之间，急性型大多为重型颅脑损伤，伤后意识障碍严重，颅内压增高症状明显，神经损害体征多见，脑疝进展快；亚急性型临床表现与急性型相似，但症状较轻；慢性型头部外伤轻微，以颅内压增高表现为主要症状，可出现精神障碍。

3.脑内血肿

根据血肿发生部位深浅可分为浅部血肿和深部血肿。浅部血肿见于比较表浅的脑灰质损伤区或脑裂伤的裂口附近，血肿所在脑表面可有损伤迹象；深部血肿位于脑白质深部或靠近脑室壁而最终同时形成脑室出血。上述两种血肿都较少见，症状表现为严重脑挫裂伤。

4.脑室内出血

脑室内出血与损伤时头部做旋转运动所致剪刀损伤有关或者由脑深部血肿破入脑室所致。如脑脊液循环发生障碍可使血液凝结成血块，形成脑室内血肿。除原有脑损伤症状和颅内高压症状外，伤后早期即发生高热、昏迷，但缺乏定位体征。

5.颅后窝血肿

颅后窝血肿主要表现为急性颅内压增高症状以及小脑、脑干和后组颅神经受损的症状。可有颈项强直、眼球震颤、肌张力减低、共济失调等小脑症状，体温升高、脉搏增快、呼吸急促、血压增高及锥体束征等脑干症状，软腭麻痹、发音和吞咽困难等后组颅神经受损症状。

6.迟发性颅内血肿

常见于脑内血肿和硬膜外血肿，伤后首次 CT 扫描未发现颅内出血或仅有无重要意义的发现，当病情恶化颅内压升高时再次做 CT 扫描，发现颅内血肿，常见于伤后 6 小时～3 天，以意识变化与颅内压升高为主要表现。

（五）开放性颅脑损伤

开放性颅脑损伤指暴力作用于头部，造成头皮、颅骨和脑膜均发生破裂，使脑组织与外界相交通，包括非火器伤和火器伤。其特点为致伤物进入颅腔，如不及时彻底进行清创处理易导致颅内感染。此外，伤口出血多，易发生失血性休克。

三、护理

（一）病情观察

1.意识

格拉斯哥昏迷量表(GCS)是最经典也是最常用的意识评估工具(表 3-4-1)。

表 3-4-1　颅脑损伤分级(SNC 2000)

级别	临床表现
轻度	GCS 15 分，定向力正常，无局灶性神经功能障碍
中度	GCS 14～15 分，意识障碍<5 分钟，无局灶性神经功能障碍
中度	GCS 9～13 分，意识障碍≥5 分钟，局灶性神经功能障碍
严重	GCS 3～8 分

2.瞳孔

意识和瞳孔的评估是颅脑损伤后最基础也是最重要的观察内容。瞳孔的观察内容包括大小和对光反射。

3.体温的监测

脑温可通过脑实质或脑室内置探温管进行直接监测，也可通过颈静脉球置管间接测量。常用的衡量核心体温的方式有直肠及膀胱测温等。控温治疗期间，推荐每小时观察、记录体温，测量 2 个测量点的温度以增强监测的精确性。脑温一般比核心体温高(0.3±0.3) ℃(范围：−0.7～2.3 ℃)。直肠温度接近于脑温。参考值如下：脑中心(36.8±1.0) ℃，脑实质(37.3±0.3) ℃，硬膜外(36.9±0.5) ℃，直肠(36.7±0.7) ℃。

4.颅内压监测

约 2/3 颅脑外伤患者有颅内高压(ICP＞20 mmHg)现象。经皮脑室内压力监测是颅内压监测的“金标准”，一般放置时间≤1 周。临床上多将 ICP＞20 mmHg 并持续 15 分钟以上作为治疗介入的阈值。监测期间需注意防治测压管感染、出血、脱管、错位等并发症。保持头轴位，避免前屈、过伸、侧转。

5.脑组织氧分压或颈内静脉血氧饱和度监测

正逐渐成为床旁脑氧合监测的标准，能帮助评估脑局部变化及全身系统性改变对脑的影响。

6.神经内分泌功能监测

颅脑外伤急性期常可有垂体前叶激素改变，虽然此类激素改变的相关因素及治疗至今仍有争议，但对于严重颅脑外伤患者，推荐进行神经内分泌功能监测，尤其是有肾上腺功能减退征象者。若患者对升压药无反应或反应不明显，应怀疑有肾上腺功能减退的可能。高颅压、CT 表现异常及颅底骨折患者有下丘脑-垂体损伤的潜在可能。尿崩症是下丘脑-垂体损伤的显著表现。有研究指出，血心钠肽(ANP)、脑钠肽(BNP)、内源性类洋地黄物质(EDLS)及抗利尿激素(ADH)浓度可作为颅脑外伤的判断性指标，尤其是 EDLS 和 ADH 的浓度随着脑损伤程度加重而增加，对病情判断有一定的指导价值。

7.肾功能监测

肾小球滤过率是评估危重患者肾功能的最佳单体指标。一般可以从尿量、血肌酐和尿素浓度间接计算肌酐清除率，即肌酐清除率＝(尿肌酐浓度×尿量)/血肌酐浓度。临床上，单独的血肌酐浓度也可评估患者的肾功能是否稳定、恶化差或好转。

(二)危重症护理

重症颅脑外伤的护理策略在于提供高质量的一般护理和协助治疗方案的实施。

1.一般护理

床头抬高 30～45°，以降低 ICP，改善脑灌注压，减少呼吸机相关性肺炎的发生率。保持头颈部呈正中位，以改善静脉回流，降低 ICP。去骨瓣减压患者避免骨窗受压。减少对颈静脉的压迫，颈托或气管切开固定带勿过紧。翻身动作轻柔，避免 ICP 增高。做好口腔、眼睛及皮肤清洁。执行以循证为基础的呼吸机相关性肺炎及导管相关性血流感染的集束化护理措施。遵医嘱给予缓泻剂，避免因用力排便增加腹内压。

2.镇静治疗的护理

镇静剂及止痛剂的使用可缓解疼痛、减压及抑制兴奋状态，理论上可协助维持 ICP 在可接受水平。但镇静剂同时可对神经功能的评估造成障碍，并影响血流动力学。护士应定时评估患者的镇静及疼痛分值，严格遵医嘱给药。丙泊酚使用期间，要警惕丙泊酚输注综合征(PIS)的发生，尤其是儿童患者。其症状出现在大剂量、长时间输注后，出现代谢性酸中毒、高脂血症、肝脏脂肪浸润和肌肉损伤、难治性心力衰竭等严重并发症甚至导致死亡。若临床上出现突发显著的心动过缓、横纹肌溶解、肌红蛋白尿或高脂血症，应立即通知医生。若长时间(大于5～7天)应用阿片类或苯二氮䓬类药物，一旦骤停或骤减可产生戒断症状，应逐渐减量停药。

3.液体疗法的护理

液体疗法在重型颅脑损伤治疗中有着重要的作用。根据目前的指南，脑灌注压(CPP)维持的目标已从70 mmHg下降到50～60 mmHg。一般情况下，成人晶体液输入量为1～1.5 L/d，以保证体液平衡及尿量。若白蛋白作为扩容剂，则滴速宜慢，建议20%白蛋白100 mL输注时间应>4小时；避免高血压及血管加压素的使用；监测血红蛋白浓度，保持在正常水平(>120 g/L)；经常物理疗法以激活淋巴回流系统。密切监测血钾、血钠及血氯指标，维持血钾3.6～4.4 mmol/L。应避免快速输注含氯液体，防止高氯性酸中毒。低钠血症可能与脑水肿的发展相关，严重颅脑损伤者尤其要避免，包括CSWS及SIADH。CSWS患者，BNP增高，醛固酮效应降低，从而减少肾脏重吸收钠的能力，导致尿钠增高，应补钠的同时根据尿量补液；SIADH在神经科患者中常见，由于抗利尿激素分泌增多，体液潴留，血浆钠浓度降低，应补钠的同时利尿。

4.渗透疗法的护理

20%甘露醇及高渗盐水可降低血液黏度和血细胞比容，增加脑血流量和氧输送，反射性调节脑小动脉血管收缩，降低脑容量和颅内压，是常用的脱水剂。一般用药后15～30分钟脑细胞渗透性收缩达到高峰。颅内高压需应用渗透疗法时，20%甘露醇0.25～1.0 g/kg或3%氯化钠溶液250 mL静脉快滴10～20分钟或者3%氯化钠溶液1～2 mL/(kg·h)静脉维持。静脉快滴20%甘露醇有低血压的危险，因此必须在纠正低血压后应用。同时推荐留置导尿以监测尿量。有报道，低血容量患者若血浆渗透压>320 mOsm/L，有急性肾小管坏死及肾衰的可能。治疗期间，钾、镁及磷酸盐通过尿液排出，有电解质失衡的风险。输注20%甘露醇后，还有高钾血症及心动过速的可能。因此，建议监测血浆渗透压及血电解质每2～6小时1次，维持血钠为145～155 mmol/L。

5.脑脊液引流的护理

一般采取间歇引流多于持续引流。引流管应放置于等同15～20 mmHg压力的高度，以避免过度引流致脑室狭窄。若引流障碍，可能是管道问题，如阀门未开、血块堵塞或导管端嵌在脑室壁等。一旦发生导管端嵌在脑室壁，可关闭引流20分钟后再开放检查是否通畅。引流过程中，注意各连接的紧密性，避免脱开，预防感染。不主张采用腰椎穿刺持续引流，因可诱发脑疝的发生。

6.过度通气的护理

人工过度通气[动脉二氧化碳分压($PaCO_2$)]≤3.3 kPa)通过收缩脑血管、减少血流，从而快速降低颅内压，已成为治疗重型颅脑损伤的基石。有限度地使用人工通气，能改善重型颅脑损伤的神经康复，至少避免医源性脑缺血。呼吸机参数的设置及调整目标为保持$PaCO_2$ 35～40 mmHg。若患者处于呼气末二氧化碳分压($ETCO_2$)监护下，且肺功能稳定，将$ETCO_2$和

$PaCO_2$ 与基础值对比 1～2 次/日，以决定是否行血气分析监测。一般在肺功能稳定情况下，$ETCO_2$ 和 $PaCO_2$ 是基本相等的。如果呼吸机处于压力控制模式，降低 $PaCO_2$，增加频率的方式优于增加潮气量，不会影响 $ETCO_2$ 和 $PaCO_2$。若呼吸机处于容量控制模式，增加每分通气量后，需密切观察峰值压力，以减少肺部过度扩张的危险。

7.巴比妥类药物的护理

目前，使用高剂量巴比妥类药物降低颅内压是颅脑外伤协会指南Ⅱ级循证推荐的、重度颅脑损伤及顽固性高颅内压患者的标准治疗方法。应用前提是患者的血流动力学状态稳定，ICP 持续＞20 mmHg，其他标准治疗方式，如适当镇静、镇痛、渗透疗法、脑脊液引流及过度通气无效。用药期间需密切监测血压变化，避免低血压的发生，可以使用升压药。

8.高热的护理

应用药物和物理降温的综合措施，实施常温（控制体温 36.0～37.5 ℃），可以降低脑组织代谢，减少耗氧量，有效改善预后，降低颅脑二次损伤率及感染率。目前常用的降温方式有体表降温法和核心降温法，前者包括水循环冰毯、水凝胶覆层的水循环降温贴等，后者包括血管内降温导管、药物降温等。降温过程中要注意监测体温、保护皮肤、预防及控制寒战。

9.营养支持

在颅脑损伤急性期，营养支持是仅次于人体主要功能（呼吸和循环）及颅内压的第 3 顺序优先处理项目。肠内营养应在伤后 24～48 小时开始，成人总热量 25～50 kcal/(kg・d)，具体取决于外伤时间；基本入液量 30 mL/(kg・d)。进行肠内营养时，遵循浓度由低到高、容量从少到多、速度由慢到快的原则。一般从 20 mL/h(1.0kcal/ mL)开始，监测胃潴留的前提下每 8 小时增加 10～20 mL，2～3 天内逐渐加量至目标能量需求，以防止代谢紊乱，尤其是病情不稳定者。若 72 小时内无法达到能量需求，应通知医生考虑肠外营养补充。若入量仅 1500 kcal/d，需额外补充维生素和微量元素。若预期肠内营养时间可能超过 2～4 周，建议空肠造瘘。可以经口进食者，应加强普通饮食。同时，重症颅脑创伤（TBI）后，由于自主神经功能紊乱，急性消化道出血的发生率高，需按医嘱早期给予止酸剂和胃黏膜保护剂，及早发现出血征象。

10.重症监护期的神经康复

在重症监护期间，每日全面评估患者的行为、功能及认知状况等，有利于预后。尤其自主神经功能障碍、吞咽障碍、呼吸道及长时间气管切开的护理、非惊厥性癫痫、严重内分泌紊乱是关注的重点。

（1）自主神经功能障碍：在结束镇静治疗阶段，患者常有高血压、心动过速、呼吸机人机对抗、高热、多汗及流涎等临床症状，多数为自主神经功能障碍所致，但常被误认为需要继续镇静、人工呼吸及抗生素治疗。

（2）呼吸功能障碍：超过 60％的严重脑外伤患者有呼吸道问题，在拔除气管切开套管前需排除是否存在吞咽障碍，全面评估患者的吞咽功能，如纤维支气管镜下吞咽功能评价。

（3）创伤后遗忘：见于约 70％脑外伤患者。遗忘的持续时间可能是预测患者认知、神经及功能障碍预后的最佳因素之一。护士可以通过加尔维斯顿定位和失忆测试（GOAT）进行评估，并应用个体化的现实定向训练加以改善，如在患者床前放置白板，交流用短句，随时提醒患者时间、地点及人物，制订规律的日夜作息时间等。

第四章

妇产科护理

第一节　女性生殖系统炎症

一、前庭大腺炎

前庭大腺位于两侧大阴唇的后1/3处深部，腺管开口于小阴唇内侧，邻近处女膜处。育龄妇女多见，幼女及绝经后妇女少见。主要病原体为内源性病原体，如葡萄球菌、大肠埃希菌、链球菌、肠球菌；性传播疾病的病原体主要为淋病奈瑟菌及沙眼衣原体等。前庭大腺可分泌黏液，滑润生殖器。在外阴受污染时易被细菌感染而发炎，称为前庭大腺炎。如腺管肿胀或渗出物凝聚而阻塞，脓液不能外流而形成脓肿，称为前庭大腺脓肿。

（一）病因

（1）前庭大腺因解剖部位的特点，在性交、分娩或其他情况污染外阴部时，病原体易侵入而引起感染。其病原体多为葡萄球菌、链球菌、大肠埃希菌或淋球菌等混合感染。

（2）前庭大腺导管因炎症堵塞，引起腺体扩张而形成前庭大腺囊肿。前庭大腺脓肿未经治疗，急性炎症消退后，脓液吸收也可形成前庭大腺囊肿，可反复急性发作或破溃排脓。

（二）护理评估

1.病史评估

评估患者本次发病的诱因，有无流产、分娩、外阴阴道手术后感染史，有无局部肿胀、疼痛、灼热感，了解疼痛的性质、部位及局部皮肤情况，了解目前的治疗及用药；评估既往病史、家族史、过敏史、手术史、输血史。

2.身体评估

评估患者的意识状态、神志、精神状况、生命体征、营养及饮食情况、BMI、排泄形态、睡眠形态；了解有无大小便困难、是否采取强迫体位、有无行走不便、有无发热等全身症状。

3.风险评估

患者入院2小时内进行各项风险评估，包括患者压疮危险因素评估、患者跌倒、坠床危险因素评估、日常生活能力评定。

4.心理-社会评估

了解患者的文化程度、工作性质、患者家庭状况以及家属对患者的理解和支持情况。

5.其他评估

评估患者的个人卫生习惯、生活习惯、性格特征，有无烟酒嗜好，对疾病认知以及自我保健知识掌握程度等。

（三）护理措施

1.一般护理

（1）皮肤护理：保持皮肤清洁、床单位平整，内裤柔软洁净、每日更换，污染内裤单独清洗。

（2）饮食：禁酒，忌辛辣食物。

（3）休息与活动：急性期嘱患者卧床休息，活动时减少局部摩擦。

（4）生活护理：如患者因局部肿胀、疼痛、烧灼感而导致行动不便时，协助患者大小便，并将呼叫器置于患者易触及处；脓肿切开引流及造口术后，遵医嘱擦洗或协助患者坐浴；实施预防跌倒、坠床护理措施；及时更换清洁病号服、床单位及中单等。

2.病情观察

（1）皮肤：关注患者主诉，密切观察外阴部局部充血、肿胀或破溃情况（包括脓肿严重程度及消退情况）。

（2）行脓肿切开引流及造口术后，观察引流液的性质、气味及引流量，警惕感染加重。

（3）注意观察有无发热等全身症状。

3.用药护理

（1）遵医嘱给予抗生素及镇痛剂。

（2）脓肿切开引流及造口术后，外阴用0.5%碘伏棉球擦洗，每日2次。伤口愈合后改用1：5000高锰酸钾坐浴，每次坐浴15～30分钟，每日2次。

4.坐浴指导

实施坐浴时先将坐浴盆刷洗干净，并做到专人专用。盆内放入清洁的热水约八分满，温度41～43℃，注意不要过烫，以免烫伤。坐浴前清洁外阴及肛周，坐浴时将伤口完全浸入药液中，每次坐浴15～30分钟，中间可以加入热水以维持水温，每日坐浴1～2次。

5.心理护理

许多患有前庭大腺炎的患者普遍觉得羞于启齿，患者在医生为其检查、治疗等过程中易发生复杂的心理反应。倾听患者主诉，耐心解答患者的疑问，消除患者顾虑，使其积极配合治疗。尽快使患者适应陌生的环境，护士应有针对性地实施有效的心理护理。

6.健康教育

（1）饮食：禁烟、酒，避免进食辛辣刺激性食物。应多食新鲜蔬菜和水果，以保持大便通畅；多饮水，防止合并泌尿系感染。

（2）休息与活动：急性期卧床休息；非急性期也要劳逸结合，避免骑自行车等骑跨类运动，以减少局部摩擦。

（3）用药指导：严格遵照医嘱用药，坚持每天坐浴直至痊愈，避免病情反复或产生耐药。

（4）卫生指导：指导患者注意个人卫生，勤换内裤，不穿化纤类及过紧内裤，保持外阴清洁干燥。局部严禁搔抓，勿用刺激性药物或肥皂擦洗。

（5）感染防控：局部严禁搔抓，勿用刺激性药物或肥皂擦洗，指导患者注意经期、孕期、分娩期及产褥期卫生，勤换内裤，保持外阴清洁干燥，预防继发感染。

二、滴虫性阴道炎

滴虫性阴道炎是常见的阴道炎，由阴道毛滴虫所引起，可发生于任何年龄组。阴道毛滴虫是厌氧寄生原虫，呈梨形，为多核细胞的2～3倍大小，顶端有鞭毛四根，能活动。最适宜滴虫生长繁殖的pH为5.1～5.4。滴虫还可寄生于尿道、尿道旁腺，甚至膀胱、肾盂。阴道毛滴虫可消耗阴道上皮的糖原，使乳酸形成减少，改变阴道酸碱度。滴虫阴道炎患者的阴道pH一般在5～6.6，多数＞6.0。月经前后阴道pH发生变化，经后接近中性，故隐藏在腺体及阴道皱襞中的滴虫于月经前后常得以繁殖，引起炎症的发作。

（一）病因

1.直接传播

由性交传播，滴虫常寄生于男性生殖道，可无症状或引起尿道炎、前列腺炎或附睾炎，多数阴道滴虫患者的丈夫有生殖道滴虫病。

2.间接传播

通过各种浴具（如浴池、浴盆、游泳池）、衣物、敷料及污染的器械等传播。

（二）临床表现

（1）症状：主要是外阴瘙痒、白带增多，分泌物为黄白色稀薄液体，呈泡沫状。若合并感染其他细菌则为黄绿色脓性分泌物，有腥臭味，严重时白带可混有血液，并有灼热、性交痛；伴有尿道感染时可有尿频、尿痛，甚至血尿。

（2）体征：可见阴道及宫颈黏膜红肿、充血，常有散在红色斑点或草莓状突起，后穹窿有大量液体，呈灰黄色、黄白色稀薄液体或黄绿色脓性分泌物，常呈泡沫状。

（三）护理评估

（1）病史评估：评估患者本次发病的诱因，有无高危因素（不洁性生活史；与他人共用浴池、浴盆、浴巾等），有无合并症状如尿频、尿痛等，目前的治疗及用药；评估既往病史、家族史、过敏史、手术史、输血史。

（2）身体评估：评估患者的意识状态、神志与精神状况、生命体征、营养及饮食情况、BMI、排泄形态、睡眠形态；评估有无大小便困难，是否采取强迫体位，外阴皮肤情况，有无因抓挠造成的皮损及破溃等。

（3）风险评估：患者入院2小时内进行各项风险评估，包括患者压疮危险因素评估、患者跌倒/坠床危险因素评估、日常生活能力评定。

（4）心理-社会评估：了解患者的文化程度、工作性质、患者家庭状况以及家属对患者的理解和支持情况。

（5）评估患者的卫生习惯、生活习惯、性格特征，有无烟酒嗜好，了解其对疾病认知以及自我保健知识掌握程度等。

（四）护理措施

1.一般护理

（1）皮肤护理：避免搔抓，保持皮肤清洁、床单位平整，内裤柔软洁净、每日更换，污染的内裤单独清洗。

(2)饮食:禁酒,忌辛辣食物。

(3)休息与活动:劳逸结合,避免过度劳累。

(4)生活护理:阴道上药前后,协助患者摆放舒适体位,注意保护患者隐私。阴道上药后嘱患者短暂卧床,将呼叫器置于患者手边可触及处。及时更换清洁病号服、床单位及中单等。

2.病情观察

(1)皮肤、黏膜:关注患者主诉,如瘙痒、灼热感有无加重,观察外阴皮肤情况,观察阴道黏膜充血、散在红色点状皮损情况。

(2)分泌物:观察阴道后穹窿分泌物性状、颜色、量、气味。

(3)其他症状:观察有无尿频、尿痛、血尿等泌尿系感染症状。

3.专科指导

指导患者自我护理,注意个人卫生,勤换内裤,保持外阴清洁干燥,尽量避免搔抓外阴部,避免性生活。内裤、坐浴及洗涤用物应煮沸 5～10 分钟以消灭病原体,避免交叉感染、重复感染。教育患者养成良好的卫生习惯,避免无保护性交,减少疾病的发生。

4.甲硝唑的用药护理

(1)药理作用:本品为硝基咪唑衍生物,可抑制阿米巴原虫的氧化还原反应,使原虫氮链发生断裂。本品有强大的杀灭滴虫的作用,其机制未明。甲硝唑对厌氧微生物有杀灭作用,它在人体中还原时生成的代谢物也具有抗厌氧菌作用,抑制细菌的脱氧核糖核酸的合成,从而干扰细菌的生长、繁殖,最终致细菌死亡。

(2)用法

①全身用药:初次治疗推荐甲硝唑 2 g,单次口服;或替硝唑 2 g,单次口服;或甲硝唑 400 mg,每日 2 次,连服 7 日。孕早期及哺乳期妇女慎用。

②局部用药:将甲硝唑阴道片 200 mg 塞入阴道,每晚 1 次,7 天为一疗程。

(3)适应证:用于治疗肠道和肠外阿米巴病(如阿米巴肝脓肿、胸膜阿米巴病等)。还可用于治疗阴道滴虫病、小袋虫病和皮肤利什曼病、麦地那龙线虫感染等。目前还广泛用于厌氧菌感染的治疗。

(4)禁忌证:对本品过敏者禁用;有活动性中枢神经系统疾患和血液病者禁用。

(5)不良反应:以消化道反应最为常见,包括恶心、呕吐、食欲缺乏、腹部绞痛,一般不影响治疗;神经系统症状有头痛、眩晕,偶有感觉异常、肢体麻木、共济失调、多发性神经炎等,大剂量可致抽搐。少数病例发生荨麻疹,皮肤潮红、瘙痒、膀胱炎、排尿困难、口中有金属味及白细胞减少等,均属可逆性,停药后自行恢复。

(6)注意事项

①对诊断的干扰:本品的代谢产物可使尿液呈深红色。

②原有肝脏疾病患者剂量应减少。出现运动失调或其他中枢神经系统症状时应停药。重复一个疗程之前,应做白细胞计数检查。厌氧菌感染合并肾衰竭者,给药间隔时间应由 8 小时延长至 12 小时。

③本品可抑制酒精代谢,用药期间应戒酒,饮酒后可能出现腹痛、呕吐、头痛等症状。

5.心理护理

大多滴虫性阴道炎患者有较大的心理负担，担心疾病治不好，影响夫妻关系，应热情接待每一位患者，通过亲切的交谈告诉患者滴虫阴道炎是可以治愈的，但一定要在医生指导下进行治疗，治疗必须规范且持之以恒，必须夫妻同治。

6.健康教育

(1)饮食

①忌食：忌辛辣食品，避免加重症状。忌进补。忌海鲜食物，以免使外阴瘙痒加重，不利于炎症的消退。忌甜、腻食物：油腻食物如猪油、奶油、牛油等，高糖食物如巧克力、甜点心等，这些食物有助湿增热的作用，会增加白带的分泌量，并影响治疗效果。

②宜食：宜食清淡食物，多饮水，多食蔬菜，多食用含维生素 B 丰富的食物，如小麦、高粱、芡实、蜂蜜、豆腐、鸡肉、韭菜、牛奶等。

③忌烟、酒：烟草中的尼古丁可使动脉血与氧的结合力减弱。

(2)休息活动：劳逸结合，避免过度劳累。

(3)用药指导

①口服药：指导患者及配偶同时进行治疗；告知患者服用甲硝唑期间及停药 24 小时内、服用替硝唑期间及停药 72 小时内禁止饮酒；妊娠期是否用甲硝唑治疗目前尚有争议，用药前应取得患者知情同意。

②外用药：指导阴道用药的患者采取下蹲位将药片送入阴道后穹窿部。

(4)疾病相关知识宣教：指导患者配合检查，讲解滴虫的特性，提高滴虫检出率。告知患者治愈的标准及随访要求，每次月经干净后复查，连续三次滴虫检查阴性者为治愈。告知患者妊娠期滴虫性阴道炎可导致胎膜早破、早产及低出生体重儿，应及时治疗。

三、盆腔炎性疾病

盆腔炎性疾病(PID)是指女性上生殖道及其周围组织的一组感染性疾病，主要包括子宫内膜炎、输卵管炎、输卵管卵巢脓肿(TOA)、盆腔腹膜炎。炎症可局限于一个部位，也可同时累及几个部位，最常见的是输卵管炎。PID 大多发生在性活跃期、有月经的妇女，初潮前、绝经后或未婚者很少发生 PID。若发生 PID 也往往是邻近器官炎症的扩散。

(一)病因及发病机制

1.急性 PID

产后或流产后感染、宫腔内手术操作后感染、性生活不洁或过频、经期卫生不良、邻近器官炎症蔓延等。

2.慢性 PID

常为急性 PID 未经彻底治疗，或患者体质较差病程迁延所致，但亦可无急性 PID 病史。

(二)临床表现

1.急性 PID

(1)症状：下腹痛伴发热，严重者可出现高热、寒战。

(2)体征：患者体温升高，心率加快，下腹有压痛、反跳痛，宫颈充血有举痛，双侧附件压痛明显，呈急性病容。

2.慢性 PID

(1)症状:全身症状多不明显,有时出现低热、乏力。有些患者可有神经衰弱症状,如精神不振、周身不适、失眠等。局部组织主要是下腹部坠痛、腰骶部酸痛,且在月经前后加重;月经量增多,可伴有不孕。

(2)体征:子宫及双侧附件有轻度压痛,子宫一侧或双侧有增厚。

(三)护理措施

1.一般护理

(1)皮肤、黏膜护理:高热患者,皮肤长期处于潮湿状态,全身抵抗力也下降,易发生压疮、感染,应及时更换潮湿的衣裤、床单,保持床单位平整,定时翻身;高热患者的唾液分泌减少,口腔黏膜干燥,口腔内食物残渣易发酵,细菌易生长繁殖,应嘱患者多饮水,多漱口,必要时给予口腔护理;行冰袋降温时,选择合理部位(如腋下、额头,腹股沟等),禁忌用于枕后、耳郭、心前区、腹部、足底等处,并定时更换冷敷部位,避免冻伤,酒精擦浴浓度不宜过高,以 25%～35%为宜,注意酒精过敏者禁用,避免对皮肤造成损伤。PID 患者有时会伴阴道大量脓性分泌物,长期刺激外阴皮肤会出现皮疹、破溃,应密切观察会阴部皮肤情况,告知患者保持清洁,每日更换内裤,污染的内裤单独清洗,避免交叉、重复感染。

(2)饮食:高热期间应选择高营养易消化的流食,如豆浆、藕粉、果泥、菜汤等;体温下降或病情好转时,可进食半流食或普食,如面条、粥,配以高蛋白、高热量、高维生素易消化的菜肴,如精瘦肉、豆制品、蛋黄及各种新鲜蔬菜等。

(3)生活护理:保持室内清洁舒适、通风良好,合理降低室温,有利于降低患者体温;高热、大汗时注意保暖;必要时遵医嘱给予口腔护理,预防口腔疾病;长期高热者,机体处于高代谢状态,食欲不佳,活动耐力下降,更应加强生活护理,如协助患者起床如厕等;将呼叫器置于患者手边,实施预防跌倒、坠床护理措施;保持会阴部清洁,遵医嘱给予会阴擦(冲)洗,及时更换清洁、干燥的病号服、床单位及中单等。

2.病情观察

(1)生命体征:密切观察体温的变化,有预见性地给予护理干预,体温过高时给予物理降温;监测患者的出入量,预防脱水。

(2)疼痛:观察患者疼痛的性质、程度,及早发现病情变化给予积极处理。

(3)皮肤、黏膜:观察口腔黏膜情况,预防口腔炎症;观察高危部位皮肤情况,预防压疮。

(4)并发症:警惕因长期高热导致严重脱水、高热惊厥甚至循环衰竭、酸中毒等情况的发生;预防感染控制不佳造成的全身感染,如菌血症、败血症等。

3.用药护理

(1)头霉素类或头孢菌素类药物:头霉素类,如头孢西丁钠 2 g,静脉滴注,每 6 小时 1 次;或头孢替坦二钠 2 g,静脉滴注,每 12 小时 1 次。常加用多西环素 100 mg,每 12 小时 1 次,静脉或口服。头孢菌素类,如头孢呋辛钠、头孢唑肟钠、头孢曲松钠,头孢噻肟纳也可选用。临床症状改善至少 24 小时后转为口服药物治疗,多西环素 100 mg,每 12 小时 1 次,连用 14 日。对不能耐受多西环素者,可用阿奇霉素替代,每次 500 mg,每日 1 次,连用 3 日。对输卵管卵巢脓肿的患者,可加用克林霉素或甲硝唑,从而更有效地对抗厌氧菌。

(2)克林霉素与氨基糖苷类药物联合方案:克林霉素 900 mg,每 8 小时 1 次,静脉滴注;庆大霉素先给予负荷量(2 mg/kg),然后给予维持量(1.5 mg/kg),每 8 小时 1 次,静脉滴注。临床症状、体征改善后继续静脉应用 24～48 小时,克林霉素改为口服,每次 450 mg,每日 4 次,连用 14 日;或多西环素 100 mg,口服,每 12 小时 1 次,连服 14 日。

4.专科指导

预防炎症扩散,禁止阴道冲洗,尽量避免阴道检查。严格执行无菌操作,防止医源性感染。

5.心理护理

PID 患者一般病程较长,患者心理较为复杂,多有焦虑,应做好心理疏导,减轻患者心理压力。注意倾听患者主诉,耐心解答患者疑问,消除患者顾虑,有针对性地实施有效的心理护理,使其积极配合治疗。患者多会担心发生 PID 后遗症,影响家庭生活和夫妻感情,护士应获取患者的信任,告知患者疾病及预防知识,使患者树立治疗疾病的信心,保持乐观情绪。

6.健康教育

(1)饮食:健康合理的饮食调理有利于患者免疫力以及体质的增强。患者应加强营养,多饮水,避免进食生冷、辛辣等刺激性食物,定时定量进食。发热时选择高营养易消化的流食,如豆浆、藕粉、果泥、菜汤等,体温下降或病情好转时,可进半流食或普食,如面条、粥,配以高蛋白、高热量、高维生素易消化的菜肴,如精瘦肉、豆制品、蛋黄及各种新鲜蔬菜等。

(2)休息活动:急性期采取半卧位卧床休息使感染局限。得到控制后应加强锻炼,增加机体抵抗力,预防慢性 PID 急性发作。

(3)用药指导:指导患者连续彻底用药,及时治疗 PID,防止后遗症发生。

(4)宣讲疾病相关知识

①讲解 PID 发病原因及预防复发的相关知识。

②急性期应避免性生活及阴道操作;指导患者保持外阴清洁、养成良好的经期及性生活卫生习惯。

③对沙眼衣原体感染高危妇女进行筛查和治疗可减少 PID 的发病率。虽然细菌性阴道炎与 PID 相关,但检测和治疗细菌性阴道炎能否降低 PID 发病率,至今尚不清楚。

④及时治疗下生殖道感染。

第二节　女性生殖系统肿瘤

一、子宫肌瘤

(一)概述

子宫肌瘤是女性生殖器最常见的良性肿瘤,由平滑肌及结缔组织组成。常见于 30～50 岁妇女,20 岁以下少见。因肌瘤多无或很少有症状,临床报道发病率远低于肌瘤真实发病率。

子宫肌瘤确切病因尚未明了,可能与女性性激素有关。

按肌瘤生长部位：宫体肌瘤（90%）及宫颈肌瘤（10%）。

按肌瘤与子宫肌壁的关系：①肌壁间肌瘤，占 60%～70%。②浆膜下肌瘤，占 20%，肌瘤向子宫浆膜面生长，并突出于子宫表面。若肌瘤位于官体侧壁向宫旁生长突出于阔韧带两叶之间，称为阔韧带肌瘤。③黏膜下肌瘤，占 10%～15%，肌瘤向宫腔方向生长，突出于宫腔，表面仅为黏膜层覆盖。

根据国际妇产科联盟（FIGO）子宫肌瘤的分类系统的定义，肌瘤的类型从 0～8，越低的数字表示越接近子宫内膜（表 4-2-1）。

表 4-2-1　FIGO 子宫肌瘤分类系统肌瘤的类型

类型	进展情况
0 型	有蒂黏膜下肌瘤，未向肌层扩展
Ⅰ型	无蒂黏膜下肌瘤，向肌层扩展≤50%
Ⅱ型	无蒂黏膜下肌瘤，向肌层扩展＞50%
Ⅲ型	肌壁间肌瘤，位置近宫腔，瘤体外缘距子宫浆膜≥5mm
Ⅳ型	肌壁间肌瘤，位置近子宫浆膜，瘤体外缘距子宫浆膜＜5mm
Ⅴ型	肌瘤贯穿子宫全部肌层
Ⅵ型	肌瘤突向浆膜
Ⅶ型	肌瘤完全位于浆膜下
Ⅷ型	其他特殊类型

子宫肌瘤变性。

1.玻璃样变

玻璃样变又称透明变性，最常见，肌瘤剖面漩涡状结构消失，由均匀透明样物质取代。

2.囊性变

玻璃样变继续发展，肌细胞坏死液化即可发生囊性变。数个囊腔也可融合成大囊腔，腔内含清亮无色液体，也可凝固成胶冻状。

3.红色样变

红色样变多见于妊娠期或产褥期，为肌瘤的一种特殊类型坏死。肌瘤剖面为暗红色，如半熟的牛肉，有腥臭味，质软，漩涡状结构消失。

4.肉瘤样变

肌瘤恶变为肉瘤少见，仅为 0.4%～0.8%，多见于绝经后伴疼痛和出血的患者。

5.钙化

多见于蒂部细小、血供不足的浆膜下肌瘤及绝经后妇女的肌瘤。常在脂肪变性后进一步分解成甘油三酯，再与钙盐结合，沉积在肌瘤内。

（二）症状

1.经量增多及经期延长

最常见症状。多见于大的肌壁间肌瘤及黏膜下肌瘤，肌瘤使宫腔增大，子宫内膜面积增加并影响子宫收缩，此外肌瘤可能使肿瘤附近的静脉受挤压，导致子宫内膜静脉丛充血扩张，从而引起经量增多,经期延长。黏膜下肌瘤伴有坏死感染时,可有不规则阴道流血或血样脓性排液。长期经量增多可继发贫血,出现乏力、心悸等症状。

2.下腹包块

当肌瘤逐渐增大使子宫超过3个月妊娠大时可从腹部触及。巨大的黏膜下肌瘤可脱出于阴道外,患者可因外阴脱出肿物就医。

3.白带增多

肌壁间肌瘤使宫腔面积增大,内膜腺体分泌增多,并伴有盆腔充血致使白带增多。子宫黏膜下肌瘤一旦感染,可有大量脓样白带。若有溃烂、坏死和出血时,可有血性或脓血性、有恶臭的阴道溢液。

4.压迫症状

压迫膀胱可导致尿频尿急、排尿困难和尿潴留等;压迫直肠可出现下腹部坠胀不适、便秘等症状;压迫输尿管可出现输尿管扩张甚至发生肾盂积水。

5.其他

腹痛腹胀、腰酸背痛,经期加重。

(三)体征

(1)与肌瘤大小、位置、数目及有无变性相关。大肌瘤可在下腹部扪及实质性不规则肿块。

(2)妇科查体扪及子宫增大,表面不规则单个或多个结节状突起。浆膜下肌瘤可扪及单个实质性球状肿块与子宫相连等。

(四)护理评估

1.病史评估

(1)询问患者月经史、生育史,是否有不孕、流产史。

(2)详细询问有无经期延长、月经量增多,白带异常。

(3)询问患者有无使用雌激素史,及所用雌激素药物名称、剂量和用法,用药后有何身体变化。

(4)询问有无肌瘤压迫伴随症状。

(5)排除因内分泌失调、妊娠、生殖器官恶性肿瘤所致的异常子宫出血。

2.症状评估

(1)评估患者营养状况,长期出血者有无贫血、乏力和心悸等症状。

(2)评估可触及下腹部包块大小。

(3)评估患者白带增多情况,有无异味。

(4)评估患者有无因子宫肌瘤压迫出现排尿异常症状、排便异常症状以及其他子宫压迫性症状(下腹坠胀、腰背酸痛等)。

3.风险评估

患者入院2小时内进行各项风险评估,包括患者压疮危险因素评估,患者跌倒、坠床危险因素评估、日常生活能力评定和入院护理评估。

4.心理状态评估

评估患者有无焦虑、抑郁情绪及对疾病的认知程度等。

（五）护理措施

1.术前护理

(1)一般护理

①保持病室整洁、舒适、安全,保持适宜的温度和湿度,定时开窗通风。

②每日记录大便次数,3 d无大便者遵医嘱给予缓泻剂。

③做好晨、晚间护理,保持床单位整洁。协助患者做好个人卫生,定期洗澡、洗发和剪指甲。

④按患者护理级别要求定时巡视病房,细致观察患者病情变化及治疗反应等。

⑤做好生活护理,提供必要帮助。

(2)病情观察

①密切观察阴道流血情况:记录阴道流血量,严密观察阴道流血的颜色、性质,警惕失血性休克的发生。

②腹痛患者应注意观察患者腹痛的部位、程度、性质和缓解方式。

③观察阴道分泌物的颜色、性质、量及气味,是否伴有瘙痒。

④观察患者排尿、排便情况,警惕尿潴留、便秘的发生。

(3)用药护理

①补血治疗用药:a.琥珀酸亚铁片,用于缺铁性贫血的预防和治疗,口服,每日3次,每次0.1 g。建议同时口服维生素C片,以促进吸收;b.生血丸,用于失血血亏,放化疗后全血细胞减少及再生障碍性贫血,口服,每日3次,每次5 g;c.蔗糖铁注射液,用于正在补充促红细胞生成素的长期血液透析患者缺铁性贫血的治疗。

②止血治疗用药:a.云南白药,用于女性月经量多,出血不止,口服,每日三次,每次0.5 g;b.血凝酶(立止血),用于需减少流血或止血的各种医疗情况,每次1～2 U静脉输入或小壶给药。

③便秘治疗用药:a.乳果糖口服溶液,用于缓解慢性便秘,每日30 mL,每次10 mL,随3餐口服;b.开塞露,用于成人及小儿体弱便秘者,每次10 mL,缓慢插入肛门,然后将药液挤入直肠内。

④手术前30分钟预防性应用抗生素,用药前询问患者是否有药物过敏史,给药期间注意观察患者有无药物不良反应。

(4)专科指导:若阴道流血量较多,应嘱患者卧床休息,尽量避免因体位突然改变而发生直立性低血压;帮助患者更换卫生巾及床单上铺垫的一次性检查单,保持会阴部清洁,避免逆行感染;大量阴道出血患者会出现精神紧张,应安慰患者,解除患者思想顾虑;严重贫血患者,应注意保护患者安全,防止跌倒的发生。

(5)化验及检查护理指导

①B型超声检查:经阴道或直肠彩超,检查前告知患者排空膀胱;无同房史的患者避免行经阴道彩超检查。经腹部彩超,检查前告知患者多饮水,充盈膀胱。

②心电图：检查时告知患者放松心情。避免检查前进行剧烈活动。

③X射线检查：检查前告知患者将金属饰物摘下、脱去内衣，着无装饰的衣服进行检查。

(6)心理护理：使患者了解手术方式、治疗效果以及有可能产生的不适和疼痛，努力消除患者的顾虑，帮助其树立信心，以最佳状态接受治疗。对于子宫肌瘤导致不孕或流产的患者，应对其讲解疾病的相关知识，进行有针对性的心理护理。

(7)健康教育

①饮食：根据患者病情，指导患者饮食。告知患者术前应进食高维生素、高蛋白及易消化饮食。如患者伴有合并症时，根据病情指导特殊饮食。需肠道准备的患者，术前3d给予少渣饮食。

②用药指导：a.嘱患者口服补血药(琥珀酸亚铁片)时不能与浓茶同服，且在饭后或进餐时服用，以减轻胃部刺激。告知患者口服补血药物时，可引起便秘、排黑粪，以避免紧张情绪；b.外用开塞露者，指导其缓慢插入肛门，以免损伤肛门及直肠。

③宣讲疾病相关知识：a.向患者讲解所患疾病的健康教育知识，介绍子宫肌瘤的分类及临床表现；b.帮助患者了解手术、麻醉相关知识，利用图片资料、宣教手册、录像等形式介绍手术过程、方法和术后恢复情况。

④向患者详细讲解术前检查的目的及注意事项，协助完成各项辅助检查。

2.术后护理

(1)病情观察

①严密心电监护，观察血压、脉搏、呼吸及伤口渗血情况。

②观察阴道流血的颜色、性质和量，发现异常及时通知医生。

(2)并发症的护理观察

①腹胀：为妇科腹部手术术后常见的并发症之一。评估患者腹胀的程度、持续时间、伴随症状和腹胀的原因，评估排便、排气情况。根据病情鼓励患者进行活动，以缓解腹胀。必要时，可采取协助患者取舒适体位行肛管排气、补充电解质等方法来减轻腹胀。遵医嘱用药或给予相应治疗措施时，注意观察疗效和不良反应。

②感染：a.泌尿系感染，保留尿管期间，观察尿量、尿色等情况，观察患者有无尿频、尿急等症状；嘱患者多饮水，预防泌尿系感染的发生；b.伤口感染，观察患者伤口有无红肿、愈合不良等，如有渗血、渗液等情况应及时通知医生予以处理；c.全身感染，术后2～3 d，由于组织的分解产物及局部渗液、渗血吸收后，术后患者的体温可略升高，一般不超过38.5 ℃，不需要特殊处理，体温可自行恢复正常。如患者体温持续升高，则应及时通知医生给予处理。

(3)心理护理：手术后及时了解患者的心理变化，进行针对性的个性化的心理护理。对于子宫切除患者，向患者讲解子宫切除术后相关知识，帮助患者顺利度过更年期。

(4)健康教育

①饮食：饮食上无特别禁忌，但刺激性及易产气食物应尽量少吃，多摄取含蛋白质、维生素及铁质的食物，如鱼汤、葡萄、樱桃和蔬菜等。便秘易使阴道残端缝合处破裂出血，故应多吃蔬菜水果，以保持大便通畅。

②活动：鼓励患者早期活动，有利于增加肺活量、减少肺部并发症，改善血液循环、促进伤

口愈合、预防深静脉血栓，预防肠粘连、缓解腹胀，减少尿潴留的发生。若患者贫血较重，活动时应有陪伴，以预防跌倒的发生。

③疾病相关知识：a.子宫肌瘤剔除术后、有迫切生育愿望的年轻患者，需告知要根据手术范围、手术方式，遵医嘱合理、科学选择备孕时间；b.全子宫切除患者，需向其讲解子宫并非女性唯一的性器官，子宫切除术后患者不会失去女性特征，不会影响夫妻生活；c.向患者讲解顺利度过更年期的方法。可以采用雌激素替代疗法，缓解激素水平下降造成的不适症状；规律生活，保持合理的作息时间，避免劳累；培养多方面兴趣，保持积极向上、乐观的心。

④出院指导：a.术后1～2个月恢复期注意调养，避免重体力劳动；b.注意经期卫生，每日要清洗会阴部1～2次，并勤换会阴垫及纯棉内裤；c.术后1～2个月禁止性生活，禁止盆浴，可根据术后复查情况遵医嘱恢复性生活；d.调整心态，保持积极乐观的心态，提高机体抵抗力，促进恢复健康。

二、卵巢肿瘤

卵巢肿瘤是女性生殖系统三大恶性肿瘤之一，可发生于任何年龄，上皮性肿瘤好发于50～60岁女性，生殖细胞肿瘤多见于30岁以下女性。由于卵巢位于盆腔深部，恶性肿瘤一旦发现，病变已属晚期，预后较差，5年存活率只有20%～30%，死亡率居妇科恶性肿瘤之首。

（一）病因

卵巢肿瘤的发病可能与家族史、高胆固醇饮食和内分泌等因素有关。未产、不孕、初潮早和绝经迟等是卵巢肿瘤的危险因素，多次妊娠、哺乳和口服避孕药是其保护因素。

（二）组织学分类

卵巢组织成分非常复杂，是全身各器官原发肿瘤类型最多的部位。不同类型卵巢肿瘤的组织学结构和生物学行为，均存在很大差异。按组织来源，卵巢肿瘤可分为卵巢上皮性肿瘤、卵巢生殖细胞肿瘤、卵巢性索间质肿瘤、卵巢转移性肿瘤及卵巢瘤样病变。

（三）病理

常见的几种卵巢肿瘤病理特征。

1.卵巢上皮性肿瘤

卵巢上皮性肿瘤是最多见的卵巢肿瘤，约占卵巢肿瘤的2/3，有良性、恶性、交界性之分。

(1)浆液性囊腺瘤：常见，约占卵巢良性肿瘤的25%，多为单侧、球形、大小不等、表面光滑、囊性及壁薄，囊内充满淡黄清亮液体。

(2)浆液性囊腺癌：最常见的卵巢恶性肿瘤，多为双侧、体积较大、半实质性和囊液呈血性。肿瘤生长速度快，预后差，5年存活率仅20%～30%。

(3)黏液性囊腺瘤：人体中生长最大的一种肿瘤，多为单侧多房，表面光滑，囊液呈胶冻样，偶可自行穿破，黏液性上皮种植在腹膜上继续生长并分泌黏液，极似卵巢肿瘤转移，多限于腹膜表面生长，一般不浸润脏器实质。

(4)黏液性囊性癌：多为单侧，瘤体较大，切面为囊实性，囊液呈浑浊或血性。5年存活率为40%～50%。

2.卵巢生殖细胞肿瘤

卵巢生殖细胞肿瘤是来源于原始生殖细胞的一组卵巢肿瘤，好发于年轻妇女及幼女。

(1)畸胎瘤：由多胚层组织构成，分为成熟畸胎瘤和未成熟畸胎瘤。成熟畸胎瘤为良性肿瘤，可发生于任何年龄，以20～40岁女性居多。多为单侧，中等大小，壁光滑，囊内充满油脂毛发，有时见牙齿或骨骼，恶变率为2%～4%；未成熟畸胎瘤为恶性肿瘤，多见于年轻患者，复发及转移率均高，多实性。

(2)无性细胞瘤：中等恶性的实性肿瘤，好发于青春期及生育期妇女。多为单侧，中等大小，表面光滑，切面呈淡黄色。对放疗敏感。

(3)内胚窦瘤：又名卵黄囊瘤，较罕见，恶性程度高，多见于幼女及年轻妇女，多为单侧，体积较大，易破裂，并产生甲胎蛋白(AFP)，血清中的甲胎蛋白浓度可作为诊断和治疗监护的重要指标。生长迅速，易早期转移，预后差。

3.卵巢性索间质肿瘤

(1)颗粒细胞瘤：为常见的功能性肿瘤，44～45岁为多发期，低度恶性，肿瘤能分泌雌激素，青春期前患者出现性早熟，生育年龄患者出现月经紊乱，绝经后期患者则有不规则阴道流血，常合并子宫内膜增生，甚至癌变。多为单侧、光滑、圆形、实性或部分囊性。预后较好，5年存活率为80%以上，但有远期复发倾向。

(2)卵泡膜细胞瘤：良性，多为单侧，表面被覆薄纤维包膜，常与颗粒细胞瘤合并存在，常合并子宫内膜增生甚至子宫内膜癌，恶性较少见。

(3)纤维瘤：良性，多见于中年妇女，多为单侧，中等大小，表面光滑，切面呈灰白色，常伴胸腔积液、腹腔积液者，称为梅格斯综合征。行手术切除肿瘤后，胸腔积液、腹腔积液自行消失。

4.卵巢转移性肿瘤

体内任何部位的原发癌均可能转移到卵巢，常见的库肯勃瘤是一种特殊的转移性癌，其原发部位是胃肠道。恶性程度高，预后极差。

(四)卵巢恶性肿瘤的转移途径与临床分期

1.转移途径

卵巢恶性肿瘤主要通过直接蔓延和腹腔种植方式转移，淋巴道也是重要的转移途径，横膈为转移的好发部位，血行转移者少见。

2.临床分期

Ⅰ期：肿瘤限于卵巢。

Ⅱ期：一侧或双侧卵巢肿瘤，伴盆腔内扩散。

Ⅲ期：一侧或双侧卵巢肿瘤，并有显微镜证实的盆腔外腹膜转移和(或)局部淋巴结转移。

Ⅳ期：一侧或双侧卵巢肿瘤，有超出腹腔外远处转移。

(五)临床表现

1.良性肿瘤

发展缓慢，肿瘤较小，多无症状，常在妇科检查时偶然发现。肿瘤增大时，常感腹胀或腹部扪及肿块。双合诊检查可在子宫一侧或双侧触及圆形或类圆形肿块，包块边界清楚，活动度好，表面光滑，与周围组织无粘连。

2.恶性肿瘤

早期多无自觉症状，出现症状时已属晚期。由于肿瘤生长迅速，短期内会出现腹胀、腹部肿块及腹腔积液等症状；功能性肿瘤可出现不规则阴道流血或绝经后阴道流血表现，可有消瘦、贫血、低热等恶病质表现。三合诊检查可在直肠子宫陷凹处触及质硬结节或肿块，肿块多为双侧性、实性或囊实性，表面凹凸不平，活动度差，与周围组织分界不清，有粘连。

（六）护理评估

1.健康史

护士要全面收集病史，要特别关注有无相关内分泌、饮食高危因素及家族史，了解月经初潮、首次妊娠年龄、避孕方法和绝经年龄等情况。了解肿块发生的时间、生长速度。要根据患者的年龄、病程长短和局部特征初步判断是否为卵巢肿瘤，并对良性和恶性肿瘤做出评估。

2.身体评估

(1)临床表现：评估患者的症状和体征，了解其出现症状时间。卵巢良性肿瘤早期无症状，常由妇科检查发现。而恶性肿瘤发现时往往伴有腹腔积液、压迫症状等，应评估妇科检查结果，注意卵巢肿瘤的部位、大小及性质。

(2)心理-社会评估：根据患者及其家属的年龄、文化程度和职业等评估其对疾病的心理反应；参考家庭经济状况，评估可提供的社会支持系统。

3.辅助检查

(1)B超检查：临床诊断符合率大于90%，但不易测出直径小于1 cm的肿瘤。

(2)肿瘤标志物检测

①血清CA125：敏感性较高，80%的卵巢上皮性肿瘤患者血清CA125水平升高；90%以上的患者血清CA125水平与病情缓解或恶化相关，故可用于病情监测。

②血清甲型胎儿蛋白：对内胚窦瘤有特异性诊断价值。

③人绒毛膜促性腺激素：对原发性卵巢绒毛膜癌有特异性诊断价值。

④性激素：颗粒细胞瘤、卵泡膜细胞瘤可产生较高水平雌激素。

(3)腹腔镜检测：可直接观察肿块外观和盆腔、腹腔和横膈等部位，在可疑部位进行多点活检，抽取腹腔积液进行细胞学检查。

（七）护理诊断

(1)焦虑：与发现肿瘤担心经济状况、家庭困难有关。

(2)预感性悲哀：与切除子宫、卵巢有关。

(3)营养失调：与手术前准备、术后恢复和化疗有关。

（八）护理措施

1.一般护理

鼓励患者进食营养全面、丰富的饮食，避免高胆固醇饮食，以保证化疗能顺利进行。如患者口服不能补充，应经静脉补充。卵巢实性肿瘤或肿瘤直径大于5 cm者，应及时行手术切除，诊断不清或治疗无效者，宜早行腹腔镜检查或剖腹探查。

2.治疗配合

(1)手术患者:按腹部手术护理常规进行护理。

(2)需放腹腔积液者:准备好腹腔穿刺物,并协助医生完成操作,要密切观察、记录患者在放腹腔积液过程中的生命体征变化、腹腔积液性质和出现的不良反应;一次放腹腔积液3000 mL左右,不宜过多,速度宜缓,以免腹压骤降造成虚脱;放腹腔积液后应用腹带包扎腹部,发现不良反应,及时报告医生进行处理。

(3)化疗者:恶性肿瘤术后往往需要进行腹腔化疗,化疗前一般先抽腹腔积液,然后将化疗药物稀释后注入腹腔。注入后,协助患者更换体位,让药物接触腹腔全部。化疗结束后,留置化疗药管者注意保持药管的固定及局部敷料的干燥,单穿者保持穿刺点处敷料的干燥。同时,观察并记录患者有何反应,如有异常,及时报告医生进行处理。

3.心理护理

需为患者提供表达情感的机会和环境,经常巡视,用一定时间(至少10分钟以上)陪伴患者,详细了解患者的疑虑和需求,评估患者的身心状况,鼓励患者以适当的方式表达自身的压力,传授患者应对压力的技巧,鼓励患者多参与护理活动,以维持其独立性和生活自控的能力,鼓励家属参与照顾患者。

4.健康教育

(1)卵巢非赘生性肿瘤:卵巢非赘生性肿瘤直径小于5 cm者,应督促其定期(3～6个月)接受复查,并详细记录。良性肿瘤患者术后1个月进行常规检查,恶性肿瘤患者术后常需辅以化疗,但尚无统一化疗方案,应督促并协助患者克服困难,努力完成化疗计划,以提高疗效。

(2)良性肿瘤:术后1个月复查,如未切除子宫者,1个月后可恢复性生活;卵巢肿瘤术后3个月阴道残端愈合后,可恢复性生活。

(3)卵巢肿瘤:卵巢肿瘤术后随访时间:术后1年内,每月1次;术后2年内,每3个月1次;术后3年内,每半年1次;术后3年以上,每年1次。随访内容包括症状、体征、全身及盆腔检查和B超检查,必要时应做CT或MRI检查、肿瘤标志物检测等。

三、宫颈癌

宫颈癌可以发生在任何年龄的女性,但普查发现宫颈癌发病年龄多为40～55岁,20岁以前罕见,30岁以后,随年龄增长而发病率上升,高峰分布在50岁年龄组,但60～69岁又有一高峰出现。宫颈癌是发病率仅次于乳腺癌的女性癌症,排第2位。据统计,全世界每年有46万新发病例,每年约有25万人死于宫颈癌。在我国,每年宫颈癌的新发病例数超过13万。每年死于宫颈癌约有2万人。近10年来,宫颈癌的发病率呈稳步上升和年轻化趋势。医学上把宫颈癌分为宫颈癌的癌前病变和宫颈浸润癌两大类。CIN是宫颈上皮内瘤样病变的英文缩写,它是指发生在宫颈癌前的病变,包括宫颈非典型增生和宫颈原位癌,反映了宫颈癌发生的连续发展的过程,也是宫颈癌防治的重要阶段。

(一)临床表现

(1)早期无症状:早期宫颈癌的外表可以是正常的,但在细胞学和组织学上已有了异常增生的改变。临床上可以无明显症状，部分患者仅表现为白带增多或血性白带，偶有接触性出血或性生活出血。

(2)阴道出血：当癌肿侵及间质内血管时开始出现流血。最早表现为任何年龄的妇女，在性交后或双合诊后有少量出血或阴道排液增多。在绝经前后出血可以是少量断续不规则，在晚期则流血增多，甚至因较大血管被侵蚀而引起致命的大出血。一般，外生型癌出血较早，血量也多；内生型癌出血较晚。

(3)阴道排液：多发生在阴道出血之后，最初量不多，无臭味。随着癌组织破溃，可产生大量浆液性分泌物，晚期癌组织坏死感染，则出现大量脓性或米泔水样恶臭白带。

(4)晚期症状明显：疼痛为晚期症状，当宫颈旁组织受侵，累及神经，则出现严重持续的腰骶部疼痛，盆腔病变广泛时，可因静脉、淋巴回流受阻，出现下肢肿胀和疼痛。

(5)全身症状：在晚期宫颈癌时，由于病灶侵犯的范围扩大而出现继发性症状。患者可以诉尿频、尿急、肛门坠胀、大便秘结和里急后重等，到末期甚至表现为消瘦、发热和全身衰竭等。

(二)评估和观察要点

1.评估要点

①健康史：评估患者年龄、婚育史，是否有早婚、早育和多次妊娠等。询问患者初次性生活发生时间、是否有多个性伴侣和性生活情况等。评估患者既往是否有单纯疱疹病毒2型(HSV-2)、人乳头状瘤病毒(HPV)和人类巨细胞病毒(HCMV)等病毒感染史。②身体评估：评估患者月经、阴道出血、阴道排液及疼痛程度；是否出现晚期恶病质症状，如消瘦、活动无耐力等。③心理-社会状况：评估患者和家属对疾病和治疗方法的认识、接受情况，以及患者家属对此支持的态度。

2.观察要点

观察患者阴道出血和阴道排液的量及性状、疼痛的程度、并发症情况及是否有恶病质。

(三)护理措施

1.心理护理

为患者和家属提供疾病相关知识，给予情感支持，多与患者沟通，了解其心理活动，与患者共同讨论疾病相关问题，解除其疑虑，缓解不安情绪，帮助患者增强治疗疾病的信心。

2.饮食护理

患者阴道出血多时，应服用具有补血、止血功能的食物。晚期患者应进食高蛋白、高热量的食物，以保证充足的营养摄入。遵医嘱予以肠外营养。

3.个人卫生

保持会阴清洁，会阴擦洗，每日2次，做好导尿管的护理。减少人员探视，保持病室环境整洁、安静。

4.留置引流管护理

保持引流管通畅，记录引流液及尿液的色、性状和量。妥善固定引流管，防止脱出。

5.阴道操作注意事项

外生型宫颈癌患者术前行阴道操作时，动作轻柔，避免肿瘤破溃发生大出血。出血时，要进行阴道填塞纱布止血。

6.术后指导

根据手术范围,术后需留置尿管 7～14 d。尿管留置 2 周及以上的患者在拔除尿管后嘱其多饮水,每小时自行排尿 1 次,6 小时以后遵医嘱行 B 型超声检查测残余尿量,如果尿量≥150 mL,则重新留置导尿管。

(四)健康教育

1.术后复查

告知患者术后复查的内容,具体的时间、地点和联系人等。

2.个人卫生指导

告知患者出院后每天用流动温水清洗会阴,勤换会阴垫及内裤,保持外阴清洁。

3.随访指导

向患者讲解治疗后 2 年内应每 3～6 个月复查 1 次;3～5 年每 6 个月复查 1 次;第 6 年开始每年复查 1 次。

4.性生活指导

接受根治性子宫全切除的患者,部分阴道被切除,性生活时避免过于剧烈。阴道干燥者,可使用润滑剂;性交困难者,建议使用适宜的扩阴器或阴道成形器进行生理性扩张,防止阴道挛缩和阴道粘连。

5.放疗或化疗患者治疗指导

告知患者后续治疗时间及注意事项。

四、子宫内膜癌

子宫内膜癌又称子宫体癌,是女性生殖道最常见的恶性肿瘤之一,占女性生殖道恶性肿瘤的 20%～30%,近年来国内外报道其发病率有增高趋势。

(一)临床表现

(1)子宫出血:绝经期前后的不规则阴道出血是子宫内膜癌的主要症状,常为少量至中等量出血,很少为大量出血。不仅较年轻或近绝经期患者易误认为月经不调,不及时就诊,即使医生亦往往疏忽。个别也有月经周期延迟者,但表现不规律。在绝经后患者多表现为持续或间断性阴道出血。子宫内膜癌患者一般无接触性出血。晚期出血中可杂有烂肉样组织。

(2)阴道排液:因腺癌生长于宫腔内,感染机会较宫颈癌少,故在初期可能仅有少量血性白带,但后期发生感染、坏死,则有大量恶臭的脓血样液体排出。有时,排液可夹杂癌组织的小碎片。倘若宫腔积脓,可引起发热、腹痛和白细胞增多。一般情况也迅速恶化。

(3)疼痛:由于癌肿及其出血与排液的淤积,刺激子宫不规则收缩而引起阵发性疼痛,占 10%～46%。这种症状多半发生在晚期。如癌组织穿透浆膜或侵蚀宫旁结缔组织、膀胱及直接压迫其他组织也可引起疼痛,往往呈难治性和进行性加重,且多从腰骶部、下腹向大腿及膝部放射。

(4)其他:晚期患者自己可触及下腹部增大的子宫和(或)邻近组织器官,肿瘤可致该侧下肢肿痛或压迫输尿管引起该侧肾盂输尿管积水或致肾脏萎缩;或出现贫血、消瘦、发热和恶病质等全身衰竭表现。

(二)护理要点

1.评估要点

①健康史:评估患者年龄、婚育史和月经史情况;是否合并有其他疾病,如肥胖、高血压和糖尿病等患子宫内膜癌的危险因素。②心理-社会状况:评估患者心理反应,对疾病及治疗的了解程度等。患者家属对患者的关心程度。

2.观察要点

①观察患者阴道出血量、颜色及持续时间;有无腹部胀痛。②观察患者血压、血糖变化。

(三)护理措施

(1)术后遵医嘱给予患者心电监护,监测患者生命体征。回监护室当即测量体温、呼吸、心率、血氧饱和度和血压;之后 30 分钟、1 小时、2 小时和 3 小时再次测量呼吸、心率、血氧饱和度和血压。停心电监护后,小夜班、大夜班和次日白班护士各测量患者体温、呼吸、脉搏和血压 1 次。观察切口敷料有无渗血、渗液等。

(2)术后留置尿管 5～7 d,使用碘伏溶液擦洗会阴及尿管,每日 2 次,预防感染。

(3)保持引流管和导尿管通畅,记录引流液和尿液的性状及量。

(4)术后鼓励患者主动或被动活动肢体,穿弹力袜,预防下肢深静脉血栓。观察患者下肢有无肿胀、疼痛等症状,遵医嘱使用抗凝药等。

(四)健康教育

(1)个人卫生:指导患者保持会阴清洁,勤更换内衣裤,术后 1 个月内禁止性生活及盆浴。

(2)根据患者术后采取放疗或化疗方法,告知后续治疗时间及注意事项。

(3)向患者讲解随访的重要性:术后 2～3 年每 3 个月随访 1 次,3 年后每 6 个月 1 次,5 年后每年 1 次。

第三节　妊娠期妇女的护理

一、妊娠生理

妊娠是胚胎和胎儿在母体内发育成长的过程。卵子受精是妊娠的开始,胎儿及其附属物自母体排出(分娩)是妊娠的终止。妊娠是非常复杂又极为协调的生理过程,全程约 40 周。

(一)受精及受精卵的植入与发育

1.受精

精子和卵子相结合的过程称为受精。卵子从卵巢排出后,经输卵管伞端进入壶腹部,与从阴道经宫腔达输卵管的精子相遇而结合。通常受精发生在排卵 12 小时内。受精的卵细胞称为受精卵或孕卵。

2.受精卵的输送与发育

受精卵借助输卵管肌肉蠕动和纤毛摆动，向宫腔方向边移动边分裂，约在受精后第3日，分裂成实心细胞体，称为桑椹胚，也称早期囊胚。约在受精后第4日，进入宫腔，在子宫腔内继续发育成晚期囊胚。

3.植入

晚期囊胚侵入子宫内膜的过程称为孕卵植入，也称着床。约在受精后第6～7日开始，第11～12日结束。植入部位通常在子宫底和子宫体部，多位于子宫后壁。植入的囊胚在子宫内膜中继续生长发育。

4.蜕膜

受精卵植入后，子宫内膜迅速发生蜕膜样改变。此时子宫内膜血液循环更加丰富，腺体分泌更旺盛，内膜进一步增厚，称蜕膜。按蜕膜与囊胚的部位关系，将蜕膜分为三部分。

(1)底蜕膜：底蜕膜是指与囊胚内细胞团端滋养层接触的蜕膜，以后发育成胎盘的母体部分，分娩时胎盘即由此剥离。

(2)包蜕膜：包蜕膜是指覆盖在胚泡表面的蜕膜，随着囊胚发育逐渐凸向宫腔，这部分蜕膜高度伸展，缺乏营养而逐渐退化。在妊娠14～16周内羊膜腔明显增大，包蜕膜与真蜕膜逐渐融合，子宫腔消失，分娩时这两层已经无法分开。

(3)真蜕膜：真蜕膜是指底蜕膜及包蜕膜以外的覆盖子宫腔表面的蜕膜。

5.绒毛膜

受精后12日，可在植入囊胚的滋养层表面看到许多毛状突起称绒毛膜。在胚胎早期，整个绒毛膜表面的绒毛发育均匀，后来与底蜕膜接触的绒毛因血液供应丰富，绒毛高度发展呈树枝样分枝，称为叶状绒毛膜，是构成胎盘的主要部分。

6.羊膜

羊膜附着在绒毛膜板表面，为光滑、无血管、神经及淋巴，具有一定弹性的半透明薄膜。羊膜是胎盘及胎膜的最内层。

(二)胎儿附属物的形成及其功能

胎儿附属物是指胎儿以外的组织，包括胎盘、胎膜、脐带和羊水。

1.胎盘

(1)胎盘的形成：胎盘由底蜕膜、叶状绒毛膜和羊膜构成。

(2)胎盘的结构：妊娠足月时，胎盘为圆形或椭圆形盘状，重450～650 g，约为足月胎儿体重的1/6，直径16～20 cm，厚约2.5 cm，中间厚，边缘薄。胎盘分为胎儿面和母体面，胎儿面光滑，呈灰白色，表面为羊膜，脐带附着在胎儿面中央或稍偏处，脐带动静脉从附着处分支向四周呈放射状分布直达胎盘边缘。母体面粗糙，呈暗红色，由18～20个胎盘小叶组成。

(3)胎盘的血液循环：胎盘绒毛内血管逐渐形成，建立起母体-胎盘、胎儿-胎盘血液循环。孕妇血液(含氧和营养物质)经底蜕膜螺旋小动脉穿过蜕膜板进入绒毛间隙(血流量约为500 mL/min)，再经开口的底蜕膜螺旋小静脉(含二氧化碳和胎儿代谢产物)返回孕妇体内。绒毛间隙中的氧和营养物质经绒毛的毛细血管网到绒毛小静脉，再经脐静脉运回胎儿体内；胎儿的代谢产物和二氧化碳经动脉运送到绒毛小动脉，再经绒毛的毛细血管网排到绒毛间隙。

由此可见，胎盘有母体和胎儿两套血液循环，两者的血液在各自封闭的管道内循环，互不相混，但可以通过绒毛间隙，隔着绒毛毛细血管壁、绒毛间质及绒毛表面细胞层，靠渗透、扩散以及细胞的选择力进行物质交换。

(4)胎盘的功能

①气体交换：氧气是维持胎儿生命最重要的物质。在母体和胎儿之间，氧气和二氧化碳在胎盘中以简单扩散方式进行交换，替代胎儿呼吸系统的功能。如母亲有心肺功能不全、贫血等，均不利于胎儿的氧气供应，胎儿缺氧易发生胎儿窘迫。

②营养物质供应：胎儿生长发育所需要的葡萄糖、氨基酸、脂肪酸、维生素及电解质等均由母体经胎盘(简单扩散、易化扩散及主动转运等方式)输送到胎儿血中，替代胎儿消化系统的功能。

③排出胎儿代谢产物：胎儿代谢物如尿素、尿酸、肌酐、肌酸等，经胎盘送入母血，有母体排出体外，均可代替胎儿泌尿系统功能。

④防御功能：胎盘虽能阻止母体血液中某些有害物质进入胎儿血液中，但胎盘屏障作用极有限，病毒(如风疹病毒、原细胞病菌等)、分子量小对胎儿有害的药物，容易通过胎盘侵袭胎儿，致胎儿畸形甚至死亡。细菌、弓形虫、衣原体、支原体、螺旋体等可在胎盘形成病灶，破坏绒毛结构后进入胎体，从而感染胎儿。母体血液中的免疫物质如 IgG 可以通过胎盘，使胎儿在出生后短时间内获得被动免疫力，对胎儿起保护作用。

⑤合成功能：胎盘能合成多种激素和酶，如人绒毛膜促性腺激素(HCG)、人胎盘生乳素(HPL)、雌激素和孕激素，催产素酶和耐热性碱性磷酸酶等。HCG 于妊娠 8～10 周内达高峰，12 周以后逐渐下降，停经 35 日左右即可从孕妇血与尿中检出。孕妇血中雌激素的量随妊娠进展而增加，产后突然下降。孕妇尿中有多种雌激素，主要是雌三醇(E_3)，E_3 由胎盘、胎儿肾上腺与肝共同合成。孕激素和雌激素共同参与妊娠期母体各系统的生理变化。HPL 可以促进胎儿生长和乳腺发育。

2.胎膜

胎膜由平滑绒毛膜和羊膜组成。胎膜外层为平滑绒毛膜，内层为羊膜，与覆盖胎盘、脐带的羊膜层相连接。

完整的胎膜可阻止细菌进入宫腔，有防止感染的功能，参与甾体激素代谢，在分娩发动上有一定作用。

3.脐带

脐带是由体蒂发育而成，是连接胎儿和胎盘的纽带。足月胎儿的脐带长 30～70 cm，平均约 50 cm，内有一条脐静脉和两条脐动脉，周围有华通胶保护，脐带的表面由羊膜覆盖。

脐带是母儿气体交换、营养物质供应和代谢产物排出的重要通道，一旦受压，就会危及胎儿的生命。

4.羊水

羊水为充满在羊膜腔内的液体。

(1)羊水的来源及特征：妊娠早期的羊水是由母体血清经胎膜进入羊膜腔的透析液。妊娠中晚期，胎儿尿液是羊水的重要来源。

羊水不断进行交换，保持着羊水量的动态平衡。母儿间的液体交换主要通过胎盘进行，液体交换量为 3600 mL/h；母体与羊水的交换，主要通过胎膜，交换量为 400 mL/h；羊水与胎儿的交换，主要通过胎儿消化道、呼吸道、泌尿道及角化前皮肤等完成，交换量较少。羊水量随着妊娠月份的增加逐渐增加，妊娠 38 周约 1000 mL，此后羊水量逐渐减少，妊娠足月羊水量约 800 mL。妊娠足月时羊水比重为 1.007～1.025，pH 约为 7.20，内含脱落的毳毛、胎脂、毛发、上皮细胞、激素和酶而略显混浊，不透明。

(2)羊水的功能

①保护胎儿：胎儿可在羊水中自由活动，不受挤压和粘连；羊水保护羊膜腔内恒温；临产宫缩时，羊水能缓解宫缩压力，避免胎儿局部受压。通过羊水检查可监测胎儿的成熟度、性别及某些遗传性疾病。

②保护母体：羊水能减少胎动所致的不适感；临产前羊水囊可扩张宫口；破膜后羊水可以润滑产道。

(三)胎儿的发育特征

胚胎、胎儿发育是以 4 周为一个孕龄单位。妊娠期最初 8 周是胎体的主要器官分化发育的时期，称为胚胎。从妊娠第 9 周起称为胎儿，是各器官进一步发育渐趋成熟的时期。

二、妊娠期常见症状及其护理

(1)恶心、呕吐：约半数妇女在妊娠 6 周左右出现早孕反应，妊娠 12 周左右消失。在此期间应少食多餐，避免空腹状态，忌油腻的食物，必要时给予药物治疗。妊娠剧吐者，需住院治疗。

(2)尿频：尿频常发生在妊娠早期，排除感染因素，不必处理，可向孕妇或其家属给予解释。

(3)便秘：便秘是妊娠期常见的症状之一，尤其是妊娠前即有便秘者。嘱其养成每日定时排便的习惯，多吃蔬菜、水果等含纤维素多的食物，并增加每日饮水量，适当增加活动，未经医生许可，不可轻易应用大便软化剂或轻泻剂。

(4)下肢肌肉痉挛：下肢肌肉痉挛是孕妇缺钙的表现，肌肉痉挛多发生在小腿腓肠肌，于妊娠后期多见，常在夜间发作，多能迅速缓解。已出现下肢肌肉痉挛的孕妇应及时补钙。

(5)下肢水肿：妊娠晚期由于增大的子宫压迫下腔静脉，使下腔静脉回流受阻，孕妇常出现踝部及小腿以下轻度水肿，休息后可消退，属于生理性水肿。可嘱孕妇取左侧卧位，下肢稍抬高，避免长时间站立，以免水肿加重。如下肢有明显凹陷性水肿或休息后不消退，应及时诊治，适当限制钠盐摄入，警惕妊娠期高血压疾病。

(6)痔疮：痔静脉曲张可在妊娠期间首次出现，妊娠也可使已有的痔疮复发和恶化，因为增大的妊娠子宫或妊娠期便秘使痔静脉回流受阻，所以引起直肠静脉压升高。除多吃蔬菜和少吃辛辣食物外，通过温水浸泡、服用缓泻剂车前番泻颗粒可缓解痔疮引起的疼痛和肿胀感。

(7)贫血：孕妇于妊娠后半期对铁的需求量增多，单靠饮食补充明显不足，应自妊娠 4～5 个月开始补充铁剂，另外，补充维生素 C 和钙剂能增加铁的吸收。孕妇应适当增加含铁食物的摄入。如需要补充铁剂时，可用温水或果汁送服，促进铁的吸收，应在餐后 20 分钟服用，以减轻对胃肠道的刺激，服铁剂后大便会变黑，也可出现便秘或轻度腹泻，不必担心。

(8)腰背痛：指导孕妇坚持正确姿势，经常按摩、轻揉腰背部，严重者则卧床休息、局部热敷及服止痛药。

(9)下肢、外阴静脉曲张：孕妇应避免长时间站立、行走。指导孕妇穿弹力袜或弹力裤，避免穿紧身衣裤，促进血液回流，下肢、外阴静脉曲张者，可臀下垫枕，抬高髋部休息。

(10)仰卧位低血压：妊娠末期，孕妇若较长时间取仰卧位姿势，由于增大的妊娠子宫压迫下腔静脉，回心血量及心排血量突然减少，出现低血压。嘱其取左侧卧位，症状可自然消失，不必紧张。

(11)妊娠期母体生殖系统的变化：子宫体逐渐增大变软，子宫颈和阴道黏膜呈紫蓝色；子宫峡部非孕期间长约 1 cm，妊娠 12 周起逐步伸展拉长变薄，临产后可达 7～10 cm，成为软产道的一部分。足月妊娠子宫容量约为 5000 mL，重量约为 1000 g；卵巢中卵泡停止发育无排卵。妊娠期母体血液循环系统变化：血容量于妊娠 32～34 周达高峰；凝血因子增加，血液处于高凝状态；妊娠晚期由于长时间仰卧，可发生仰卧位低血压综合征。

(12)早期妊娠的症状：停经、早孕反应、尿频、乳房增大和胀痛，停经是出现最早也是最重要的症状。早期妊娠的体征：乳房增大，乳头、乳晕着色，乳晕周围出现蒙氏结节；子宫体逐渐增大变软；阴道黏膜与子宫颈充血呈紫蓝色；出现黑加征。妊娠 18～20 周孕妇开始自觉胎动，每小时 3～5 次。妊娠 18～20 周可经孕妇腹壁听到胎心音，正常时为 120～160 次/分。

产前检查从确诊早孕开始。预产期的推算：末次月经第 1 天起，月份减 3 或加 9，日期加 7。产科检查包括腹部检查、骨盆测量、阴道检查、肛门指诊检查。

第四节　分娩期并发症

一、产后出血

产后出血为分娩严重并发症，发生率为 10%，是产妇死亡原因之一，必须高度重视，积极预防。胎儿娩出后 24 h 内阴道出血量超过 500 mL 称为产后出血，多发生在产后 2 h 内。其中以胎儿娩出后至胎盘娩出前出血量较多，占产后出血量的 69.27%，产后 2 h 占 80.46%。

(一)临床表现

产后出血的主要临床表现为产后阴道大量出血，在 24h 内流血量超过 500 mL。产妇发生出血性休克，易发生感染。

(1)宫缩乏力性出血：因宫缩乏力，产程延长，胎盘剥离延缓。流出的血液能凝固，出血多为间断性，血色暗红。子宫软，轮廓不清。

(2)软产道损伤性出血：胎儿娩出后即发生出血，多为持续性出血，与宫缩无关。流出的血液有自凝，血液颜色鲜红。检查产道可发现损伤部位。

(3)胎盘因素性出血：胎盘剥离不全或剥离后胎盘留置于宫腔，胎盘嵌顿于子宫下段，胎盘植入宫壁,这都能影响子宫收缩造成不同程度的出血。

(4)凝血功能障碍性出血:孕妇产前即有出血倾向。产后出血呈持续性,开始出血时血可凝固,后来出血不凝,血如酱油状。

(二)护理评估

1.病史评估

评估有无与产后出血有关的疾病史,如孕前是否患有出血性疾病、重症肝炎、子宫肌壁损伤史、人工流产及产后出血史、妊娠期高血压疾病、妊娠期糖尿病、前置胎盘、胎盘植入、羊水过多、多胎妊娠;了解分娩期是否过度使用镇静剂、抑制宫缩药物;是否有产程延长、产妇衰竭、软产道损伤等。

2.产后出血量评估

评估产后出血量,评估由于产后出血所导致症状和体征的严重程度。但需要注意的是估测阴道出血量往往低于实际出血量。

(1)称重法:将分娩后所用敷料称重减去分娩前敷料重量,为失血量(1 mL 血液为 1.05 g)。

(2)容积法:临床上用专用的产后接血容器,可准确测量出血量。

(3)面积法:将血液浸湿的面积按 10 cm×10 cm 为 10 mL 的方法计算。

(4)休克指数法:休克指数=心率/收缩压(mmHg)(表 4-4-1)。

(5)血红蛋白水平测定:血红蛋白每下降 10 g/L,出血量为 400~500 mL。产后出血早期,由于血液浓缩,血红蛋白值常不能准确反映实际出血量。

(6)重症产后出血:出血速度>150 mL/min;3 h 内出血量超过总血容量的 50%;24 h 内出血量超过全身总血容量。

表 4-4-1 休克指数与估计出血量

休克指数	估计出血量(mL)	占总血容量的百分比(%)
<0.9	<500	<20
1.0	1000	20
1.5	1500	30
2.0	≥2500	≥50

3.身心状况评估

一般情况下,出血的开始阶段产妇有代偿功能,无出血征象,一旦出现失代偿状况则很快进入休克,同时易发生感染。孕妇出血在 20%以内,生命体征往往没有改变;只有当出血达到血容量的 20%~30%以上时,才会开始出现窘迫的表现,且往往是脉搏先增快,而血压可能尚在正常范围,很易被忽视,但实际上此时已相当危险。当产妇全身状况较差或合并有内科疾病时,即使出血量不多,也可能发生休克。一旦发生产后出血,产妇会表现出惊慌、恐惧,担心自己的生命安危,把全部希望寄托于医护人员身上,但由于出血过多与精神过度紧张,有些产妇会很快进入休克昏迷状态。

（三）护理措施

1.预防产后出血

加强围生期保健，严密观察产程，预防产后出血。

(1)妊娠期

①加强孕期保健，定期产前检查，注意识别高危妊娠，及时治疗高危妊娠或早孕时终止妊娠。

②对高危妊娠者如妊娠期高血压疾病、肝炎、贫血、血液病、多胎妊娠、羊水过多等孕妇应提前入院，做好分娩及预防产后出血的准备。

(2)分娩期

①第一产程：密切观察产程进展，防止产程延长，保证产妇休息与营养补充，合理使用镇静剂，避免产妇衰竭状态。

②第二产程：严格执行无菌技术，指导产妇正确使用腹压，注意保护会阴，严格掌握会阴侧切指征和时机，胎头、胎肩缓慢娩出，避免软产道损伤。胎肩娩出后立即肌内注射或静脉滴注缩宫素；头位胎儿前肩娩出后、胎位异常胎儿全身娩出后、多胎妊娠最后 1 个胎儿娩出后，给予缩宫素 10 U 加入 500 mL 液体中以 100～150 mL/h 静脉滴注或缩宫素 10 U 肌内注射，以加强子宫收缩，减少出血。

③第三产程：避免过早挤压子宫或牵拉脐带，正确协助胎盘娩出及测量出血量，仔细检查胎盘、胎膜是否完整，胎盘娩出后认真检查软产道有无裂伤，若裂伤及时缝合。

(3)产褥期

①有高危因素者产后 4 h 是发生产后出血的高危时段，80%的产后出血发生在这一阶段。应密切观察产妇的血压、脉搏、宫底高度、宫缩和阴道出血量、膀胱充盈情况，尤其对小量持续出血不可忽视；观察会阴伤口，询问有无自觉症状，注意阴道血肿的发生。

②督促产妇及时排空膀胱，以免影响子宫收缩导致产后出血。

③鼓励并协助产妇尽早哺乳，哺乳可刺激子宫收缩，减少阴道出血。

④对可能发生产后出血的高危产妇，注意保持静脉通道，充分做好输血和急救的准备。

⑤为产妇提供安静的环境，注意保暖。

⑥密切观察产妇生命体征变化，严格会阴护理，必要时遵医嘱应用抗生素预防感染。

⑦严格记录出血量，注意阴道出血有无凝血块及残留物，留 24 h 会阴垫。

⑧部分产妇分娩 24h 后，于产褥期内发生子宫大量出血者，称为晚期产后出血。多在产后 1～2 周内发生，也可推迟至 6～8 周甚至于 10 周发生，应予以高度警惕，注意加强活动，以免导致严重后果。

2.专科护理

密切配合医生积极找出原因，针对原因进行相应的处理。

(1)因产后子宫收缩乏力所致的大出血，可以通过使用宫缩剂、按摩子宫、宫腔内填塞纱布条或结扎血管等方法达到止血目的。

①按摩子宫：助产者一手在腹部按摩宫底(拇指在前，其余四指在后)，均匀而有节律地按摩子宫，同时压迫宫底，将宫内积血压出。如果无效，可行腹部-阴道双手按摩子宫法，即一手

握拳置于阴道前穹窿顶住子宫前壁，另一手在腹部按压子宫体后壁使宫体前屈，双手相对紧压子宫并做节律性按摩，不仅可以刺激子宫收缩，还可以压迫子宫内血窦，减少出血。按压时间以子宫恢复正常收缩为止，按摩时注意无菌。

②应用宫缩剂：a.缩宫素，为预防和治疗产后出血的一线药物，缩宫素 10 U 肌内注射或子宫肌层或子宫颈注射，以后 10～20 U 加入 500 mL 晶体液中静脉滴注；b.卡贝缩宫素，100 μg 单剂静脉推注；c.卡前列素氨丁三醇，250 μg 深部肌内注射或子宫肌层注射，必要时可重复使用，总量不超过 2000 μg；d.米索前列醇，200～600 μg 顿服或舌下给药；e.卡前列甲酯栓，1 mg 经阴道或直肠给药。

③艾条灸神阙穴：艾条灸神阙穴对子宫有刺激作用，可引起子宫收缩，治疗产后宫缩乏力。与缩宫剂配合使用能更有效地增强子宫收缩，减少产后出血。具体方法是：点燃艾条一端，放入单孔艾条箱中对准产妇神阙穴(脐部)，艾条距皮肤 2～4 cm，肚脐上放少许食用盐起到隔热作用，以产妇感到微烫而不灼痛为度。使用此方法时注意观察产妇皮肤，防止烫伤。

④宫腔纱布填塞法：适用于子宫全部松弛无力，经按摩及宫缩剂等处理仍无效者。24h 取出纱条，取出纱条前使用宫缩剂，并遵医嘱给予抗生素预防感染。由于宫腔内填塞纱条可增加感染机会，故只有在缺乏输血条件、病情危急时才考虑使用。

⑤经以上积极处理仍出血不止者，可行手术治疗。如子宫动脉栓塞、子宫压缩缝合术(适用于剖宫产)，严重者可行子宫切除术。充分做好术前准备，严密监测产妇生命体征及神志变化，警惕休克征兆出现。

(2)胎盘因素导致的大出血：协助医生及时将胎盘取出，检查胎盘、胎膜是否完整，必要时做好刮宫准备。若剥离困难疑有胎盘植入者，应及时做好子宫切除的术前准备。

(3)软产道损伤导致的出血：按解剖层次逐层缝合裂伤处直至彻底止血。软产道血肿应切开血肿、清除积血、彻底止血，同时注意补充血容量。

(4)凝血功能障碍所致出血：明确诊断后尽快输新鲜全血、血小板、纤维蛋白原或凝血酶原复合物、凝血因子。若已发生弥散性血管内凝血(DIC)，则按 DIC 处理。

(5)如发生产后出血，应迅速开放两条静脉通道，做好输液、输血前的准备工作。对于失血过多尚未有休克征象者，应及早补充血容量。对失血多已发生休克者以补充同等血容量为原则。

3.用药护理

(1)缩宫素：相对安全，但大剂量应用时可引起高血压、水中毒和心血管系统不良反应；快速静脉注射未稀释的缩宫素，可导致低血压、心动过速和(或)心律失常，应禁忌使用；因缩宫素有受体饱和现象，无限制加大用量反而效果不佳，并出现不良反应，故 24 h 总量应控制在 60 U 内。

(2)卡前列素氨丁三醇：哮喘、心脏病和青光眼患者禁用，高血压患者应慎用，常见的不良反应有暂时性的呕吐、腹泻等。

(3)米索：不良反应较大，恶心、呕吐、腹泻、寒战和体温升高较常见；高血压，活动性心、肝、肾疾病及肾上腺皮质功能不全者慎用，青光眼、哮喘及过敏体质者禁用。

4.心理护理

大量失血后，产妇抵抗力低下、体质虚弱、活动无耐力、生活自理有困难，医护人员应主动给予产妇关心与关爱，使其增加安全感。教会产妇一些放松方法，鼓励产妇说出内心感受。根据产妇具体情况，有效纠正贫血，逐步增加活动量，以促进身体的康复过程。

5.健康教育

(1)饮食指导：宜进食清淡、易消化、富含营养的食物，少食多餐，每日 4～5 餐为宜；由于产后失血过多，应多进食富含铁剂的食物，如瘦肉、动物肝脏、菠菜等；饮食内应有足够的蔬菜、水果及谷类，多喝汤类，防止便秘。

(2)活动指导：产后 2 h 后即可下床轻微活动；产后第 2 d 可在室内随意走动，并根据产妇的情况开始做产褥期保健操直至产后 6 周；与新生儿同步睡眠，劳逸结合。

(3)用药指导：使用抗生素时注意观察过敏反应、不良反应，注意有无哺乳禁忌。如需补充口服铁剂时，宜在饭后服用，注意勿与茶水、中和胃酸药、富含钙和磷酸盐的食物同服，以免降低药效；可与维生素 C 同服，促进铁剂吸收。

(4)出院指导：指导产妇将孕期保健册交地段保健机构；产后 42 d 产妇及婴儿应来医院进行复查，以了解产妇恢复情况，及时发现问题，调整产后指导方案，使产妇尽快恢复健康，并给予计划生育指导；告知产妇自我保健技巧，产褥期应禁止盆浴和性生活。继续观察子宫复旧及恶露情况；告知产妇母乳喂养热线电话、母乳喂养咨询门诊时间，以便产妇遇到困难时咨询。

6.延续护理

(1)告知产妇母乳喂养热线电话及母乳喂养咨询门诊时间，以便产妇遇到困难时咨询。

(2)产妇出院 3～7 d 对其进行电话随访，了解产妇子宫复旧及恶露情况，解决产妇提出的实际问题，并给予母乳喂养及预防晚期产后出血指导。

(3)告知母乳喂养咨询门诊时间，指导产褥期遇到母乳喂养问题的产妇去门诊接受面对面的咨询和指导。

(4)定期对所支持社区人员进行培训，积极促进社区卫生服务组织的建立，并将出院的妈妈转给这些组织。

二、羊水栓塞

羊水栓塞(AFE)是指羊水在分娩过程中进入母体血液循环，引起肺栓塞、休克、DIC、急性肾衰竭或猝死等一系列严重的综合征。是极其严重的分娩期并发症，是导致产妇死亡的重要原因之一。发生在足月分娩者死亡率高达 80%，发生在中期引产或钳刮术中情况比较缓和，极少造成死亡。

(一)病因

羊水进入母体血液循环有 3 个途径：①经子宫颈内膜静脉。②经胎盘附着部位的血窦；③病理情况下开放的子宫壁血窦。羊水进入母体血液循环必须具备 3 个条件：①强烈子宫收缩。②子宫壁血窦开放。③胎膜破裂。

因此，高龄初产妇、多产妇、前置胎盘、胎盘早剥、子宫收缩过强、宫颈裂伤、子宫破裂、剖宫产术、引产、钳刮术等均可使羊水在较强的子宫收缩的压力下，从裂伤的子宫内膜静脉或病理开放的子宫血窦进入母体血液循环而造成栓塞。

（二）病理生理

羊水进入母体血液循环后，通过阻塞肺小血管，引起变态反应并导致凝血机制异常，使机体发生一系列病理生理变化。

1.肺动脉高压

羊水中有形物质如胎儿毳毛、上皮细胞、胎脂、胎粪等直接形成栓子，经肺动脉进入肺循环，在肺小血管内造成机械性栓塞；羊水中含有大量促凝物质，可激活外源性凝血系统，在血管内形成大量微血栓，进一步阻塞肺小血管；肺小血管栓塞反射性引起迷走神经兴奋，引起支气管痉挛和支气管分泌物增多，使肺通气、换气量减少，又反射性地引起肺内小血管痉挛，致肺动脉高压。肺动脉高压可引起急性右心衰，继而导致呼吸循环功能衰竭，患者可突然死亡。

2.过敏性休克

羊水中有形成分是很强的致敏原，进入母体血液循环，引起Ⅰ型变态反应，发生过敏性休克，多在羊水栓塞后立即出现血压骤降甚至消失。心肺功能衰竭发生在休克之后。

3.DIC

妊娠时多种凝血因子和纤维蛋白原增加导致母血呈高凝状态。羊水中含有大量促凝物质，可激活外源性凝血系统，在血管内形成大量微血栓，消耗大量凝血因子和纤维蛋白原，导致DIC。同时，羊水中含有纤溶激活酶，可激活纤溶系统。由于大量凝血物质的消耗和纤溶系统的激活，产妇血液系统由高凝状态迅速转变为纤溶亢进，导致血液不凝固，可导致严重的产后出血及失血性休克。

4.急性肾衰竭

循环功能衰竭引起肾缺血及DIC形成的微血栓堵塞肾内小血管，引起肾脏急性缺血，导致肾功能障碍和衰竭。

（三）临床表现

羊水栓塞多数发病急、病情凶险，多发生于分娩过程中，尤其是胎儿娩出前后的短时间内。典型的临床表现可分为3个阶段。

1.呼吸循环衰竭及休克

在分娩过程中，尤其是刚刚破膜不久，产妇突然发生寒战、烦躁不安、呛咳等症状，随后出现发绀、呼吸困难、心率加快、抽搐、昏迷、血压下降、肺底部湿啰音等征象。发病急骤者，突然惊叫一声即进入昏迷状态，呼吸循环骤停，于数分钟内死亡。

2.出血

经历呼吸循环衰竭及休克的幸存者往往进入凝血功能障碍阶段，表现为大量阴道流血、血液不凝，有时有全身出血倾向，如切口及针眼大量渗血，全身皮肤黏膜出血，有时可有消化道或泌尿道大量出血，出血难以控制，产妇可死于失血性休克等。

3.急性肾衰竭

后期存活的患者可出现少尿、无尿及尿毒症征象。

综上所述，羊水栓塞临床表现的3个阶段基本上按顺序出现，但有时不全出现或出现的症状不典型。

（四）护理评估

1.健康史

评估是否存在引起羊水栓塞的各种诱因，如是否有胎膜早破或人工破膜、前置胎盘、胎盘早剥、宫缩过强或强直性宫缩、中期妊娠引产或钳刮术、羊膜腔穿刺等病史。

2.身体状况

(1)症状：产妇在分娩过程中或分娩后短时间内突然出现烦躁不安、寒战、呛咳、呼吸困难、发绀等，迅速出现循环衰竭，进入休克或昏迷状态。严重者发病急骤，于数分钟内死亡。未死亡者，可出现难以控制的阴道出血、切口渗血、全身皮肤黏膜出血，血液不凝固，继而出现少尿、无尿等急性肾衰竭的表现。

(2)体征：心率加快，肺部听诊有湿啰音。全身皮肤黏膜有出血点；阴道出血不止；切口渗血。

3.心理-社会支持状况

羊水栓塞发病急骤，病情凶险，产妇会感到痛苦和恐惧。家属毫无精神准备，当产妇和胎儿的生命受到威胁时而感到焦虑，一旦抢救无效会对医务人员产生抱怨和不满，甚至愤怒情绪。

4.辅助检查

(1)床旁胸部X射线摄片：可见双肺出现弥散性点片状浸润影，沿肺门周围分布，伴有右心扩大。

(2)床旁心电图：提示右心房、右心室扩大，ST段下降。

(3)实验室检查：可进行血小板、凝血酶原时间及纤维蛋白原定量等与DIC相关的检查。

(4)血涂片查找羊水成分：下腔静脉取血，镜检见到羊水中有形物质即可确诊。

5.治疗原则及主要措施

治疗原则：一旦出现羊水栓塞的临床表现，应立即抢救。主要原则是抗过敏、纠正呼吸循环衰竭、抗休克、纠正凝血功能障碍、防治肾衰竭及感染，正确处理产科问题。主要措施如下。

(1)抗休克维持心肺功能

①纠正呼吸困难：取半卧位，加压给氧，必要时做气管内插管或气管切开人工呼吸机给氧，维持有效呼吸，改善组织缺氧状态。

②抗过敏：在改善缺氧的同时，早期使用大剂量肾上腺糖皮质激素，氢化可的松100～200 mg加入5%～10%葡萄糖注射液50～100 mL快速静脉推注，以后300～800 mg加入5%葡萄糖注射液250～500 mL静脉滴注，每日量可达500～1000 mg。也可用地塞米松20 mg加入25%葡萄糖注射液静脉推注后再加20 mg于5%～10%葡萄糖注射液中静脉滴注。具有抗过敏、解痉，稳定溶酶体，保护细胞的作用。

③解除肺动脉高压：应用解痉药物，缓解肺动脉高压，改善肺血流灌注，预防右心衰竭所致的呼吸循环衰竭。a.盐酸罂粟碱，首选用药，30～90 mg加入10%～25%葡萄糖注射液20 mL中缓慢静脉推注，每日剂量不超过300 mg；b.阿托品，1 mg加于10%～25%葡萄糖注射液10 mL中，每15～30min静脉推注一次，直至面色潮红、症状缓解为止。心率>120次/分者慎用。阿托品能阻断迷走神经反射所致的肺血管和支气管痉挛；c.氨茶碱，250 mg加于25%葡

萄糖液 20 mL 中缓慢静脉推注。

④补充血容量纠正酸中毒：用低分子右旋糖酐 24h 输入 500～1000 mL，有条件者行下腔静脉插管及测中心静脉压，以补充血容量。用 5%碳酸氢钠溶液 250 mL 静脉滴注纠正酸中毒。

⑤纠正心力衰竭：脉率快者可应用冠状动脉扩张剂，如毛花苷丙，并应考虑较早应用强心剂，如毒毛花苷 K。

(2)纠正凝血功能障碍及防治急性肾衰竭：早期应用抗凝剂，如肝素；纤溶亢进时，以补充凝血因子、改善微循环、纠正休克及抗纤溶药物治疗为主。治疗过程中密切观察尿量，尿量减少时，应及早补充血容量，如尿量仍少，可用利尿剂预防肾衰竭，同时注意检测电解质。

(3)产科处理：原则上先进行抢救，待病情好转后再处理产科情况。若发生在第一产程，应行剖宫产终止妊娠去除病因。若发生在第二产程，行阴道助产结束分娩。对发生难以控制的子宫出血，应在抢救休克的同时行子宫切除术，争取抢救时机。分娩后应用足量抗生素预防感染。

(五)护理诊断

(1)气体交换受阻：与肺动脉高压、肺水肿有关。

(2)组织灌注量不足：与 DIC 及失血有关。

(3)恐惧：与病情危重，濒死感有关。

(4)潜在并发症：休克、肾衰竭、DIC。

(六)护理目标

(1)产妇胸闷，呼吸困难有所改善。

(2)使产妇能维持体液平衡，生命体征平稳，不发生并发症。

(3)产妇能叙述恐惧的心理感受，情绪稳定，并积极配合治疗与护理。

(七)护理措施

1.预防措施

加强产前检查，避免发生羊水栓塞的病因与诱因；严密观察产程进展，正确掌握缩宫素的使用指征，把握给药速度、浓度，防止宫缩过强；严格掌握破膜时间及方法，破膜在宫缩间歇期，破口要小并注意控制羊水的流速；严格按照手术操作规范实施手术等。

2.治疗配合

(1)吸氧：嘱患者取半卧位，加压给氧，必要时行气管插管术或气管切开术，保证供氧，纠正呼吸困难。

(2)药物治疗

①抗过敏：立即静脉注射地塞米松 20～40 mg 或氢化可的松 500 mg，依病情继续静脉滴注维持量。

②解痉挛：罂粟碱、阿托品、氨茶碱缓慢静脉注射，解除支气管痉挛，降低肺动脉高压。

③纠正休克：补充血容量及适当应用升压药。

④纠正酸中毒、电解质紊乱：采用 5%碳酸氢钠溶液 250 mL 静脉滴注，早期及时应用能较快纠正代谢失调。

⑤纠正心力衰竭：应用冠状动脉扩张剂及强心剂，如毛花苷 C 或毒毛花苷 K 等。

⑥控制 DIC：于 DIC 的高凝阶段应用肝素钠；在其纤溶亢进期可给予抗纤溶药物，与凝血因子合并应用可防止大出血。

⑦控制感染：选用对肾毒性小的广谱抗生素预防感染。

⑧协助医生完成产科处理。

3.病情观察

（1）严密观察生命体征、心肺功能及尿量变化。

（2）监测产程进展及胎心率变化。

（3）观察阴道出血量、血凝情况、是否有注射部位渗血及皮下淤血等。

4.心理护理

若患者清醒，应给予鼓励，以增强信心。对于家属的紧张及恐惧情绪表示理解和安慰，不隐瞒病情，告知病情的严重性，以取得配合。

5.健康教育

对于顺利度过危险期的患者，应讲解保健知识，使其加强营养，适度锻炼。加强产后访视，定期完成相关检查。制订康复计划，以促进全面康复。

（八）护理评价

（1）产妇胸闷、呼吸困难的症状是否改善。

（2）产妇是否发生了休克、肾衰竭、DIC 等并发症，血压、脉搏、尿量是否保持正常。

（3）产妇情绪是否稳定，恐惧感是否减轻，能否主动配合各种治疗与护理。

三、胎儿窘迫

胎儿窘迫分为急性胎儿窘迫和慢性胎儿窘迫，是指胎儿在子宫内急性或慢性缺氧而危及其健康或生命者，是一种综合症状，也是当前剖宫产术的主要适应证之一。急性胎儿窘迫多发生于产程中，慢性胎儿窘迫一般发生于妊娠后期，而事实上不少急性胎儿窘迫都是发生在妊娠后期慢性胎儿窘迫基础之上的，故临床上对于慢性胎儿窘迫不应忽视。

（一）概述

1.病因

（1）母体因素：母体因素如高血压、慢性肾炎、妊娠期高血压疾病、重度贫血、心脏病心力衰竭、肺源性心脏病、吸烟、产前出血性疾病和创伤、急产或子宫不协调性收缩、缩宫素使用不当、产程延长，特别是第二产程延长、子宫过度膨胀、胎膜早破等。

（2）胎儿因素：胎儿因素有胎儿心血管系统功能障碍、胎儿畸形等，如严重的先天性心血管疾病、颅内出血。

（3）脐带、胎盘因素：脐带、胎盘因素有脐带脱垂、脐带绕颈、前置胎盘、胎盘早剥等。

2.病理生理

胎儿血氧含量下降导致呼吸性酸中毒，最初通过自主神经反射兴奋交感神经，使胎儿血压升高、心率加快，继续缺氧则导致迷走神经兴奋，使胎心率减慢。缺氧使得无氧糖酵解发生，胎儿失代偿出现代谢性酸中毒，血 pH 下降，肠蠕动亢进，胎粪排出，易致吸入性肺炎；严重酸中毒可造成脑损伤，出生后出现缺氧、缺血性脑病及脑瘫等。

3.临床表现

慢性胎儿窘迫多发生在妊娠后期，可发生胎儿生长受限；急性胎儿窘迫主要发生在分娩期，主要表现为胎动异常、胎心率改变及羊水胎粪污染。

4.治疗要点

(1)慢性胎儿窘迫：应针对病因，视妊娠周数、胎儿成熟度和胎儿窘迫的严重程度决定处理。

(2)急性胎儿窘迫：子宫口尚未完全扩张，胎儿窘迫情况不严重者，给予吸氧，嘱产妇取左侧卧位，继续观察。病情紧迫或经上述处理无效者，应立即行剖宫产术结束分娩。若子宫口开全，胎先露已达坐骨棘平面以下 3 cm 者，应尽快助产经阴道娩出胎儿。

(二)护理评估

1.健康史

询问孕妇年龄、生育史、有无导致胎儿窘迫的病史，如高血压、慢性肾炎、糖尿病、出血性疾病、心脏病、心力衰竭等；询问本次妊娠经过，评估是否属于高危妊娠；评估分娩过程中有无产程延长(尤其是有无第二产程延长)及缩宫素的使用情况；了解胎盘功能及有无胎儿畸形等。

2.身体评估

(1)急性胎儿窘迫

①胎心率变化：胎儿缺氧初期表现为胎心率增快，往往大于 160 次/分，严重缺氧时胎心率减慢，往往小于 120 次/分。胎心率电子监护可出现频繁的晚期减速或出现严重的变异减速。若胎心率小于 100 次/分，且伴频繁的晚期减速，则提示胎儿严重缺氧，可能发生胎死宫内。

②羊水胎粪污染：临床上通常将其分为 3 度，Ⅰ度(羊水呈浅绿色)；Ⅱ度(羊水呈黄绿色)；Ⅲ度(羊水呈混浊棕黄色)。

③胎动异常：最初表现为胎动频繁，继而转弱且次数减少，进而胎动消失。

(2)慢性胎儿窘迫：主要表现为胎动次数减少(每小时少于 3 次或每 12 h 少于 10 次)；胎盘功能减退；胎儿生长受限。

(3)心理-社会状态：孕妇常担心胎儿的健康状况及生命安全，是否需要接受手术分娩，出生后是否有后遗症，以及治疗费用是否昂贵等现实问题，会出现犹豫、焦虑、无助感；而对于胎儿不幸死亡的孕产妇夫妇，则会在感情上遭受强烈的创伤，通常会经历否认、愤怒、抑郁及接受的情感过程。

3.辅助检查

(1)胎盘功能检查：尿雌三醇(E_3)值小于 10 mg/24 h 或胎盘生乳素含量低于 4 mg/L，均提示胎盘功能不良。

(2)胎心率监测：表现为胎动时胎心率加速不明显，基线变异率小于 5 次/分，出现晚期减速、变异减速。

(3)胎儿头皮血气分析：胎儿头皮血气分析测得 pH 小于 7.20。

(4)羊膜镜检查：见羊水浑浊，出现浅绿色、黄绿色甚至棕黄色改变，提示胎儿子宫内缺氧。

（三）护理诊断

（1）气体交换受损（胎儿）：与胎盘、子宫血流改变有关。

（2）焦虑：与担心胎儿子宫内安危状况有关。

（3）预感性悲哀：与胎儿可能死亡有关。

（4）知识缺乏：缺乏有关围生期保健的知识。

（四）护理措施

1.一般护理

（1）吸氧：可采用面罩或鼻导管间断给氧（10 L/min，吸氧 30 分/次），间隔 5 min，提高母体的血氧饱和度以改善胎儿子宫内状况。

（2）体位：孕妇取左侧卧位休息，减少耗氧量，减轻右旋子宫对下腔静脉的压迫，增加母体回心血量以改善子宫、胎盘的血流状况。

（3）其他：如患者行缩宫素静脉滴注，应立即停止。

2.病情观察

（1）严密观察孕产妇的生命体征及产程进展情况。

（2）密切监测胎心率的改变：一般每 15 min 听取胎心率 1 次，进入第二产程后更应勤听胎心率，有条件者可行胎心率电子监护。

3.治疗配合

（1）遵医嘱给药：遵医嘱给予 50%葡萄糖溶液 80～100 mL，加入维生素 C 0.5～1.0 g，静脉滴注，以提高胎儿对缺氧的耐受能力；或遵医嘱给予 5%碳酸氢钠溶液 100～200 mL，静脉滴注，以纠正酸中毒。

（2）胎儿情况尚可者，应嘱孕妇多取左侧卧位休息，改善胎盘血供状况，延长妊娠周数；情况难以改善、妊娠近足月者或估计分娩后胎儿生存机会极大者，可考虑行剖宫产术。

（3）若患者子宫口已开全，胎先露已达坐骨棘平面以下 3 cm 处，应协助医生尽快娩出胎儿；若患者需手术分娩，则应及时做好手术准备。

（4）做好新生儿窒息的抢救准备，并协助医生做好抢救工作。

4.心理护理

向孕产妇及其家属提供相关信息，如各项医疗措施的目的、操作过程及可能出现的结果等，另外告知孕产妇及其家属应如何配合医护人员的操作；不应刻意隐瞒病情，酌情告知患者真实情况，给予安慰、鼓励，减轻患者焦虑，使其树立起战胜困难的信心。

若患者胎儿不幸死亡，护理人员则应安排患者于远离其他婴儿的单间病房休息，多陪伴患者或鼓励家属陪伴患者，针对患者否认、愤怒、抑郁及接受的情感过程进行护理工作。

5.健康教育

（1）指导孕妇定时做产科检查：一般孕妇自妊娠 20 周后每 4 周做 1 次产前检查，妊娠 36 周后每周做 1 次产前检查；高危妊娠者应增加产前检查的频率，适时入院待产。

（2）教会孕妇监测胎动的方法：嘱孕妇每日早、中、晚各数胎动次数 1 h，在正常情况下，每小时胎动次数不应少于 3 次，12 h 累计不应少于 30 次。凡 12 h 内累计胎动次数少于 10 次或逐日下降大于 50%且不能恢复者，均应视为胎儿子宫内缺氧，应及时入院治疗。

第五章

口腔科护理

第一节　牙体牙髓及根尖周疾病

一、龋病

龋病是在以细菌为主的多种因素影响下，牙体硬组织发生的慢性进行性破坏的一种疾病。随着龋病的发展，牙体硬组织出现有机物脱矿、无机物崩解，最终导致牙体硬组织的缺损，形成龋洞，其临床特征是牙体硬组织由表及里的色、形、质的改变。

（一）龋病的临床表现及分类

龋病的临床分类方法多样，其中，依据病变损害程度的分类，简单、易掌握，是最常用的临床分类方法（表 5-1-1）。

表 5-1-1　龋病临床表现及分类

1.按病变损害的程度分类	
分类	临床表现
浅龋	发生于冠部釉质或根面牙骨质及始发于根部牙本质层的龋损。牙冠的浅龋又分为窝沟龋和平滑面龋，窝沟龋的早期表现为龋损部位色泽变黑，色素沉着区下方为龋白斑，呈白垩色改变。探针检查时有粗糙感或钩挂感。平滑面龋早期一般呈白垩色点或斑，随着时间延长和龋损继续发展，可变为黄褐色或褐色斑点。临床一般无自觉症状，需常规检查才能发现
中龋	龋损进展至牙本质浅层或中层。临床可形成龋洞，牙本质因色素侵入呈黄褐或深褐色，患者对冷、热、酸、甜刺激可有酸痛或敏感等主观症状
深龋	龋损进展至牙本质深层。临床上可见较深的龋洞，易被探查。但位于邻面的深龋洞以及有些隐匿性龋洞，外观仅略有色泽改变，洞口很小而病变进展很深，临床检查较难发现。患牙对各种刺激均较敏感，遇冷、热和化学刺激时，产生的疼痛较中龋时更加剧烈

续表

2.按病变发展速度分类	
分类	临床表现
急性龋(湿性龋)	病变进展较快,数月即可出现牙齿缺损,形成龋洞。临床多见于儿童或青少年。洞内龋坏组织颜色较浅,呈浅黄色,质地较软且湿润,使用挖器易大片去除。由于病变进展速度快,牙髓组织来不及形成修复性牙本质或形成较少,如未得到及时治疗,常易发生牙髓炎症
猖獗龋(猛性龋)	是急性龋的一种特殊类型。起病急骤,进展迅速,表现为短期内多数牙、多个牙面同时患龋。洞内龋坏牙本质很软,几乎不变色,釉质表面有多数弥散性白垩色病变。多见于全身系统疾病、舍格伦综合征及头颈部肿瘤接受放射治疗的患者,由于唾液腺损害而致唾液分泌量减少,又未注意口腔清洁保健而导致龋的发生
慢性龋(干性龋)	病程进展慢,龋坏组织染色深,呈棕黑或棕褐色,龋坏牙本质较干硬,探针常不能.插入。由于进展缓慢,容易形成对牙髓有保护作用的修复性牙本质。成年人及老年人的龋损多属此类型
静止龋	龋病发展过程中,病变区周围环境的改变,使隐蔽部位变得开放,原有致病条件发生了改变,龋病不再继续发展,损害仍保持原状,这种龋损称为静止龋,也是一种慢性龋。可见于邻牙拔除后的邻面釉质龋,还可见牙齿咬合面龋损,咀嚼作用可能将龋病损害部分磨平,菌斑不易堆积,病变停止,探诊硬而光滑

(二)护理诊断

1.完整性受损

因龋坏导致牙体缺损。

2.焦虑

与疼痛反复发作有关。

3.潜在并发症

进一步发展可导致牙髓病、根尖周病等。

4.知识缺乏

与患者不重视牙病、卫生宣传不够、对牙病早期治疗的重要性认识不足有关。

(三)护理目标

(1)牙体完好或牙体缺损减轻。

(2)能自我调节情绪,焦虑减轻或消失。

(3)对牙病重视,预防、早期治疗的重要性等方面知识掌握。

(四)治疗及护理措施

龋病治疗的目的在于终止病变进展并恢复牙齿的固有形态和功能,保持牙髓的正常活力。由于牙齿结构特殊,虽有再矿化能力,但对实质性缺损无自身修复能力。其治疗方案包括非手术治疗和手术治疗。龋病的非手术治疗是采用药物或再矿化等方法使龋病病变终止或消除的治疗方法,这种方法仅适用于恒牙早期釉质龋,尚未形成龋洞者;乳牙广泛性浅龋,1 年内将被恒牙替换者,以及静止龋。常用药物包括氨硝酸银和氟化钠等。对已形成实质性缺损、不能自行恢复原有形态的牙齿，充填术是目前应用最广泛且成效较好的方法，其基本过程可分为两步：先去除龋坏组织和失去支持的薄弱牙体组织，并按一定要求将窝洞制成合理的形态；然后以充填材料填充或其他特定方式恢复其固有形态和功能。常用充填材料包括银汞合金、玻璃离子黏固粉和复合树脂等。

1.一般护理

耐心解释病情，介绍治疗方法，提高患者的口腔保健意识，预防龋病的发生。

2.用药护理

即用药物使龋损延缓或终止的方法。常用的药物为10%硝酸银溶液，其性能为与人体组织和细菌的蛋白结合形成蛋白银沉淀，低浓度时有收敛、抑菌的作用，高浓度时能杀灭细菌。75%氟化钠甘油糊剂，可使脱矿釉质沉积氟化物，促进再矿化，从而使龋病病变停止。注意所用药物都有较强的腐蚀性，应防止灼伤软组织。

3.配合医师进行牙体修复术

龋病一旦造成牙体硬组织的实质性缺损，不能自行恢复原有形态，只能采用充填治疗，因此配合医师进行牙体修复术充填龋洞是最常用的治疗方法。

(1)术前准备：①安排患者就诊，调好椅位、光源，系上胸巾，做好患者的心理护理。②器械及用物：检查盘、黏固粉充填器、双头挖器、银汞充填器、各型车针、成形片及成形片夹、咬殆纸、橡皮轮、纱团、小棉球。③药品：丁香油、樟脑酚合剂、75%乙醇、甲酚甲醛合剂、木馏油。④窝洞填充材料：银汞合金、光固化复合树脂、光固化复合体、光固化玻璃离子、磷酸锌粘固剂、氧化锌丁香油黏固剂、牙胶条。

(2)术中配合：①制备洞形：协助暴露手术视野，及时吸唾液，保持手术视野的清晰干燥。②隔湿和消毒：采用橡皮障、吸水纱卷和棉球，根据龋洞情况用小棉球蘸消毒剂置于窝洞内杀灭残余的细菌，与此同时唾液或冲洗液均可影响充填材料的性能，甚至使充填失败，故在消毒前要协助医师用棉条隔湿。③调拌垫底及充填材料：浅龋不需垫底；中龋用磷酸锌黏固粉或玻璃离子黏固粉单层垫底；深龋则需用氧化锌丁香油黏固粉及磷酸锌黏固粉双层垫底。遵医嘱调拌所需垫底材料，再选用永久性充填材料充填。后牙多采用银汞合金，前牙可选用复合树脂或玻璃离子黏固体。

(3)术后护理：①清点手术器械以及消毒棉球，整理用物，消毒备用。②告知患者银汞合金充填24小时才完全固化稳定，在这段时间之内勿用患牙咀嚼食物，同时嘱患者术后勿用患牙咀嚼硬物；若出现牙齿轻度不适，一般会在治疗后1～2天消失，如出现较明显不适，应及时复诊。

(五)护理评价

通过治疗及护理，评价患者是否，牙体完好或牙体缺损减轻；牙痛减轻或消失；患者情绪稳定，正视疾病，配合治疗；对牙病相关知识掌握，能积极预防。

二、牙髓病

牙髓病是发生在牙髓组织上的疾病，有牙髓充血、牙髓炎、牙髓变性和牙髓坏死等，最常见的是牙髓炎，主要表现为剧烈的、难以忍受的疼痛。牙髓炎又分急性牙髓炎和慢性牙髓炎。

（一）病因及发病机制

感染是牙髓炎的主要病因，深龋是引起牙髓感染的主要途径，龋洞内的细菌及毒素可通过牙本质小管侵入牙髓组织或经龋洞直接进入牙髓而引起牙髓炎。其次是牙周组织疾病感染，可经根尖孔进入髓腔引起逆行性感染。另外，创伤、化学药物及物理因素，如温度、电流刺激等亦可引起牙髓炎。

由于牙髓组织处于四壁坚硬的髓腔中，仅借狭窄的根尖孔与牙周组织相通，缺乏侧支循环系统，故发炎时不易建立适当的引流。一旦发生炎症，致使髓腔压力急剧增加，不但引起剧烈疼痛，也使牙髓循环发生障碍，牙髓组织缺氧，容易导致牙髓坏死。

（二）护理评估

1.健康史

了解患者是否患有龋齿及牙周病，患牙近期有无受到物理及化学物刺激；询问疼病的性质、发作方式和持续时间。

2.身体状况

（1）急性牙髓炎：主要表现为剧烈的牙痛，疼痛为自发性、阵发性剧烈疼痛；夜间加重；可能与体位有关；冷热刺激可激发疼痛或使疼痛加剧。当牙髓化脓时，对热刺激极为敏感，而遇冷刺激则能缓解疼痛。呈放射性痛，疼痛沿三叉神经分布区放射到同侧的上牙、下牙或面部，患者往往不能准确指出患牙。若是由龋病引起的，检查时常可发现深龋洞，探痛明显。由于患者不能正确指出患牙部位，对可疑牙需借助温度试验或电活力器测验来确定患牙部位。

（2）慢性牙髓炎：一般不发生剧烈的自发性疼痛，但有过自发痛病史者，有时可出现阵发性隐痛、钝痛或胀痛，疼痛呈间歇发作，时常反复，温度刺激或食物嵌入龋洞中可产生较强烈的疼痛，去除刺激后常持续较长时间方可止痛。患牙常有咬合不适，检查时可见穿髓孔或髓息肉，有轻微叩痛。

（3）并发症：牙髓炎进一步发展导致牙髓坏死，合并感染称牙髓坏疽。牙髓感染可通过根尖孔引起根尖周围组织的感染，发展为急性或慢性根尖周炎。

3.辅助检查

牙髓活力测试如温度测试或电活力测试等有助于了解牙髓的病变程度和确定患牙。

4.心理-社会状况

牙髓炎多由深龋引起，疼痛症状不明显时，患者往往忽视对龋齿的治疗。当急性牙髓炎发作，出现难以忍受的疼痛时，患者才认识到其严重性。疼痛使患者坐卧不安，进食困难，夜间疼痛加重，心情极为烦躁，常以急诊就医。就医时迫切要求医生立即为其解除疼痛，求治心切，但又惧怕钻牙。

（三）常见护理诊断/问题

1.疼痛

与牙髓感染有关。

2.失眠

与疼痛有关。

3.知识缺乏

缺乏牙病早期治疗的相关知识。

(四)护理目标

(1)患者疼痛缓解至消失,能正常入睡。

(2)患者能描述牙病早期治疗的重要性,了解口腔保健有关知识。

(五)护理措施

1.一般护理

嘱患者多饮水,清淡饮食,补充所需维生素,避免烟酒及辛辣食物刺激,经常漱口,清除口腔残余食物。

2.饮食指导

注意营养,加强体质锻炼。摒弃不良饮食习惯,如避免刺激性食物及烟酒。指导患者早晚及餐后用漱口液漱口。

3.手术配合

(1)保存牙髓治疗的护理:牙髓炎疼痛缓解后,应进行根本治疗。对于年轻恒牙或炎症只波及冠髓或部分冠髓的牙,常采用盖髓术和活髓切断术。操作步骤及护理配合以活髓切断术为例。①用物准备。术前护士准备好各种无菌器械、局麻药剂、消毒剂及暂封剂等。②对患牙进行麻醉。抽取局麻药供医师进行局部传导麻醉或浸润麻醉。③除去腐质。待麻醉显效后,备挖器或大圆钻供医师除去窝洞内腐质,并准备3%过氧化氢溶液,清洗窝洞。④隔离唾液、消毒窝洞。协助医师用橡皮障或棉条隔湿,备75%酒精或樟脑酚合剂小棉球消毒牙面及窝洞,防止唾液感染手术区。⑤揭髓室顶、切除冠髓。医师用牙钻揭开髓室顶,护士协助用生理盐水冲洗髓腔,再一次消毒窝洞,用消毒锐利挖器切除冠髓,如出血较多,备1%肾上腺素棉球止血。⑥放盖髓剂、暂封。除净冠髓后,遵医嘱调制盖髓剂(如氢氧化钙糊剂)覆盖牙髓断面。调拌用具(玻璃板及调拌刀)必须严格消毒,无菌操作。盖髓完成后,调制氧化锌丁香油粘固粉暂封窝洞。术中避免温度刺激及加压。⑦永久充填。预约患者1~2周复诊,无自觉症状后遵医嘱调制磷酸锌粘固剂垫底,用银汞合金或复合树脂作永久性充填。

(2)保存牙体治疗的护理:无条件保存活髓的牙齿可行保存牙体的治疗。干髓治疗主要用于后牙,因治疗后牙体变色,影响美观,故不宜用于前牙。其原理是用失活剂使牙髓失去活力,除去冠部牙髓组织,再用干髓剂覆盖残留根髓断面,使根髓长期保持无菌干化状态,以达到保留患牙的目的。干髓治疗一般有两种方式,失活干髓术和麻醉干髓术。前者应用广泛,需两次完成;后者可一次完成。

护理配合以失活干髓术为例。①用药物失活牙髓前,向患者说明治疗目的和用药后可能出现的疼痛反应,使患者有足够的思想准备。告知患者,如出现疼痛,数小时后即可消失;如疼痛难忍,可立即到医院就诊。②用砷剂作失活剂时,应向患者讲明药物的毒副作用,待患者同意能按时复诊时再行封药,以免因封药过久而引起化学性根尖周炎。砷剂封药时间为24~48小时。也可采用药性缓慢、温和的多聚甲醛失活剂,复诊时间可延长至10~14天。③备好器械及药物,按医嘱准备失活剂。医师将失活剂放入穿髓孔后,上置丁香油小棉球,护士随即调制氧化锌丁香油糊剂封闭窝洞,不可加压,以免失活过程中引起剧烈疼痛。预约患者复诊时间。④复诊时，取出失活剂，备冲洗液协助冲洗髓腔，清除牙本质残屑及残留冠髓，及时用吸唾器吸净冲洗液。备小棉球拭干并消毒窝洞，医师放置干髓剂于根管口后，调制磷酸锌粘固粉垫洞底，遵医嘱调制永久性材料作窝洞充填。

4.心理护理

耐心向患者介绍病情、疾病的发生发展和转归过程，使其树立信心，尽快解除患者的焦虑、烦躁、恐惧的心理，以利于康复。

5.健康教育

利用患者就诊机会，向患者讲解牙髓炎的发病原因、治疗方法和目的，以及牙病早期治疗的重要性。让患者了解牙髓炎早期如能得到及时正确的治疗，活髓可能得到保存，如果牙髓坏死，极易导致根尖周围组织的感染，引起并发症。因此，预防龋病及牙髓病，对保存健康牙齿有着十分重要的意义。

（六）护理评价

通过治疗和护理，评价患者是否达到疼痛减轻或消除，能正常入睡；患者能描述牙病早期治疗的重要性，了解有关口腔保健知识。

三、根尖周围组织病

根尖周围组织病是指牙齿根尖部及其周围组织，包括牙骨质、牙周膜和牙槽骨发生病变的总称。根尖周组织的炎症性病变统称根尖周炎。根尖周炎多数是牙髓炎的继发病，而根尖周炎又可继发颌骨及颌周组织炎。临床上分为急性根尖周炎和慢性根尖周炎，以慢性根尖周炎多见。

（一）病因及发病机制

1.急性根尖周炎

感染的牙髓通过根尖孔和副根尖孔刺激根尖周围组织，引起急性感染。另外，外伤及牙髓治疗药物渗出根尖孔刺激根尖也能引起根尖周围组织炎症。

2.慢性根尖周炎

主要来自感染的牙髓，通过根尖孔长期刺激根尖周围组织引起慢性病理改变，也可由急性根尖周炎转化而致。慢性根尖周炎按病变性质分为三种形式：根尖肉芽肿、根尖周囊肿和慢性根尖周脓肿。

（二）护理评估

1.健康史

询问患者是否患过牙髓炎，有无牙髓病治疗史。

2.身体状况

(1)急性根尖周炎：大多数均为慢性根尖周炎急性发作所致，按其发展过程可分为浆液期与化脓期。炎症初期，患者自觉牙根部不适，发胀，轻度钝痛。患牙有浮起感，咀嚼时疼痛加重，患者能指出患牙。检查时有明显叩痛。当形成化脓性根尖周炎时，有剧烈的跳痛，牙齿有明显伸长感，颌下区域性淋巴结肿大。若病情加重，颌面部相应区域肿胀，疼痛剧烈，可伴有体温升高。当脓肿达骨膜及黏膜下时，可扪及波动感。脓肿破溃或切开引流后，急性炎症可缓解，而转为慢性根尖周炎。

(2)慢性根尖周炎：一般无明显自觉症状，或症状较轻，常有反复肿胀疼痛的病史。口腔检查可发现患牙龋坏变色，牙髓坏死，无探痛但有轻微叩痛，根尖区牙龈可发现窦道孔。

根尖周炎感染若发展到颌骨，可引起颌骨骨髓炎、间隙感染等并发症。

3.辅助检查

慢性根尖周炎的诊断主要是X射线检查。慢性根尖肉芽肿表现为根尖部有圆形的透射影像，边界清楚，直径一般小于1 cm；慢性根尖周脓肿表现为边界不清，形状不规则，周围骨质疏松，呈云雾状；根尖周囊肿表现为根尖圆形透射区边界清楚，有一圈由致密骨组成的阻射白线围绕。

4.心理-社会状况

急性根尖周炎患者表现出患牙的剧烈疼痛，患者烦躁、紧张，有些病变产生的口臭、面部肿胀、面部瘘管等严重影响了患者的个人形象和社交活动，使患者产生自卑心理。因慢性根尖周炎患者自觉症状不明显，常被患者忽视，当患牙出现脓肿及瘘管时，才促使患者就诊。由于患者对治疗过程缺乏了解，因而缺乏治疗耐心。

（三）常见护理诊断/问题

1.疼痛

与根尖周围炎急性发作、牙槽脓肿未引流或引流不畅有关。

2.体温过高

与根尖周围组织急性感染有关。

3.口腔黏膜受损

与慢性根尖周炎引起瘘管有关。

4.潜在并发症

如间隙感染、颌骨骨髓炎等。

5.知识缺乏

缺乏疾病病因及治疗过程相关方面的知识。

（四）护理目标

(1)患者疼痛缓解至消失，恢复正常咀嚼功能。

(2)患者口腔黏膜恢复正常，窦道封闭。

(3)患者体温恢复正常。

(4)患者能简述治疗过程及目的，配合医师完成治疗计划。

（五）护理措施

1.急性根尖周炎首先要缓解疼痛，需护士配合医生应急处理

(1)开髓减压：医生开髓，拔除根髓，使根尖周渗出物通过根尖孔向根管引流，达到止痛、防止炎症扩散的目的。护士备齐所需用物，待医生开放髓腔、拔除根髓后，抽吸3%过氧化氢溶液及生理盐水，供医生冲洗髓腔。吸净冲洗液，吹干髓腔及吸干根管，备消毒棉球及短松棉捻供医生置入根管内及根管口，防止食物掉入窝洞不封闭，以利引流。

(2)脓肿切开：对急性根尖周炎骨膜下及黏膜下脓肿，除根管引流外，同时切开排脓，才能有效控制炎症。切开脓肿前，护士协助医生对术区进行清洁、消毒、隔湿准备。黏膜下脓肿表浅可用2%丁卡因表面麻醉或氯乙烷冷冻麻醉，骨膜下脓肿多用神经阻滞麻醉。按医嘱准备

麻醉药物，协助医生切开脓肿，切开后留置橡皮引留条引流。嘱患者定期换药至伤口清洁、无渗出物。

(3)用药护理：遵医嘱应用药物治疗，注意口腔卫生。

2.根管治疗的护理

(1)器械准备：除充填术使用的器械外，另备各种规格的根管扩锉针、拔髓针、光滑髓针、根管锉、根管充填器、根充材料、消毒棉捻或纸捻等。

(2)操作步骤及护理配合：根管预备时注意保持医生操作视野清晰，正确传递拔髓及预备器械；协助医生进行冲洗根管及根管消毒；根管充填时注意准备充填器械，及时、调拌充填材料。

在以上的各项治疗过程中，护士按其操作步骤，及时、准确地为医生提供所需器械及用物，遵医嘱调制各类充填材料，与医师进行密切配合。

3.全身治疗

按医嘱应用抗生素、镇痛剂、维生素等药物。嘱患者注意适当休息，高热患者多饮水，进食流质及半流质食物，注意口腔卫生。

4.健康教育

护士应耐心向患者介绍根尖周炎的发病原因、病理过程，消除患者的恐惧心理，并介绍治疗的意义、时间、步骤、并发症、预后及治疗费用等事项；向患者讲明开髓减压及脓肿切开均是应急处理，当急性炎症消退后，必须继续采取根治的方法，如根管治疗或牙髓塑化治疗，尽量保留患牙。

(六)护理评价

经过治疗和护理，评价患者是否能够达到，疼痛缓解至消失，恢复正常咀嚼功能；口腔黏膜恢复正常，窦道封闭；体温恢复正常；能简述治疗过程及目的，配合医师完成治疗计划。

第二节　牙周组织病

牙周组织病是指牙齿支持组织，包括牙龈、牙周膜、牙槽骨及牙骨质等发生的慢性、非特异性、感染性疾病，其中以牙龈炎和牙周炎最为常见。在口腔疾病中牙周病与龋病一样，是人类的一种多发病和常见病，据统计，牙周病发病率可达90%。

一、牙龈炎

牙龈炎是指炎症损害只局限于牙龈，一般波及游离龈和龈乳头，严重时可累及附着龈。牙龈炎的病变是可逆的，一旦病因去除，炎症消退，牙龈便可恢复正常。但如果病因未及时去除，炎症未被控制，牙龈炎也可发展成为牙周炎。因此，积极防止牙龈炎，是减少牙周病发病率的重要措施。

（一）病因及发病机制

1.局部因素

多由口腔卫生不良，如细菌与菌斑、牙垢和牙石、食物嵌塞、不良修复体及牙颈部龋等局部刺激所引起，特别是菌斑和牙石，在其发生、发展过程中起重要作用。

（1）细菌与菌斑：人类口腔是细菌生长的最佳场所，口腔环境具有的适宜温度、湿度及涎液供给的营养，适合细菌的生长。与牙龈炎关系密切的致病菌常有黏性放线菌、伴放线杆菌、内氏放线菌、中间普氏菌、福赛类杆菌、核梭杆菌、微小消化链球菌等。致病菌以牙菌斑的形式存在。

（2）牙石：牙石是附着在牙面或修复体表面钙化或正在钙化的牙菌斑，由唾液或龈沟中的钙盐沉积而成，不易除去。它对牙龈压迫是一种机械刺激，又是菌斑的栖身之地，对牙周组织的破坏最为明显。因此，彻底清除牙菌斑和牙石，是治疗牙周组织疾病的关键。

（3）其他因素：不良的刷牙方法、不良修复体、用口呼吸及牙位异常等也是本病的促进因素。

2.全身因素

全身因素与牙龈炎的发生和发展有密切关系，如营养和代谢障碍、内分泌失调、某些全身疾病以及吸烟、遗传等因素，可增进宿主对细菌及其产物等致病因子的敏感性，降低牙周组织的抵抗力，促进牙龈炎的发生和发展。妊娠期由于性激素水平的改变，也可使原有的慢性龈炎加重和改变特性。

（二）护理评估

1.健康史

了解患者身体状况及口腔卫生情况，有无用口呼吸的习惯。

2.身体状况

（1）症状：一般无明显症状，部分患者有牙龈痒、胀感。当牙龈受到机械性刺激，如刷牙、咀嚼、说话、吸吮等时，均可引起牙龈出血，较重的睡眠时偶有自发性出血。患者口腔卫生不良，牙垢堆积，可有口臭。

（2）体征：牙龈有色、形、质的改变，即牙龈充血、水肿、呈暗红色，牙龈边缘变厚，龈乳头圆钝肥厚，附着龈水肿，点彩消失，龈沟深度加深，向牙冠方向增生覆盖，形成假性牙周袋。重者可有龈缘糜烂、肉芽增生和龈袋溢脓。牙龈质地松软，轻触牙龈有明显出血，龈沟液渗出增多。

牙龈炎进一步发展，可引起牙周炎，使牙槽骨吸收，牙齿松动，严重影响患者的咀嚼、发音及美观等。

3.辅助检查

血常规检查，出血、凝血功能检查有助于鉴别诊断，排除血液疾病。

4.心理-社会状况

牙龈炎早期一般自觉症状不明显，易被患者忽略而延误治疗。较严重时患者常因牙龈出血、口臭影响人际交往，而产生苦恼、焦虑的情绪，甚至自卑感。

（三）常见护理诊断/问题

1.口腔黏膜受损

与牙龈炎症有关。

2.社交障碍

与说话时牙龈出血、口臭有关。

3.知识缺乏

缺乏口腔卫生保健相关知识。

（四）护理目标

（1）患者牙龈组织恢复正常，出血、口臭症状消失。

（2）患者掌握口腔卫生保健相关知识，重视疾病的早期治疗。

（五）护理措施

1.龈上洁治术和龈下刮治术的护理

龈上洁治术和龈下刮治术的护理配合如下。

（1）术前准备：①向患者说明手术的目的及操作方法，取得患者合作。②根据患者情况，必要时做血液检查，如出凝血时间、血常规、血小板计数等。如有血液疾病或局部急性炎症，均不宜进行手术。③准备好消毒的洁治器械或超声波洁牙机。龈上洁治器包括镰形器和锄形器；龈下刮治器包括锄形器、匙形器和锉形器。另备磨光用具，包括电机、低速手机、橡皮磨光杯、磨光粉或脱敏糊剂。

（2）术中配合：①嘱患者用3%过氧化氢溶液或0.1%氯己定溶液含漱。②用1%碘酊消毒手术区。③根据洁治术的牙位及医师使用器械的习惯，摆放好所需的洁治器。④术中协助牵拉口角，及时吸净冲洗液。若出血较多，则用肾上腺素棉球止血。⑤牙石去净后，备橡皮杯蘸磨光粉或脱敏糊剂打磨牙面，龈下刮治则用锉形器磨光根面。⑥用3%过氧化氢溶液及生理盐水交替冲洗，拭干手术区，用镊子夹持碘甘油置于龈沟内。全口洁治应分区进行，以免遗漏。

2.健康教育

（1）向患者介绍正确的刷牙和漱口方法及其他保持口腔卫生的措施，如牙线及牙签的正确使用，养成良好的口腔卫生习惯，并遵医嘱定期复查，巩固疗效。

（2）让患者了解牙龈炎是可以预防的。牙龈炎要及时治疗，如发展到牙周炎，将会对口腔健康带来严重的危害。增强患者的防病意识。

（3）告知患者通过以上治疗后，牙龈炎症及出血症状将会逐渐消失，口臭症状也将随之好转，恢复患者进行社会交往的信心。

（六）护理评价

经过治疗与护理，评价患者是否达到牙龈组织恢复正常，出血、口臭症状消失；掌握口腔卫生保健相关知识，重视疾病的早期治疗。

二、牙周炎

牙周炎是牙龈、牙周膜、牙槽骨及牙骨质等牙周支持组织发生的慢性破坏性疾病。除有牙龈炎的症状外，牙周袋的形成是其主要临床特点。临床最常见的是慢性牙周炎，病程长、进展慢、发病率高，由长期存在的慢性牙龈炎向深部牙周组织发展而引起。慢性牙周炎发病率在35岁以后明显增高，且随着年龄增长，其严重程度也增加。

（一）护理评估

1.健康史

（1）局部因素：主要是牙菌斑以及牙结石、食物嵌塞、不良修复体等加重菌斑滞留的因素。当细菌数量及毒性增强或机体防御能力减弱时，由于龈下微生态环境改变，牙周致病菌使牙龈的炎症加重，导致胶原破坏、结合上皮向根方增殖形成牙周袋及牙槽骨吸收。咬合创伤亦是破坏牙周组织的重要因素。

（2）全身因素：可影响牙周组织对局部刺激的反应，如营养代谢障碍，维生素B、维生素C的缺乏，影响牙周组织的修复与形成；维生素D与钙、磷的缺乏则影响牙槽骨的正常矿化与修复再生。自主神经功能紊乱、精神因素、免疫功能障碍与系统性疾病都可能造成牙周组织的退行性变，促进牙周炎的发生与发展。

2.临床表现

（1）牙龈红肿、出血：早期一般无明显症状和不适，常表现为无痛性牙龈出血。一组或数个牙的牙龈充血、肿胀，龈色变红或暗红、点彩消失，刷牙、咀嚼、吸吮时易出血。

（2）牙周袋形成：由于炎症的刺激，牙周膜破坏，牙槽骨吸收，牙龈上皮附着加深，龈与牙根分离，龈沟加深到3 mm以上，成为病理性牙周袋。随着牙周袋的加深及牙龈炎症肿胀的加剧，更利于牙菌斑的堆积和滞留，使炎症进一步加重，牙周袋进一步加深，而形成一个进行性破坏的恶性循环。

（3）牙齿松动、咀嚼无力：由于牙周膜破坏，牙槽骨吸收，牙齿失去牙周支持力，牙齿出现松动、移位和咀嚼无力。

（4）牙周脓肿：由于细菌感染，呈化脓性炎症改变，而发生袋内溢脓，引流不畅，常在患牙的颊或舌侧形成牙周脓肿，而出现红肿疼痛。轻压牙周袋外壁，有脓液溢出，并伴有明显口臭。

（5）牙龈退缩：牙石的刺激与牙周袋的形成，致牙龈退缩，牙根暴露。

3.辅助检查

影像学检查：X线片检查可见牙周膜间隙增宽，牙槽骨呈不同程度的吸收。牙槽嵴顶降低，严重时牙槽嵴顶部分或全部吸收、破坏甚至消失。

4.心理-社会状况

牙周炎是一种慢性疾病，早期仅有牙龈红肿和刷牙、咀嚼时出血，患者对其危害性认识不够，常不被患者重视。当疾病进一步发展，出现牙周脓肿、牙齿松动、咀嚼无力，影响咀嚼功能及面容时，患者易产生焦虑情绪。口臭会影响患者的社会交往，使其产生自卑心理。

5.治疗原则

（1）消除局部刺激因素，消除牙周袋，固定松动牙，拔除无法保留的患牙。

（2）加强抗感染治疗，尽快控制炎症。

（3）视病情制订治疗方案，有计划进行局部处理。

（二）常见护理诊断/问题

1.口腔黏膜受损

与牙龈炎症、充血肿胀有关。

2.社交障碍

与牙龈出血、口臭、牙周袋形成、牙齿松动等有关，影响正常的社交活动有关。

3.知识缺乏

缺乏口腔卫生保健知识及本病的预防与治疗知识。

（三）护理计划

（1）减轻牙龈炎症，减少出血，口腔黏膜修复。

（2）处理牙周袋，脓肿消失，做好心理护理，社交能力增强。

（3）做好健康指导，患者能说出牙周炎的防治知识。

（四）护理措施

1.修复受损牙周组织

（1）药物护理：遵医嘱使用抗生素，给予氯己定漱口剂等含漱；协助医生进行局部治疗，如用3%过氧化氢溶液冲洗牙周袋，袋内抹以碘甘油或碘酚等药物，涂擦时应避免烧灼邻近黏膜组织。

（2）协助医生完成各项局部治疗：牙周专科治疗主要有龈上洁治术、龈下刮治术、翻瓣刮治术、牙周脓肿切开引流，松动牙结扎固定术等。护士应进行如下配合。

①术前准备：a.配合医生向患者说明治疗的目的及操作方法，取得患者合作。b.准备好消毒洁治器或超声波洁牙机，备好磨光用具。牙周手术时准备手术所需的各种器械物品、牙周塞治剂及丁香油。c.术前给予患者0.1%氯己定溶液含漱1分钟。用1%碘伏消毒手术区。遵医嘱备好局部麻醉药（2%利多卡因），牙周手术时需消毒口周皮肤、铺消毒巾。

②术中护理：医生治疗操作时，保持术野清晰，协助牵拉口角，吸净冲洗液，保证手术视野清晰。按操作步骤及时准确地为医生提供所需器械及用物，与医生进行密切配合。

③术后护理：医生完成治疗后，向患者交代注意事项及预约复诊时间。如牙周袋手术后，嘱患者注意保护创面，24小时内不要漱口、刷牙，宜进冷软食物。遵医嘱服用抗生素以防止感染。术后1周拆线，术后6周内勿探测牙周袋。

2.恢复社交

向患者介绍有关牙周病的预防知识，消除患者的心理压力和思想顾虑，取得配合，增强治疗信心，恢复社交。

3.健康指导

（1）指导患者合理营养饮食，多吃新鲜蔬菜水果，增加维生素C的摄入，禁烟酒。

（2）牙周炎术后应定期复诊，以巩固疗效，防止疾病进一步发展。

（3）牙周炎治疗后要做好口腔卫生保健，少食糖类食物，养成饭后漱口及早晚刷牙的习惯，掌握正确的刷牙方法，经常进行牙龈按摩等。

(4)去除发病因素,积极改善食物嵌顿,预防和矫治错㓨畸形,戒除烟酒,矫正口腔不良卫生习惯等。

(5)积极治疗全身性疾病,如糖尿病、贫血、消化道疾病等,加强饮食营养,增强体质,提高机体抵抗力。

(五)护理评价

经过治疗及护理,患者是否①黏膜修复。②社交能力增强。③说出牙周炎的防治知识。

第三节　口腔颌面部外科常见疾病

一、口腔颌面部感染患者的护理

(一)概述

感染是指由各种生物性因子在宿主体内繁殖及侵袭,在生物因子与宿主相互作用下,导致机体产生以防御为主的一系列全身及局部组织反应的疾患。

口腔颌面部位于消化道与呼吸道的起端,通过口腔和鼻腔与外界相通。口腔、鼻腔、鼻窦的腔隙,牙、牙龈、扁桃体的特殊解剖结构和这些部位的温度、湿度均适宜于细菌的寄生与繁殖,因此,有大量的微生物存在。此外,颜面皮肤的毛囊、汗腺与皮脂腺也是细菌最常寄居的部位,这些部位遭受损伤、手术或全身抵抗力下降等因素影响,均可导致正常微生物生态失调的内源性或外源性感染的发生。颜面及颌骨周围存在较多相互连通的潜在性筋膜间隙,其间隙含疏松的蜂窝结缔组织,形成感染易于蔓延的通道,加之颜面部血液循环丰富,鼻唇部静脉又无瓣膜,致使在鼻根至两侧口角区域内发生的感染易向颅内扩散,而被称为面部的"危险三角区"。

面颈部具有丰富的淋巴结,口腔、颜面及上呼吸道感染可顺相应淋巴引流途径扩散,发生区域性的淋巴结炎。特别是儿童淋巴结发育尚不完善,感染易穿破淋巴结被膜,形成结外蜂窝织炎。

1.口腔颌面部感染的途径

(1)牙源性:病原菌通过病变牙或牙周组织进入体内发生感染者,称为牙源性感染。牙在解剖结构上与颌骨直接相连,牙髓及牙周感染可向根尖、牙槽骨、颌骨以及颌面部间隙扩散。由于龋病、牙周病、智齿冠周炎均为临床常见病,故牙源性途径是口腔颌面部感染的主要来源,也是颌面部特有的感染途径。

(2)腺源性:面颈部淋巴结可继发于口腔、上呼吸道感染,引起炎症改变;淋巴结感染又可穿过淋巴结被膜向周围扩散,尤其是儿童淋巴结结构发育不完善,被膜不完整,感染易向外扩散而引起筋膜间隙的蜂窝织炎。

(3)损伤性:继发于损伤后,细菌由损伤的皮肤,黏膜及拔牙创伤等进入而引起感染。

(4)血源性:机体其他部位的化脓性病灶通过血液循环形成的口腔颌面部化脓性病变。

（5）医源性：医务人员行局部麻醉、手术、穿刺等操作未严格遵守无菌操作原则造成的继发性感染称为医源性感染。

2.病原菌

口腔颌面部感染常由金黄色葡萄球菌、溶血性链球菌、大肠杆菌及厌氧菌引起，最多见的是需氧菌与厌氧菌的混合感染。

口腔内的正常菌群或外来病原菌的污染，不一定都会发生感染，只有当人体局部或全身的防御功能减弱，或病原菌数量、毒力过大时才会发病。感染的发生一方面取决于细菌的种类、数量和毒力；另一方面还取决于机体的抵抗力、易感性、患者的年龄、营养状况，以及感染发生部位的解剖特点、局部血液循环状况等因素的影响。急性感染发生后，若机体抵抗力强，并得到及时合理的治疗，则感染可被局限，通过自行吸收或形成脓肿引流后痊愈。当机体抵抗力与病原菌毒力处于相持之势，或处理不当时，则感染可转为慢性过程。如细菌毒力超过人体抵抗力，或抗菌药物使用不力或无效时，感染可向周围组织蔓延，并通过淋巴管及血液循环扩散，引起淋巴管炎、淋巴结炎或发生败血症等。

3.口腔颌面部感染的临床表现

（1）局部表现：急性期局部表现为红、肿、热、痛和功能障碍，相应区域淋巴结肿痛，波及咀嚼肌可出现张口受限。如病变位于口底、咽旁，可影响进食、发音及吞咽。当急性炎症局限后，可形成脓肿。浅部脓肿，触诊局部有波动感；深部脓肿，触诊有凹陷性水肿。慢性期局部形成较硬的炎性浸润块，并出现不同程度的功能障碍。有的脓肿形成未及时治疗而自行破溃，可形成长期排脓的窦道。

（2）全身表现：急性炎症依细菌毒力及机体抵抗力不同而有差异，主要症状有畏寒、发热、头痛、全身不适、乏力、尿量少、舌质红、脉速等。病情重、时间长者，代谢紊乱，可导致水电解质平衡失调、酸中毒，甚至肝、肾功能障碍。严重感染者，可伴有败血症或脓毒血症。慢性炎症患者多表现为局部炎症久治不愈，长期排脓或反复发作，有持续低热。因长期处于慢性消耗状态，患者可出现全身衰弱及营养不良，有不同程度的贫血。

（3）实验室检查：可见白细胞总数增高，中性粒细胞比例上升，核左移。病情重而时间长者，由于代谢紊乱，可出现酸中毒，肝、肾功能障碍。

4.口腔颌面部感染的治疗

口腔颌面部感染的治疗从全身和局部两方面考虑，轻度感染仅用局部疗法即能治愈。

（1）局部治疗：保持局部清洁，减少局部活动度，避免不良刺激，特别对面部疖、痈应严禁挤压，以防感染扩散。可局部外敷中草药，如六合丹、金黄散等。

（2）手术治疗：①脓肿切开引流术。炎性病灶已化脓并形成脓肿或脓肿已自行破溃而引流不畅时，应进行切开或扩大引流术。②消除病灶。由牙源性感染引起的炎症治疗好转后，应拔除病灶牙，否则炎症易反复发作。颌骨骨髓炎在急性期好转后，应及早进行死骨及病灶清除术。

（3）全身治疗：口腔颌面部感染并发全身中毒症状，如发热、寒战、白细胞计数明显升高时，都应在局部处理的同时，全身给予支持治疗。维持水、电解质平衡，以减轻中毒症状，并及时有针对性地给予抗菌药物。

对已发生败血症、海绵窦血栓性静脉炎、全身其他脏器继发性脓肿形成、中毒性休克等严重并发症时,更应早期及时进行全身治疗。

通过抗菌药物的治疗,可以达到消灭致病微生物的目的,但应根据抗菌谱有计划性地选择药物,防止遇到感染即用广谱抗生素的倾向。用药前尽可能明确病原菌并进行药敏试验,以免细菌产生耐药性及菌群失调。

(二)冠周炎

冠周炎又称为智齿冠周炎,是指智齿(第三磨牙)萌出不全或阻生时牙冠周围软组织发生的炎症。临床上以下颌智齿冠周炎多见,上颌第三磨牙冠周炎发生率较低,且临床症状较轻,并发症少,治疗相对简单。本部分主要介绍下颌智齿冠周炎。

1.病因及发病机制

人类种系演化过程中,随着食物种类的变化,带来咀嚼器官的退化,造成下颌骨的牙槽骨长度与下颌牙列的位置不相适应,致使第三磨牙萌出受阻,而远中牙龈瓣未能及时退缩,与覆盖下的牙冠间形成较深的盲袋,有利于食物残渣的潜藏和细菌的滋生,加上来自咀嚼的机械性损伤,使龈瓣及附近组织易受感染。当机体抵抗力下降,局部细菌毒力增强时,可引起冠周炎急性发作。智齿冠周炎主要发生在18～30岁智齿萌出期的青年人和萌出不全阻生智齿的患者。

2.护理评估

(1)健康史:评估发病年龄,疼痛时间、部位,伴随症状等。

(2)身体状况

①症状:智齿冠周炎常以急性炎症出现。初期一般无明显的全身反应,患者自觉患侧磨牙后区胀痛不适,当进食咀嚼、吞咽、开口活动时疼痛加重。病情继续发展,局部可呈自发性跳痛,并可反射至耳颞区,炎症侵及咀嚼肌时则开口受限。如炎症未得到及时控制,则全身症状逐渐明显,可出现发热、畏寒、头痛等症状。

②体征:口腔局部检查多数患者可见下颌智齿萌出不全,冠周软组织红肿、糜烂、触痛明显。探针可探及阻生牙并可从龈瓣内压出脓液。病情严重者可形成脓肿或感染向邻近组织扩散,患侧颌下淋巴结肿胀、压痛。

(3)辅助检查:X线拍片检查牙龈内部牙齿状况。

(4)心理-社会状况:发病初期症状轻微,常被患者忽视而延误及时治疗,当出现严重症状后才急于就诊。此时,炎症已发展,甚至出现严重的并发症。患者因疼痛、张口受限、进食困难而感到十分痛苦和焦虑。阻生牙需拔除时,患者惧怕手术疼痛而产生恐惧心理。

3.治疗要点

(1)局部治疗:保持局部清洁,减少局部活动度,避免不良刺激。

(2)手术治疗:①脓肿切开引流术:炎性病灶已化脓并形成脓肿,应进行切开或扩大引流术。②消除病灶:炎症反复发作者,应拔除病灶牙。

(3)全身治疗:并发全身中毒症状,如发热、寒战、白细胞计数明显升高时,应在局部处理的同时,全身给予支持治疗。维持水、电解质平衡,以减轻中毒症状,并及时有针对性地给予抗菌药物。

4.常见护理诊断/问题

(1)疼痛:与牙冠周围急性感染有关。

(2)语言沟通障碍:与疼痛、张口受限而致交流障碍有关。

(3)潜在并发症:如颌面部间隙感染。

(4)知识缺乏:缺乏疾病早期诊断和及时治疗的相关知识。

5.护理目标

(1)患者疼痛减轻至消失。

(2)患者顺利康复,不发生并发症。

(3)患者了解冠周炎及时治疗的重要性。

6.护理措施

(1)局部冲洗:协助医师对冠周炎龈袋用3%过氧化氢溶液和生理盐水反复冲洗,直到溢出液清亮为止。局部用探针蘸取碘甘油或碘酚送入龈袋内,每日1～3次,疗效良好。

(2)保持口腔清洁:用温热盐水或含漱剂漱口,每日数次。

(3)切开引流:如龈瓣附近脓肿形成,协助医生及时切开引流。

(4)全身支持疗法:局部炎症及全身反应较重者,按医嘱使用抗生素。嘱患者注意休息,进食流质,不吃刺激食物,治疗期戒烟戒酒。

(5)龈瓣切除:急性炎症消退后,对有足够萌出位置且牙位正常的智齿,协助医生在局麻下切除智齿冠周龈瓣,以消除盲袋。

(6)健康教育:因冠周炎可能引起颌面部间隙感染,也可能成为其他全身性疾病的病灶,因此,应向患者宣传冠周炎的发病原因及早期治疗的重要性,对无保留价值的阻生牙、病灶牙,待急性炎症消退后应及时拔除,防止复发。

(三)颌面部蜂窝织炎

颌面部蜂窝织炎是颜面、颌周及口咽区软组织化脓性炎症的总称。在正常的颌面部解剖结构中,存在着潜在的彼此相连的筋膜间隙,各间隙内充满着脂肪或疏松结缔组织。根据解剖结构和临床感染常出现的部位,将其分为不同名称的间隙,如眶下间隙、咬肌间隙、咽口间隙、口底间隙、翼下颌间隙、颊间隙等。当感染发生时,结缔组织溶解后,炎症产物充满筋膜间隙,故此类炎症又称间隙感染。炎症可以局限于一个间隙内,亦可波及相邻的几个间隙,形成弥散性蜂窝织炎或脓肿,甚至可沿神经、血管扩散,引起海绵窦血栓静脉炎、脑脓肿、败血症等严重并发症。

1.病因及发病机制

颌面部蜂窝织炎均为继发感染,最常见为牙源性感染,如下颌第三磨牙冠周炎、根尖周炎等;其次是腺源性感染,多见于幼儿。外伤及血源性感染少见。病原菌以葡萄球菌和链球菌为主,多为混合感染,厌氧菌所致较少。

2.护理评估

(1)健康史:仔细询问病史,了解患者是否存在未经彻底治疗的牙病史。

(2)身体状况:常表现为急性炎症过程,根据感染的性质、途径、部位不同而表现出不同的症状及体征。一般局部表现为红、肿、热、痛、功能障碍等,重者出现高热、寒战。因感染部位不同，可有其他特殊表现。如咀嚼肌受累，可出现张口受限，进食困难。炎症侵及喉头、咽旁、口底，可引起局部水肿，使咽腔缩小或压迫气管，造成不同程度的呼吸和吞咽困难。如眶下间隙感染，出现眶下区剧痛、下睑水肿、睑裂变窄、鼻唇沟消失。腐败坏死性感染，局部红、热不明显，但有广泛性水肿，全身中毒症状严重，或出现严重并发症。浅层间隙感染，炎症局限时可扪及波动感；深层间隙感染，则局部有凹陷性水肿及压痛点。穿刺抽脓检查，腐败坏死性感染脓稀薄、污黑且常有恶臭；化脓性感染脓液呈黄色或粉红色。

(3)辅助检查：实验室检查可见白细胞计数明显升高或出现中毒颗粒。

(4)心理-社会状况：蜂窝织炎所致局部及全身症状严重，患者对疾病的预后十分担忧，感到紧张及焦虑，常常表现出烦躁不安、失眠、沉默或多语，此时特别需要亲人的安慰和细心的照顾。

3.治疗要点

(1)局部治疗：局部避免不良刺激，尽量减少咀嚼、说话等局部活动。炎症初期主要是消肿、散淤、止痛，可外敷六合丹、抑阳散、金黄散等。脓肿形成后，应及时切开排脓，局部及全身症状可迅速好转。对脓肿较深的间隙，尽可能采用颌下切口。此外，局部也可以辅以理疗、热敷等。

(2)全身治疗：根据局部及全身症状，选择适当的抗生素。还要注意加强全身营养与支持疗法。牙源性感染引起的炎症好转后，应处理病源牙，以防复发。

4.常见护理诊断/问题

(1)疼痛：与感染引起局部肿胀、组织受压有关。

(2)体温升高：与急性炎症有关。

(3)焦虑：与症状严重而致全身不适及担心预后不佳有关。

(4)潜在并发症：如海绵窦血栓静脉炎、脑脓肿、败血症等。

5.护理目标

(1)患者原有症状减轻，体温恢复正常。

(2)患者能表述焦虑原因，积极配合治疗。

(3)患者没有发生并发症或及时诊治。

6.护理措施

(1)心理护理：耐心向患者解释病情及治疗计划，减轻紧张情绪，鼓励患者说出心理感受，消除焦虑感。

(2)注意休息：为患者提供安静舒适的休息环境。急性期感染严重者应卧床休息，注意静养，尽量少说话，减少活动，避免不良刺激。

(3)病情观察：注意生命体征的变化，严密观察局部及全身症状。对于有脓肿形成者，护士应协助医师切开引流。如肿胀严重引起呼吸困难者，必要时可行气管切开术。

(4)治疗护理：遵医嘱给予止痛剂、镇静剂，应用抗生素治疗原发病灶。对于病情严重者，给予全身支持疗法、输血输液、维持电解质平衡。因患者服用抗生素量较大，要注意观察用药后的反应。

(5)饮食护理：给予高营养、易消化的流质饮食，张口受限者采用吸管进食。

(6)口腔护理:病情轻者,嘱其用温盐水或漱口液漱口;病情重者进行口腔护理,用3%过氧化氢溶液清洗。

(7)去除病因:感染控制后,嘱患者及时治疗病灶牙,对不能保留的患牙及早拔除。

(四)颌骨骨髓炎

颌骨骨髓炎是由细菌感染以及物理或化学因素使颌骨产生的炎性病变。它并不只限于骨髓腔内的炎症,而是指包括骨膜、骨皮质、骨髓及其中的血管、神经等整个骨组织发生的炎症过程。根据颌骨骨髓炎的病理特点及致病因素不同,可分为化脓性颌骨骨髓炎与特异性颌骨骨髓炎,另外还有物理性(放射线)及化学性因素引起的颌骨骨髓坏死而继发感染的骨髓炎。临床上以牙源性感染引起的化脓性颌骨骨髓炎最为多见。近年来由于颌面部肿瘤放射治疗的广泛应用,放射性骨髓炎有增多趋势。本篇重点介绍化脓性颌骨骨髓炎。

1.病因及发病机制

化脓性颌骨骨髓炎多发生于青壮年,病原菌主要为金黄色葡萄球菌及其他化脓菌,常见混合性细菌感染。感染途径主要为牙源性感染,约占化脓性颌骨骨髓炎的90%,多发生在下颌,常由急性根尖周炎、牙周炎、智齿冠周炎发展而来。外伤后继发骨髓炎或急性血源性感染所致者较少见。

2.护理评估

(1)健康史:评估患者是否有急性根尖周炎、牙周炎、智齿冠周炎等相关疾病。

(2)身体状况:化脓性颌骨骨髓炎一般均由急性转为慢性,最后形成死骨。炎症可以是小范围的,也可以扩大波及一侧下颌骨,甚至整个下颌骨均受累。炎症如从骨髓向四周发展,破坏颌骨,称为中央性颌骨骨髓炎;由骨膜下脓肿损害骨皮质,称为边缘性颌骨骨髓炎。如病情未得到及时控制,少数亦可发展至破坏整块颌骨。

①中央性颌骨骨髓炎:按临床发展过程分为急性期与慢性期。a.急性期:由于细菌的毒性、全身状态、炎症发展的严重程度与病变范围不同,临床表现也有明显差异。感染初期炎症局限于牙槽骨或颌骨体部的骨髓腔内,因炎症被致密骨板包围,不易向外扩散,故患者感病变区牙剧烈疼痛,并沿三叉神经分布区放射。牙松动,不能咀嚼。如果炎症未得到及时控制,则受累区牙龈丰满,面颊肿胀。如脓液穿破骨壁得到引流,炎症可逐渐减轻,否则,骨髓腔内的炎症发展扩散,可形成弥漫性骨髓炎。下颌中央性颌骨骨髓炎可沿下牙槽神经管扩散,波及下牙槽神经时下唇麻木,咀嚼肌受累则张口受限,重者伴发多间隙感染。b.慢性期:常为急性期的延续。急性期如未得到及时、合理、彻底的治疗,即进入慢性期。此时患者全身及局部症状缓解,口内或颌面部皮肤形成多数瘘孔并长期流脓,有时混杂有小块死骨。如有大块死骨形成,可发生病理性骨折,出现咬合错乱及面部畸形。若死骨不清除,病变可持续数月至数年,一旦瘘管阻塞,炎症又可急性发作。

②边缘性颌骨骨髓炎:多见于青年人,好发于下颌支,其感染来源与中央性一样,多为牙源性感染,其中又以下颌智齿冠周炎最为多见。边缘性颌骨骨髓炎也有急性和慢性之分,病变也可以是局限型或弥散型。急性期临床特点与颌周间隙感染相似。如未得到及时的治疗,病变继续发展而转入慢性期。慢性期出现骨膜溶解,骨皮质脱钙疏松并有小块死骨形成。腮腺嚼肌区炎性浸润出现硬块,轻微压痛,凹陷性水肿和张口受限,患者进食困难。全身症状较轻,可

有长期排脓的瘘孔，探诊骨面粗糙。瘘孔阻塞时，炎症可急性发作。炎症发展至骨髓腔时，感染可在骨髓腔内扩散，可并发中央性颌骨骨髓炎，且有大块死骨形成。

(3)辅助检查：中央性颌骨骨髓炎进入慢性期后，X线片可见病变区骨质疏松，骨密质破坏。2～3个月后，显示骨破坏局限，有死骨形成，与周围骨质分界清楚或伴病理性骨折；边缘性颌骨骨髓炎慢性期与周围骨无明显分界。下颌支后前位X线片可见骨皮质不光滑，或有小片死骨形成。

(4)心理-社会状况：急性颌骨骨髓炎一般都来势迅猛，病情严重。一旦患了此病，患者及家属均感紧张，手足无措，对疾病的预后十分担忧。慢性颌骨骨髓炎因病程迁延，时好时坏，患者对治疗缺乏信心。如果发生病理性颌骨骨折，出现咬合错乱和面部畸形，由此将导致患者自我形象紊乱，产生自卑心理，严重影响其正常生活及社会交往。

3.治疗要点

急性颌骨骨髓炎的治疗与颌面部间隙感染相同，全身支持并给予足量、有效的抗生素后，配合必要的外科手术，如及时切开引流、拔除病源牙。

慢性颌骨骨髓炎时应努力改善机体状况，保持引流通畅，及时拔除病源牙，彻底清除病灶、刮治或摘除死骨。

及时治疗冠周炎、尖周炎等牙源性感染，对预防发生颌骨骨髓炎有积极意义。如已形成骨髓炎，在急性期应予彻底治疗，以免转为慢性。

4.常见护理诊断/问题

(1)疼痛：与炎症被致密骨板包围，不易向外扩散有关。

(2)体温过高：与感染有关。

(3)焦虑：与病程长、经久不愈，担心预后不佳有关。

(4)营养失调：低于机体需要量，与感染造成机体消耗增加及摄入不足有关。

5.护理目标

(1)患者原有症状缓解或消失，不适感降低。

(2)患者焦虑情绪减轻，能积极配合治疗。

(3)患者体温恢复正常。

(4)患者摄入量能满足机体基本需要。

6.护理措施

(1)注意休息：为患者提供安静舒适的环境，保证患者有足够的休息及睡眠。

(2)治疗护理：根据临床反应、细菌培养及药物敏感试验结果，遵医嘱使用足量的抗生素，控制感染。进行引流的患者密切观察引流量及脓液性质。需进行手术治疗者，按照手术常规进行护理。

(3)饮食护理：进食营养丰富的流质或软食，对张口受限的患者应给予管饲进食，保证营养供给。高热失水者应给予静脉补液，维持水电解质平衡。

(4)口腔护理：对因病理性骨折或摘除死骨术后用钢丝或夹板固定颌骨的患者，做好口腔护理。可采用加压冲洗法，即用吊筒盛温生理盐水或1∶5000呋喃西林溶液，将冲洗头放入口内，边冲洗边用吸引器吸出冲洗液，以达到彻底清洁口腔的目的。

(5)物理疗法:急性炎症初期,用超短波治疗能缓解疼痛,消除肿胀。术后患者可配合理疗及热敷,可改善局部血运及张口度,加速创口愈合。

(6)心理护理:与患者及家属进行积极的交流与沟通,鼓励患者说出心理感受,了解家庭系统对患者心理的影响。对焦虑的患者进行疏导,介绍认识患同种疾病的恢复期患者,利用现身说法增强患者的信心,恢复自信,积极配合治疗。

(7)出院指导:结扎丝及夹板去除后,告诉患者逐渐练习张闭口运动,直至功能恢复。练习时要有耐心和毅力。勿吃坚硬食物,保证营养摄入,以利于身体恢复。

(五)面部疖痈

面部皮肤是人体毛囊及皮脂腺、汗腺最丰富的部位之一,又是人体长期暴露的部分,易致细菌感染。单个毛囊及附件的急性化脓性炎症者称疖,其病变局限于皮肤浅层组织。相邻多个毛囊及其附件同时发生急性化脓性炎症者称痈,其病变波及皮肤深层毛囊间组织时,可沿筋膜浅面扩散波及皮下脂肪层,造成较大范围的炎性浸润或组织坏死。

1.病因及发病机制

病原菌主要为金黄色葡萄球菌。正常的毛囊及附件常有细菌存在,但只有在局部因素影响或全身抵抗力下降时,细菌才大量繁殖引起感染。皮肤不洁或剃须等原因引起皮肤的损伤,均可成为局部诱因;全身衰竭,患消耗性疾病或糖尿病的患者,也易发生疖痈。

2.护理评估

(1)健康史:仔细询问病史,了解患者是否患消耗性疾病、全身衰竭或糖尿病;有无皮肤不洁或剃须等导致皮肤损伤的情况;了解诊治过程,询问患者有无搔抓、挤压、热敷等局部不当的处理措施。

(2)身体状况:疖初起为皮肤上出现红、肿、热、痛的小硬结,呈锥形隆起,有触痛。2～3天内硬结顶部出现黄白色脓头,周围为红色硬盘。患者自觉局部瘙痒,烧灼感及跳痛,以后脓头破溃,脓液排出后症状减轻,炎症逐渐消退,创口愈合。

痈多发生于成年人,以上唇痈多见。发病初期,局部即出现稍隆起的紫红色浸润区,质地坚硬,界限不清。感染可波及深层筋膜及肌组织,在皮肤及口唇黏膜中出现多数脓头,继而中央部坏死、溶解、塌陷,状似蜂窝。唇痈患者因唇部极度肿胀、疼痛、张口受限而致进食、语言困难。局部区域淋巴结肿大,全身中毒症状明显,如畏寒、高热、头痛、食欲减退等。痈较疖更易伴发颅内海绵窦静脉炎、败血症、脓毒血症及中毒性休克和水电解质紊乱,从而导致较高的死亡率。

(3)辅助检查:实验室检查可见白细胞计数及中性粒细胞比例升高。脓液培养可明确致病菌种类。

(4)心理-社会状况:当面疖痈发生于年轻患者时,常认为影响到自己的面容,妨碍其社会交往。个别患者为使其尽快消除,擅自采用不正确的处理方法,如挤压、烧灼等,这样往往会导致炎症扩散,甚至产生严重并发症。

3.治疗要点

(1)手术治疗:适用于疖与痈的脓肿形成期。根据脓肿的大小选择恰当的切开方式。较小的疖肿,可以在局部浸润麻醉下切开脓腔,放出脓液,内置纱条引流。对于较大、较深的痈,最好在静脉全麻下切开脓腔，根据脓肿大小给予“一”字、“十”字切开，注意探查并开放一切潜在的脓腔，清除坏死组织及脓液，内置红粉纱条，以化腐提脓引流。

(2)药物治疗：全身支持治疗，并合理、正确地使用抗生素，控制感染。

4.常见护理诊断/问题

(1)潜在并发症：如败血症或脓毒血症。

(2)体温过高：与感染导致全身中毒反应有关。

(3)知识缺乏：缺乏对疖痈的正确处理方法及面部解剖生理特点的相关知识。

5.护理目标

(1)患者症状消失，体温恢复正常，不发生并发症。

(2)患者能自述疖痈的正确处理方法，了解面部解剖特点与疾病的关系。

6.护理措施

面部疖痈的治疗采用局部和全身治疗相结合的方法。护理配合如下。

(1)疖初起时局部可用2%碘酊涂擦患处，每日一次，并保持局部清洁。痈的局部用3%高渗盐水或含抗生素的盐水纱布在患处持续湿敷，可促进早期痈的局限、软化和穿破。同时可局部外敷中药，如六合丹等。

(2)面部疖伴有蜂窝织炎和面痈患者给予全身抗菌药物治疗，最好进行药敏试验，以便选择正确的抗生素。治疗过程中，密切观察患者生命体征的变化及药物疗效。

(3)重症患者加强全身支持疗法，遵医嘱输液或小量输血，加强营养。如出现中毒性休克或并发症，及时采取相应的治疗及护理措施。

(4)提供舒适安静的休息环境，嘱患者卧床休息。唇痈患者应限制唇部活动，如说话及咀嚼等。进食采用管喂或鼻饲流质。保持局部清洁，防止食物污染患处。

(5)健康教育：详细向患者介绍颜面部的生理特点，让患者知道疖痈处理不当可导致的严重后果，充分认识“面无善疮”的道理。告诉患者当面部发生疖痈时，切忌搔抓、挤压、挑刺、热敷等，一定及时到医院请医生处理，防止感染扩散。

二、口腔颌面部损伤患者的护理

(一)概述

口腔、颌面部是人体暴露又突出的部位，容易受到损伤。和平时期多因交通事故伤、工伤、运动伤、暴力打击伤和生活中的意外伤害等物理损伤所致，战争时期则以火器伤为主。当口腔颌面部发生损伤时，可能伴发有其他部位甚至会危及生命的损伤。因此，在救治伤员时，需要对患者的全身情况做出快速、准确的判断，先抢救生命，再根据患者情况尽早完成专科治疗。

口腔颌面部以上、下颌骨为主要骨架，上接颅脑，下连颈部，是呼吸道和消化道起端，血运丰富。口腔颌面部骨骼及腔隙较多；口内有牙和舌；面部有表情肌和面神经；还有颞下颌关节和唾液腺。这些解剖生理特点，使颌面部具有表情、语言、咀嚼、吞咽和呼吸等功能。

1.口腔颌面部损伤的特点

(1)血运丰富在损伤时的利与弊：由于颌面部血运丰富，组织抗感染和再生修复能力强，创口易于愈合，是伤后康复中有利的一面。但也因血运丰富，伤后出血较多，容易形成血肿；组织水肿反应快且重，容易压迫呼吸道，引起呼吸困难甚至窒息造成了伤后不利的一面。

(2)牙在损伤中的利与弊：口腔颌面部损伤常伴有牙损伤。损伤发生后，牙列的移位和咬合关系错乱成为诊断颌骨骨折的重要体征之一；恢复正常的咬合关系是治疗颌骨骨折的重要指标；治疗牙及牙槽骨或颌骨骨折时，需要利用牙或牙列作为结扎固定的基牙，是进行颌间牵引固定的基础。但不利的是，发生火器伤时，由于击碎的牙飞溅进邻近组织内，造成"二次弹片伤"；附着于牙面上的结石和细菌被带入深部组织，易引发创口感染；颌骨骨折线上的龋坏牙导致骨断端感染，影响骨折愈合。

(3)容易并发颅脑损伤：上颌骨或面中 1/3 部位损伤容易并发颅脑损伤，包括脑震荡、脑挫伤、颅内血肿和颅底骨折等，其主要临床特征是伤后有昏迷史。

(4)有时伴颈部损伤：下颌骨损伤容易并发颈部损伤，要注意损伤发生时有无颈部血肿、颈椎损伤或高位截瘫。

(5)易发生窒息：口腔颌面部是呼吸道的起端，患者可因损伤导致的组织移位、肿胀、舌后坠、软腭部损伤或撕脱等引起阻塞性窒息，昏迷患者因吞咽反射消失导致血凝块和分泌物吸入呼吸道引起吸入性窒息。救治患者时，应首要保持呼吸道通畅，防止窒息。

(6)影响进食和口腔卫生：口腔是消化道的起端，损伤后或由于治疗需要会影响张口、咀嚼、语言或吞咽功能，妨碍正常进食和口腔自洁功能。需要选用适当的食物和进食方法，维持机体营养平衡，注意口腔卫生，预防创口感染。

(7)易伴发感染：口腔颌面部腔窦多，如口腔、鼻腔、鼻窦、眼眶及上颌窦等。这些腔窦内存在着大量细菌，如与创口相通，极易发生感染，应尽早关闭与这些腔窦相通的创口，减少感染机会。

(8)可伴有其他解剖结构的损伤：口腔颌面部有唾液腺、面神经及三叉神经分布，如腮腺受损，可并发涎瘘；如面神经受损，可并发面瘫；如三叉神经受损，其分布区域可出现麻木感。

(9)面部畸形：颌面部发生损伤后，常伴有不同程度的面部畸形，从而加重患者心理负担。治疗时应尽快恢复其外形和功能，减少畸形发生。

2.口腔颌面部损伤的分类

(1)口腔颌面部软组织损伤：根据伤情原因的不同可以分为擦伤、割伤、刺伤、挫裂伤、撕裂伤、咬伤及火器伤等，发生损伤后出血量相对较多、肿胀明显、裂口较大。

(2)牙损伤：可单独发生，也可伴发于颌面部及其他部位的损伤，分为牙挫伤、牙脱位和牙折三类。

(3)颌骨骨折：颌骨骨折有一般骨折的共性，如出血、肿胀、疼痛、骨折移位、感觉异常和功能障碍等。而咬合错乱是颌骨骨折最常见的体征，对颌骨骨折的诊断与治疗有重要意义。患者因咬合错乱而影响咀嚼、言语等功能，可能出现早接触、开𬌗及反𬌗等。因不同损伤部位的骨折段移位，患者会有张口受限、颧面部塌陷、颞颌关节活动受限、鼻通气障碍、视觉异常、呼吸道阻塞、甚至窒息等情况发生。

3.口腔颌面部损伤的急救护理

(1)呼吸道管理

①合理选择体位：采取侧卧位或平卧位，头偏向一侧，避免血凝块或分泌物堆积在口咽部。

②观察患者意识、瞳孔变化情况，观察四肢活动度，给予心电监护、吸氧等措施，监测生命体征。

③及时抽吸口内分泌物，保持呼吸道通畅。观察患者口腔颌面部软、硬组织损伤情况：软腭部黏膜是否发生部分撕脱游离悬吊于咽部，上颌骨骨折块是否向后下方移位压迫舌根，有无舌体、口底、颌下及颈部组织移位、局部肿胀与血肿，预防阻塞性窒息发生。

④如发现患者出现烦躁不安、出汗、口唇发绀、鼻翼扇动和呼吸困难等窒息前驱症状，严重者在呼吸时出现"三凹征"（锁骨上窝、胸骨上窝及肋间隙明显凹陷），应立即通知医生抢救。如抢救不及时，可发生脉搏减弱、加快、血压下降及瞳孔散大等危象，甚至死亡。

⑤防治窒息的关键在于早发现及时处理，在窒息之前做出正确判断，如已出现呼吸困难，应分秒必争进行抢救，急救处置措施如下。

a.解除呼吸道阻塞，迅速用手指抠出或吸引器吸出阻塞物。

b.解开患者衣领，并使患者头偏向一侧，采取头低侧卧位或俯卧位，防止分泌物阻塞气道。

c.将后坠舌牵出：可用舌钳或在舌尖后约 2 cm 处用大圆针和 7 号线穿过舌组织全层，将舌拉出口外。

d.插入通气导管使呼吸道通畅。

e.药物应用：必要时可静脉滴注尼可刹米、洛贝林，以兴奋呼吸中枢。

f.必要时行气管切开术。

g.窒息解除后，给予氧气吸入，血氧饱和度维持在 95%以上，继续观察患者口唇、皮肤颜色，评估四肢温暖度。

（2）伤口出血的急救护理

①监测生命体征，观察患者神志、皮肤色泽与温度、尿量等。患者意识淡漠、心率加快、脉搏细速、面色口唇发绀、四肢湿冷等情况，是休克早期的表现，一旦出现应尽快通知医生进行止血、抗休克等治疗。

②切割伤、撕脱伤的患者出血量大，应及时采用压迫止血、结扎止血或药物止血等方法止血。

③出血严重者立即建立静脉通道，维持有效血容量，防止休克的发生。

④观察敷料包扎松紧度及伤口出血情况：可用笔在浸湿的边缘勾画出渗出范围，并记录时间和渗出液的颜色、性质、量，以此判断伤口出血情况。

（3）合并颅脑损伤的急救护理

①患者应卧床休息，减少搬动。

②严密观察患者意识、瞳孔及生命体征变化。是否出现意识障碍、瞳孔变大、颅内高压症（剧烈头痛、喷射状呕吐、视盘水肿）等表现，一旦出现应立即通知医生处理。

③观察患者是否出现脑脊液漏。发生脑脊液漏的患者，可见有清亮的液体从耳或鼻流出，应采用头高位静卧，减少搬运，早期使用抗菌药物，禁止做鼻腔或外耳道填塞和冲洗，也不可用力屏气或擤鼻涕，以免引起颅内感染。

（4）转运途中的安全管理

①转运前检查患者敷料包扎、止血结扎、留置导管等是否固定稳妥，各种引流是否通畅。

②疑似颈椎损伤的患者，应多人同时搬运，一人稳定头部并加以牵引，其他人以身体纵轴为中心平直整体移动，合理使用颈托，没有颈托可用时可在颈部放置小枕，头部两侧加以固定，防止头部的摆动。

③昏迷伤员可采用俯卧位，额部垫高，使其口鼻悬空，有利于唾液外流和防止舌后坠。

④在运送过程中需将患者固定稳妥，避免发生跌倒、坠床等意外情况，期间严密观察患者生命体征、意识情况，保持呼吸道通畅，防止窒息和休克的发生。

(5)急救检伤分类

①发生灾难或突发公共事件时，根据一般评估情况结果，进行检伤分类，分为四个等级：轻伤、中度伤、重伤与死亡。

②统一使用不同的颜色加以标识，遵循以下救治顺序。

a.第一优先，重伤员，用红色标识。

b.其次优先，中度伤员，用黄色标识。

c.延期处理，轻伤员，用绿色或蓝色标识。

d.最后处理，死亡遗体，用黑色标识。

(二)口腔颌面部软组织损伤

1.护理评估

(1)健康史：了解既往有无全身性疾病、既往外伤手术史；评估过敏史：包括药物、食物、尘螨、金属等过敏原；评估患者饮食、排泄、休息与睡眠、吸烟、活动方式等生活习惯。

(2)身体状况

①评估患者意识、瞳孔情况，观察呼吸道是否通畅。了解患者受伤部位、原因、时间。

②评估软组织损伤类型、部位及伤口出血情况。口腔颌面部软组织损伤常分为以下几种类型。

a.擦伤：皮肤表层破损，由于皮肤感觉神经末梢暴露，痛感明显。

b.挫伤：皮下及深部组织遭受力的挤压损伤而无开放性创口。可见局部皮肤变色、肿胀和疼痛。

c.刺、割伤：皮肤和软组织有裂口，应早期行外科清创术。

d.撕裂或撕脱伤：此类损伤为较大的机械力作用于组织，当超过组织的耐受力时，将组织撕裂甚至撕脱。撕脱伤的伤情严重，出血多，疼痛剧烈，易发生休克。

e.咬伤：咬伤可造成面颊或唇部组织撕裂、撕脱或缺损，甚至骨面暴露，外形和功能损毁严重，创面污染重。

③了解患者是否合并有其他部位损伤及损伤情况，目前治疗、康复情况。

④了解患者最后一次进食时间，女性患者是否处于月经期，了解被动免疫情况。

(3)辅助检查：完善患者血常规、凝血功能等检查。

(4)心理-社会状况：了解患者对疼痛的耐受与认识状态，对愈后的期望值。

2.常见护理诊断/问题

(1)组织完整性受损：与软组织损伤有关。

(2)舒适度改变：与疼痛有关。

(3)焦虑/恐惧:与突发意外、缺乏疾病相关知识、担心愈后有关。

(4)自我形象紊乱:与外伤后面部畸形、容貌改变有关。

3.护理措施

(1)一般护理:对于急诊收治的患者,应尽快做好手术准备,密切观察患者的生命体征,迅速建立静脉通道,合理安置体位。对已发生感染的患者,伤口不宜缝合,常做创面湿敷及清洗。

(2)呼吸道管理:及时抽吸口内血凝块、分泌物,防止误吸、窒息。

(3)清创缝合的护理

①清创缝合术:总原则是在伤后6～8小时进行,但由于颌面部血运丰富、组织抗感染能力强,超过这个时间仍可以做清创处理和早期缝合。

a.冲洗创口:通过机械冲洗、擦洗或浸泡伤口清除停留在损伤组织表浅部位的细菌、污物和异物等。

b.清理创口:创口冲洗后,做皮肤消毒、铺巾,进行清创处理。

c.缝合:由于颌面部血运丰富,组织再生能力强,即使在受伤后24～48小时,也可在清创后进行严密缝合。超过48小时,只要创口没有明显化脓感染或组织坏死,充分清创后仍可以严密缝合。如可能发生感染,可放置引流物在创口内。如发生明显感染的创口不可作初期缝合,可采取局部湿敷,待感染控制后再处理。

②局部麻醉下行清创缝合术的护理配合。

a.环境准备:空气消毒完毕,治疗椅粘贴避污膜,诊室内光源充足。

b.用物准备:根据手术需要选择清创包,包括手术剪、针持、缝针、缝线等,准备消毒液、无菌生理盐水、无菌棉球、无菌纱布等。准备输液架、负压吸引装置、吸氧装置。根据患者情况准备心电监护仪,调节各项参数。

c.人员准备:医护人员做好个人防护,患者平躺于牙科椅位上。

d.术中配合:在手术过程中,护士应严格遵守和执行无菌技术操作,准确传递器械,及时吸出口内的唾液、血液等,充分暴露手术野。

e.观察病情:手术过程中认真观察患者的神志、意识、面色、呼吸变化,给予心电监护的患者应准确识别各项参数,重视患者的主诉,一旦出现头痛、头晕、胸闷、恶心等异常,及时汇报医生,配合处理。给予静脉补液的患者需观察输液部位情况,输液针固定是否稳妥,观察液体滴速、剩余液量,有无输液不良反应发生。

f.手术结束后的用物处置:根据医疗废物分类及处置要求进行。

g.完成治疗室消毒。

(4)伤口护理

①切割伤、撕脱伤的患者出血量大,应及时止血,可采用压迫止血、结扎止血或药物止血等方法。出血严重者立即建立静脉通道,维持有效血容量,防止休克的发生。

②观察伤口肿胀情况。

③观察敷料包扎松紧度及伤口渗出情况:可用笔在浸湿的边缘勾画出渗出范围,并记录时间和渗出液的颜色、性质、量。

④保持术后伤口区各种引流装置的通畅,观察引流液的颜色、性质、量,做好记录。

⑤撕脱伤或咬伤患者，根据受伤时间及严重程度，处理各不相同，如进行了游离组织移植的患者，需对皮瓣的存活进行严密的监测。

⑥观察感染伤口周围皮肤情况：为避免伤口渗出液、引流液刺激皮肤，可用凡士林、氧化锌软膏涂于伤口周围皮肤上。

⑦如伴有颌骨骨折，可在进行软组织清创缝合术的同时完成颌骨骨折手术，也可先进行软组织清创缝合术，然后再完成颌骨骨折手术。

⑧清创缝合术后7～10天，伤口愈合即可拆线。

⑨拆线后，根据患者年龄、皮肤状况及瘢痕部位、范围等情况，可选择瘢痕减张器、瘢痕软化凝胶及激光手术等方法，淡化色素沉着、软化瘢痕。

(5)舌损伤的护理：注意观察舌体与口底肿胀、舌体活动度情况，一旦出现口底突然抬高、舌后坠，阻塞呼吸道，应立即通知医生查看是否有出血，必要时行气管切开术，防止窒息。

(6)腮腺和腮腺导管损伤的护理：腮腺或其导管损伤后，可能发生涎瘘，术后绷带加压包扎该部位7天左右，绷带松紧度以能插入一指为宜。期间使用阿托品等药物抑制腺体分泌功能，患者会出现口干，应鼓励患者多饮水。还需观察患者的意识、心率、瞳孔情况，如出现烦躁不安、心悸、瞳孔扩大、呼吸深快甚至昏迷和呼吸麻痹等情况时，应停止使用，立即抢救。口服阿托品应于餐前半小时服用。

(7)疼痛护理：进行疼痛评分，根据不同的疼痛等级，分别采取心理安抚、保持住院环境舒适、播放音乐、深呼吸、放松按摩、使用止痛药物等措施，以缓解疼痛，增强舒适感。

(8)心理护理：患者颌面部的损伤多为意外事故所致，面对突如其来的打击和创伤引起的生理上的痛苦使患者和家属内心焦虑、恐惧，应向患者及家属解释治疗过程，告知其在伤口愈合后，面部瘢痕可通过激光等美容方法变淡或祛除，树立治疗的信心。

4.健康教育

(1)引导患者接受容貌的改变。

(2)告知腮腺及其导管损伤患者，饮食需清淡易消化，避免辛辣、刺激性食物。

(3)向口服阿托品的患者进行用药指导。

(三)颌骨骨折

1.上颌骨骨折

(1)护理评估

①健康史：了解既往有无全身性疾病、既往外伤手术史；评估患者心、肺、脑功能。

②身体状况

a.颅脑损伤情况的评估：评估患者意识、精神状态，监测生命体征。上颌骨骨折容易造成颅脑损伤，观察患者是否出现意识障碍、瞳孔变大、颅内高压等表现。

b.了解患者受伤原因、时间，是否合并有其他部位损伤，受伤后治疗经过及被动免疫情况。目前全身情况，用药情况。

c.呼吸道评估：上颌骨骨折一般常出现骨折块向后下方移位，堵塞呼吸道，易引起窒息。

d.评估患者咬合关系：咬合错乱是颌骨骨折最常见的体征，对颌骨骨折的诊断与治疗有重要意义。骨折段的轻度移位，也可出现咬合错乱而影响咀嚼、言语等功能。可能有早接触、开殆及反殆等。

e.评估患者张口情况：多数颧骨颧弓骨折、全面部骨折会出现张口受限。

f.评估眶及眶周情况：是否伴有眶周瘀斑、上下睑及球结膜下出血、复视等，应注意观察瞳孔及视觉变化情况；是否出现眶下区麻木；是否出现颧面部塌陷。

g.观察是否有鼻通气障碍，是否出现脑脊液漏、鼻出血、耳出血等情况。评估对脑脊液漏的处理是否得当。

h.评估患者颞颌关节活动情况，是否伴有侧殆运动和前伸运动功能障碍。

i.完成患者自理能力、疼痛等评估。

j.营养评估：咬合关系错乱及疼痛会影响患者正常的咀嚼功能，导致患者饮食结构及进食方式发生变化，可能出现营养摄入不足。

k.口腔卫生状况评估：患者正常的咀嚼功能障碍 进食减少，口腔自洁功能下降，而患者口腔黏膜撕裂、口鼻部贯通伤等情况使口腔卫生状况更差。

③辅助检查

a.实验室检查：完善术前血液、尿液常规检查；有开放性创口的患者，进行微生物实验室检查。

b.放射检查：完善 X 线平片、CT 检查。X 线平片检查即可了解骨折部位、数目、方向、类型、骨折移位和牙与骨折线的关系等情况，对骨折的诊断一般不难做出，而三维 CT 重建，对骨折的细节可清晰显示。

c.上颌骨骨折分类：上颌骨与鼻骨、颧骨和其他颅面骨相连，骨折线易发生在骨缝和薄弱的骨壁处，临床上最常用的上颌骨骨折分类是 LeFort 分型。

LeFortⅠ型骨折：又称上颌骨低位骨折或水平骨折。骨折线从梨状孔水平、牙槽突上方向两侧水平延伸至上颌翼突缝。

LeFortⅡ型骨折：又称上颌骨中位骨折或锥形骨折。骨折线自鼻额缝向两侧横过鼻梁、眶内侧壁、眶底、颧上颌缝，再沿上颌骨侧壁至翼突。有时可波及筛窦达颅前窝，出现脑脊液鼻漏。

LeFortⅢ型骨折：又称上颌骨高位骨折或颅面分离骨折。骨折线自鼻额缝向两侧横过鼻梁、眶部，经颧额缝向后达翼突，形成颅面分离，使面中部凹陷和拉长。此骨折多伴有颅底骨折或颅脑损伤，出现耳出血、鼻出血或脑脊液漏。

④心理-社会状况：了解患者对疼痛的耐受与认识状态，对疾病治疗的认识，对愈后的期望值。

(2)常见护理诊断/问题

①潜在并发症：窒息，与上颌骨骨折段向后下方移位阻塞咽喉部、误吸有关。出血，与组织损伤有关。感染，与外伤、骨折有关。

②疼痛：与外伤、骨折有关。

③有坠床、跌倒的危险：与视神经损伤有关。

④营养失调：低于机体需要量，与疼痛、食欲下降、进食困难有关。

⑤焦虑/恐惧：与突发创伤、缺乏疾病相关知识、担心愈后等有关。

（3）护理措施

①术前护理

a.术前常规护理：监测生命体征，观察患者意识、瞳孔变化情况；完善术前检查，向患者介绍检查的时间、目的与步骤，及时查看检查结果；根据实验室检查结果合理选用抗生素；术前皮肤准备，修剪指甲。

b.颅脑损伤患者的护理：静卧休息，减少搬动。存在脑脊液漏的患者给予头高位，禁止外耳道或鼻腔填塞与冲洗，也不可用力屏气或擤鼻涕，以免引起颅内感染。对烦躁不安的患者，可使用镇静剂，但禁用吗啡，以免抑制呼吸。颅内压增高时给予脱水治疗，监测血电解质变化，防止电解质紊乱。如病情恶化，出现颅内高压等表现，及时请神经外科会诊。

c.饮食护理

饮食种类：食物应富含营养。为了便于进食，以减少或避免咀嚼，可选用稀软或流质食品，如软食中可选用软饭、馒头等；半流质饮食中可选用豆腐、肉松、粥、面条、水果羹等；流质饮食中可选用牛奶、豆浆、鱼汤、肉汤、蔬菜汤、果汁等。每日保证饮水量在 2000 mL 以上。

进食方法：根据患者损伤的部位和伤情不同，采用不同进食方法。

上颌骨骨折口内无伤口者，张口度轻度受限的患者一般可进软食。口内伤口不大，张口轻、中度受限但咬合关系紊乱的患者，可将硅胶胃管前端多面开口部分弃去后从中剪为两段，将其中一段与抽吸有食物的空针相连，将管的前端放入患者磨牙后间隙，再缓慢将食物推入，通过此方法进食，可使患者避免遭受胃管安置的痛苦，减少咀嚼。每次管喂饮食 200～400 mL，每日 5～7 次。每餐后再注入 20～40 mL 温开水含漱。口内伤口较大、张口严重受限的患者，给予鼻饲胃管流质饮食。每日进食 5～7 次，每次进食不超过 200 mL。使用鼻饲管喂饮食时，应将胃管固定稳妥，避免滑脱，患者鼻部胶布粘贴脱落时及时更换。每餐进食前检查胃管插入深度。怀疑有消化道出血的患者，应严格禁饮食，选择全肠外营养。应与其他静脉输液通路分开，为降低营养液对静脉血管的刺激，输液滴速调整为 60 滴/分，观察有无静脉炎发生，每 24 小时更换输液管道。监测患者血常规、电解质情况，维持水电解质平衡。消化道出血情况好转后，可逐渐过渡到流质饮食、半流质饮食，但需观察进食后患者是否出现腹胀、腹痛等情况，观察呕吐及大便情况。

d.口腔护理：根据患者意识、自理能力状态、口腔内损伤情况、进食方式等综合评估，给予口腔护理或者口腔冲洗。昏迷、精神异常不能主动配合的患者使用无菌生理盐水加少量聚维酮溶液给予口腔护理，每日 2～3 次。患者一般情况良好，如口内无伤口的患者，使用软毛刷轻轻刷牙，每日 2 次。患者一般情况良好，口内有伤口、骨折块移位小的患者，使用聚维酮碘溶液 10 mL 兑等量温开水含漱，每日 3 次。患者一般情况良好，口内有伤口、骨折块移位明显的患者，使用无菌生理盐水 250 mL 加聚维酮碘溶液 50 mL 给予口腔冲洗，每日 2～3 次。口腔内血痂较多难以清除，在无菌生理盐水中可加入少量 3%过氧化氢溶液给予口腔护理，不仅可以起到防腐、除臭的作用，还可抑制厌氧菌的繁殖。

e.眶周瘀斑、上下睑及球结膜下出血、复视的护理：观察患者瞳孔、视力变化。使用滴眼液的患者遵照药品说明书坚持用药，并观察用药后反应。加强对患者坠床、跌倒风险因素的评估，对高风险患者加强环境安全宣教，落实床挡保护、病床轮椅制动、警示标识等护理，对烦躁不安、有精神症状、不能主动配合治疗的患者，与家属沟通后给予保护性约束。

f.心理护理：安抚患者情绪，向患者介绍疾病与手术治疗相关知识。

②术后护理

a.术后一般护理：观察患者意识和生命体征变化；保持呼吸道通畅，及时抽吸口腔内分泌物，观察分泌物的颜色、性质、量；全麻苏醒后可给予半卧位，避免压迫伤口，以利于伤口引流；加强伤口护理，换药时严格无菌操作；合理进行补液抗感染治疗。

b.行牵引复位患者的护理：牵引复位分为口内颌间牵引及口外颅颌牵引两种，临床常见手术行坚强内固定后给予口内颌间牵引复位的患者，应注意观察。

口内的夹板、结扎丝、牵引钉有无脱落、断开、移位以及是否损伤牙龈或唇、颊黏膜等。

检查咬合关系是否正常，一旦发现异常应立即通知医生进行调整。

牵引的前 2 天，疼痛剧烈，可给予药物镇静、止痛，目前可采用麻醉镇痛泵持续止痛，但使用过程中应注意观察患者的呼吸情况。

颌间牵引复位的患者拆除时间：下颌骨固定 4～6 周后，上颌骨固定 3～4 周后。

c.饮食护理

口内无伤口且不需行颌间牵引的患者，可选用半流质或稀软食物，如蛋羹、稀饭、肉糜等。口内合并有软组织损伤，且伤口大的患者，给予鼻饲流质饮食。口内伤口小，且行颌间牵引的颌骨骨折患者，可给予鼻饲管喂流质饮食或口饲管喂流质、半流质饮食。

选用鼻饲管喂饮食，但由于进食的方法单一，只能给予流质饮食，应避免选择太过油腻的炖品，搭配营养丰富的饮食，少食多餐才能保证营养摄入充足。患者应多饮水，将新鲜蔬菜、水果制作成羹状或流质食用，以补充膳食纤维。

d.口腔护理：根据患者口腔内牵引情况，给予不同的口腔护理措施。

术后无颌间牵引的患者，每日进行口腔护理 2 次。

行颌间牵引的患者，由于上下颌固定在一起，张口受限，使得食物残渣残留于口腔中不易清除，口腔清洁程度差，在常规口腔护理操作后辅以口腔冲洗。冲洗液可选择在生理盐水 250 mL中加入 50 mL 聚维酮碘溶液，也可选择加入 20 mL 康复新液。口腔内特殊感染的患者根据酸碱度检测结果选择相应的漱口液。

e.心理护理：向患者及家属解释治疗过程，树立治疗的信心。

(4)健康教育

①告知患者上颌骨骨折术后行颌间牵引复位时间为 2～3 周，行牙弓夹板固定治疗时间为 3～4 周。告知患者颌间牵引拆除后即可开始进行张口训练，需坚持训练至开口度达到 3.7 cm 左右为宜。

②患者出院如仍需行颌间牵引，告知其应继续采用代金氏管喂流质饮食或鼻饲胃管进食，选用富含营养的流质饮食，如牛奶、肉汤等。嘱其每餐进食后用温开水漱口，保持口腔清洁。使用鼻饲管喂饮食的患者，告知患者在咳嗽或打喷嚏时，应用手指在鼻孔处固定住胃管，以免滑脱。

③患者出院如仍需行颌间牵引，告知患者注意观察口内的夹板、结扎丝、牵引钉有无脱落、断开、移位，一旦牵引无效应立即复诊。

④告知患者出院后 3 个月至半年内进软食，避免大力咀嚼食物。

⑤告知患者注意保护手术部位，避免再次发生撞击。

⑥告知患者目前骨折的手术治疗方法是在复位后选用钛板、钛钉进行坚强内固定，植入物在体内存留时间至少半年，应注意观察植入物是否出现松动、脱落、暴露、伤口流脓、疼痛等情况。如有以上情况发生，应及时复诊。

2.下颌骨骨折

(1)护理评估

①健康史：了解既往有无全身性疾病、家族遗传病、既往外伤手术史；评估患者心、肺、脑功能。

②身体状况

a.一般情况评估：评估患者意识、精神状态，监测生命体征。

b.了解患者受伤原因、时间，是否合并有其他部位损伤，受伤后治疗经过及被动免疫情况。目前全身情况，用药情况。

c.骨折情况评估：观察患者牙列、牙齿脱落、松动情况。下颌骨发生骨折的部位在结构和力学上属于薄弱区域，成为骨折好发部位。骨折后常因不同部位骨折、不同方向的肌肉牵拉而出现不同情况的骨折段移位。

下颌骨正中联合部两侧双发骨折时，正中骨折段可向后下方退缩，使舌后坠。

粉碎性骨折或有骨质缺损时，两侧骨折段向中线移位，使下颌牙弓变窄，舌后坠。

如双侧颏孔区骨折时，两侧后骨折段向上前方移位，前骨折段向下后方移位，可致颏后缩及舌后坠。严重时可能引起呼吸困难，甚至窒息。

d.评估患者咬合关系：咬合错乱是颌骨骨折最常见的体征，对颌骨骨折的诊断与治疗有重要意义。骨折段的轻度移位，也可出现咬合错乱而影响咀嚼、言语等功能。可能有早接触、开𬌗及反𬌗等。

e.评估患者张口情况：多数下颌骨骨折会出现张口受限。

张口度的评估：由于疼痛和升颌肌群痉挛，多数患者存在张口受限症状。张口度检查以张口时上、下中切牙的切缘间距离为标准，正常张口度大小相当于自身的示指、中指、无名指合拢时 3 指末节的宽度。张口受限分为 4 度。

轻度受限：可置入两横指，2～2.5 cm。

中度受限：可置入一横指，1～2 cm。

重度受限：可置入不足一横指，1 cm 以内。

完全受限：完全不能张口，牙关紧闭。

f.评估患者面型，是否出现不对称、口角歪斜等。

g.评估患者颞颌关节活动情况，是否伴有侧𬌗运动和前伸运动功能障碍。

h.评估患者口底、颌下区肿胀情况。

i.完成患者自理能力、疼痛等评估。

j.营养评估：咬合关系错乱及疼痛影响患者正常的咀嚼功能，导致患者饮食结构及进食方式发生变化，可能出现营养摄入不足。

k.口腔卫生状况评估：咬合错乱导致患者正常的咀嚼功能障碍，进食减少，口腔自洁功能下降，卫生状况差。

③辅助检查

a.实验室检查：完善术前血液、尿液常规检查；有开放性创口的患者，进行微生物实验室检查。

b.放射检查：完善 X 线平片、CT 检查。X 线平片检查即可了解骨折部位、数目、方向、类型、骨折移位和牙与骨折线的关系等情况，对骨折的诊断一般不难做出，而三维 CT 重建，对骨折的细节可清晰显示。

④心理-社会状况：了解患者对疾病治疗的认识，对自我形象紊乱的接受度，对愈后的期望值。

(2)常见护理诊断/问题

①有窒息的危险：与骨折块移位、张口受限、口内分泌物较多有关。

②有感染的危险：与骨折有关。

③舒适度改变：与疼痛有关。

④营养失调：低于机体需要量，与创口、饮食方式改变、饮食种类改变有关。

⑤焦虑/恐惧：与疼痛、缺乏疾病相关知识、担心预后有关。

(3)护理措施

①术前护理

a.一般护理措施：观察患者神志情况，监测生命体征，完善各项术前常规准备，合理补液抗感染治疗。

b.呼吸道管理：床旁准备负压吸引装置，及时拍吸患者口内分泌物，观察呼吸、口底、舌体肿胀情况。下颌骨骨折患者因容易发生口底、舌体肿胀，下颌牙列变窄，张口受限，发生呼吸困难甚至窒息的可能性增高。一旦发生窒息，应立即进行气管切开。

②术后护理

a.做好气管切开护理

气道管理：及时抽吸气道内分泌物，观察颜色、性质和量。每次吸痰时间不超过 15 秒，口腔吸痰管和气管吸痰管应严格分开，每次必须更换吸痰管，不可交替或重复使用。一切操作均须在无菌条件下进行，防止感染。

妥善固定气管套管：气管套管上的系带松紧度以能插入一横指为宜，应根据局部肿胀情况随时调整。观察局部是否有出血、皮下气肿等情况发生。变换体位时注意套管位置，嘱患者颈部勿左右扭转，以免套管滑脱。

保持气管切开局部的清洁干燥：在气管导管的外套管下垫纱布垫，每 8 小时局部换药一次，如纱布垫污染应及时更换。

保持适当室温(18～20 ℃)及湿度(60%～70%)，气管导管口用无菌生理盐水纱布覆盖，或连接人工鼻，一方面可防止异物掉落入气管内，另一方面可增加吸入空气的湿度。

湿化气道：可采用气管内给药、超声雾化、氧气雾化等方法湿化气道，以减轻呼吸道炎症和水肿，起到稀释和祛除痰液的作用。湿化气道后，应嘱患者做深呼吸和咳嗽，协助排痰，及时吸痰。

使用金属套管的患者为了防止痰液形成干痂发生阻塞，一般每 4～6 小时清洗消毒内套管 1 次（分泌物不多时可每日消毒 2 次，分泌物多时随时消毒防止痰痂形成）。消毒方法：目前主要采用高压蒸汽灭菌法，可备多个同型号内套管消毒灭菌后交替使用。

拔管：待患者呼吸道梗阻完全解除后，可考虑拔管。拔管前需先试堵管，先半堵管，再全堵管，全堵管后需观察 24 小时，若患者呼吸平稳，无缺氧症状，睡眠安稳，痰液能从口内吐出，即可拔管。如堵管后有呼吸道梗阻现象，应立即去除堵塞物，畅通气道以后再堵管，或更换小一号套管过几日后再重新堵塞。拔管后颈部创口不必缝合（缝合后反使肉芽向内生长入气管），可用大块油纱布或消毒纱布遮盖。一般一周左右创口可完全愈合。拔管当日严密观察患者呼吸情况，如患者出现烦躁，呼吸异常，口唇青紫，痰液不易咳出，出现“三凹”症状，必须重新考虑气管切开，安放气管套管。

b.加强患者伤口护理、营养支持、口腔护理、颌间牵引护理等。

（4）健康教育

①告知患者下颌骨骨折术后行颌间牵引复位时间为 3～4 周，行牙弓夹板固定治疗时间为 4～6 周。

②告知患者术后 3 个月至半年内需进食软食，并保持口腔清洁。

③告知患者拆除颌间牵引钉后，及时进行张口训练，恢复张口度至 3.7 cm 左右为宜。

④告知有牙损伤的患者，在张口度恢复后应尽快到口腔门诊进行专科治疗。

⑤面部不对称及畸形的整复：因口腔颌面部创伤后组织的缺损、瘢痕局部膨隆、面神经损伤致患者容貌损毁、表情异常，可根据损伤部位、范围及程度等，选择组织瓣修复、面部自体颗粒脂肪移植、面部透明质酸充填、注射肉毒素及激光溶脂术等方法，恢复容貌。

⑥告知患者若植入材料出现松动、移位、感染等情况发生，应及时复诊。

三、口腔颌面部肿瘤患者的护理

肿瘤是一类严重威胁人类健康的常见病、多发病。在全身肿瘤中，良性肿瘤与恶性肿瘤的比例约为 1∶1。口腔颌面部的肿瘤由于包括囊肿、瘤样病变在内，一般良性肿瘤比恶性肿瘤多。对口腔颌面部肿瘤的治疗，良性肿瘤以手术切除为主，恶性肿瘤根据肿瘤的组织来源、细胞分化程度、生长部位、生长速度、临床分期以及患者的健康状况和精神状态等，选择适当的治疗方法。常用的治疗方法有手术、放射治疗、化学药物和中药为主的综合治疗。此外，还有免疫治疗、冷冻治疗、激光治疗等。对肿瘤治疗的护理，护理人员不仅在专业技术上要提供优质护理，而且对患者要有高度的同情心和责任心，随时观察患者在治疗过程中的病情变化和心理状态，还要根据患者特殊问题提供个性化的护理服务，只有充分调动患者全身的抗病能力，提高战胜疾病的信心和勇气，才能收到良好的治疗效果。

（一）腮腺多形性腺瘤

多形性腺瘤又名混合瘤，是唾液腺中最常见肿瘤。其中腮腺发病率最高。发病年龄以 30～50 岁为多见，女性多于男性。多形性腺瘤由肿瘤性上皮组织和黏液样或软骨样间质所组成。虽然属于良性肿瘤，但处理不当很容易复发。

1.病因

目前病因不明确，可能由多种内在及外在因素相互作用，导致细胞基因突变的结果。

2.护理评估

(1)健康史：了解患者既往有无口腔疾病，该病患病时间，有无触痛及就诊治疗情况。

(2)身体状况：肿瘤表现为耳下区的韧实肿块，表面呈结节状，边界清楚，中等硬度，与周围组织不粘连，有移动性，无压痛。较大者向表面皮肤或黏膜隆起，高起处常较软，可有囊性变，低凹处较硬，多为实质性组织；多次复发者可形成固定的肿块。如果出现肿瘤突然生长加快，并伴有疼痛、面神经麻痹等症状时应考虑恶变。

(3)辅助检查：常采用 CT 扫描或 B 超检查协助诊断。

(4)心理-社会评估：了解患者对该疾病的认知程度，手术可能导致的面部瘢痕或面神经损伤有无心理准备；有无焦虑、恐惧心理。

3.护理诊断

(1)焦虑：与担心术后易复发有关。

(2)自我形象紊乱：与面神经麻痹影响容颜、说话、进食有关。

(3)潜在并发症：术中耳颞神经、面神经损伤致耳颞神经综合征。

(4)知识缺乏：缺乏疾病治疗的相关知识。

4.护理目标

(1)了解疾病相关知识，顺利配合手术。

(2)正确认识面部瘢痕，无焦虑心理。

5.治疗及护理措施

多形性腺瘤的治疗以手术彻底切除为原则。

(1)术前护理

①心理护理针对患者对疾病和手术的焦虑、恐惧心理，耐心做好患者的心理护理，鼓励患者树立战胜疾病的信心和勇气，并介绍同种病例术后恢复期的患者与其交谈，使其减轻恐惧感，以最佳的心理状态接受治疗。对术后可能出现的并发症可先告知患者，使其有充分的心理准备。

②术前常规护理监测体温、脉搏、呼吸、血压等，做好口腔护理及药物敏感试验。

③术前 1 日做好局部皮肤准备及输血准备。

(2)术后护理

①按口腔颌面外科术后常规进行护理。

②注意伤口渗血情况及呼吸情况，如有渗血，加压包扎，但防止加压过紧。需观察包扎有无松动、脱落，以防止积液或发生涎瘘。术后 48 小时后可去除负压引流或伤口引流条。

③进食营养丰富、易消化的流质或半流质饮食；注意口腔卫生，预防感染。

④遵医嘱使用抗生素、止血药物。饭前 30 分钟肌内注射阿托品 0.5 mg，以抑制腺体分泌。

⑤观察术后并发症，如有面神经麻痹，出现口角歪斜，及时报告医师进行局部物理治疗或药物治疗。

（二）舌癌

舌癌是常见的口腔癌，多为鳞癌，男性多于女性，但近年来有女性增多及发病年龄更年轻化的趋势。

1.病因

病因不明，多数认为其发生与环境因素有关，如热、慢性损伤，紫外线，X 线及其他放射性物质都可成为致癌因素。另外，牙齿残根、锐利的牙尖、不良修复体长期刺激局部引发癌变。神经精神因素、内分泌因素、机体的免疫状态以及遗传因素等都被发现与舌癌的发生有关。

2.护理评估

（1）健康史：详细了解患者的既往史、患病经过、生活环境、饮食习惯，有无吸烟不良嗜好，有无口腔疾病，有无家族遗传史。

（2）身体状况：舌癌多发于舌缘，其次为舌尖、舌背及舌根等处，常为溃疡型或浸润型。一般恶性程度高，生长快，浸润性较强，常波及舌肌而致舌运动受限。有时语言、进食及吞咽均发生困难。晚期舌癌可蔓延至口底及下颌骨，使全舌固定不能运动；向后发展可侵犯腭舌及扁桃体，如继发感染或舌根部癌肿常发生剧烈疼痛，疼痛可放射至耳颞部及整个同侧的头面部。因舌体具有丰富的淋巴管和血液循环，加以舌的机械运动频繁，故舌癌早期便有淋巴结转移，远处可转移到肺部。

（3）辅助检查：X 线检查主要用以了解有无颌骨浸润及其侵犯范围；CT 和 MRI 主要用于判断牙龈癌病损的部位、范围、破坏性质，病变累及范围、大小及性质；肿瘤标志物检查可以协助对肿瘤的诊断；活组织检查可明确诊断。

（4）心理-社会评估：患者因疼痛、发音及咀嚼进食困难、面容改变导致生活质量下降，存在焦虑、恐惧及烦躁心理。评估家庭支持情况和长期治疗所承担的经济能力。

3.护理诊断

（1）焦虑：与罹患癌症和缺乏治疗与预后相关知识有关。

（2）有窒息的危险：与术后易发生舌后坠、分泌物误吸引起呼吸道阻塞有关。

（3）潜在并发症：伤口出血、移植皮瓣坏死。

（4）有感染的危险：与术后局部创口血性分泌物不易清除有关。

（5）交流障碍：与舌切除有关。

（6）营养失调：与手术创伤致张口受限、咀嚼、吞咽困难有关。

4.护理目标

（1）了解舌癌治疗相关知识，焦虑减轻或消失。

（2）手术前后呼吸道通畅，无呼吸困难无窒息发生。

（3）口腔清洁无异味，创口无出血及感染发生，愈合良好。

（4）能结合文字书写肢体语言，改善交流状况。

（5）进食基本能满足机体需要。

5.治疗及护理措施

舌癌以综合治疗为主，常根据病情采取原发癌与颈淋巴联合根治术；对波及口底及下颌骨者可施行颈淋巴结联合清扫术；如有对侧转移应行双侧颈淋巴结清扫术；如超过 1/2 以上的舌切除，应行一期舌再造术。

(1)术前护理

①做好心理护理，介绍疾病相关知识，减轻患者对手术的焦虑和恐惧，鼓励患者增强信心，以最佳状态接受手术。

②做好口腔颌面部外科术前常规护理。如患者病灶过大，需做邻近组织瓣转移或游离组织瓣整复者，仔细检查供皮区皮肤无破损、无感染灶，保护供皮区皮肤完整性，禁止在供皮区做任何穿刺。用肥皂及热水清洁供皮区，然后用75%乙醇消毒后包扎备用。

③完善辅助检查，需要做一侧下颌骨切除者，术前应为患者做好健侧的斜面导板，并试戴合适，以便于手术后立即配戴，防止下颌偏位。

(2)术后护理

①按口腔颌面部外科术后常规护理。

②体位与活动：术后头部制动5天，两侧用盐袋固定头部，头部保持正中位，制动3～7天。术后平卧3天，第4天可头下垫枕。制动结束后患者应避免侧卧。

③保持呼吸道通畅：及时清除呼吸道分泌物，防止误吸。防止舌后坠，可用丝线固定舌体并将丝线固定于口周。人工气道稳妥固定，防止脱出，视病情拔除。

④病情观察

a.皮瓣观察手术当日每30分钟观察并记录1次，术后第1～3天每小时观察、记录1次，术后第4～5天每2小时观察、记录1次，第6天停止观察。

颜色：一般术后1～2天内皮瓣颜色较苍白 以后逐步恢复正常。如发现皮瓣颜色发紫、变暗，最后为紫黑色，为静脉回流障碍所致或血栓形成，应立即通知医师即行探查，解除静脉回流障碍的原因；如皮瓣表面起水疱或为灰白色，为动脉回流受阻，多为血栓形成或血管痉挛，此时可考虑升高室温，增加抗凝血药物与解痉药物，若仍无效，应行探查手术。

温度：皮瓣移植体温度一般低于正常组织1℃左右，尤其在冬季，可使用烤灯照射。若低于3～6℃提示有血液循环障碍及时报告医师。

皮纹：皮瓣表面有正常的皮纹皱褶，若发生血管危象，则皮纹消失，移植体肿胀报告医师及时处理。

质地：皮瓣移植后仅有轻度的肿胀，若皮瓣明显肿胀，质地变硬，可能出现血管危象，应及时予以抢救。

皮瓣毛细血管充盈反应：用棉签轻压皮瓣，皮瓣颜色在5秒内恢复正常则为良好。

b.供皮区的观察

应用额部皮瓣时，供区为游离皮瓣，注意包扎是否适宜，有无渗血。

取前臂皮瓣时，患肢手臂适度抬高15°～30°，观察患肢皮肤温度、色泽、感觉、运动及肿胀情况。

取肋骨皮瓣移植的患者，观察有无呼吸困难及气胸。

取髂骨肌皮瓣移植者，应用沙袋或弹性绷带加压包扎，以起到压迫止血作用。

取腓骨肌皮瓣移植者，抬高下肢15°～30°，保持足中立位，观察足趾颜色、温度、活动情况。

c.负压引流的护理

保持负压引流通畅：防止引流管受压、折叠、凝血块阻塞。保持最佳的引流姿势，头高足低位。做好引流管二次固定，防止脱落。

观察引流物的颜色：正常情况下，引流物的颜色由暗红、深红、淡红至血浆样颜色，若引流液量多、混浊，为乳白色，应考虑乳糜瘘，为术中损伤胸导管所致，应及时告知医师拔除引流管，配合进行局部行加压包扎，并遵医嘱予以禁食水或低脂饮食。严重时还要重新打开术区，缝合胸导管。

观察记录引流液的量：密切观察引流量并记录。一般术后 12 小时内引流量不超过 250 mL。若 12 小时引流量超过 250 mL 或短时间内引流过快，引流量过多，颜色呈鲜红色，应考虑有无颈内静脉或小血管出血；若无引流物流出或引流物甚少而面颈部肿胀，可能为引流管阻塞、折叠或放置于伤口部分的引流管位置不佳影响引流所致，应及时通知医师处理。

维持适当的负压：负压吸引的压力应维持在 100～120 mmHg。负压吸力过大，会导致回流静脉被压迫闭锁；反之，负压吸力过小，会使创腔内积液引流不畅，两者均影响伤口的愈合。

引流器内的引流量达 2/3 满时需倾倒。

适时拔除引流管：依据伤口情况，一般在术后 4～7 天、引流管 24 小时引流量少于 20～30 mL 时，即可拔除引流管，并行适当伤口加压包扎。拔除引流管后，护士需继续观察伤口肿胀情况。

⑤饮食护理：术后一般经鼻胃管行肠内营养，给予高蛋白、高热量、高维生素的流质饮食，如混合奶、要素饮食进行滴管喂食。滴入要素饮食时速度不宜过快，同时静脉补液，以维持和增强机体抗病力。注意饮食的温度，忌过热。在拔除鼻胃管之前严禁经口进食，拔管后在护理人员的指导下经口进食。

⑥口腔护理：术后因张口有限、咀嚼困难，同时伴有伤口出血，以致漱口不便，必须定时进行口腔护理。可先用 1%～3% 过氧化氢溶液清除口内分泌物及血痂，然后再用生理盐水冲净。也可根据病情嘱患者用氯己定(洗必泰)或复方硼砂液含漱，每日 3～4 次，以清洁口腔，减轻口臭，防止口腔感染。

⑦心理护理：给患者以鼓励、安慰；对疼痛者进行评估，根据评分进行相应的护理，以减轻疼痛所致焦虑；选择合适的沟通方式，及时了解患者需求并给予帮助和解决。

⑧配合患者做好后续放射治疗、化学治疗等综合治疗。

第四节　口腔修复、正畸科常见患者的护理

一、牙列缺损义齿修复患者的护理

牙列缺损是指在上、下颌牙列的不同部位有不同数目的牙齿缺损，牙列内同时有不同数目的天然牙存在。牙列缺损是口腔修复临床常见的缺损，如未及时修复，可造成缺隙的邻牙倾斜

移位，影响口腔功能，或引起龋病、牙周病、颞颌关节功能紊乱等疾患。为了恢复牙列缺损造成的功能障碍和对口颌系统健康的损害，通常采用人工替代材料修复的方法来恢复缺失牙的解剖形态和生理功能。常用的修复方式包括固定义齿、可摘局部义齿、种植义齿等，每种方式有其特定的适用范围和优缺点。

（一）病因及发病机制

1.龋病

若龋病未得到及时治疗，可导致牙齿硬组织不断破坏，造成牙冠部分或全部破坏，形成残冠或残根。如感染继续扩散，可引起根尖周组织病变，出现根尖脓肿、患牙松动，一部分牙齿因无法治疗而被拔除，造成牙列缺损。

2.牙周病

因牙周组织逐渐破坏形成牙周袋，牙槽骨吸收等造成牙齿松动、脱落或被拔除，导致牙列缺损。

3.外伤

跌伤或突如其来的暴力，可导致口内牙齿受伤折断、松动或直接脱落，前牙的发生率较高。严重者可能伴有牙槽嵴或颌骨的缺损。

4.颌骨疾病

如上下颌骨的各种肿瘤、颌骨骨髓炎等，均可导致牙列缺损。

5.发育障碍

儿童在生长发育期，因遗传、内分泌障碍、营养不良等影响牙齿及颌骨的发育。牙齿钙化或萌出过程发生障碍，不形成牙胚，或形成牙胚后又因钙化等因素使牙齿不能萌出；或因发育畸形，在颌骨内不稳固而被拔除或过早自行脱落造成牙列缺损。

（二）护理评估

1.健康史

了解和收集患者的全身状况，询问有无药物过敏史或牙用材料过敏史，有无慢性疾病或传染性疾病。

2.身体状况

患者因牙体、牙列缺损的范围、程度、部位、数量的不同，可有不同的症状和体征。

（1）咀嚼功能减退：受缺牙数量、部位及持续时间的影响，如前牙缺失的切割功能及后牙缺失的磨碎功能，且久未修复的个别牙缺失，因邻牙向缺隙侧倾斜，移位及对颌牙伸长而致咬合紊乱，咀嚼功能减退。

（2）牙周组织改变：缺牙后久未修复，出现邻牙牙间间隙，继发龋病、牙周袋等症状。

（3）发音功能障碍：前牙缺失影响发音的准确性及清晰度，特别是唇音、舌音、舌齿音等。

（4）颞下颌关节病变：长期、多数后牙缺失，且久未修复，有可能造成颞下颌关节的病变，如关系紊乱，下颌不能正常行使功能；偏侧咀嚼肌张力不平衡；多数牙缺失不能维持正常咬合垂直距离；咀嚼肌失去正常张力及关节盘突关系失调。

3.辅助检查

通过X线片检查，了解患者患牙当前情况或治疗情况。

4.心理-社会状况

评估患者对修复治疗的认知情况，对修复体的期望程度，是否存在紧张、恐惧心理，对修复治疗必要的牙体制备有无足够的思想准备。了解患者的经济状况及文化背景。

（三）治疗要点

牙体缺损采用义齿进行修复。按照其固位方式不同，分为固定义齿、可摘局部义齿和种植义齿三种。

1.固定义齿

利用缺牙间隙相邻两侧或一侧的天然牙或牙根作为基牙，通过其上的固定体将义齿粘固于天然牙上，患者不能自行取戴，故称为固定义齿。

2.可摘局部义齿

利用天然牙与黏膜作为支持，通过基托和固位体卡环将义齿固定在牙列内，患者可以自行取戴，故称可摘局部义齿，又称活动义齿。

3.种植义齿

种植义齿是将金属钛的种植体植入缺失牙部位牙槽嵴下方的颌骨内，种植体表面与骨组织形成紧密结合，稳固的种植体相当于人工牙根，与上方的义齿人工牙连接，起到固定义齿、承受咬合力的作用。牙列缺损者的种植义齿多数采用粘结或螺丝固定的方式，患者不需摘戴义齿，感觉舒适，使用方便，功能效果好。

（四）常见护理诊断/问题

1.恐惧

与陌生的治疗环境及惧怕磨牙有关。

2.组织完整性受损

与牙列缺损所致有关。

3.语言沟通障碍

与牙列缺损导致发音不清有关。

4.知识缺乏

缺乏对修复治疗方面的相关知识。

（五）护理目标

（1）患者的紧张、担忧心理减轻或消除。

（2）患者了解修复治疗的相关知识。

（3）患者能积极接受治疗和护理，使组织完整性得到修复。

（六）护理措施

1.接诊前的准备

根据需要备齐修复治疗用物及药品，摆放在固定位置。了解当日医师出诊情况、患者预约情况、修复体情况等。

2.接诊工作

对初次就诊的患者应了解患者的主诉及牙列缺损情况，修复前的准备是否完成。

3.护理配合

护士在修复治疗过程中应根据治疗需要，及时增减器械及传递所需用物，主动配合。

(1)牙体预备的护理：包括治疗前准备和协助牙体预备，治疗前准备需要引导患者入椅位，戴胸巾，根据需要调节椅位及光源；医师进行牙体预备前，向患者解释治疗操作过程，以取得患者配合。协助牙体预备是指医师根据修复设计的需要，对支持凹、隙卡沟进行预备时，协助选择、更换砂石针及金刚砂车针，牵拉口角、暴露术区、吸唾等。

(2)制取印模的护理：可摘局部义齿必须在口外模型上制作，因此必须首先取得口腔软硬组织的印模，灌注成与口腔形态完全一致的模型。

主要包括以下几个过程：①选择托盘。牙体预备完成后，取印模前要按患者牙弓的大小、形状、高度、缺牙的数目、部位以及印模材料的不同来选择托盘。要求托盘与牙弓内、外侧应有3～4 mm间隙，以容纳印模材料。上颌托盘后缘应盖过最后一个磨牙后垫区。如托盘的高度及长度不足，可用蜡添加。应选择有孔及边缘有倒凹的托盘，防止印模材料与托盘剥脱。如果使用平底无孔托盘，应在边缘加蜡或者贴一圈胶布形成倒凹。如无合适的托盘，也可为患者制作个别托盘。②印模材料选择。根据可摘局部义齿制作要求选择藻酸盐印模材料或硅橡胶印模材料。③取印模体位要求。取上颌印模时，让患者坐直或微仰，避免印模材料向后流动刺激患者软腭；取下颌印模时，患者头稍向前倾。④调拌印模材料。取适量藻酸盐材料粉剂放于橡皮碗内，按比例加适量清水，用调拌刀调匀。为避免材料与托盘分离，有的材料要求取模前在托盘组织面及边缘涂上黏合剂，然后取适量的硅橡胶糊剂及催化剂于调拌纸上，用塑料调拌刀调和，调匀后放入托盘。⑤取印模的方法。将调拌好的印模材料盛入托盘中，取上颌印模时，右手持托盘，以旋转方式从左侧口角斜行旋转放入口内，使托盘的后部先就位，前部后就位，可使过多的印模材料从前部排出。托盘柄要对准面部中线，也可以将托盘由前向后轻轻加压，使印模材料由后部排出。以同样方法制取下颌印模，嘱患者轻微抬舌并前伸和左右摆动，切勿过分抬高舌尖，以免影响舌侧口底部印模边缘的准确度。

(3)义齿试戴护理配合：①仔细核对患者姓名、病历及义齿，安排患者于治疗椅上。将已完成的义齿放入检查盘内，备齐所需用物。②医师调磨义齿基托倒凹及过长的边缘时，应用强力吸引器吸去磨除的碎屑。个别卡环需要调整，按医嘱传递所需牙用钳。在医师试戴调磨过程中，及时添加咬合纸，协助更换砂石针。③若义齿基托与组织面不密合或咬合过低，用自凝树脂直接法在口内重衬或恢复咬合接触时，调拌牙托粉或造牙粉。做重衬时，用棉球蘸取液状石蜡供医师涂于患者口腔黏膜的重衬区域，待自凝树脂呈黏丝状时，涂于基托组织面或许增加咬合的合面，将义齿戴入患者口内就位。④义齿经试戴合适后，将义齿在布轮上进行抛光、消毒后交患者戴入。初次戴用可摘局部义齿者，常会感到配戴困难，应教会患者取戴方法。

4.健康教育

(1)使患者了解牙列缺损后及时修复的重要性。

(2)了解修复体戴用后的注意事项：初戴义齿常有异物感、发音不清、咀嚼不便、恶心或呕吐等，告知患者经耐心戴用1～2周后，即可习惯。隐形义齿修复后的定期检查极为关键，患者应定期进行口腔检查，以便医师了解义齿的情况。发现基牙松动或者基托下黏膜发红时，应该停用义齿。

(3)掌握可摘局部义齿的使用及保护方法:可摘戴义齿不宜强力摘戴,以免卡环变形。戴义齿时不要用牙咬合就位,以免卡环变形或义齿折断。初戴义齿时,让患者最好不吃硬食,也不宜咬切食物,先练习吃软食物,以便逐渐适应。

(4)保持义齿清洁:在饭后及睡前应取下可摘义齿刷洗干净。可用清水蘸肥皂刷洗,也可用牙膏刷洗,以免食物残渣沉积于义齿上。夜间应将义齿取下放入冷水杯中,切忌放入沸水或乙醇等药液中。

(5)义齿不能长期不戴,否则会因变形而不能使用。义齿戴用几年后,如出现松脱、摩擦痛等,应到口腔修复科就诊,不要勉强使用,以免损伤邻牙或其他口腔组织。

二、种植义齿患者的护理

种植义齿是将与人体有良好组织相容性的纯钛种植体,通过微创手术植入缺牙部位,经过一段时间达到骨整合后,再在人工牙根上连接义齿以修复缺失的牙齿。它属于当今口腔医学精尖技术,被誉为人类的"第三副牙齿",由下部的牙种植体和上部的人工义齿组成。它能显著地提高患者的咀嚼功能,且感觉舒适、似真牙,许多常规义齿难以解决的疑难修复临床病例通过种植义齿均能得到满意疗效。

(一)病因及发病机制

因各种原因造成的上下颌无牙或部分、个别牙缺失,邻牙不宜作基牙或为了避免邻牙受损,通过种植牙根与骨界面的骨性结合,在人工牙根的基础上完成牙体的修复,使其行使正常牙的各种功能,更好地满足患者义齿修复后的局部外形、咀嚼功能和舒适感。

(二)护理评估

1.健康史

了解有无种植牙的禁忌证,如高血压、某些心脏病、支气管哮喘等呼吸道疾病、甲状腺功能亢进、糖尿病等内分泌系统及神经精神方面的异常等。

2.身体状况

牙齿缺失,咀嚼功能障碍,在不同程度上影响患者的发音、语言及面部外形等功能。

3.辅助检查

X线检查种植区有无埋伏牙、残根,有无引起颌骨囊肿、炎症、良恶性肿瘤及其他骨异常改变。

4.心理-社会状况

应了解患者种植义齿的理由及渴望,对种植义齿的要求是否合理,向患者解释、说明种植义齿的利弊及常见并发症,告知患者义齿修复后的注意事项,从而延长义齿的使用年限。

(三)治疗要点

(1)局部和全颌种植义齿上部结构的分类设计。

(2)局部和全颌种植义齿上部结构的制作。

(四)常见护理诊断/问题

1.出血

与术中黏膜和黏膜下剥离损伤有关。

2.疼痛

与术中剥离或种植牙根压迫损伤颏神经有关。

3.潜在并发症

如伤口裂开、伤口感染等。

4.知识缺乏

缺乏种植义齿相关方面的知识。

（五）护理目标

（1）患者的紧张、担忧心理减轻或消除。

（2）患者了解种植义齿治疗的相关知识。

（3）患者能在种植义齿期间进行自我口腔健康维护。

（六）护理措施

1.一期种植手术的护理

（1）种植手术的前期准备

①检查缺牙的部位、间隙大小、牙槽骨的宽度、牙槽嵴状况和黏膜组织状况，根据其大小、宽度和高度选择种植体。

②通过放射检查了解牙槽骨密度、数量及有无疾病，通常只要患者牙周状况允许，都可以进行种植牙修复。

③检查血常规、凝血酶原时间、血糖、乙型肝炎标志物等。

④待以上准备工作全部完成、各项条件符合种植手术要求后，与患者预约手术时间。

（2）种植手术的术前准备

①手术室的准备：手术室采取紫外线灯进行空气消毒。

②种植体的准备：根据病情准备相应的种植体。

③用物及器械的准备：a.一般用物包括手术衣、治疗巾、无菌手套、注射器、敷料等。b.手术准备包内备种植体配套的外科器械、洞巾、检查盘、牙用镊、探针、刀柄、止血钳、骨膜分离器、拉钩、组织剪、组织镊、不锈钢长度尺、骨锤、小药杯、纱布、棉签、持针器、线剪、缝针、缝线等。c.种植机的准备。种植机由控制调整部分、微型电动马达、变速种植机头、冷却水道和脚踏开关组成。术前做好消毒工作并把各部件连接好，接通电源检查机头运转及喷水情况。d.药物准备包括麻药、氯己定含漱液、酒精棉球、碘伏棉球、生理盐水等。e.患者思想准备。消除患者的紧张感，使其能配合手术的进行。

（3）种植术中的护理配合

①安排好患者，调整椅位及灯光。

②让患者用氯己定含漱液含漱3次，每次至少1分钟，然后用酒精棉球及碘伏棉球消毒口周及颌面皮肤。

③将X线片放在读片灯上，便于医生操作。

④打开手术包，将灭菌后的种植器械盒及修复器械盒放于无菌区内。

⑤戴无菌手套，协助铺巾，摆好器械。

⑥备碘伏棉球，消毒口内种植区黏膜，准备麻药。

⑦在医生切开分离骨膜时，牵开口角，吸唾，协助暴露术区。

⑧在牙槽脊暴露后，准备持针器及缝线，以备悬吊组织瓣。

⑨在术中，及时吸去冷却水，充分暴露手术区域，以便医生操作。

⑩种植体植入后配合医生进行缝合。

⑪手术完毕后，擦净患者口周血迹，清理用物。

(4)种植术后处理

①手术完毕，观察患者，检查其全身情况，为预防创面感染，常规应用抗生素 5～7 天。

②进行种植义齿修复后的指导：a.术后 2 小时方可进食，避免进食过硬及过热的食物。b.术后24 小时内不要刷牙，以免再次损伤引起出血。术后 7～10 天拆除口内缝合线，有特殊情况时请及时随诊。c.注意保持口腔卫生，种植牙对口腔卫生要求较高，进食后及时漱口，嘱咐患者采用正确的刷牙方法，必要时可用漱口液含液，避免因感染而致种植体松脱。d.协助做好义齿修复后的宣教工作，教会患者自身维护是义齿长久使用及保持良好功能的关键。e.建立患者资料档案，为复诊及随访提供方便。

2.二期手术的护理

(1)术前准备拍 X 线片，确定种植体位置及周围骨结合的情况，并检查口腔黏膜的情况。

(2)用物及器械准备

①一般用物：同一期手术。

②特殊器械：牙龈成型基台、环形切刀、修复螺丝刀等。

(3)术中配合

①嘱患者用氯己定含漱液漱口。

②切除牙龈，暴露种植体顶部位置，根据种植体型号选择牙龈成型基台，固定于种植体上，7～10 天后再行冠修。

3.健康教育

做好患者术前思想工作，了解种植牙的相关情况，如修复目的、手术过程、完成义齿修复所需要的时间、种植后的维护及种植效果等。通常情况下，患者需要签种植义齿的手术同意书。应教会患者如何进行口腔护理，使患者了解到种植牙和口腔真牙同属一个功能整体，两者相互影响，因此，在强调种植牙维护的同时，真牙的龋坏或牙周病也需及时治疗。定期复查，检查种植牙有无松动，并对种植牙作必要的清洁处理。改变不良咬合习惯，避免种植牙发生创伤。改变不良生活习惯，如吸烟、酗酒、偏食及糖尿病、肾脏疾病等都可影响种植牙的近期或远期效果。

三、唇腭裂患者的护理

唇裂和腭裂是口腔颌面部最常见的先天性畸形。先天性唇裂、腭裂的患病率约为 1∶1000，男、女比例为 1.5∶1，男性多于女性。

(一)先天性唇裂

先天性唇裂是颌面部最常见的一种先天性畸形，常与腭裂并发，也可以单独发生，少数患儿还有其他部位的先天畸形。

1.病因及发病机制

唇裂是胎儿在发育过程中受到遗传、营养和感染等因素的影响，上颌突未能与内侧鼻突融合而发生裂隙的现象。

2.护理评估

（1）健康史

①评估患儿年龄、营养、体重、全身发育、饮食能力。一般认为，唇裂整复术最适合的年龄单侧为3～6个月，双侧唇裂为6～12个月，体重达5～6 kg或以上。血红蛋白过低、发育欠佳或有胸腺肥大的患儿应推迟手术。

②患儿唇部裂开的程度，影响进食、吸吮、发音等功能障碍的情况。

③患儿心脏情况，有无先天性心脏病及胸腺肥大。

④患儿生命体征情况，观察有无上呼吸道感染、口周皮肤有无感染。对于全身或局部的不正常情况，均应查明原因，待恢复正常后再行手术。

（2）身体状况：唇裂根据裂隙发生部位不同，可分为以下几种。

①单侧唇裂：又分为单侧不完全唇裂（裂隙未裂至鼻底）和单侧完全唇裂（整个上唇至鼻底完全裂开）。

②双侧唇裂：又分为双侧不完全唇裂（双侧均未裂至鼻底）；双侧完全唇裂（双侧上唇至鼻底完全裂开）；双侧混合性唇裂（一侧完全裂开，另一侧不完全裂开）。

③按裂隙程度分类。Ⅰ度唇裂：只有红唇部裂开；Ⅱ度唇裂：上唇部裂开，但未裂至鼻底；Ⅲ度唇裂：整个上唇至鼻底完全裂开。

（3）辅助检查：术前完善相关检查，血常规、肝肾功能，必要时行B超检查心脏功能情况。

（4）心理-社会评估：因唇部畸形，患儿有无自我评定差、自卑、孤僻心理。家属对本病治疗方法知识缺乏，存在消极态度。

3.护理诊断

（1）营养失调：与唇部畸形致喂养困难和父母缺乏喂养知识有关。

（2）语言沟通障碍：与唇部畸形致语言不清有关。

（3）有手术切口感染或裂开的危险：与切口局部不清洁和患儿哭闹局部张力过大有关。

4.护理目标

（1）父母掌握唇裂患儿喂养的相关知识，患儿能正常饮食。

（2）发音清晰度得到改善或接近正常。

（3）唇部畸形得到整复，手术切口一期愈合。

5.治疗及护理措施

（1）术前准备

①心理护理：向患者及家属介绍唇裂治愈情况，鼓励父母正确认识唇裂，增强其治疗的信心。

②局部皮肤准备：术前一天用肥皂水清洗上、下唇和鼻部；用0.9%氯化钠溶液清洗口腔；成人用复方氯己定含漱液漱口。

③婴幼儿从入院时停止母乳及奶瓶喂养，训练用汤勺喂养。

④术前 6～8 小时(小儿 6 小时,成人 8 小时)禁食固体食物(含牛奶)。术前 4 小时给予 10%葡萄糖溶液口服或进食糖水 100～150 mL,之后禁止饮水(包括糖水、饮料等)。

⑤资料准备:检查病历资料及术前各项检查是否完善。

⑥观察生命体征、有无咳嗽等不适。如有异常及时报告医师。

(2)术后护理

①体位与饮食:全身麻醉患者去枕平卧至 6 小时后取半卧位,以减轻唇部水肿。完全清醒后无呕吐、呛咳者可给少量的温水或糖水,观察半小时无不适者进食牛奶或其他温凉、流质饮食。

②减轻唇部张力,防止伤口复裂。a.防止患儿大声哭闹,必要时遵医嘱使用镇静药。b.防止抓挠伤口,肘部固定限制,戴保护手套。c.禁用奶瓶喂食和禁食硬性食物,禁用吸管,防止碰撞或意外摔伤。

③伤口护理:手术当日用敷料覆盖伤口,注意观察有无出血、渗液和肿胀;术后次日则暴露伤口,以 0.9%氯化钠溶液清洗伤口处的分泌物,若喂食后或伤口被污染则立即用 0.9%氯化钠溶液擦拭,然后用红霉素软膏敷于切口处。

(3)出院健康指导

①防止患儿碰伤唇部,保持局部清洁、干燥,防止感染,出院 2 周后撤去唇弓,避免伤口裂开。

②坚持用汤勺喂流食 1 周,10 天后可吮吸母乳或用奶瓶喂食。

③术后 1 个月后开始局部按摩,以软化瘢痕。按摩方法:以示指轻压瘢痕处,环形揉动,再以拇指、示指轻捏并轻压唇部瘢痕处,一日数次。

④鼻畸形整复术后需放置鼻保持器 3～6 个月。术后 3～6 个月复诊。

(二)先天性腭裂

先天性腭裂是颌面部最常见的一种先天性畸形,常与唇裂并发,也可以单独发生,综合征腭裂患儿通常还有其他部位的先天畸形,最常见的是先天性心脏病。

1.病因及发病机制

腭裂是胎儿在发育过程,受到遗传、营养和感染等因素的影响,胚突融合不全或完全不融合所致。

2.护理评估

(1)健康史:评估患者的年龄、营养、体重、全身发育、饮食能力;腭部裂开的程度,影响进食、吸吮、发音等功能障碍的情况。了解患者生命体征情况,观察有无上呼吸道感染及口周皮肤情况。

(2)身体状况

①根据硬腭和软腭部的骨质、黏膜、肌层的裂开程度和部位分类

a.软腭裂:为软腭裂开,不分左右,一般不伴有唇裂,但以综合征出现多见,如小下颌、软腭肌肉发育不全。

b.不完全性腭裂:软腭完全裂开伴有部分硬腭裂。有时并发单侧不完全唇裂,但牙槽骨完整。

c.单侧完全性腭裂:腭垂至切牙孔完全裂开,和牙槽骨裂相连,常伴有同侧唇裂。

d.双侧完全性腭裂：裂隙在前颌突部分，各自向两侧斜裂，直达牙槽突，鼻中隔、前颌突及前唇部分孤立于中央。

②按裂隙程度分度，Ⅰ度腭裂：仅限于腭垂裂；Ⅱ度腭裂：部分腭裂，裂开未到切牙孔；Ⅲ度腭裂：全腭裂开，由腭垂到切牙区，包括牙槽突裂，常与唇裂伴发。

(3)辅助检查：术前完善相关检查，血常规、肝肾功能，必要时行B超检查心脏功能情况。

(4)心理-社会评估：患者因颌面部畸形，有自我评定差、自卑、孤僻心理。家属对本病治疗方法知识缺乏，存在消极态度。

3.护理诊断

(1)营养失调：与唇部畸形导致喂养困难和父母缺乏喂养知识有关。

(2)语言沟通障碍：与腭裂导致语言功能发育不全有关。

(3)自我形象紊乱：与面部畸形有关。

(4)有窒息的危险：与口内有分泌物、渗血、术后呕吐有关。

(5)潜在并发症：有感染、出血、复裂、穿孔的危险。

4.护理目标

(1)无窒息发生。

(2)患儿能够正常饮食。

(3)发音清晰度得到改善或接近正常，能大胆、正确地表达自己的要求和愿望。

(4)父母掌握腭裂患儿喂养的相关知识，能坦然面对疾病。

(5)腭部畸形得到修整，手术切口一期愈合 自信心增强。

5.治疗及护理措施

(1)术前准备

①心理护理：向患者或患儿家属介绍腭裂治疗过程，介绍成功病例，鼓励其正确认识腭裂，增强其治疗的信心；多与患者沟通，关心、尊重患者，耐心倾听患者的想法和需求。

②预防感染：a.注意口、鼻、咽部感染，治疗牙周病或龋病。b.术前3日用复方氯己定漱口液漱口，若患儿不能配合，则每次进食后喂适量的温水以清洁口腔。

③正确喂养，训练用汤勺喂食：术前6～8小时(小儿6小时，成人8小时)禁食固体食物(含牛奶)。术前4小时给予10%葡萄糖液口服或进食糖水100～150 mL，之后禁止饮水(包括糖水、饮料等)。

④观察生命体征、有无咳嗽，如有异常及时报告医师。

(2)术后护理

①体位与饮食：全身麻醉患者去枕平卧至6小时后取半卧位，以减轻唇部水肿。完全清醒后无呕吐、呛咳者可给予少量的温水或糖水，观察半小时无不适者进食牛奶或其他温凉、流质饮食，从口腔两侧缓慢喂食。

②减轻腭部张力，防止伤口复裂。a.防止患儿大声哭闹，必要时遵医嘱使用镇静药。b.防止抓挠伤口，肘部固定限制，戴保护手套。c.禁用奶瓶喂食或禁食硬性食物及禁用吸管，忌碰撞或意外摔伤，患儿口中勿含物。

③观察口内分泌物情况：淡红色血性唾液为正常，嘱其侧卧，以便唾液自然流出；若为鲜红

色且量多，则可能为术后出血，应及时报告医师。

④观察碘仿纱条固定情况，防止纱条脱落后阻塞呼吸道。术后 8～10 天应视情况拆除口内纱条，去除后半小时应避免进食，注意观察有无出血。2 周后拆除创口缝线。

⑤术后应进流质饮食 2 周，术后 2～4 周进食半流质饮食，以后逐步过渡到软食及普食，防止骨刺、鱼刺等刺伤伤口，避免过度张口。

⑥预防并发症。a.咽喉部水肿、窒息：根据患儿年龄选择适宜的气管插管，减轻导管对气管壁的压迫；术中操作尽量减少对组织的创伤；术后给予适量的激素，减轻或防止水肿；口内血性分泌物较多时及时予以彻底吸引，吸引时动作要轻柔。术后患者平卧，头偏向一侧，或适当侧卧，一旦发生窒息，应迅速清理呼吸道，请麻醉医师插管或气管切开。b.出血：手术当天出现明显出血点时，及时告知医师处理。c.感染：严重感染极其少见，偶尔有局部感染。术后注意口腔卫生，进食后多饮水，以减少食物残留。遵医嘱预防性使用抗生素。d.创口裂开或穿孔：创口裂开或穿孔常发生于硬、软腭交界或腭垂处，一旦发生，需向患者或家属做好解释并安慰患者，根据情况行二期手术。

(3)出院健康指导

①出院后继续进流质饮食 2 周，2～4 周进食半流质饮食，以后逐步过渡到软食及普食，避免过度张口。

②防止碰撞，嘱患者勿大喊大叫，切忌将手指伸入口内，以免伤口损伤。

③保持口腔清洁，加强漱口。

④3 个月后进行语音训练。训练方法：a.按摩软腭。患者自己用拇指由硬腭后缘向腭垂方向轻轻按摩。b.增加口腔内压力练习，深吸气后紧闭口唇，使口腔内的压力增加到最大时再开启口唇。c.吹水泡、吹气球练习。d.练习吹口琴、笛子等，增强呼气功能锻炼。

四、正畸患者的护理

(一)护理评估

1.健康史

询问患者有无鼻炎、扁桃体炎、佝偻病等可引起错合畸形的相关病史，有无家族遗传史，有无高血压、心脏病、血液疾病等。了解患者心肺功能、凝血功能等情况。了解患者是否感冒，月经是否来潮等。

2.身体状况

(1)颜面部发育畸形，呈对称或非对称，畸形可单独或同时发生在上颌骨及下颌骨。

(2)𬌗异常、错𬌗、咀嚼功能异常。

3.辅助检查

行牙颌模型分析、颜面及牙颌摄影、X 线摄影和头影测量、颅面三维 CT 或 MRI 检查，以评估患者生长发育及骨畸形情况。

4.心理-社会状况

评估患者和家属对该疾病的理解及通过治疗想要达到的效果；对正畸-正颌联合治疗的配

合和耐受力;患者和家属对治疗相关知识及常规护理知识的掌握程度以及对手术风险的承受能力等;患者和家属对治疗费用的承受能力等。

(二)常见护理诊断/问题

1.社交孤立

与患者自卑心理、性格孤僻等有关。

2.潜在并发症:呼吸道梗阻

与手术气管插管、术后伤口渗血,分泌物增加有关。

3.有感染的危险

与手术创伤有关。

4.语言沟通障碍

与手术后颌间固定、牵引、结扎语言表达困难有关。

5.营养失调:低于机体需要量

与术后伤口疼痛、进食方式改变有关。

6.焦虑

对手术及术后效果的担忧有关。

(三)护理措施

1.术前护理

(1)心理护理:针对患者对疾病的担忧和手术的恐惧心理,鼓励患者树立信心和勇气,介绍同种案例导入术后恢复期的患者与其交流,使其减轻恐惧感,以最佳的心理状态接受治疗。对术后可能出现张口困难、语言及进食困难等问题,均应在手术前告知患者,使其有充分的心理准备。

(2)口腔护理:术前刷牙、漱口,保持口腔清洁。

(3)术前准备

①护士协助患者完成各项检查,并检查各项结果是否正常,各种检查单和知情同意书是否完成并齐全。

②按外科手术常规做好备皮、备血、皮试等准备。

③患者术前3天戒烟,并教会患者有效咳痰方法,学会床上大小便。

④牙颌面畸形患者由于手术,术后颜面、进食方式、交流方式等都有一定的改变,因此护士应在手术前向患者及家属介绍有关疾病知识及治疗计划,让患者认同疾病角色,并积极参与疾病的治疗。

⑤术后由于手术区加压包扎或进行颌间固定,患者可能出现言语不清,在术前可以教会患者一些固定的手势表达基本的生理需要,或通过书面的形式进行交流,如准备纸和笔、小黑板或通过手机短信、微信等方式进行交流。

⑥引导板的准备根据患者手术方式,必要时在手术前2～3天根据模型外科制作引导板,保持术后牙颌关系的稳定。

(4)术日晨的护理

①认真检查、并确保各项准备工作已落实,帮助患者戴好手术腕带。

②护士再次了解患者是否月经来潮、有无感冒症状、指甲是否有指甲油等。

③静脉通道的建立，并在术前0.5～1小时预防性使用抗菌药物。

④术晨留置尿管一般手术时间超过4小时，则需要在全麻状态下留置尿管，防止全麻术后排尿反射受抑制或患者术后不习惯在床上使用便器而引起的尿潴留。

⑤护士护送患者至手术室，并与手术室护士交接患者。

2.术后护理

(1)体位：对于神志尚未清醒患者应头偏向一侧平卧位6小时，防止误吸；待完全清醒后可采取半卧位，有利于防止面部肿胀，减轻缝线张力，促进伤口引流。

(2)神志和意识观察：对牙颌面畸形患者，术后患者神志和意识的观察非常重要，可采用Steward苏醒评分标准，通过对患者的神志清醒程度、呼吸道通畅程度、肢体活动度三个方面进行评价，一般评分在4分以上方能离开麻醉复苏室。

(3)保持呼吸道通畅：由于牙颌面畸形患者的手术、麻醉插管都在口腔内进行，颌面部血管丰富，组织疏松，术后口内伤口和咽喉部充血水肿明显，因此发生呼吸道梗阻的危险性较大，故应密切观察患者呼吸情况，及时有效地清除口腔和呼吸道内的分泌物。鼓励患者深呼吸和轻咳嗽，排出气道分泌物；观察患者呼吸的节律和频率，监测动脉血氧饱和度，观察患者面色；必要时行雾化吸入，湿化气道，防止痰液阻塞气道。

(4)防止伤口出血：由于手术在口内进行，视野小，手术部位深，术中很难彻底止血。因此术后应加压包扎伤口，保持负压引流管通畅，并严密观察术后伤口引流物的量、颜色和性状；观察伤口有无渗血、渗液及肿胀度；下颌骨手术应观察患者口底、舌体是否肿胀，伤口有无出血以及颌下区有无肿胀等；上颌骨手术应观察患者咽后壁有无出血和渗血等；一旦发现有出血迹象，应进行加压包扎，肌内注射或静脉输入止血药，必要时应打开伤口进行止血处理。

(5)减轻伤口局部肿胀和疼痛：临床上常采用留置镇痛泵或肌内注射止痛药物缓解患者疼痛，也可以采用一些辅助的治疗方法来减轻患者术后的肿胀和疼痛，手术后当日立即行局部冰敷，可以有效地减轻患者面部伤口肿胀、疼痛和出血的发生，冷敷时间一般不超过3天，注意防止患者冻伤。

(6)注意观察伤口有无感染：由于手术创伤的反应，手术后患者体温略微升高，变化在0.5～1 ℃，一般不超过38 ℃为正常情况。术后1～2天体温逐渐恢复正常，如果术后3～6天患者体温降至正常后突然升高或一直发热，且并伴有术区红、肿、热、痛等症状，疑伤口继发感染的可能。因此，护士应注意观察体温曲线变化，遵医嘱给予物理降温或对症处理。

(7)口腔护理：术后因张口受限、咀嚼困难，有时伴有伤口渗血，以致漱口不便，故必须定时进行口腔清洁。

(8)饮食护理：术后第一日，护士可以根据患者的病情进行饮食指导，采用代金氏管给予营养丰富的流质饮食。

(四)健康教育

(1)鼓励患者进食营养丰富清淡的流质饮食。

(2)教会患者清洁口腔的方法，保持口腔清洁。

(3)术后3～6个月避免剧烈活动、挤压碰撞患处。

(4)指导患者定期复查。出院一般3、6、12个月后复诊，如有不适，应随时就诊。

第六章

眼科护理

第一节　角膜炎

角膜炎是由于角膜的防御能力减弱，外界或内源性致病因素侵袭角膜组织引起的炎症，在角膜病中占有重要地位。

角膜炎的分类尚未统一，目前多按照其致病原因分类，如感染性、免疫性、营养不良性、神经麻痹性及暴露性角膜炎等。其中感染性角膜炎更为多见，其可根据致病微生物的不同，分为细菌性、病毒性、真菌性、棘阿米巴性、衣原体性等。

角膜炎的病因虽然不同，但其病理变化过程基本相同，可分为浸润期、溃疡形成期、溃疡消退期和愈合期。

(1)浸润期：致病因子侵袭角膜，引起角膜缘血管网充血，炎症渗出液及炎症细胞侵入病变区，导致病变角膜出现局限性灰白色浸润灶。此时患眼刺激症状明显，并伴视力下降。如炎症及时控制，浸润吸收，角膜能恢复透明。

(2)溃疡形成期：浸润期的炎症未得到控制，向周围或深层扩张，可致角膜组织变性、坏死、脱落，形成角膜溃疡。随着炎症向深层发展，基质层变薄，后弹力层暴露，在眼压作用下，后弹力层呈透明水珠样向前膨出。继续发展则发生角摸穿孔，此时房水急剧涌出，导致虹膜部分脱出。若穿孔口位于角膜中央，房水不断流出，导致穿孔口不能完全闭合，则可形成角膜瘘，继发眼内感染、眼球萎缩等严重并发症。

(3)溃疡消退期：由于炎症控制，抑制致病因子对角膜损害，溃疡边缘浸润减轻，此期患者症状和体征明显改善。

(4)愈合期：角膜浸润逐渐吸收，角膜上皮再生修复，溃疡凹面被新增的结缔组织充填，溃疡面愈合后，遗留厚薄不等的瘢痕，分为角膜云翳、角膜斑翳和角膜白斑。若白斑面积大，而虹膜又与之广泛粘连，则可能继发青光眼。高眼压作用下，混有虹膜组织的角膜瘢痕膨出形成紫黑色隆起，称为角膜葡萄肿。

一、临床表现

(1)角膜炎最常见症状为眼部刺激症状，即眼痛、畏光、流泪、眼睑痉挛等，可持续到炎症消退。角膜炎常伴有不同程度的视力下降，若病变位于中央光学区，则视力下降更加明显。化脓性角膜炎除出现角膜化脓性病灶外，浸润灶表面还伴有不同性状的脓性分泌物。

(2)裂隙灯检查时使光线在角膜上形成光学切面，粗糙的切面提示角膜上皮有缺损，荧光素染色可使上皮缺损区更清晰。角膜炎的典型体征为睫状充血、角膜浸润和角膜溃疡形成。根据病变的性质不同，角膜浸润和溃疡的大小、部位和形态也不同。角膜炎引起的前房反应从轻度的房水闪辉到前房积脓不等。若出现房水混浊、瞳孔缩小以及虹膜后粘连，提示患眼发生了虹膜睫状体炎并发症。

(3)感染性角膜炎：感染性角膜炎至今仍是世界性的常见致盲眼病，主要病原微生物为细菌、真菌、病毒和棘阿米巴。

①细菌性角膜炎：起病急骤，常有角膜外伤、角膜异物剔除或戴角膜接触镜史；患者有明显的眼痛、畏光、流泪、异物感、视力障碍、眼睑痉挛等症状；眼睑及球结膜水肿，睫状充血或混合性充血，病变早期出现角膜上皮溃疡，溃疡下有边界模糊、致密的浸润灶，周围组织水肿。浸润灶迅速扩大，形成溃疡，溃疡表面和结膜囊多有脓性分泌物，可伴有不同程度的前房积脓。

②真菌性角膜炎：多有植物性角膜外伤史(如角膜被树枝擦伤)或长期使用激素和抗生素史。起病缓慢，呈亚急性，刺激症状较轻，伴视力下降。角膜浸润灶呈白色或乳白色，表面欠光泽，似牙膏样或苔垢样，溃疡周围有基质溶解形成的浅沟或抗原抗体反应形成的免疫环。有时在角膜感染病灶旁可见“伪足”或“卫星样”浸润病灶，角膜后可有斑块状沉着物；前房积脓呈灰白色，黏稠或呈糊状。

③单纯疱疹病毒性角膜炎：临床特点为反复发作，多次发作使角膜混浊逐次加重，最终可导致失明，分为原发和复发两种类型。

a.原发性单纯疱疹病毒感染：常见于幼儿，表现为全身发热、耳前淋巴结肿大、唇部或皮肤疱疹，病变常有自限性；眼部受累时，表现为急性滤泡性结膜炎、假膜性结膜炎、眼睑皮肤疱疹、点状或树枝状角膜炎。

b.复发性单纯疱疹病毒感染：上皮型角膜炎，占单纯疱疹病毒性角膜炎约2/3，角膜知觉减退是其特征。病灶处的知觉虽然减退，但其周围角膜的敏感性却相对增强，患者仍有显著疼痛、摩擦感和流泪等刺激症状。感染初期，患眼角膜上皮呈点状浸润，排列成行或聚集成簇，继而形成小水疱，水泡破裂互相融合，中央上皮脱落，形成树枝状溃疡，随病情进展，则发展为地图状角膜溃疡。营养性角膜病变，病变多发生在病毒感染的恢复期或静止期，病灶可局限于角膜上皮表层及基质浅层，也可向深层发展，溃疡一般呈圆形或椭圆形，多位于睑裂区，浸润轻微。基质性角膜炎，分为免疫性和坏死性两种。免疫性基质性角膜炎最常见的类型是盘状角膜炎，角膜中央基质盘状水肿，不伴炎性浸润和新生血管；伴发前葡萄膜炎时，在水肿区域角膜内皮面出现沉积物。坏死性基质型角膜炎表现为角膜基质内单个或多个黄白色坏死浸润灶、基质溶解坏死及上皮广泛缺损；严重者可形成灰白色脓肿病灶、角膜后沉着物、虹膜睫状体炎和引起眼压增高等。角膜内皮炎，可分为盘状、弥散性和线状三种类型。盘状角膜内皮炎是最常见的类型，通常表现为角膜中央或旁中央角膜基质水肿，呈现毛玻璃样外观，在水肿区的内皮面有角膜沉着物，伴有轻、中度虹膜炎。

④棘阿米巴角膜炎：约85%患者与角膜接触镜的使用有关，常表现为慢性、进行性角膜溃疡，病程可持续数月。多为单眼发病，患眼有畏光、流泪、眼痛剧烈，伴视力下降等症状。感染

初期，角膜上皮混浊，呈微囊样水肿或假树枝状，随着病变进展，角膜出现中央或旁中央环状浸润；也可表现为中央盘状病变，基质水肿、增厚并有斑点或片状混浊。晚期，角膜基质溶解，形成脓肿、角膜溃疡甚至穿孔，但前房反应少见。

（4）非感染性角膜炎

①角膜基质炎：为非化脓性炎症，机体对感染源的迟发性超敏反应与本病发病有关。先天性梅毒为最常见的原因，发病初期为单侧，数周至数月后常累及双眼。初期可有眼痛、流泪、畏光等刺激症状，视力明显下降，可见典型的扇形或弥散性角膜炎症浸润。随着病情进展，角膜基质深层出现新生血管，在角膜板层间呈红色毛刷状，最终炎症扩散至角膜中央，引起角膜混浊、水肿。先天性梅毒除引起角膜基质炎外，还常合并马鞍鼻、口角皲裂等先天性梅毒体征。

②神经麻痹性角膜炎：三叉神经受外伤、手术、肿瘤等破坏，角膜失去知觉和反射性瞬目功能，对外界有害因素的防御力减弱。病变初期，暴露于睑裂部位的角膜上皮出现点状脱落，逐渐扩展成片状，继续发展则形成溃疡，如继发感染，则演变为化脓性角膜溃疡。由于角膜知觉丧失，即使角膜炎症严重，患者也可无明显的自觉症状；反射性瞬目减少，可伴有充血、视力下降、分泌物增加等。

③暴露性角膜炎：患者常有眼睑缺损、眼球突出、眼睑闭合不全等，病变多位于角膜下1/3；病变初期，角膜、结膜上皮干燥、粗糙，暴露部位结膜充血、肥厚，角膜上皮点状糜烂，继之逐渐融合成大片缺损，新生血管形成；继发感染时演变为化脓性角膜溃疡。

二、评估要点

1.健康史

评估患者有无角膜外伤、异物剔除和戴角膜接触镜史；有无慢性泪囊炎、眼睑异常、倒睫等病史；有无营养不良、过度疲劳、感冒发热、糖尿病等病史；有无长期使用广谱抗生素、激素或免疫抑制剂；有无疾病的反复发作史，以及发病以来的用药情况、治疗效果等。

2.身体状况

观察患者眼部刺激症状、视力障碍及分泌物情况，既往史以及有无全身合并症。

3.心理-社会状况

患者因眼痛、畏光、流泪、视力下降而烦躁不安，部分病情反复发作，病程持续时间长，患者对疾病的发生发展、治疗转归缺乏了解，容易产生紧张、焦虑、悲观等情绪。护士应评估患者及家属的心理状况，了解患者的职业、经济、文化、教育背景，以及疾病对患者工作、学习、生活及家庭经济的影响；了解患者的用眼卫生和个人卫生习惯；评估患者及家属对疾病的认知程度。

4.辅助检查

角膜病变区刮片镜检或染色可发现致病微生物；此外，免疫荧光电镜、单克隆抗体组织化学染色可发现病毒抗原，免疫荧光染色、PCR技术和角膜共焦显微镜检查可用于真菌性角膜炎和棘阿米巴角膜炎的检查；必要时可做角膜活检。微生物培养、药物敏感试验可进一步明确病因和指导临床用药。

三、护理问题

1.舒适受损

眼痛、畏光、流泪

与角膜炎症刺激有关。

2.有传播感染的危险

与致病微生物的传染性及患者缺乏预防知识有关。

3.潜在并发症

角膜穿孔和眼内炎。

4.感知紊乱

视力下降，与角膜炎症引起角膜混浊有关。

5.外伤的危险

与炎症刺激、视力下降及眼药的使用有关。

6.焦虑

与病情反复发作，病程持续时间长及担心疾病预后不良有关。

7.知识缺乏

缺乏角膜炎相关的防治知识。

四、护理措施

1.一般护理

（1）疼痛护理：提供安静、整洁、舒适的环境，房间光线尽量调暗，亦可嘱患者佩戴有色眼镜，减少眼睛受光线刺激，根据病情包扎患眼。向患者解释眼痛的原因，按医嘱及时用药，必要时给予止痛药，保证患者充分休息、睡眠，减少转动眼球。

（2）隔离护理：告知感染性角膜炎患者床边隔离和手卫生的相关知识，严格执行消毒隔离制度；检查、换药、滴眼药等操作要严格遵守隔离技术和无菌技术操作原则；保持患眼清洁，用生理盐水清洁睑缘和眼睑皮肤；滴眼剂、眼膏及器械应采取专人专眼专用；向同病房的患者进行健康宣教，告知角膜炎的传播途径，避免交叉感染；对于铜绿假单胞菌和淋球菌感染的患者，应按照传染病进行护理。

（3）生活护理：根据视功能的受损程度，采取相应的防护措施，以免跌倒、碰撞等意外发生；合理放置患者的药品和生活用品，方便患者取用；有前房积脓的患者应尽量半卧位，使脓液沉积于前房下方，以利于脓液吸收；适当锻炼身体，增强自身免疫力，避免感冒、发热等。

2.用药护理

（1）感染性角膜炎急性期需向患眼频滴眼液，向患者做好解释工作，让患者了解眼局部用药的重要性。

（2）注意观察患者用药后的反应，观察局部眼表是否发生药物毒性作用，是否发生各种并发症；全身使用抗病毒类药物时，注意定期检查肝、肾功能。

(3)使用糖皮质激素眼药者,停用时要逐渐减量。

(4)部分抗真菌眼液的使用会导致眼部不适,应在使用前向患者说明,并从低浓度开始,待患者适应后再调整至高浓度,以增加患者的依从性。

(5)指导患者及家属正确清理眼部分泌物,保持眼部清洁。

(6)指导患者及家属正确滴眼药水、涂眼膏,避免污染和浪费。

3.预防角膜溃疡穿孔

(1)操作时动作轻柔,禁止翻转眼睑,避免加压眼球。

(2)嘱患者勿用手揉眼,勿用力眨眼。

(3)饮食宜清淡,宜进易消化、富含维生素、粗纤维食物,保持大便通畅,避免因排便不畅而致腹压增高。

(4)嘱患者减少头部活动,避免低头、咳嗽或打喷嚏。

(5)患眼使用眼罩保护,避免外物撞击。

(6)遵医嘱使用散瞳剂,防止虹膜后粘连以致眼压升高。

(7)若角膜后弹力层膨出,可使用绷带加压包扎患眼,全身应用降眼压药物,嘱患者静卧休息。

4.手术护理

药物治疗无效,溃疡穿孔或即将穿孔者,可行角膜移植术,术后继续药物治疗。

(1)术前护理:①按眼科术前护理常规进行护理,完善辅查、健康宣教等。②对患者的眼部、全身情况以及心理状态等进行评估,有异常时及时与医生沟通,同时做好心理护理。③做好术前准备,冲洗双眼泪道及术眼结膜囊,对于角膜溃疡后弹力层膨出和角膜穿孔的患者,禁止冲洗。全麻患者术前6～8小时禁饮禁食。④遵医嘱给予患者缩瞳及降眼压药物,保证手术顺利进行。

(2)术后护理:①按眼科术后护理常规进行护理。②嘱患者多闭眼静卧休息,限制眼球和头部活动。因深板层角膜内皮移植术后,移植片与植床无缝线,仅靠空气泡支撑,利用空气的上浮力、表面张力顶托植片,故患者术后需保持面朝上卧位,直至气泡变小,无顶压作用为止。向患者解释特殊体位要求的重要性,督促患者坚持正确体位,保证治疗效果,减少并发症的发生。③给予患者易消化、粗纤维食物,补充各种维生素,避免过硬的食物,保持大便通畅。④了解患者术眼包扎的舒适度,观察敷料有无松脱、渗血、渗液,以及角膜移植上皮愈合情况、眼痛和眼压变化情况等,根据病情变化,实施相应的护理措施。⑤遵医嘱术后用药,并注意观察药物的作用及不良反应。静脉滴注糖皮质激素抗排斥反应,应坚持足量、规则、缓慢停药的原则。⑥保持眼周皮肤清洁,敷料有渗血、渗液时应及时更换,以预防术后感染等并发症。

5.病情观察

(1)严密观察患者的视力、角膜刺激征、结膜充血以及角膜病灶和分泌物的变化,并注意有无角膜穿孔的表现。如角膜穿孔,房水从穿孔处急剧涌出,虹膜被冲至穿孔处,可出现眼压下降、前房变浅或消失、疼痛减轻等症状。

(2)对于术后患者,应监测患者生命体征,严密观察患者敷料及眼部病情变化情况,若患者出现眼部剧痛、头痛、恶心、呕吐、视力下降、畏光加重等情况,则可能发生术后并发症,应及时告知医生处理。

6.心理护理

评估患者焦虑程度，鼓励患者表达自己的感受，及时给予安慰和理解。帮助患者了解发病的原因，治疗的目的、方法及预后，使患者树立战胜疾病的信心，分散患者注意力，减轻焦虑和自卑心理，积极配合治疗、护理工作。

五、健康指导

1.生活指导

(1)嘱患者注意防寒保暖，避免疲劳和精神过度紧张，适当参加体育锻炼，增强体质，预防感冒。

(2)饮食起居要有规律，保证充足睡眠；注意饮食调养，多吃易消化的食物，多吃水果、蔬菜，避免刺激性食物和饮酒，保持大便通畅。

(3)向患者宣传手卫生的知识，养成良好的卫生习惯，不用手或不洁手帕揉眼；避免洗头、洗澡时水进入眼睛，若水进入眼睛，用干净布擦干，并使用抗生素滴眼液。

2.疾病知识指导

(1)帮助患者了解疾病相关知识，保持良好的心理状况。

(2)注意保护眼睛，防止眼睛过度疲劳，避免强光刺激，少看电视、电脑，阅读时间每次不超过 1 小时；防止紫外线照射和避免角膜受伤，外出要戴防护眼镜。

(3)告知患者部分角膜炎(如真菌性角膜炎、单纯疱疹病毒性角膜炎)有复发的可能，指导患者坚持用药。

(4)指导患者正确用药，如滴眼剂按药物说明要求保存，激素类药物的加减量以及用药的注意事项。

3.延续性护理

(1)嘱患者定期复查视力、角膜情况及肝肾功能等。角膜移植患者应每周复诊 1 次，3 个月后每月复诊 1 次，至少完成 6 个月的随访。患者如出现视力下降、眼痛、畏光、流泪等不适，应及时到医院就诊。

(2)指导患者加强眼部保健，注意角膜接触镜的正确使用；坚持用药，定期复查，有原发病的患者应积极治疗原发病。

(3)注意家庭护理，感染性角膜炎患者使用过的洗脸用具、枕巾等用开水煮沸 30 分钟后阳光下晒干。

第二节　青光眼

青光眼是一组以病理性眼压增高引起视神经萎缩和视野缺损为共同特征的疾病，是主要致盲眼病之一。常发病急骤，可在数天内，甚至在数小时内视力迅速下降，导致失明，且不可逆转，故应及早诊治。

一、病因及发病机制

病理性眼压升高是青光眼的主要致病因素，眼压升高的程度和视神经对压力损害的耐受性与青光眼视神经萎缩和视野缺损的发生和发展有关。目前认为，青光眼视神经损害的机制可能为机械压迫和缺血的共同作用。因此，治疗青光眼在降低眼压的同时，还应改善视神经血液供应、视神经保护性治疗。青光眼具有一定遗传倾向，在患者的直系亲属中，10%～15%的个体可能发生青光眼。

二、分类

根据前房角形态、病因机制及发病年龄三个主要因素，将青光眼分为原发性青光眼、继发性青光眼和先天性青光眼三大类。原发性青光眼是指病因机制尚未明确的一类青光眼。根据眼压升高时前房角关闭或开放，又分为闭角型青光眼和开角型青光眼。

三、治疗原则

青光眼治疗的最终目的是保存视功能、挽救视力。

（一）降低眼压

主要是通过药物或手术，将眼压控制在不进一步损害视神经的水平。

1.药物治疗

药物降低眼压主要通过 3 种途径：①增加房水流出，如毛果芸香碱减少小梁网房水排出阻力，前列腺素衍生物增加房水经葡萄膜巩膜通道外流。②抑制房水生成，如β-肾上腺能受体阻滞剂、碳酸酐酶抑制剂等。③减少眼内物容积，如高渗脱水剂。

2.手术治疗

常用青光眼手术方式：解除瞳孔阻滞的手术，如周边虹膜切除术和激光虹膜切开术；解除小梁网阻塞的手术，如房角切开术、小梁切开术和氩激光小梁成形术；建立房水外引流通道的手术（滤过性手术），如小梁切除术和非穿透性小梁手术；减少房水生成的手术，如睫状体冷凝术、睫状体透热术和睫状体光凝术。

（二）视神经保护性治疗

通过改善视神经血液供应和控制神经节细胞凋亡来保护视神经。

四、护理诊断

（一）急性疼痛：眼痛、偏头痛

与眼压升高有关。

（二）感知紊乱：视力障碍

与眼压升高致角膜水肿、视网膜及视神经损害有关。

（三）焦虑

与担心青光眼术后有关。

(四)潜在并发症

创口裂开、出血或眼压再次升高等。

(五)知识缺乏

缺乏急性闭角型青光眼相关知识。

五、护理目标

(1)疼痛减轻或消失。

(2)视力逐渐恢复。

(3)减轻焦虑,情绪稳定。

(4)及时发现或避免并发症发生。

(5)掌握青光眼的防治知识。

六、护理措施

(一)减轻疼痛

1.药物护理

遵医嘱用药并观察用药反应。

(1)缩瞳剂:缩小瞳孔,开放房角,增加房水的排出。常用药物为1%~4%毛果芸香碱滴眼液,青光眼急性发作时每5~10分钟滴眼一次,每次1滴;3~6次后改为每1~2小时一次,眼压降至正常后改用维持量。该药不良反应有头痛、胃肠道反应及暂时性近视等;滴药后应嘱患者立即压迫泪囊区3~5分钟,以免药液流入鼻腔吸收中毒。

(2)β-肾上腺素受体阻滞剂:抑制房水产生。常用药物为0.25%噻吗洛尔或0.5%卡替洛尔(美开朗)滴眼液滴眼,每天2次。药物有减慢患者心率的不良反应,故对心脏房室传导阻滞、窦性心动过缓和支气管哮喘者应禁用。

(3)碳酸酐酶抑制剂:减少房水生成。常用药物为乙酰唑胺或醋甲唑胺口服,不良反应主要有患者口周和手脚麻木,久服可出现代谢性酸中毒等;滴用0.5%布林唑胺(派立明)滴眼液,每天2~3次,常见不良反应为短暂性视物模糊及口苦感等。

(4)前列腺素衍生物:增加葡萄膜巩膜途径房水排出。常用药物为0.005%拉坦前列素(适利达)滴眼液滴眼,每天1次,不良反应有睫毛长度及密度增加、眼睑皮肤及虹膜色素沉着等。

(5)高渗脱水剂:提高血浆渗透压,导致眼内水分进入血管,降低眼压。常用药物为20%甘露醇注射液,1.0~1.5 g/kg,快速静脉点滴。对年老体弱或有心血管疾病者,应注意其呼吸及脉搏变化,以防意外发生。

2.手术护理

(1)术前护理:①向患者说明青光眼的手术目的及方法,使患者消除恐惧心理,积极配合治疗。②按内眼术前常规准备,冲洗结膜囊,冲洗泪道,测量生命体征。③告知患者术后视力可能改善或欠佳的原因。

(2)术后护理:①体位:患者术后24小时卧床休息;有前房出血者应采取半卧位,减少头部运动。②按摩。保证患者滤过手术后的滤道通畅，促进房水排出；具体方法是嘱患者向上注视，操作者以拇指或示指指腹置于患者下睑，手指自下向上轻轻作半圆形按摩，每次 3～5 分钟，每日 2～3 次，速度先慢后快，但切勿用力过大。③出院。嘱患者术后 3～4 个月，每周测眼压1 次，每月检查眼底 1 次，6 个月复查视野 1 次；告知患者遵医嘱用药，教会患者正确滴眼及按摩眼球的方法。

（二）提高视力

遵医嘱及时应用降低眼压的药物，并及时采取手术治疗，有效控制患者的眼压，使角膜恢复透明，积极挽救患者眼底视网膜和视神经，尽可能使患者视力有不同程度的恢复。

（三）减轻焦虑

（1）青光眼患者性情急躁、容易激动，应耐心细致地与患者进行语言沟通，做好心理疏导工作。

（2）认真讲解青光眼的发病诱因、病程经过、危害程度及防治措施，使患者了解疾病的相关知识，减轻其对疾病预后的恐惧感和焦虑心理。

（3）告知患者情绪激动、过度紧张可导致眼压升高，病情加剧，故应保持良好平和的心态和稳定的情绪，积极配合治疗。可指导患者应用放松术，消除其焦虑心理。

（4）对视功能严重障碍的患者，应给予支持、鼓励、疏导，使其心理保持平衡，正确面对现实。

（四）预防并发症

密切观察患者术后全身及术眼情况，监测患者眼压、视力、视野、瞳孔等情况，特别注意观察手术切口及滤过泡的变化，并做好记录，有异常及时报告医生，并配合医生采取及时有效的措施，以防意外发生。

（五）健康指导

（1）指导患者注意避免引起眼压升高的因素。如一次饮水量不应超过 300 mL，不宜长时间在暗处停留，避免用力大便、咳嗽、打喷嚏、长时间低头或弯腰等动作，忌烟、酒、浓茶等刺激性食物，禁用阿托品类滴眼剂或口服药等。

（2）指导患者及家属学会自我监测，如出现眼胀痛、头痛、虹视、雾视、恶心、呕吐等，提示为青光眼的先兆，应立即就医，及时采取措施，降低眼压。

（3）积极宣传青光眼防治的意义，指导社区内 40 岁以上有青光眼家族史者应定期进行检查，做到青光眼早发现、早治疗，尽可能保护其视功能。

七、护理评价

（1）疼痛减轻或消失。

（2）视力逐渐恢复。

（3）减轻焦虑，情绪稳定。

（4）及时发现或避免并发症发生。

（5）说出青光眼的防治知识。

第七章

老年病科护理

第一节　阻塞性睡眠呼吸暂停低通气综合征

阻塞性睡眠呼吸暂停低通气综合征（OSAHS）是一种病因不明的睡眠呼吸疾病，临床表现有夜间睡眠打鼾伴呼吸暂停和白天嗜睡。由于呼吸暂停引起反复发作的夜间低氧和高碳酸血症，可导致高血压、冠心病、糖尿病和脑血管疾病等并发症及交通事故，甚至出现夜间猝死。因此，OSAHS 是一种有潜在致死性的睡眠呼吸疾病。

一、病因

OSAHS 的直接发病机制是上气道的狭窄和阻塞，但其发病并非简单的气道阻塞，实际是上气道塌陷，并伴有呼吸中枢神经调节因素障碍。引起上气道狭窄和阻塞的原因很多，包括鼻中隔弯曲、扁桃体肥大、软腭过长、下颌弓狭窄、下颌后缩畸形、颞下颌关节强直，少数情况下出现两侧关节强直继发的小颌畸形、巨舌症、舌骨后移等。此外，肥胖、上气道组织黏液性水肿，以及口咽或下咽部肿瘤等也均可引起 OSAHS。关于 OSAHS 的病因和发病机制，需进一步研究。

二、临床表现

（一）打鼾

睡眠中打鼾是由于空气通过口咽部时使软腭振动引起。打鼾意味着气道有部分狭窄和阻塞，打鼾是 OSAHS 的特征性表现。这种打鼾和单纯打鼾不同，音量大，十分响亮；鼾声不规则，时而间断。

（二）白天嗜睡

OSAHS 患者表现为白天乏力或嗜睡。

（三）睡眠中发生呼吸暂停

较重的患者常常夜间出现憋气，甚至突然坐起，大汗淋漓，有濒死感。

（四）夜尿增多

夜间由于呼吸暂停导致夜尿增多，个别患者出现遗尿。

（五）头痛

由于缺氧，患者出现晨起头痛。

（六）性格变化和其他系统并发症

包括脾气暴躁、智力和记忆力减退以及性功能障碍等，严重者可引起高血压、冠心病、糖尿病和脑血管疾病。

三、护理

护理干预可以预防并发症的发生，提高睡眠质量和生活质量，减轻患者精神压力及对疾病的恐惧、焦虑，也可避免家庭经济负担。

（1）严格控制体重和饮食：指导患者调整饮食结构，严格控制热量的摄入，以清淡素食为主，多食高维生素、高纤维素的新鲜蔬菜，蛋白宜选鱼类、豆类、牛奶、瘦肉等，尽量避免甜食、油煎食品、巧克力等食物。每日进行适当的运动，如散步、慢跑、打太极拳等，提高机体免疫力。适当运动和热量消耗大于当日饮食摄入热量时，才能达到减肥效果。

（2）侧卧位睡眠：颈部堆积的脂肪使上气道变窄，仰卧位睡眠时脂肪的下坠及压迫，进一步堵塞上气道，导致呼吸暂停的发生。因此睡姿以侧卧位为主，多取右侧卧位，为保持侧卧位可采用睡眠球技术，在患者睡衣的背部缝上装有乒乓球或网球的口袋，强迫患者保持侧卧位。

（3）戒烟戒酒，吸烟和喝酒可引起或加重夜间睡眠呼吸紊乱，烟草等有害物质刺激会加重咽部水肿并使分泌物增多，加重上气道狭窄，吸烟还会降低机体对低氧的敏感性，延长患者低氧持续的时间和程度。乙醇可抑制中枢神经系统，使肌肉松弛，张力下降，反应迟钝，舌根后坠，咽部软组织内陷，从而加重 OSAHS 的症状。

（4）睡前勿饱食，避免饮酒、咖啡、浓茶及服用镇静类药物，镇静药物对神经中枢有抑制作用，可导致气道肌肉松弛，增加可塌性。

（5）预防感冒、咽喉炎、扁桃体炎及呼吸道感染，控制原发病，对于高血压、肺心病、糖尿病、心血管疾病应积极治疗。

（6）心理干预，关心患者的心理，积极与患者沟通，对 OSAHS 患者及家属进行疾病相关知识的教育，引导患者以积极的态度和良好的情绪对待疾病，增强其对治疗的信心和勇气，提高 OSAHS 患者的认知度，定期体检。

第二节　高血压

高血压是指以体循环动脉血压（收缩压和（或）舒张压）增高为主要特征（收缩压≥140 mmHg，舒张压≥90 mmHg），可伴有心、脑、肾等器官的功能或器质性损害的临床综合征。高血压是最常见的慢性病，也是心脑血管病最主要的危险因素。正常人的血压随内外环境变化在一定范围内波动。在整体人群，血压水平随年龄逐渐升高，以收缩压更为明显，但 50 岁后舒张压呈现下降趋势，脉压也随之加大。近年来，随着人们对心血管病多重危险因素的作用以及心、脑、肾靶器官保护的认识不断深入，高血压的诊断标准也在不断调整，目前认为同一血压水平的患者发生心血管病的危险不同，因此有了血压分层的概念，即发生心血管病危险度不同的患者，适宜血压水平应有不同。血压值和危险因素评估是诊断和制定高血压治疗方案的主要依据，不同患者高血压管理的目标不同，医生面对患者时在参考标准的基础上，根据其具体情况判断该患者最合适的血压范围，采用针对性的治疗措施。在改善生活方式的基础上，推荐使用24小时长效降压药物控制血压。除评估诊室血压外，患者还应注意家庭清晨血压的监测和管理，以控制血压，降低心脑血管事件的发生率。

一、病因

1.遗传因素

大约60%的高血压患者有家族史。目前认为是多基因遗传所致，30%～50%的高血压患者有遗传背景。

2.精神和环境因素

长期的精神紧张、激动、焦虑，受噪声或不良视觉刺激等因素也会引起高血压的发生。

3.年龄因素

发病率有随着年龄增长而增高的趋势，40岁以上者发病率高。

4.生活习惯因素

膳食结构不合理，如过多的钠盐、低钾饮食、大量饮酒、摄入过多的饱和脂肪酸均可使血压升高。吸烟可加速动脉粥样硬化的过程，为高血压的危险因素。

5.药物的影响

避孕药、激素、消炎止痛药等均可影响血压。

6.其他疾病的影响

肥胖、糖尿病、睡眠呼吸暂停低通气综合征、甲状腺疾病、肾动脉狭窄、肾脏实质损害、肾上腺占位性病变、嗜铬细胞瘤、其他神经内分泌肿瘤等。

二、分类

临床上高血压可分为两类。

1.原发性高血压

是一种以血压升高为主要临床表现而病因尚未明确的独立疾病，占所有高血压患者的90%以上。

2.继发性高血压

又称为症状性高血压，在这类疾病中病因明确，高血压仅是该种疾病的临床表现之一，血压可暂时性或持久性升高。

三、临床表现

高血压的症状因人而异。早期可能无症状或症状不明显，常见的是头晕、头痛、颈项板紧、疲劳、心悸等。仅仅会在劳累、精神紧张、情绪波动后发生血压升高，并在休息后恢复正常。随着病程延长，血压明显的持续升高，逐渐会出现各种症状。此时被称为缓进型高血压病。缓进型高血压病常见的临床症状有头痛、头晕、注意力不集中、记忆力减退、肢体麻木、夜尿增多、心悸、胸闷、乏力等。高血压的症状与血压水平有一定关联，多数症状在紧张或劳累后可加重，清晨活动后血压可迅速升高，出现清晨高血压，导致心脑血管事件多发生在清晨。

当血压突然升高到一定程度时甚至会出现剧烈头痛、呕吐、心悸、眩晕等症状，严重时会发生神志不清、抽搐，这就属于急进型高血压和高血压危重症，多会在短期内发生严重的心、脑、肾等器官的损害和病变，如中风、心梗、肾衰等。症状与血压升高的水平并无一致的关系。

继发性高血压的临床表现主要是有关原发病的症状和体征，高血压仅是其症状之一。继发性高血压患者的血压升高可具有其自身特点，如主动脉缩窄所致的高血压可仅限于上肢；嗜铬细胞瘤引起的血压增高呈阵发性。

四、护理

（一）疼痛：头痛

1.相关因素

与血压升高有关。

2.临床表现

头部疼痛。

3.护理措施

(1)评估患者头痛的情况，如头痛程度(长海痛尺)，持续时间，是否伴有恶心、呕吐、视物模糊等伴随症状。

(2)尽量减少或避免引起或加重头痛的因素，保持病室环境安静，减少探视，护理人员做到操作轻、说话轻、走路轻、关门轻，保证患者有充足的睡眠。

(3)向患者讲解引起头痛的原因，嘱患者合理安排工作和休息，避免劳累、精神紧张、情绪激动等，戒烟、戒酒。

(4)指导患者放松的技巧，如听轻音乐、缓慢呼吸等。

(5)告知患者控制血压稳定和坚持长期、规律服药的重要性，加强患者的服药依从性。

（二）活动无耐力

1.相关因素

与并发心力衰竭有关。

2.临床表现

乏力，轻微活动后即感呼吸困难、无力等。

3.护理措施

(1)告知患者引起乏力的原因，尽量减少增加心脏负担的因素，如剧烈活动等。

(2)评估患者心功能状态，评估患者活动情况，根据患者心功能情况制订合理的活动计划。督促患者坚持动静结合，循序渐进增加活动量。

(3)嘱患者一旦出现心悸、呼吸困难、胸闷等情况应立即停止活动,保证休息,并以此作为最大活动量的指征。

(三)有受伤的危险

1.相关因素

与头晕、视物模糊、意识改变或发生直立性低血压有关。

2.临床表现

头晕、目眩、视物模糊,严重时可出现晕厥。

3.护理措施

(1)警惕急性低血压反应,避免剧烈运动、突然改变体位,改变体位时动作应缓慢,特别是夜间起床时;服药后不要站立太久,因为长时间的站立会使腿部血管扩张,血流增加,导致脑部供血不足;避免用过热的水洗澡,防止周围血管扩张导致晕厥。

(2)如出现头晕、恶心、乏力时应立即平卧,取头低足高位,促进静脉回流,增加脑部的血液供应。上厕所或外出时应有人陪伴,若头晕严重应尽量卧床休息,床上大小便。

(3)避免受伤,活动场所应灯光明亮,地面防滑,厕所安装扶手,房间应减少障碍物。

(4)密切监测血压的变化,避免血压过高或过低。

(四)执行治疗方案无效

1.相关因素

与缺乏相应治疗知识和治疗长期性、复杂性有关。

2.临床表现

不能遵医嘱按时服药。

3.护理措施

(1)告知患者按时服药的重要性,不能血压正常时就自行停药。

(2)嘱患者定期门诊随访,监测血压控制情况。

(3)坚持服药的同时还要注意观察药物的不良反应,如使用利尿药时应注意监测血钾水平,防止低血钾;用β受体拮抗药应注意其抑制心肌收缩力、心动过缓、支气管痉挛、低血糖等不良反应;使用血管紧张素转化酶(ACE)抑制药应注意头晕、咳嗽、肾功能损害等不良反应。

(五)潜在并发症:高血压危重症

1.相关因素

与血压短时间突然升高有关。

2.临床表现

在高血压病程中,患者血压显著升高,出现头痛、烦躁、心悸、气急、恶心、呕吐、视物模糊等。

3.护理措施

(1)患者应进入加强监护室,绝对卧床休息,避免一切不良刺激,保证良好的休息环境。持续监测血压和尽快应用适合的降压药。

(2)安抚患者,做好心理护理,严密观察患者病情变化。

(3)迅速减压,静脉输注降压药,1 小时使平均动脉血压迅速下降但不超过 25%,在以后的

2～6 小时血压降至 160/(100～110) mmHg。血压过度降低可引起肾、脑或冠状动脉缺血。如果这样的血压水平可耐受且临床情况稳定，在以后 24～48 小时可逐步降低血压达到正常水平。

(4)急症常用的降压药有硝普钠(静脉)、尼卡地平、乌拉地尔、二氮嗪、肼屈嗪、拉贝洛尔、艾司洛尔、酚妥拉明等。用药时注意效果以及有无不良反应，如静脉滴注硝酸甘油等药物时应注意监测血压变化。

(5)向患者讲明遵医嘱按时服药，保证血压稳定的重要性，争取患者及其家属的配合。

(6)告知患者如出现血压急剧升高、剧烈头痛、呕吐等不适时应及时来院就诊。

(7)协助生活护理，勤巡视病房，勤询问患者的生活需要。

五、健康教育

(一)心理指导

高血压的发病机制除躯体因素外，心理因素占主导地位，护士应鼓励患者保持豁达开朗的心境和稳定的情绪，培养广泛的兴趣和爱好，同时指导患者家属为患者创造良好的生活氛围，避免引起患者情绪紧张、激动等不良刺激。

(二)休息和睡眠

注意规律生活，保证充足的休息和睡眠，可在睡前饮热牛奶 200 mL 或用 40～50 ℃温水泡足 30 分钟。

(三)饮食指导

强调低盐、低脂、低热量、低胆固醇饮食，多吃富含维生素的食物，多摄入含钾、钙高的食物，食盐量应控制在 3～5 g/d，严重高血压病患者食盐控制在 1～2 g/d，饮食要定量、均衡、不暴饮暴食。同时适当减轻体重，有利于降压。

(四)戒烟限酒

告知患者吸烟可升高血压，过量饮酒会导致高血压。应控制乙醇不超过 30 mL/d。少喝咖啡，可饮绿茶，绿茶中含有大量活性物质如茶多酚，具有抗氧化、清除氧自由基、保护血管、降低脂肪的功能，从而有利于高血压的治疗。

(五)运动指导

患者应根据自身爱好和力所能及的运动量进行适当运动，如散步、慢跑、打太极拳、练体操等有氧运动。运动时间初始为 10～15 分钟，一般为 30 分钟，3～5 次/周，循序渐进。如运动中出现胸闷、心悸等应立即停止运动。

(六)血压监测指导

建议患者自购血压计，指导患者和家属正确测量血压的方法，做到“四定”，即定体位、定血压计、定时间、定测量部位。观察血压变化，每天 2 次，并做好记录。

(七)用药指导

高血压是一种慢性病，需要长期、终身的服药治疗，需要患者和家属的积极配合，因此向其讲解服用药物的种类、用药方法、药物不良反应和服用药物的最佳时间，以便发挥药物的最佳效果和减少不良反应。

第三节 肺炎

肺炎是老年人的常见病，肺炎的发病率随年龄的增长直线上升，病死率较高。肺炎是感染相关死亡的最常见原因，是导致老年人死亡的主要原因之一。肺炎多数起病急躁，常有受凉淋雨、劳累、病毒感染等诱因。老年人肺炎的临床表现常不典型，病情进展快，加之基础疾病症状的遮盖，因此易于漏诊而延误治疗。

一、概述

肺炎是指终末气道、肺泡和肺间质的炎症，可由病原微生物、理化因素、免疫损伤、过敏及药物所致。细菌性肺炎是最常见的肺炎。肺炎可按解剖、病因或患病环境加以分类。目前多按肺炎的患病环境分成两类，有利于指导经验治疗。

(一)社区获得性肺炎(CAP)

是指在医院外罹患的感染性肺实质炎症，包括具有明确潜伏期的病原体感染而在入院后平均潜伏期内发病的肺炎。肺炎链球菌是老年人肺炎中最主要的致病菌，其他病原体为支原体、衣原体、流感嗜血杆菌和呼吸道病毒(甲、乙型流感病毒，腺病毒，呼吸道合胞病毒和副流感病毒)等。

(二)医院获得性肺炎(HAP)

亦称医院内肺炎，是指患者入院时不存在，也不处于潜伏期，而于入院 48 小时后在医院(包括老年护理院、康复院等)内发生的肺炎。HAP 还包括呼吸机相关性肺炎(VAP)和卫生保健相关性肺炎(HCAP)。革兰阴性杆菌(GNB)是老年 HAP 最主要的致病菌，其中以铜绿假单胞菌和肺炎克雷伯杆菌最常见，金黄色葡萄球菌、流感嗜血杆菌、肺炎链球菌、大肠杆菌、不动杆菌属和厌氧菌也比较多见。口咽部 GNB 的寄植是 HAP 重要的危险因素，寄植率与住院时间和疾病的严重程度相关。吸入性肺炎是由于老年人喉腔黏膜萎缩、变薄，喉的感觉减退，咽缩肌活动作用减弱，产生吞噬障碍，使食物及寄生于咽喉部的细菌进入下呼吸道而引起的。研究表明，ICU 中 75%发生 VAP 的患者，在肺炎发生前存在口咽部细菌寄植。支原体和衣原体肺炎在老年患者与年轻患者间无明显区别，但军团菌肺炎更易发生在免疫力低下的老年人群中，且多为重症肺炎。军团菌是重要的病原菌，老年人病死率高。呼吸道病毒特别是流感病毒、副流感病毒和呼吸道合胞病毒在老年人中尤其是在流行季节起重要作用，并可继发严重的细菌感染。

二、临床特点

咳嗽、咳痰、发热、呼吸困难主诉者占首位，最早出现的症状常为呼吸加快、心动过速、呼吸音减弱、肺底部可闻及湿性啰音，但易于与并存的慢性支气管炎、心衰等相混淆。由于临床表现常不典型或与基础疾病的表现相混淆，有时缺乏发热、胸痛、咳嗽、咳痰等不典型症状，原有基础疾病恶化。因此极易漏诊和延误诊断，丧失治疗的时机。

根据感染的症状和体征，结合胸部 X 线改变，诊断肺炎一般不难，但困难的是病原菌的确定，由于老年人不能适当地咳嗽或配合，痰液检查的痰标本的合格率仅为 1/3。胸腔渗出液抽吸后做胸水细菌学检查，常可检测到肺炎链球菌病原菌感染。近期还采用双套管保护毛刷及保护的支气管肺泡灌洗术（BAL）取标本检查，BAL 是应用纤维支气管镜进行支气管肺泡灌洗，采取肺泡表面洗液进行炎症与免疫细胞及可溶性物质的检查。另外，白细胞计数升高或正常，也可出现中性核左移。血气分析可出现低氧血症、呼吸衰竭、酸碱失衡。老年肺炎血生化检查易出现电解质紊乱、肾功能不全。

（一）CAP 临床诊断依据

（1）新近出现的咳嗽、咳痰或原有呼吸道疾病症状加重，并出现脓性痰，伴或不伴胸痛。

（2）发热。

（3）肺实变体征和（或）闻及湿性啰音。

（4）白细胞（WBC）$>10\times10^9$/L 或$<4\times10^9$/L，伴或不伴中性粒细胞核左移。

（5）胸部 X 线检查显示片状、斑片状浸润性阴影或间质性改变，伴或不伴胸腔积液。

以上 1～4 项中任何 1 项加第 5 项，排除肺结核、肺部肿瘤、非感染性肺间质疾病等可做出诊断。

（二）HAP 临床诊断依据

X 线检查出现新的或进展的肺部浸润影加上下列三个临床征候中的两个或以上。

（1）发热超过 38℃。

（2）血白细胞增多或减少。

（3）脓性气道分泌物。

但 HAP 的临床表现、实验室和影像学检查特异性低，应注意与肺不张、心力衰竭和肺水肿、基础疾病肺侵犯、药物性肺损伤、肺栓塞和急性呼吸窘迫综合征等相鉴别。

（三）重症肺炎

通常被认为是需要收入 ICU 的肺炎。肺炎严重性决定于三个主要因素：局部炎症程度、肺部炎症的播散和全身炎症反应程度。在中华医学会呼吸病学分会公布的 CAP 诊断和治疗指南中将下列体征列为重症肺炎的表现：①意识障碍。②呼吸频率＞30 次/分。③$PaO_2<$ 60 mmHg，氧合指数（PaO_2/FiO_2）＜300，需行机械通气治疗。④血压＜90/60 mmHg。⑤胸片显示双侧或多肺叶受累或入院 48 小时内病变扩大≥50%。⑥少尿，尿量＜20 mL/h 或＜80 mL/4h或急性肾功能衰竭需要透析治疗。HAP 中入院＞5 天、机械通气＞4 天和存在高危因素者，即使不完全符合重症肺炎规定标准，亦视为重症。

三、肺炎护理措施

（一）体温过高

1.休息与生活护理

发热患者应绝对卧床休息，以减少耗氧量，缓解头痛、肌肉酸痛等症状。病房安静、环境适宜，室温为 18～20 ℃，湿度 50%～60%，做好口腔护理，鼓励患者经常漱口，口唇疱疹者局部涂抗病毒软膏，防止继发感染。

2.饮食与补充水分

给予能提供足够热量、蛋白质和维生素的流质或半流质，以补充高热引起的营养物质消耗。鼓励患者饮水，1～2 L/d。轻症者无需静脉补液，失水明显者可遵医嘱静脉补液，保持血钠<145 mmol/L，尿比重<1.020，补充因发热而丢失较多的水和盐，加快毒素排泄和热量的散发，尤其是食欲差或不能进食者。心脏病或老年人应注意补液速度，避免过快导致急性肺水肿。

3.降温护理

高热时可采用酒精擦浴、冰袋、冰帽等措施物理降温，以逐渐降温为宜，防止虚脱。儿童要预防惊厥，不宜用阿司匹林或其他解热药，以免大汗、脱水和干扰热型观察。

4.病情观察

监测并记录生命体征，以便观察热型，协助医生明确诊断。重症肺炎不一定有高热，重点观察儿童、老年人、久病体弱者的病情变化。

5.用药护理

遵医嘱使用抗生素，观察疗效和不良反应。应用头孢唑林钠可出现发热、皮疹、胃肠道不适等不良反应；喹诺酮类药偶见皮疹、恶心等。

（二）清理呼吸道无效

（1）对呼吸困难、发绀者给予氧气吸入，以改善脑组织缺氧。氧气湿化瓶内加入30%酒精减少分泌物，保持呼吸道通畅。

（2）保持呼吸道通畅：重症昏迷患者常发生中枢性呼吸衰竭，昏迷患者的呕吐物、分泌物、食物残渣可造成气道堵塞，影响气体交换导致供氧不足，加重脑水肿升高颅压，并发吸入性肺炎。因此必须清除口鼻分泌物，勤翻身、勤吸痰，必要时行气管切开。

（3）昏迷患者：预防呼吸道及肺部感染，痰感染是常见的感染途径，吸痰应注意无菌，戴无菌手套，吸痰管一根只用一次，注意呼吸道雾化，每天2次，雾化后叩背咳痰或吸痰，拍背由下而上，由外向内，便于分泌物引流。患者平卧时应将头转向一侧，口中有分泌物或呕吐物时，应及时吸出。

（三）潜在并发症：感染性休克

1.病情监测

（1）生命体征：有无心率加快、脉搏细速、血压下降、脉压变小，体温不升或高热、呼吸困难等，必要时进行心电监护。

（2）精神和意识状态：有无精神萎靡、表情淡漠、烦躁不安、神志模糊等。

（3）皮肤、黏膜：有无发绀、肢端湿冷。

（4）出入量：有无尿量减少，疑有休克应测每小时尿量及尿比重。

（5）实验室检查：有无血气分析等指标改变。

2.感染性休克抢救配合

发现异常情况，立即通知医生，并备好物品，积极配合抢救。

（1）体位：患者取仰卧中凹位，抬高头胸部20°、抬高下肢30°，有利于呼吸和静脉血回流。

（2）吸氧：给予高流量吸氧，维持 PaO_2>60 mmHg，改善缺氧状况。

（3）补充血容量：快速建立两条静脉通道，遵医嘱给予右旋糖酐或平衡液以维持有效血容量，降低血液黏滞度，防止弥散性血管内凝血；随时监测患者一般情况、血压、尿量、尿比重、血细胞比容等;监测中心静脉压。

四、肺炎健康指导

(一)疾病预防指导

向患者及家属讲解肺炎的病因和诱因。注意休息,劳逸结合,防过度疲劳。参加体育锻炼,增强体质。避免受凉、淋雨、吸烟、酗酒。慢性病、长期卧床、年老体弱者,应注意经常改变体位、翻身、拍背,咳出气道痰液,并注射肺炎疫苗。

(二)疾病知识指导

遵医嘱按时服药,了解药物作用、用法、疗程和不良反应,定期随访。出现发热、心率增快、咳嗽、咳痰、胸痛等症状时,应及时就诊。

第八章

CT 检查的护理

第一节　CT 检查基本护理

一、CT 检查适应证和禁忌证

(一)CT 检查适应证

1.头部病变

对于颅脑外伤、脑梗死、脑肿瘤、炎症、先天畸形等,CT 检查属于常规和首选检查方法,可清楚显示脑挫裂伤、急性脑内血肿、硬膜外及硬膜下血肿、颅面骨骨折等。CT 诊断急性脑血管疾病如高血压脑出血、蛛网膜下腔出血、脑动脉瘤动静脉畸形破裂出血、脑梗死等有很高价值,对于急性出血可考虑作为首选检查,急性脑梗死特别是发病 6 小时内者,CT 不如 MRI 敏感。

2.颌面部、颈部

颌面部肿瘤、骨折、炎症等。

3.胸部病变

对于显示肺部病变有非常满意的效果,对肺部创伤、感染性病变、肿瘤等均有很高的诊断价值。对于纵隔内的肿物、淋巴结以及胸膜病变等的显示也令人满意,可以显示肺内团块与纵隔关系。

4.腹部器官

对于实质性器官肝、胆囊、脾、胰腺、肾、肾上腺等器官显示清晰,对于肿瘤、感染及创伤能清晰地显示解剖部位的病变程度,对病变分期等有较高价值,对腹内肿块的诊断与鉴别诊断价值较大。

5.盆腔脏器

盆腔器官之间有丰富的脂肪间隔,能准确地显示肿瘤对邻近组织的侵犯,因此 CT 已成为卵巢、宫颈和子宫、膀胱、精囊、前列腺和直肠肿瘤的诊断、临床分期和放射治疗设计的重要手段。

6.骨骼系统

颅骨及脊柱细微骨折、椎间盘病变、椎管狭窄、骨肿瘤、骨结核及炎症等，并能对病变部位进行三维成像（多层面成像）及冠、矢状位的重建。对于关节软骨、韧带、半月板、滑膜等则以行MRI检查为宜。

7.脉管系统

通过CT血管成像，可显示动脉病变，如血管闭塞、动脉瘤及夹层动脉瘤、血管畸形、血管损伤、心脏冠状动脉病变等。

（二）CT检查的禁忌证

CT平扫检查无绝对禁忌证。婴幼儿、可能妊娠或已经妊娠的女性、危重患者生命体征不稳定、对X射线高度敏感或不宜接触X射线者（如再生障碍性贫血）为CT检查的相对禁忌证。

二、常规护理流程

（一）护理评估

1.患者

（1）年龄、性别。

（2）目前的临床表现：①生命体征是否平稳。②神志意识是否清楚等。

（3）病史：既往史、检查史、用药史、过敏史、家族史。

（4）评估是否还需行其他检查，若当天还需做腹部B超、肝功能、甲胎蛋白、胃镜、肠镜等需禁食禁饮检查者，应协调其先做其他检查，再行CT检查。

（5）行增强检查者需评估曾经是否使用过类似对比剂，以及患者的静脉情况。

（6）检查部位是否有金属饰品或可能影响X线穿透力的物品。

（7）风险筛查：①有无CT检查相对禁忌证。②有无CT增强检查绝对禁忌证。③是否为跌倒、坠床等事件发生的高危人群（小儿、老年人及躁动患者等）。

（8）是否具有较好的理解与配合能力。

（9）心理状态：是否表现出焦虑、紧张情绪等。

2.医护人员与陪同人员

（1）医护人员：①是否掌握基本的影像诊断知识，能根据受检者特点、诊断的需要，设置个性化的扫描流程与参数。②是否具备风险评估、急救处理以及防护能力。③是否熟悉影像危急值的范围。

（2）陪同人员：是否具有较好的理解与配合能力，是否具备防护知识。

3.环境

各类检查设备、警示标志、防护物品以及急救设备与物品、药品等是否准备齐全。

（二）护理措施

1.检查前

（1）核对患者姓名、年龄、性别、检查申请单，住院患者查对手腕带，小儿与女性患者注意是否一定要行该项检查。

(2)确认患者无检查禁忌证,且检查部位未携带任何含有金属的饰品或可能影响 X 线穿透力的物品。

(3)向患者及陪同人员讲解 CT 检查的时长(如在诊断或鉴别肝血管瘤时,需注射对比剂后延迟 5～7 分钟再做病灶层面扫描)、禁忌证与适应证以及射线防护等相关知识,并发放宣传册,帮助患者及陪同人员理解;耐心解答患者疑虑,减少其紧张恐惧心理。

(4)行增强检查者,确认其本身与家族中无药物(如对比剂)与食物过敏史等;若为高危人群,应提前做好预防工作;签订知情同意书,选择合适的穿刺工具,建立静脉通道,并提前预热对比剂。

(5)根据检查部位做好相关准备:①胸、腹部检查者,进行屏气训练,保证扫描时胸、腹部处于静止状态。②胃肠道者,检查前饮水;③颈部和喉部检查者,告知受检者不能做吞咽动作;④眼部检查者,告知患者闭上双眼,尽量保持眼球不动,不能闭眼者让其盯住正前方一个目标。

(6)特殊患者:①儿童或意识不清及烦躁不能配合者,应遵医嘱用镇静剂或麻醉后再行检查;②病情较重者,必须由医生陪同检查。

(7)医护人员具备良好的风险评估与急救能力,并掌握基本的影像诊断知识,能根据受检者的特点、诊断的需要优化参数,以减少射线照射。

(8)各类检查设备、警示标志、防护物品以及急救设备与物品、药品等准备齐全。

(9)检查室空气流通,注意保暖。

2.检查中

(1)体位:①根据检查目的与部位,协助患者摆放体位,注意保护患者隐私。②告知患者保持正确的体位,不能随意移动,以免产生伪影。

(2)心理护理:告知患者检查过程中可能出现的不良反应,嘱其不要紧张、害怕,并适时与患者沟通。

(3)严密观察患者生命体征与病情变化。

(4)行增强检查者

①正确安装高压注射器管道,排除管道内空气,确保患者静脉通道与高压注射器连接的紧密性,预防管道脱落。

②进行试注射,先试注射生理盐水 20～30 mL,将手放到留置针尖的近心端,感觉液体在血管中明显的冲击力。做到"一看,二摸,三感觉,四询问",以确保高压注射管路与血管连接通畅,并告知患者,在注射时如有不适立即告知医护人员。同时密切观察增强图像对比剂的进入情况,及时发现渗漏。

(5)辐射防护:注意对患者的非检查部位与参与检查的陪同人员进行射线防护,对于敏感器官应重点防护(如生殖腺、甲状腺、眼球等)。

(6)在不影响诊断的情况下,应通过优化参数,缩短检查时间,特别是针对小儿和女性患者，以减少射线带来的危害。

(7)根据患者类型，适当调节环境温度，注意保暖。

3.检查后

(1)协助患者整理好衣裤和下检查床，询问是否有不适。

(2)记录本次检查的时间与照射剂量。

(3)对于参与检查的医护人员，应及时记录并对累积剂量进行评估。

(4)对使用的各类防护设备进行对应的处理。

(5)指导行增强检查者到观察区休息30分钟，如有不适及时告知医护人员；对于高危门诊患者建议留观，住院患者建议医护人员陪同回病房。

(6)医护人员定时巡视观察区，询问患者有无不适，及时发现不良反应与处理。

(7)合理水化：指导患者多饮水(不少于100 mL/h)以利于对比剂排出，预防对比剂肾病。

(8)拔留置针：观察30分钟后，如无不适方可拔针，指导正确按压穿刺点，无出血方可离开，并提醒携带好随身物品。

(9)告知患者及陪同人员取片时间及地点，回家后继续观察和水化，如有不适及时电话联系。

三、CT常规检查护理

(一)CT普通检查护理

1.检查前护理

(1)信息确认：患者凭检查信息通过影像存储与传输系统(PACS)系统进行预约、登记确认。留取联系电话，遇特殊情况便于通知患者。

(2)检查分检：护士或登记员根据检查信息进行分检，指导患者到相应地点等待检查。

(3)评估核对：护士仔细阅读检查申请单，核对患者信息(姓名、性别、年龄、检查部位、检查设备等)。详细询问病史，评估患者病情，核实患者信息、检查部位、检查方式，对检查目的要求不清的申请单，应与临床申请医师核准确认。

(4)健康教育：护士进行分时段健康教育，特殊患者采取个性化健康教育，讲解检查整个过程、检查所需时间、交代检查注意事项，以及需要患者配合的相关事宜。健康教育形式，如口头宣教、健康教育手册、视频宣教等。

(5)去除金属异物：指导或协助患者去除被检部位的金属物件及高密度伪影的衣物，防止产生伪影。

(6)呼吸训练：护士耐心指导胸、腹部检查患者进行呼吸训练。胸部检查应指导患者先吸一口气，再闭住气，保持胸、腹部不动，防止产生运动伪影；腹部检查可以直接屏气。

(7)镇静：对小儿、昏迷、躁动、精神异常的患者，采取安全措施防止坠床，必要时遵医嘱使用镇静药。

(8)指导腹部检查患者正确饮水：略。

(9)PACS呼叫：及时应用PACS呼叫患者到检。

2.检查中护理

(1)再次核对患者信息,协助患者进检查室、上检查床,避免坠床或跌倒。有引流管者妥善放置,防止脱落。

(2)按检查部位要求设计体位,指导患者勿移动身体变换体位。

(3)检查时注意保暖,避免患者着凉。

(4)做好患者非照射部位的X线防护。

(5)检查结束后询问患者情况,协助下检查床。

3.检查后护理

告知患者及家属取片与报告的时间、地点。

(二)CT增强检查护理

1.检查前的护理

(1)信息确认:患者凭检查信息通过PACS进行预约、登记确认;在申请单上准确记录患者身高、体重、联系电话。

(2)评估核对:护士仔细阅读检查申请单,核对患者信息(姓名、性别、年龄、检查部位、检查设备等),详细询问病史(既往史、检查史、用药史、现病史、过敏史等),评估患者病情,筛选高危人群。核实患者信息、检查部位、检查方式。

(3)心理护理和健康宣教:在常规宣教的基础上重点告知增强检查的目的及注意事项、合理水化的重要性,注射对比剂后可能出现的正常现象(口干、口苦、口腔金属味、全身发热、有尿意等)和不良反应(如恶心、呕吐、皮疹等),进行针对性护理,消除患者紧张、焦虑的不良情绪。

(4)指导患者或家属签署碘对比剂使用知情同意书。

(5)认真评估血管,安置18～20G静脉留置针;注意保护,防止留置针脱出。

(6)对比剂常规加温准备。

(7)其他参照CT普通检查前的护理。

2.检查中的护理

(1)高压通道的建立与确认:连接高压注射器管道,试注水,做到“一看,二摸,三感觉,四询问”,确保高压注射器、血管通畅。

(2)患者沟通:再次告知检查注意事项,以及推药时的身体感受,缓解患者紧张情绪。

(3)心理安慰:对高度紧张患者在检查过程中护士通过话筒给予安慰,鼓励患者配合完成检查。

(4)严密观察:注射对比剂时密切观察有无局部和全身症状,防止不良反应的发生,做到及时发现、及时处理。

(5)防止渗漏:动态观察增强图像对比剂进入情况,及时发现渗漏。

(6)检查结束后询问患者情况,评估有无不适,协助下检查床。

(7)指导患者在观察区休息15～30分钟,如有不适及时告知护士。

(8)其他参照CT普通检查中的护理。

3.检查后的护理

(1)定时巡视:准备护士定时巡视观察区,询问患者有无不适,及时发现不良反应。

(2)合理水化:指导患者进行水化(每小时不少于 100 mL)以利于对比剂的排出,预防对比剂肾病。

(3)拔留置针:观察 15～30 分钟,患者无不适后方可拔取留置针,指导正确按压穿刺点,无出血方可离开观察区。

(4)告知患者及家属取片与报告的时间、地点,以及回家后继续观察和水化,如有不适及时电话联系。

(5)发生不良反应的处理方法请参照碘对比剂的相应内容。

四、常见部位检查的护理

(一)头颈部与五官

头颈部与五官包括颅脑、眼与眼眶、鼻和鼻窦、颞骨及内听道、鼻咽、口咽、喉部、口腔颌面部等部位。

(1)适应证:甲状腺病变,如囊肿、腺瘤、甲状腺及甲状旁腺肿瘤等;颈动脉间隙内病变的恶性肿瘤、颈动脉瘤、副神经节瘤、神经鞘瘤和神经纤维瘤;颈动脉粥样硬化和颈静脉血栓形成,静脉炎、蜂窝织炎和脓肿等;咽旁、咽后、椎前间隙的良、恶性肿瘤等;颈椎病变、外伤等。

(2)禁忌证:严重心、肝、肾功能不全,对含碘对比剂过敏。

头颈部常见 CT 图像见图 8-1-1 至图 8-1-6。

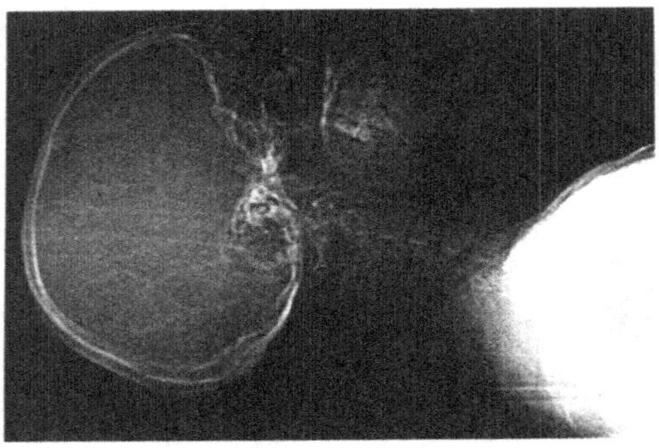

图 8-1-1 头颈部 CT 定位像

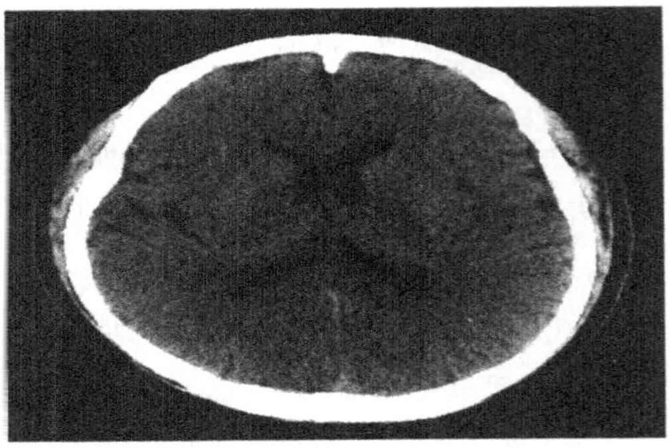

图 8-1-2 头部 CT

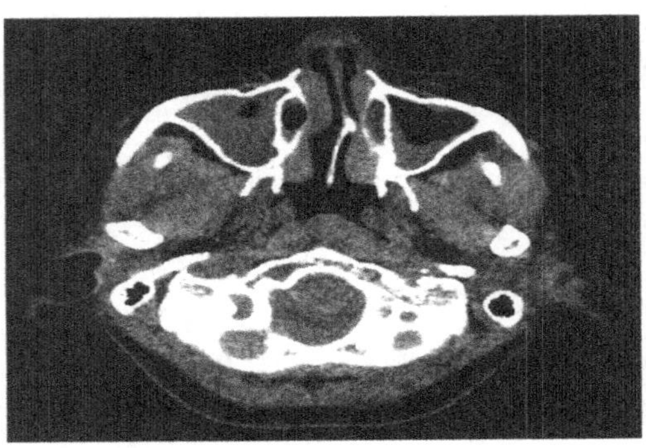

图 8-1-3 鼻部 CT

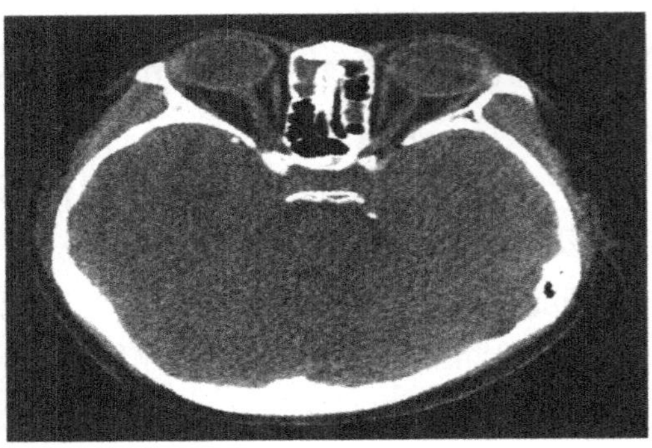

图 8-1-4 眼眶 CT

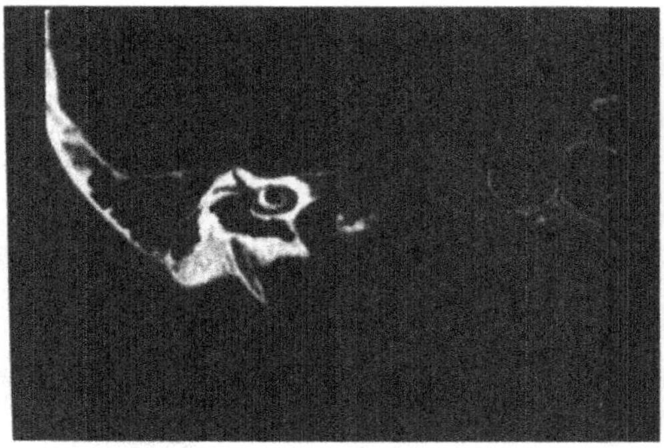

图 8-1-5　乳突 CT

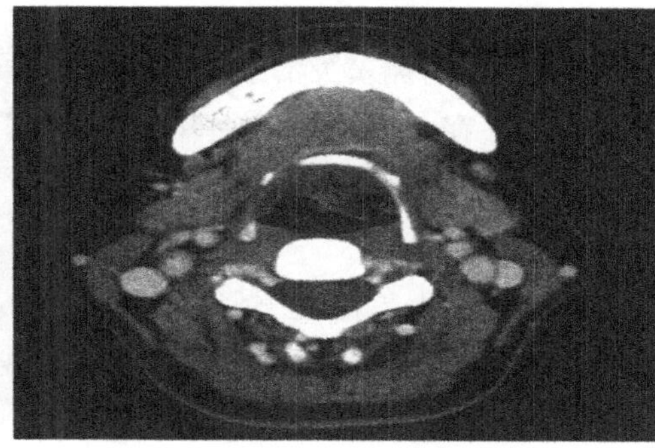

图 8-1-6　颈部 CT

1.颅脑与鞍区

鞍区包括蝶鞍、鞍膈、垂体、海绵窦、鞍上池、鞍上血管和下丘脑等部位，是颅内病变的好发部位之一。鞍区病变较多，更多见的是垂体瘤、脑膜瘤、颅咽管瘤、胶质瘤和脊索瘤。多数病例可根据 CT 所见定性，尤其是二维图像重建技术可显示鞍区肿瘤的内部特征、生长方式、侵犯范围及其与周围血管的关系，对准确诊断鞍区部位的病变有重要价值。

适应证：鞍内肿瘤、颅脑外伤累及鞍区、观察鞍区肿瘤侵犯周围结构情况、鞍区先天性发育异常、鞍区肿瘤术后复查、鞍区血管性疾病、鞍区感染、鞍区骨源性疾病等。

(1)检查范围：从前床突至后床突。

(2)体位：仰卧位或俯卧位，头部置于头架内。

(3)护士重点评估：患者头颅活动与呼吸情况，查看其他检查的阳性体征和结果，排除增强检查的禁忌证；筛选高危人群确定患者是否需要镇静、吸氧等；评估患者是否能饮水，从而考虑对比剂排、泄情况。

(4)为防止产生运动伪影，需行检查训练：指导患者检查时不要做吞咽、呵欠、咳嗽、转动眼球等动作，否则将导致病灶的遗漏和误诊。

(5)其他：若患者因为颈部受伤等不能保持正中位，应及时告知医生，同时防止二次损伤的发生而加重病情。

2.眼与眼眶

眼眶由额骨、筛骨、蝶骨、腭骨、泪骨、上颌骨和颧骨 7 块骨构成。CT 对确定眶内肿瘤的存在、位置、大小、范围，以及区别良性与恶性比较可靠。

(1)检查范围：自眶上壁至眶下壁。护士在检查前应注意监督患者的检查部位。眼睛敏感、易受伤害，注意防护，避免过多的照射。

(2)体位：眶耳线与检查床垂直，将两眼瞳间线中点放置在表面线圈的中心位置上，并将两侧眼眶均置于线圈内，最后固定线圈与患者头部；临床怀疑眼静脉曲张者选择俯卧位；患者皮肤不能直接碰触仪器内壁及各种导线，防止灼伤。

(3)为防止产生运动伪影，需行检查训练：指导患者检查时不要做吞咽、呵欠、咳嗽、转动眼球等动作，否则将导致病灶的遗漏和误诊。

(4)其他：为患者提供耳塞，指导患者正确使用，头部进入狭小空间时需紧闭双眼，提高一次性检查成功率。

3.鼻与鼻窦

CT 检查是诊断鼻窦炎的重要手段，也是鼻窦炎手术前必须做的系列检查之一。鼻窦炎经常和鼻息肉并存，CT 可以显示鼻息肉、鼻窦炎的范围，清晰显示各鼻窦及其比邻区域的细微结构，为医生诊断和治疗鼻窦炎提供重要依据；CT 检查，还有助于鼻窦炎与其他疾病如鼻窦癌等进行区别。

(1)检查范围：上齿槽至额窦。

(2)体位：安置仰卧位，头先进，对准鼻根线，固定头部。

4.颞骨与内听道

(1)检查范围

①颞骨：属于颅骨中的脑颅骨，共两块，左右各一；位于头颅两侧，并延至颅底，参与构成颅底和颅腔的侧部，形状不规则。以外耳门为中心可分为颞鳞、鼓部和岩部三部分。

②内听道：隐蔽而狭小，内听道及毗邻结构复杂而繁多，内听道内的神经包括面神经、蜗神经、前庭上神经及前庭下神经，面神经及前庭神经通过内听道口进入内听道内。

(2)适应证：颞骨外伤、颞骨肿瘤、听神经瘤、急慢性化脓性中耳乳突炎、先天发育异常、骨性外耳道畸形、内耳道畸形等。

颞骨及内听道 CT 是诊断耳部疾病的重要方法，也是术前的一项重要辅助检查，它在临床诊断和病例的个性化治疗中起着重要作用。通过充分利用 CT 检查提供的大量病变信息，帮助医生熟悉中耳各结构的情况，做好手术个体化设计，能有效减少手术意外，提高手术质量。

(3)体位：侧卧位。

(4)注意事项：检查前护士应注意患者是否有助听器。

5.鼻咽、口咽与咽喉

(1)检查范围

①鼻咽：指腭帆平面以上的部分，向前经鼻后孔通鼻腔。在其侧壁正对下鼻甲后方，有一咽鼓管咽口，通中耳鼓室。在咽鼓管咽口前、上、后方有弧形的隆起称咽鼓管圆枕。鼻咽的扫描范围为海绵窦至上颌骨上齿槽。

②口咽：位于会厌上缘与腭帆之间，向前经咽峡通口腔。其外侧壁腭舌弓与腭帆之间的腭扁桃体窝内容纳腭扁桃体。口咽的扫描范围为上颌骨上齿槽至舌骨。

③咽喉：包括咽、食管上部、喉及气管通向胃和肺的通道，咽喉是进行饮食、呼吸、发声的器官。咽喉上连口鼻，下通肺与胃，是连接口腔和肺、胃的通路，又为经脉循行的要冲。咽喉的扫描范围为会厌中部到环状软骨中部。

CT 扫描具有较高的密度分辨率，可以观察到鼻咽和口咽的表层和周围结构，对鼻咽肿物的早期诊断极为有利，是一项很好的口咽恶性肿瘤的辅助检查方法，并可大致判断肿瘤的侵犯范围，为临床治疗提供帮助。CT 应用于耳鼻咽喉肿瘤诊断的准确率已得到临床的广泛认同。

(2)体位：仰卧位

(3)为防止产生运动伪影，需行检查训练：指导患者检查时不要做吞咽、呵欠、咳嗽等动作，否则将导致病灶的遗漏和误诊。

6.口腔与颌面部

颌面部骨分为三部分。①面上部骨：鼻骨、眶骨、筛骨和额骨。②面中部骨：上颌骨和颧骨复合体。③面下部骨，即下颌骨。CT检查可以很好地显示颌面部诸骨的单纯性骨折及复合型骨折、骨折的移位及关节脱位情况、骨折周围组织器官受损程度。

（1）检查范围：从上齿槽至颅底。

（2）体位：仰卧位。

（3）为防止产生运动伪影，需行检查训练：指导患者检查时平静呼吸，不要做吞咽、呵欠、咳嗽等动作，否则将导致病灶的遗漏和误诊。

（4）检查时应去除颌面部金属物，避免伪影干扰。若患者牙内有充填物或修复体时，会降低CT图形质量，此时可进行“改良冠状位”扫描，即扫描平面与听眦平面呈一定倾斜角度，可减轻牙金属充填物或修复体对CT图像的干扰。

7.腮腺

腮腺是人体一个脂肪性的腺体组织，里面存在许多脂肪及唾液，其正常密度低于肌肉的密度，而高于脂肪组织的密度，同时被腮腺咬肌筋膜所包裹住。这些特征均能较好地使CT显示出腮腺的病变，一般用于良性腮腺肿瘤、恶性肿瘤、腮腺炎症及腮腺脓肿的诊断与治疗等。

（1）检查范围：自蝶鞍至下颌角，必要时可根据需要扩大扫描范围。

（2）体位：仰卧位或俯卧位。

8.甲状腺与甲状旁腺

甲状腺是人体重要的内分泌腺体，位于颈前甲状软骨下方紧邻气管前方，约有5%的成年人患有各种甲状腺疾病。正确判断甲状腺功能状态，对疾病的正确治疗有重要临床意义。正常人通常有4个甲状旁腺，多位于颈部，左、右各两个。采用CT扫描仪，可以对患者的甲状腺及周围进行扫查，观察甲状腺病变部位、病灶大小、边缘及钙化情况等。

（1）扫描范围：上界为舌骨下缘，下界至主动脉弓上缘。

（2）体位：患者取仰卧位，身体置于床面中间，颈部尽量平伸，头稍后仰，下颌稍微抬高，使下颌支与床台面垂直，手臂向下延伸，不做吞咽动作。

（3）为防止产生运动伪影，需行检查训练：指导患者检查时平静呼吸，不要做吞咽、呵欠、咳嗽等动作，否则将导致病灶的遗漏和误诊。

（二）胸部与食管纵隔

胸部常规CT主要适用于对肺部、食管纵隔及肺门、胸膜及胸壁等部位发现的问题做出定性诊断（图8-1-7、图8-1-8），筛查隐性病源等。该类检测还可鉴别肿块性质，了解病灶分布和数量，显示肺大泡、局限性轻度肺气肿等轻微改变；显示支气管腔内的狭窄或梗阻，了解纵隔及肺门淋巴结肿大等。

（1）评估患者：呼吸情况，是否有感染、呼吸困难等。

（2）呼吸训练：为防止检查时呼吸运动导致病灶的遗漏和误诊，需行呼吸训练，指导患者屏气，吸气—闭住—呼吸。

（3）特殊准备：食管纵隔CT检查前，必要时需准备碘水（配制方法为，100 mL温开水＋2 mL碘对比剂，浓度为0.02%）。

(4)体位：患者仰卧于检查床上，取头先进入，保持正中位，人体长轴与床面长轴一致，双手置于头上方；红外线定位轴线定于下颌处，冠状线定于腋中线；嘱患者勿自行移动体位。

(5)口服碘水：食管纵隔检查在体位设计前，必要时指导患者喝两口碘水，再含一口在口腔内；检查时技师通过话筒指示患者将口腔里的碘水慢慢下咽，并即时跟踪扫描，通过碘对比剂缓慢下咽过程扫描，查看检查部位的充盈缺损像 提高周围组织的分辨率和对比度。

(6)配合屏气：扫描时配合技师的口令进行屏气，叮嘱患者尽量避免咳嗽，并保持体位不动。

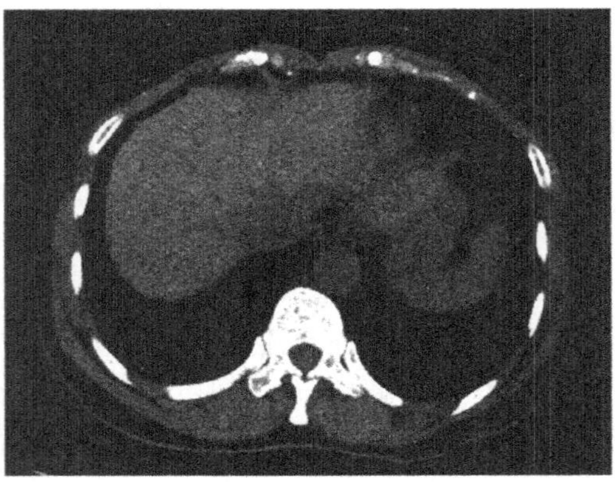

图 8-1-7 胸部 CT 定位像

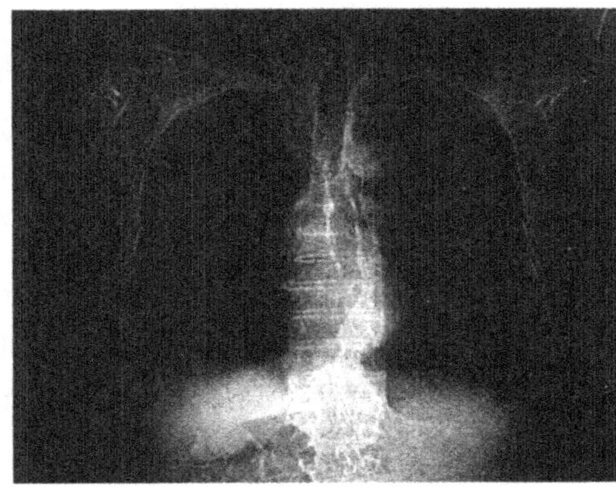

图 8-1-8 胸部 CT 横切面

1.心脏及大血管

(1)常见心脏病 CT 检查的护理：常见的心脏病有先天性心脏病、风湿性心脏病、肺性心脏病、心肌病、心脏肿瘤、血管动脉瘤等。心脏病对患者的危害极大，甚至可以在发病时夺去患者生命，因此及早发现、尽早治疗尤其重要。CT 应用于心脏病检查时，其创伤小、方法简单、时间短、痛苦小、诊断率高(图 8-1-9)。在检查中良好的护理干预可提高检查的成功率，是获得高质量图像的重要条件。

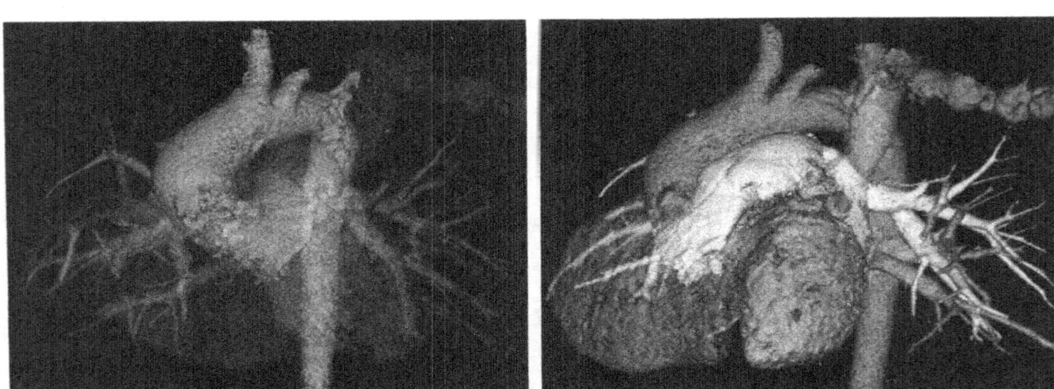

图 8-1-9 先天性心脏病

①评估患者病情，重点了解患者心电图检查结果。

②体位：患者仰卧于检查床上，取头先进，保持正中位，人体长轴与床面长轴一致，双手置于头上方；红外线定位轴线定于下颌处，冠状线定于腋前线，体轴中心线偏左侧，使心脏位于扫

描区中心。嘱患者勿自行移动体位。

③心电监测：正确连接电极和导线(左锁骨中线处 1 cm 下；右锁骨中线处 1 cm 下；左侧腋中线 6～7 肋间；右侧腋中线 6～7 肋间，导线避开心脏扫描区)。确认屏气状态下 R 波信号能够被识别，不受呼吸、床面移动时的影响，基线平稳，无杂波干扰(必要时调整电极位置、导线及心电导联)。

(2)冠状动脉成像：冠心病是临床最常见的心脏病，近年来发病率呈明显上升趋势，并趋于年轻化。早诊断、早治疗是降低冠心病死亡率的关键。多层螺旋 CT 冠状动脉造影(MSCTCA)作为一种无创、安全性高的新技术已广泛应用于临床。冠状动脉成像检查是评价冠状动脉变异和病变，以及各种介入治疗后复查随访的重要诊断方法，具有微创、简便、安全等优点。

①物品及药品准备：a.物品，脉搏血氧饱和度仪、心电监护仪、氧气、计时器或手表；抢救设备如吸痰器及吸氧设备等；b.药品，美托洛尔(倍他乐克)，硝酸甘油，抢救药品如肾上腺素、地塞米松、升血压药等。

②健康教育：因冠状动脉 CTA 检查易受心率、呼吸、心理、环境等因素的影响，故检查前进行心率准备、吸气屏气训练以及心理疏导等尤为重要。

③心率准备

a.患者到达检查室先静息 10～15 分钟后测心率。

b.测心率：按心率情况分级，60～80 次/分为 1 级；80～90 次/分为 2 级；90 次/分及以上或心律波动>3 次、心律不齐、老年人、配合能力差、屏气后心率上升明显的为 3 级；64 排 CT 心率控制在 70～80 次/分。双源 CT 或其他高端 CT 可适当放宽。

c.对静息心率>90 次/分、心律波动>3 次或心律不齐，对 β-受体阻滞剂无禁忌证者，在医生指导下服用 β-受体阻滞剂，以降低心率/稳定心律：必要时服药后再面罩吸氧 5～10 分钟，并持续监测心率及心律的变化情况，心率稳定后方可检查。

d.对于心律不齐者，了解心电图检查结果，护士通过心电监护观察心率或心律变化规律，与技师沟通、确认此患者是否进行检查；对于心率>100 次/分或无规律的心律可以放弃检查。

④吸气屏气训练

a.告知患者屏气的重要性。

b.呼吸训练：做吸气—闭住—呼吸的练习，闭气时间为 10～15 秒，每一次的呼吸幅度保持一致，避免呼吸过深或过浅；屏气时胸、腹部保持静止状态，避免产生呼吸运动伪影，影响扫描效果。

c.训练方式：用鼻子慢慢吸气后屏气、深呼吸后屏气、直接屏气、吸气后用捏鼻子辅助上述 4 种训练方式。根据患者的特点采取适宜的训练方式。

d.屏气期间嘱患者全身保持放松状态，观察其心率和心律变化。对于心率在 60～80 次/分患者，训练吸气、屏气后，心率呈下降趋势且稳定者，可直接检查；对于心率在 80～90 次/分的患者反复进行呼吸训练，必要时吸氧后继续训练，心率稳定即可安排检查。检查时针对性选择吸氧。

⑤指导患者舌下含服硝酸甘油，充分扩张冠状动脉，以利于诊断。

⑥心电监测：正确连接电极和导线：左锁骨中线处 1 cm 下，右锁骨中线处 1 cm 下，左侧腋中线 6～7 肋间，右侧腋中线 6～7 肋间，导线避开心脏扫描区。连结心电门控，观察心电图情况，确认屏气状态下 R 波信号能够被识别，不受呼吸、床面移动时的影响，基线平稳，无杂波干扰（必要时调整电极、导线及心电导联位置）。

2.肺栓塞

肺栓塞是指肺动脉及其分支被栓子阻塞，使其相应供血的肺组织血流中断，肺组织发生坏死的病理改变。栓子常来源于体循环静脉系统或心脏。老年人长期卧床、手术后卧床、产后和创伤之后易形成静脉血栓和栓子脱落导致肺梗死。肺栓塞属重危症，常可发生猝死，其发病率、误诊率和死亡率均高。增强 CT 是对急性肺栓塞的一种无创、安全、有效的诊断方式，可以清楚显示血栓部位、形态、与管壁的关系及腔内受损状况（图 8-1-10）。

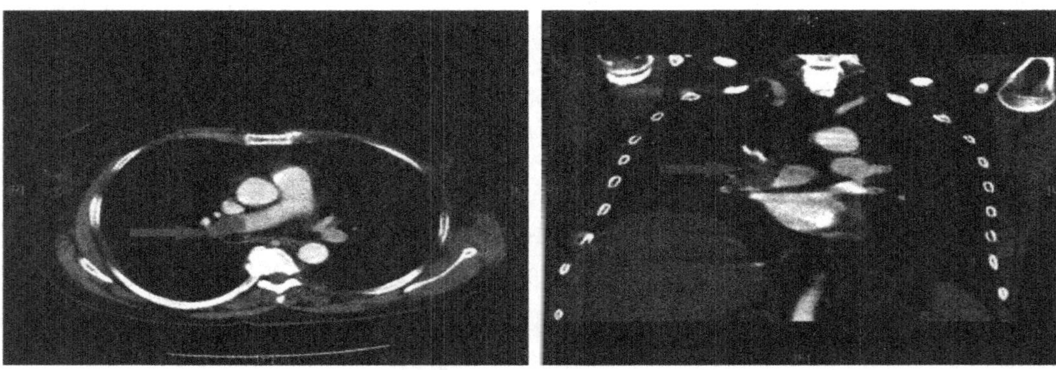

图 8-1-10　右侧肺动脉主干栓塞（箭头处为血栓）

（1）评估患者常规情况：有无口唇发绀、呼吸急促、胸闷、气短、胸痛、咯血等表现。

（2）评估患者的呼吸配合情况：如果患者呼吸困难或疼痛严重，就不必进行呼吸训练，直接进行屏气扫描。

（3）绿色通道：对怀疑有肺栓塞的急、危、重症患者应提前电话预约，开设急救绿色通道。护士告知家属相关事宜和注意事项，并要求临床医生陪同检查，同时通知 CT 室内医护人员做好检查准备。

（4）急救准备：患者到达检查室前，护士应准备好急救器材、药品、物品，随时启动应急程序。

（5）吸氧：根据缺氧的严重程度，选择适当给氧方式和氧浓度，改善缺氧症状，缓解恐惧心理。

（6）心电监护：密切监测生命体征及血氧饱和度的变化，了解胸痛程度，必要时遵医嘱提前使用镇痛药。

（7）检查结束：立刻转运患者，动作轻柔快速。

（8）危急值：扫描中发现有肺栓塞应按危急值处理，禁止患者自行离开，告知患者及家属制动，告知临床医生检查结果，在医护人员及家属的陪同下立即护送患者至病房或急诊科。

3.主动脉夹层

主动脉夹层是指动脉腔内的血液从主动脉内膜撕裂口进入主动脉壁内,使主动脉壁中层形成夹层血肿,并沿主动脉纵轴扩张的一种较少见的心血管系统急性致命性疾病。根据受累器官的不同,患者临床表现也各不相同。因此主动脉夹层仍是诊断和治疗的难点,而 CT 检查的造影剂显影过程可明确诊断与定位(图 8-1-11、图 8-1-12)。

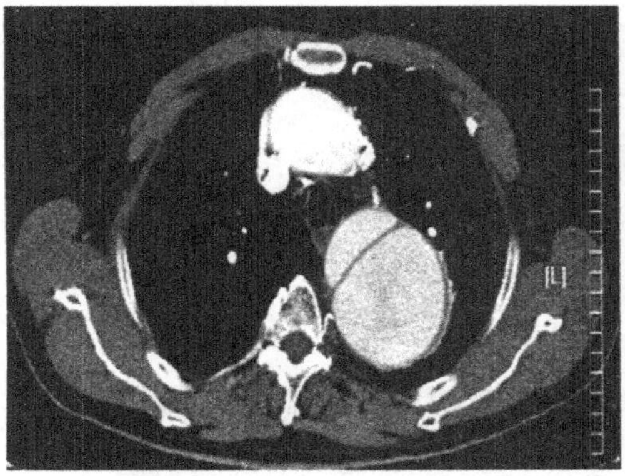

图 8-1-11　主动脉夹层横切面

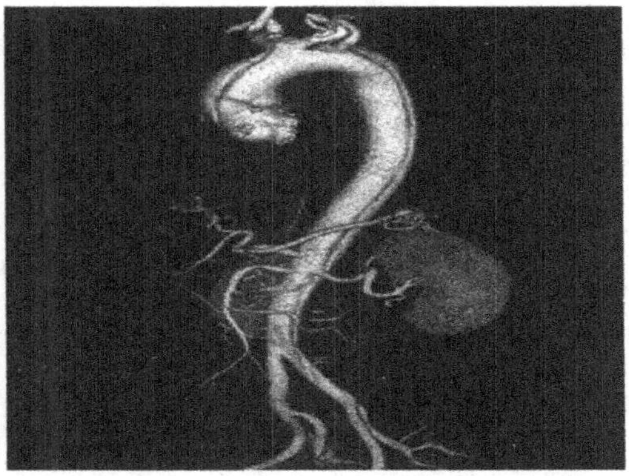

图 8-1-12　主动脉夹层三维处理

(1)评估患者:对患者以下情况进行评估,意识、面色、血压、心率、呼吸、肢体活动、疼痛性质、疼痛部位、发病时间与发病过程。

(2)绿色通道:对怀疑有主动脉夹层的患者应提前电话预约,开设急救绿色通道,告知家属相关事宜和注意事项,要求临床医生陪同检查,并通知 CT 室内医护人员做好检查准备。

(3)急救准备:患者到达检查室前,护士应准备好急救器材、药品、物品,随时启动应急程序。

(4)镇痛护理:疼痛是主动脉夹层的主要临床表现,也是夹层继续扩展的表现,因此需要对患者做镇痛护理。遵医嘱给予哌替啶、吗啡等镇痛剂,注意观察用药后的呼吸情况及尿潴留等不良反应的发生。

(5)心电监护:监测生命体征及血氧饱和度的变化,在进入检查室前必须保持患者生命体征的稳定。

(6)呼吸训练:做吸气—闭住—呼吸的训练,防止产生运动伪影,并告知患者一定要依据自我耐受程度进行,切忌过度屏气,以防引起剧烈疼痛、不适。注意分散患者注意力,避免一切可引起胸腹腔压力升高的因素;若患者意识不清、躁动,应遵医嘱给予镇静剂,避免大动作引发夹层扩大及破裂。

(7)正确搬运:指导正确转运患者,动作轻柔快速,避免大动作引发夹层破裂。

(8)体位:患者仰卧于检查床上,取头先进或足先进,保持正中位,人体长轴与床面长轴一致,双手置于头上方(无法上举的患者也可放于身体的两侧);红外线定位轴线定于下颌处,冠状线定于腋中线。嘱患者勿自行移动体位。

(9)控制注射对比剂的量和速度:以免血管内压力增高导致夹层破裂。

(10)病情监测:监测患者生命体征,若出现脉搏细速、呼吸困难、面色苍白、皮肤发冷、意识模糊等症状，提示可能因夹层破裂出现失血性休克，应停止扫描，立即抢救，必要时行急诊手术，做好记录。

（11）疼痛性质的观察：若突发前胸、后背、腹部剧烈疼痛、多为撕裂样或刀割样，呈持续性，患者烦躁不安、大汗淋漓、有濒死感，疼痛放射范围广泛，可向腰部或下腹部传导、甚至到大腿部，提示动脉瘤破裂，应启动应急预案。

（12）危急值：扫描中发现有主动脉夹层应按危急值处理，禁止患者自行离开，告知患者及家属制动，告知临床医生检查结果，在医护人员及家属的陪同下立即护送至病房或急诊科。

（三）腹部

腹部CT检查包括肝脏、胆囊、胰腺、脾、胃、肾、肾上腺、肠、膀胱、子宫和附件等（图8-1-13～图8-1-16）。腹部脏器复杂、相互重叠，空腔脏器（胃、肠、膀胱）因含气体和（或）液体及食物残渣，位置、形态、大小变化较大，可影响图像质量和检查效果，因此做好腹部CT各环节的护理措施至关重要。

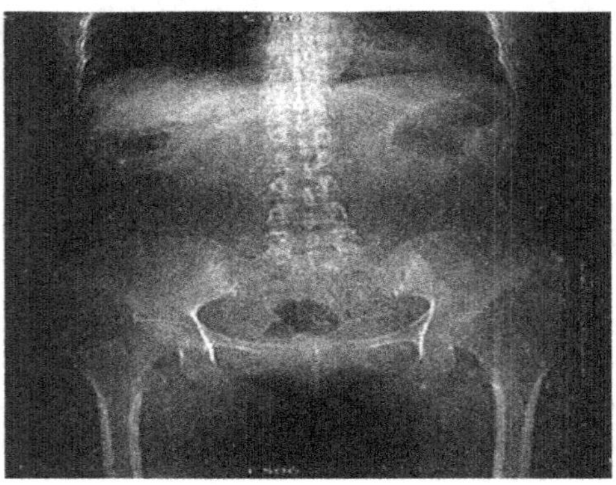

图8-1-13　腹部CT定位像

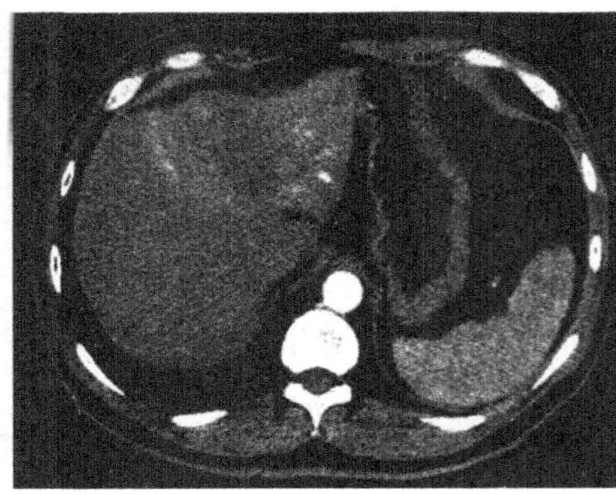

图8-1-14　肝癌

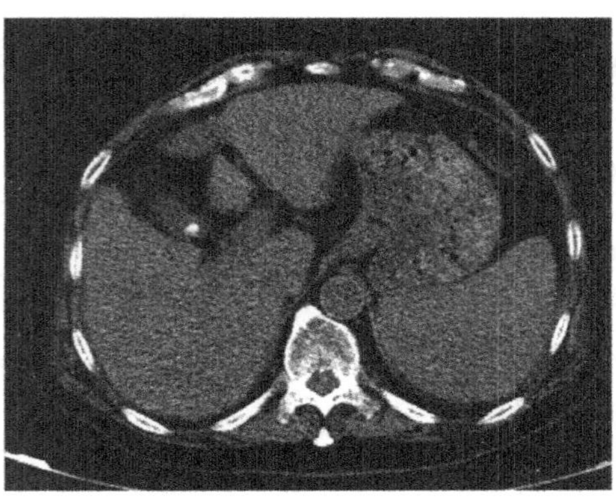

图8-1-15　胆囊结石

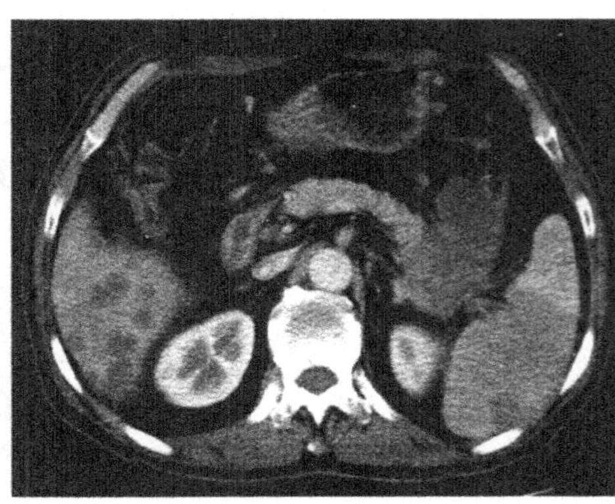

图8-1-16　胰腺癌

1.肝脏、胆囊、胰腺、脾

（1）胃肠道准备：①检查前一周禁止胃肠钡剂造影，必要时对已进行胃肠钡剂造影者行腹部透视，了解钡剂排泄情况。②检查前一天晚上清淡饮食，检查前禁食4～6小时，不禁饮。③年老体弱者胃肠道蠕动减慢，必要时给予清洁灌肠或口服缓泻药帮助排空肠道。④急诊患者不要求禁食。

(2)对比剂准备：在腹部行 CT 检查时，合理选择口服对比剂可减少图像伪影，提高图像分辨率，增加病变检出率，有利于临床诊断与治疗。

①临床常用的口服对比剂：可分为高密度对比剂与低密度对比剂，具体配制方法及其优缺点见表 8-1-1。

表 8-1-1　临床常用的口服对比剂

对比剂类型	配制	优点	缺点
高密度对比剂	10～20 mL，浓度为 300 mg/L 的碘对比剂加 800～1000 mL 温开水	CT 上显影良好，能标记被检器官，便于观察胃肠道的走向	浓度过高、剂量较大时常能遮蔽部分胃壁组织，对胃黏膜改变不能较好的显示；限制了对癌肿的检出和浸润深度的判断
等密度对比剂	纯水作为对比剂	方便、价廉、无不良反应；不会产生伪影；是胃部 CT 检查最理想的对比剂，可与胃壁构成良好的对比，利于病变的诊断和分期	

②禁忌证：不明病因的急腹症；怀疑或诊断为消化系统穿孔、梗阻、急性胰腺炎等临床禁饮食的危急重症患者；饮用对比剂会对患者造成痛苦并影响临床治疗，故禁止饮用，无需胃肠准备直接行 CT 检查。

③筛查：服用对比剂前筛查患者有无碘过敏史，出血、严重腹水、排尿困难、体质较弱、心肺功能不全者。有上述情况者，应禁止大量饮用对比剂。

④时间和量：检查前 1 小时、30 分钟各服用对比剂 200～300 mL，检查前 10 分钟加服 200～300 mL。

(3)检查前用药：必要时遵医嘱于检查前 10 分钟肌内注射盐酸消旋山莨菪碱(654-2) 20 mg，因 654-2 为胆碱能神经阻滞药，能对抗乙酰胆碱所致的平滑肌痉挛，使消化道的平滑肌松弛，以利于胃和肠管充分扩张，减少胃肠蠕动，防止产生运动伪影。颅内压增高、脑出血急性期、青光眼、幽门梗阻、肠梗阻及前列腺肥大者、对本品过敏者和尿潴留者禁用。

2.肾脏、肾上腺

CT 检查可显示肾脏肿块的位置、大小、形态、侵犯范围，对肾结核的诊断有较大价值，可显示肾内破坏、病源钙化及肾周脓肿等以及临床表现及生化检验疑有肾上腺疾患者，CT 可查明原因，进一步明确肿瘤的部位、性质。因此 CT 检查在临床上对涉及肾上腺发现病变、鉴别诊断及动态观察方面均具有重要作用(图 8-1-17 至图 8-1-19)。

(1)重点关注患者血压，防止有内出血等并发症的发生。

(2)若怀疑有嗜络细胞瘤者，应避免使用诱发高血压危象的药物，如儿茶酚胺。

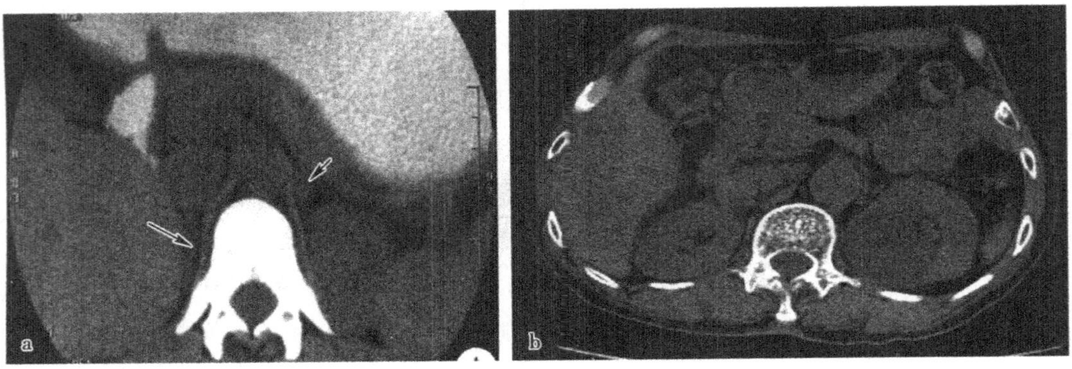

图 8-1-17　肾脏 CT 横断面

a.整体图;b.局部图

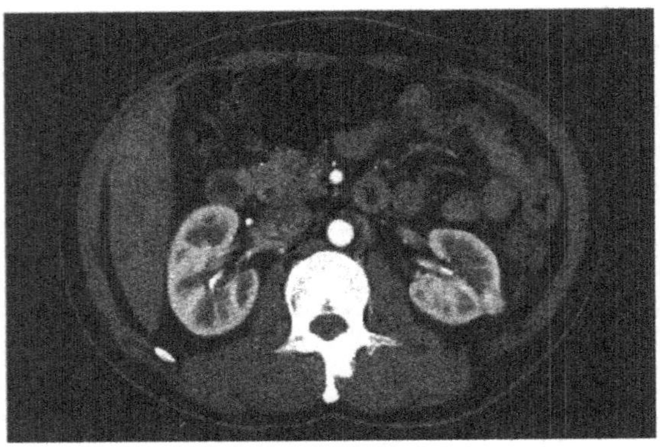

图 8-1-18　肾肿瘤

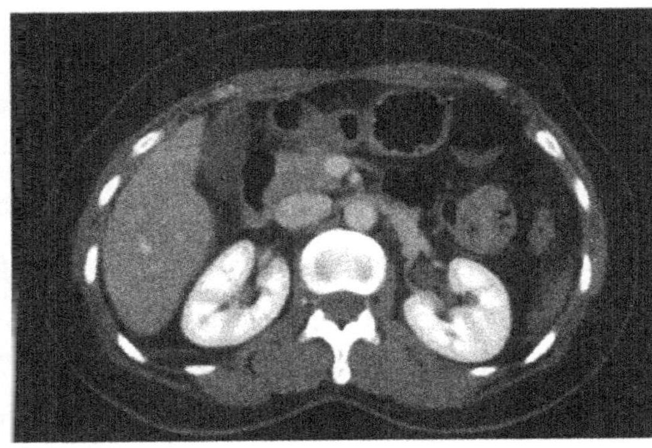

图 8-1-19　肾囊肿

3.输尿管、盆腔

盆腔 CT 检查广泛应用于泌尿生殖系统、消化系统等疾病的检查,尤其对于子宫卵巢、输尿管、膀胱、直肠占位病变的诊断,以及术前了解病变大小、性质及周围侵犯情况有很大的帮助,已成为临床常规检查项目(图 8-1-20 至图 8-1-22)。

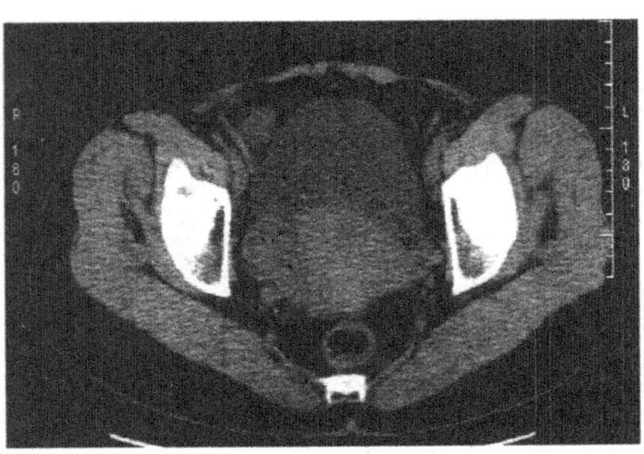

图 8-1-20　女性盆腔

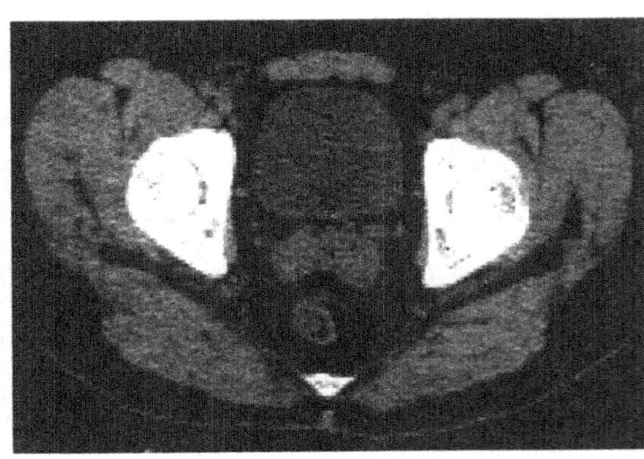

图 8-1-21　男性盆腔

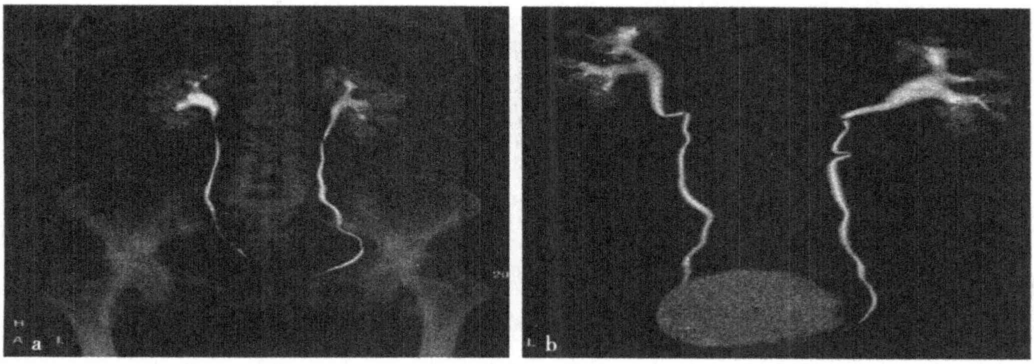

图 8-1-22 泌尿系

a.整体图;b.局部图

(1)评估女性患者:月经史、有无怀孕以及是否处于备孕状态。

(2)评估患者是否已行胃肠道准备:检查前一天晚上口服泻药或于当日检查前1小时清洁灌肠,确保肠道内没有干燥粪块,以免在成像时影响医生的观察而出现误诊。

(3)对比剂准备

①筛查:服用对比剂前筛查患者有无碘过敏史,出血、严重腹水、排尿困难、体质较弱、心肺功能不全者禁止大量服用对比剂。

②服用时间和量:嘱患者在检查前4小时、3小时、2小时分别服用对比剂300 mL,检查前1小时排空膀胱1次,再服对比剂300 mL,患者自觉膀胱充盈后即可进行CT检查。

③必要时夹管:膀胱造瘘以及插有尿管者应夹闭引流管,待膀胱充盈后再做检查。

④告知输尿管成像检查者,因需进行延迟扫描,有尿意即可,不用太过充盈,以免在注射对比剂之后的延迟时间不能控制,导致对比剂排出而影响检查效果。

(4)呼吸训练:做吸气—闭住—呼吸训练,防止产生运动伪影。因不恰当的呼吸运动不仅会引起病灶的遗漏和误诊,且对判断输尿管走行和分析病变的结构有很大影响。

(5)体位:①普通盆腔检查的红外线定位轴线定于剑突下缘处,冠状线定于腋中线;输尿管成像检查的红外线定位轴线定于剑突上缘处,冠状线定于腋中线。嘱患者勿自行移动体位。②特殊体位,严重腹水者因横膈受压迫平卧困难,可垫高胸部,以不影响检查床进出为准。③CT输尿管成像检查需进行延迟扫描,技师根据肾盂积水情况决定延迟扫描时间,一般15~30分钟进行第一次延迟扫描,中、重度积水者需在3小时左右再进行第二次延迟扫描;告知患者延迟扫描的时间,嘱患者不要随意离开观察区,避免耽误检查时间。

4.腹膜、腹膜后腔

腹膜及腹膜后腔CT检查技术适用于腹膜、肠系膜、网膜及腹膜腔病变的诊断和鉴别诊断;后腹膜腔病变肿瘤(原发、转移)、后腹膜纤维化、淋巴结(转移、结核、炎症)、淋巴瘤、腹主动脉瘤(大小、类型、有否破裂)和外伤;肠病变、肠梗阻;腹壁病变,如肿瘤(原发、转移)、脓肿、血肿、纤维化、腹壁疝(内容物、腹壁缺损)。

(1)评估患者是否有腹膜炎:通过触诊等判断是否存在腹膜刺激征(肌紧张、压痛、反跳痛)。

(2)评估患者病情:有无动脉瘤破裂征象。

(3)检查前用药:必要时遵医嘱于检查前10分钟肌内注射盐酸消旋山莨菪碱10～20 mg,解除消化道的平滑肌痉挛,使胃和肠管充分扩张,以减少胃肠蠕动,防止产生运动伪影。颅内压增高、脑出血急性期、青光眼、幽门梗阻、肠梗阻及前列腺肥大者,对本品过敏者和尿潴留者禁用。

(4)对怀疑腹部占位病变者或腹部重点检查观察区域:可先以标记物标示出病灶部位或范围。

5.CT仿真胃镜

胃溃疡和胃癌是消化科常见疾病,以往消化道钡餐和胃镜检查是胃部病变的主要诊断方法,但其对胃壁的改变、肿瘤的浸润程度和病灶与周围脏器的关系,以及远近转移情况等方面的观察存在一定局限性。胃镜检查仅能观察病灶的腔内改变,且无法通过有食管狭窄的患者,不能明确病灶下端的情况。CT仿真胃镜检查作为一种无创、安全性高的新技术,可以弥补上述缺陷(图8-1-23)。

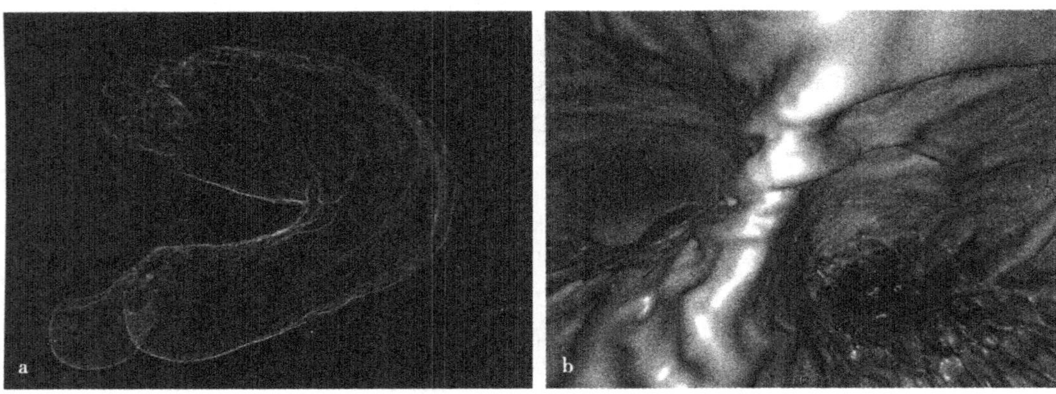

图8-1-23 仿真胃镜

a.整体图;b.局部图

(1)评估患者腹痛程度:排除胃出血与穿孔等禁忌证。

(2)评估是否已行胃肠道准备:①一般患者检查前需禁食12小时,禁饮6小时;②特殊患者,如幽门梗阻患者,检查前一天晚上需洗胃,彻底洗净胃内容物,直到冲洗液清晰为止;幽门梗阻患者不能在当天洗胃,因洗胃可导致胃黏膜颜色改变而影响诊断。

(3)口服产气剂:协助患者服用两包产气粉使胃腔内充气后立即行CT平扫,扫描范围从膈顶到膨胀的胃体下缘,判断病灶部位;然后给患者饮水500～1000 mL,改变体位使液平面淹没病灶。

(4)肌内注射654-2的患者评估:检查后待肠蠕动恢复、肛门排气后方可进食,为避免低血糖的发生,必要时可静脉补充液体。颅内压增高、脑出血急性期、青光眼、幽门梗阻、肠梗阻及前列腺肥大者,对本品过敏者和尿潴留者禁用。

6.CT仿真肠镜

CT仿真肠镜(图8-1-24)具有非侵入性、患者耐受性好、检查时间短、易于被患者接受等特点，不仅可以显示肠腔内病变，且能观察纤维内镜无法到达的检查部位；在结肠癌定位、定量和定性诊断中发挥着重要作用。但若肠道准备不充分，残留的粪渣与结肠内的病变组织相混淆，可掩盖结肠内较小的病变，从而影响对病变的判断，甚至导致漏诊和误诊。因此，检查前的肠道准备与健康宣教、检查中患者的配合程度，以及长枪的充气量是决定检查成功与否的关键。

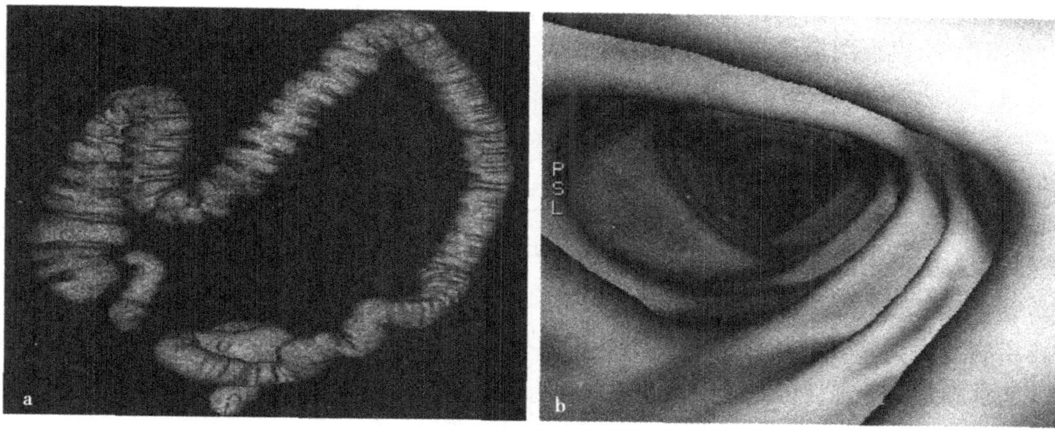

图 8-1-24 仿真肠镜

a.整体图；b.局部图

(1)评估患者病情：排除月经期、妊娠期、肠道出血等禁忌证，检查前一周是否做过 X 线钡餐检查。

(2)评估患者是否已行饮食准备：检查前一天是否进食清淡、无渣饮食（如稀饭、面条等），晚餐进流质饮食后禁食等情况。

(3)评估患者是否已行肠道准备：有 3 种方式，具体如下。

①蓖麻油：取蓖麻油 30 mL，在检查前一天晚餐后服用，然后饮温开水 800 mL，蓖麻油服用后 3～4 小时排便，2～3 次排便肠道清洁（腹部炎症者禁用，且避免与皮肤和眼睛接触）。

②番泻叶：番泻叶作用较慢，因此嘱患者在检查前一天午餐后服用，以 30g 番泻叶加沸水 500 mL 浸泡 30 分钟后饮服。番泻叶服用后 7～8 小时排便，3～5 次排便后肠道清洁。晚餐后再取 20g 番泻叶加水 100 mL 服用效果更佳（导泄作用非肠内所致，故患者常有腹痛、腹胀，甚至血便，且腹泻持续时间较长，因此年老、体弱者慎用）。

③清洁灌肠：对于便秘患者，服用蓖麻油、番泻叶效果不好者，可提前 1 天清洁灌肠后再服泻药（因大肠为空腔脏器，肠腔内残留液体会导致假阳性、假阴性结果。因此，一般不用饮水量大的泻药和甘露醇类泻药）。

(4)检查前用药：扫描前 30 分钟肌内注射盐酸消旋山莨菪碱 10～20 mg，以抑制肠道痉挛，降低管壁张力，充分扩张肠管，减少因肠蠕动而造成的伪影。颅内压增高、脑出血急性期、青光眼、幽门梗阻、肠梗阻及前列腺肥大者，对本品过敏者，以及尿潴留者禁用。

(5)物品准备：双腔止血导尿管（18～20 号）、20 mL 空针、血压计球囊、止血钳子、石蜡油、棉签、纱布、手纸、治疗巾等。

(6)检查流程

①取左侧卧位，双下肢弯曲，臀部垫治疗巾；选择双腔止血导尿管（18～20 号），用石蜡油

充分润滑导管前端及肛门口，螺旋式插入肛门 6～10 cm，引出残留在肠腔内的黏液和水样粪便；用 20 mL 空针于气囊注入 10 mL 空气加以固定避免脱出。

②采用血压计充气球囊向导管内注入气体 1000～2000 mL(肠梗阻患者略减)，由于血压计充气球囊打气时压力小，肠管膨胀缓慢，患者一般无不适感。打气时与患者交流，询问患者感觉，观察患者面色与生命体征的变化，有无头晕、恶心、腹痛等。

③当患者感觉轻微腹胀时暂停打气，夹闭导管，在定位片上观察结肠充气情况，以基本显示各段结肠(八段法：直肠、乙状结肠、降结肠、脾曲、横结肠、肝曲、升结肠、盲肠)作为充盈良好的参照；如果结肠充气不理想，可追加一次。当患者诉腹胀明显时停止打气，夹闭导管，嘱患者平卧，立即进行扫描。扫描时发现肠腔内有液平面时立即俯卧位扫描。

④扫描完毕检查图像质量符合要求后，通过尿管抽出肠腔内气体和气囊内 10 mL 气体；观察有无腹胀、腹痛、呃逆等症状，拔出尿管，清洁肛门。

⑤肌内注射盐酸消旋山莨菪碱的患者，在完成检查后待肠蠕动恢复、肛门排气后方可进食，为避免低血糖的发生，必要时可静脉补充液体。

⑥指导患者腹部胀气时，可按顺时针方向按摩，加速气体的排出，减轻腹胀。对检查结束后腹痛、腹胀明显者，应严密观察病情变化，并指导其适当走动，告知患者如腹部异常、不适应及时就诊。

7.小肠 CT 造影(CTE)

小肠疾病过去大多以插管钡灌肠及小肠镜为主要检查方法，随着 CT 的发展及多平面重建技术的应用，CTE 逐渐被应用于小肠病变的检查，不仅可以显示肠壁增厚、黏膜强化、肠壁分层、肠腔狭窄、肠系膜血管扩张等肠道疾病，在诊断肠道外病变方面也具有独特的优势。但其对检查前的护理准备要求较高，准备是否充分是扫描成败的关键。

(1)评估患者有无急性肠梗阻、肠道出血等禁忌证：检查前一周是否做过 X 线钡餐检查。

(2)评估患者是否已行胃肠道准备：检查前一天不饮用含咖啡因、酒精和含糖的饮料，不吸烟等；晚餐进少渣流质饮食后禁食，给予 50%硫酸镁 60 mL 加 5%糖盐水 1500～2000 mL 口服，并行清洁灌肠；检查前禁食、不禁水，由家属陪同。

(3)对比剂使用：检查前遵医嘱为患者配制口服对比剂，250 mL 甘露醇＋1750 mL 水(温度适宜的白开水)＝2000 mL，分 6 次服用。第一种方法为，第一次服用 600 mL，剩下的连续四次每间隔 15 分钟服用 300 mL，最后一次服用 200 mL；第二种方法为，第一次服用 500 mL，剩下的每间隔 15 分钟服用 300 mL，使小肠肠腔充盈扩张。

(四)脊柱

脊柱由 33 块椎骨(颈椎 7 块，胸椎 12 块，腰椎 5 块，骶骨、尾骨共 9 块)借韧带、关节及椎间盘连接而成。脊柱上端承托颅骨，下联髋骨，中附肋骨，并作为胸廓、腹腔和盆腔的后壁。脊柱具有支持躯干、保护内脏、保护脊髓和进行运动的功能。CT 在脊柱病变的检查中应用广泛，对椎间盘突出及膨出(椎间盘退行性变)的部位、方向、程度、类型及其对椎管内容物的压迫情况均可确诊。

适应证：椎管狭窄症、椎间盘病变、椎管内占位性病变、脊柱损伤、脊柱骨病等。

1.扫描范围

颈椎椎体扫描时应包括全部颈椎，颈椎椎间盘扫描时则需包括所有颈椎间盘，胸椎扫描时应包括全部椎体及椎间盘，腰椎和骶尾椎应包括所有椎体，腰椎间盘常规包括 $L_{2\sim3}$、$L_{3\sim4}$、$L_{4\sim5}$、$L_5\sim S_1$ 共 4 个椎间盘。

2.体位

①患者仰卧于检查床上，取足先进，保持正中位，人体长轴于床面长轴一致，嘱患者勿自行移动体位。②特殊体位：患者因为疾病不能平卧或者保持正中位，需及时与医生沟通。③体位制动：扫描时叮嘱患者尽量避免咳嗽等动作，并保持体位不动。

3.评估患者脊柱损伤、患病部位与活动度

第二节 小儿CT检查护理

一、小儿CT普通检查护理指导

(1)评估患儿面色、体温、呼吸、脉搏、皮肤等情况。询问患儿用药史、过敏史、目前小便情况，有无恶心、呕吐，了解相关检查情况。

(2)取出检查部位金属异物：需镇静的患儿在入睡前，指导或协助家长取出患儿检查部位的高密度金属物品。

(3)膀胱和尿裤的准备：对配合的患儿，腹部扫描若无禁忌，检查前根据年龄大小适量饮水，泌尿系扫描前尽量饮水使膀胱充盈，充盈后及时安排检查；其他部位检查尽量先排小便；对不配合的患儿事先穿好尿裤。

(4)选择性地进行屏气训练：对配合的患儿进行屏气训练，方法与成人相同，不配合的患儿处于睡眠状态或平静呼吸即可。

(5)腹部 CT 检查前 1 周不服用重金属药物，如 1 周内做过胃肠道钡剂造影者，则于检查前先行腹部透视，确认腹腔内无钡剂残留。

(6)耐心解答家属和患儿的问题，告知检查配合、注意事项、检查时间及检查流程，护士用亲切的语言呵护患儿，给予榜样激励，让其放松，务必告诉患儿检查中保持安静不动，必要时适当满足或承诺患儿的喜好，以便顺利完成检查。

(7)对确实不能配合的患儿可以在其自然睡眠后检查；对于易惊醒的患儿，必要时遵医嘱给予镇静药，熟睡后检查。

(8)其他参照成人普通检查护理。

二、小儿CT增强检查护理指导

1.检查前的护理

(1)患儿的评估：阅读申请单，查对患儿信息、检查目的、部位，测患儿体重、生命体征，评估病情，筛查高危人群。

(2)健康宣教及心理护理：给家属及患儿说明检查要求及风险，告之注射对比剂瞬间可能有一过性发热、口腔金属异味等正常反应和恶心、呕吐等异常反应。重点告知家长镇静的目的、方法、重要性及配合技巧。

(3)合理水化：增强检查前4小时内根据病情及患儿年龄大小给予合理水化。但需镇静或麻醉的小儿检查前要禁食、禁水6～8小时。

(4)知情同意：由患儿家长或者监护人签署碘对比剂使用知情同意书。

(5)选择血管：选择直径较粗的头皮静脉和外周静脉，必要时选择颈外静脉，置入适宜的留置针，妥善固定，肘部穿刺时防止弯曲。

(6)患儿镇静：对新生儿、婴幼儿、多动症及弱智儿童，在进行检查前均应进行镇静及制动，遵医嘱口服10%水合氯醛或肌内注射镇静药。对入睡特困难的患儿，必要时在监测麻醉下进行检查。

(7)环境准备：调节室温(22～24 ℃)，光线调暗，防止患儿因受凉和强光刺激而惊醒。

(8)其他参照成人增强检查前的护理。

2.检查中的护理

(1)体位摆放：动作轻柔，对监测麻醉的患儿，去枕平卧，肩下垫一小薄枕，头偏向一侧，保持呼吸道通畅；一般小儿采取平卧位，根据检查要求放置手的位置，注意体位摆放和管道长度，避免移床过程中高压管道打折或牵拉导致留置针脱出。适当固定肢体，避免检查期间突然不自主运动造成检查失败。

(2)防止坠床：必要时由家属或工作人员陪护在旁防止坠床。

(3)做好患儿及家属的辐射防护。

(4)密切观察病情：对监测麻醉的患儿进行心电监护，密切观察脸色、唇色、生命体征及血氧饱和度变化，常规低流量吸氧。

(5)对配合的患儿，用通俗易懂的语言告之检查时一定保持安静不动。

(6)防止对比剂渗漏：注射对比剂前手动注入生理盐水2～5 mL，观察穿刺部位有无疼痛、红、肿现象，患儿有无因疼痛引起肢体回缩，确保留置针安全无渗漏方可高压注入对比剂。注药时严格控制流速、压力和流量。对睡眠患儿检查期间同时固定好非检查部位，以免推药时患儿突然惊醒躁动导致检查失败。检查时患儿若出现异常情况，立即停止推药，及时处理。

(7)其他参照成人增强检查中的护理。

3.检查后的护理

(1)患儿监测：检查完毕将患儿抱入观察室观察30分钟，对使用镇静药或监测麻醉的患儿，密切观察其睡眠深度、面色、呼吸、脉搏等情况，必要时延长观察时间。拔针前应仔细观察并询问患儿有何不适，如发现皮疹、打喷嚏、流泪、眼结膜充血等症状应推迟拔针时间，对症处理。

(2)对患儿的良好表现给予口头表扬或奖励。

(3)避免门诊患儿“带针”离院引起并发症。住院患儿要带针回病房者，强调注意事项，并贴上穿刺时间和穿刺护士名字。

(4)拔针后,嘱咐家属用棉球轻压穿刺处 3～5 分钟,防止穿刺处渗血。按压应以穿刺点直径 1～3 cm 为范围,按压时应固定,不可来回揉搓。

(5)指导家长给患儿合理水化,促进对比剂排泄。

(6)对个别检查未成功者,告知家长后与临床医师联系沟通,确定是否需要重新预约检查。

(7)其他参照成人增强检查后的护理。

三、儿童先天性复杂型心脏病及血管畸形检查护理指导

1.检查前的准备要点

(1)病情评估:阅读申请单,查对患儿信息,测患儿体重,评估患儿生命体征;评估患儿的心理状态、活动耐力、生长发育、生命体征、有无发绀及发绀程度、有无心力衰竭表现(杵状指、蹲踞现象、缺氧发作等)、有无呼吸道感染、吃奶中断,以及用药史、过敏史、配合能力等。

(2)健康宣教及心理护理:由于先天性复杂型心脏病本身疾病的特点,给家属及患儿说明检查的风险及要求,告之注射对比剂瞬间可能有一过性发热、口腔金属异味等正常反应和恶心、呕吐等异常反应。重点告知家长镇静的目的、方法、重要性及配合技巧。

(3)合理水化:增强检查前 4 小时内根据病情及患儿年龄大小给予合理水化。需镇静或麻醉的小儿检查前要禁食、禁水 6～8 小时。

(4)由患儿家长或监护人签署碘对比剂使用知情同意书。

(5)选择穿刺血管:静脉穿刺前坐位选择确定血管,穿刺时再平卧,助手固定进行静脉穿刺,尽量避免用力按压患儿以免导致哭闹引起缺氧加重症状,尤其是颈外静脉穿刺时要特别注意,固定敷贴同时观察患儿病情变化,若出现呼吸困难立即抬高肩背部半卧、氧气吸入,缓解缺氧症状,同时通知医师进一步处理。

(6)其他参照小儿、成人增强检查前的护理。

2.检查中的护理要点

(1)体位摆放:动作轻柔,对监测麻醉的患儿,去枕平卧,肩下垫一小薄枕,头偏向一侧,保持呼吸道通畅;一般小儿采取平卧位,根据检查要求放置手的位置,注意体位的摆放和管道的长度,避免移床过程中高压管道打折或牵拉导致留置针脱出。适当固定肢体,避免检查期间突然不自主运动造成检查失败。

(2)必要时由家属或工作人员陪护在旁防止坠床,做好患儿及家属的 X 线防护。

(3)密切观察病情:持续心电监护,密切观察其脸色、唇色、生命体征及血氧饱和度等变化,有无呕吐、躁动等情况,若出现紧急情况,立即停止扫描进行抢救,常规低流量吸氧。

(4)其他参照小儿、成人增强检查中的护理。

3.检查后的护理要点

参照小儿、成人增强检查后的护理。

四、儿童支气管异物 CT 检查护理要点

(1)患儿评估:阅读申请单,查对患儿信息,评估患儿呼吸及配合情况,有无窒息危险。喉

部异物患儿可出现喉痛、声音嘶哑、强烈咳嗽、呼吸困难、喉痉挛等症状,较大的异物可立即发生窒息。气管、支气管异物患儿最初症状为痉挛性咳嗽伴有呼吸困难。

(2)开启绿色通道,快速安排检查。

(3)确定氧气装置、简易呼吸器、吸痰器等急救器材和药品处于备用状态。

(4)观察患儿呼吸情况,保持患儿安静,避免哭闹引起异物移位增加耗氧量。必要时遵医嘱使用镇静药,忌用吗啡、哌替啶等抑制呼吸的药物。

(5)必要时给予氧气吸入,如呼吸困难加重,应立即加大氧流量至 5～6 mL/min。将患儿侧卧轻拍背部,同时派人通知医师采取对症措施。

(6)去除患儿颈胸部金属异物。

(7)由家属或医师陪同检查。

(8)待患儿安静或入睡时及时安排检查。

(9)必要时检查过程中实施急救措施

①拍背法:让小儿趴在救护者膝盖上,头朝下,托其胸,拍其背部,使小儿咳出异物,也可将患儿倒提离地拍背。

②催吐法:对略靠近喉部的气管异物,可用匙臂、压舌板或手指刺激咽喉部,引起呕吐反射,将异物呕出。

③拍挤胃部法:即海姆立克手法。对较大患儿,救护者站在患儿身后两手臂挟住儿童,一手握拳,另一手搭在握拳的手上,放在脐与胸骨剑突之间,有节奏地使劲往内上方推压,使横膈抬起,压后放松,重复而有节奏进行,必要时冲击可重复 7～8 次,促使肺内产生强大气流逼迫异物从气管内冲出。

④如果抢救过程中,患儿出现呼吸停止,应立即实施心肺复苏术。

(10)检查后尽快将结果告知临床医师,必要时协助 CT 医师按危急值报告流程处理。

(11)其他参照小儿 CT 普通检查。

五、儿童检查的镇静护理指导

1.镇静的要求及准备

(1)按国家规定及药品使用说明书用药。

(2)建议按 JCI 标准要求进行镇静的管理规程。

(3)严格执行医院的镇静管理规范。

(4)告知家属镇静的要求、方法、必要性、注意事项、配合要点等,签署知情同意书。

(5)镇静前病情允许情况下尽量限制睡眠。根据病情及平时睡眠习惯进行调整,建议限制睡眠时间为预约时间前数小时。一般 1 岁以内为 2～4 小时、1～3 岁为 4～6 小时、4 岁以上为 6～8 小时,年长儿晚睡早起者,白天限制睡眠再适当活动让其疲倦,检查前按照工作人员安排的时间使用镇静药,熟睡后再接受检查。

(6)遵医嘱使用 10%水合氯醛口服或灌肠,按体重计算,常规用量每次为 0.5 mL/kg,一般婴幼儿不超过 12 mL,口服时可加等量糖浆稀释以改善口感;苯巴比妥钠肌内注射,按体重计算，常用用量每次为5 mg/kg，一般不超过100 mg；必要时静脉用药镇静。新生儿忌用地西泮，以免抑制呼吸。对上述方法镇静效果不佳的患儿可请麻醉科进行监测麻醉，由医师陪同检查。

(7)仔细询问镇静前的用药情况，严格执行查对制度，遵医嘱用药。

(8)小剂量液体药物，应精确量取，确保剂量准确，避免超量致中毒或剂量不足影响疗效。

(9)可用吸管、去针头的注射器、小药匙喂药，尽量选择喂药器。

2.镇静的操作方法

(1)若用小药匙喂药，则从婴儿口角处顺口颊方向慢慢喂入，待药液咽下后，才将药匙拿开，以防止婴儿将药液吐出。可用拇指和示指轻捏患儿双颊，使之下咽。注意不要让患儿完全平卧或在其睡眠、哽咽时喂药，喂药时可抱起或抬高患儿头部，以防呛咳。婴儿喂药前1小时左右勿喂奶，避免因服药呕吐引起误吸。不要将药液混于奶中哺喂，可在喂药5～10分钟后适量饮水进食，再熟睡。

(2)用10%水合氯醛灌肠时，患儿取左侧卧位，垫高臀部，润滑肛管（或使用一次性吸痰管）前端，将肛管从肛门轻轻插入7 cm左右，缓慢推药，轻轻拔出肛管，指导家属轻轻夹紧患儿两臀，尽量保留药液30分钟左右。

(3)肌内注射镇静时，对不合作、哭闹挣扎的婴幼儿，可采取"三快"的注射方法，即进针快、注药快、拔针快以缩短时间，防止发生意外。

(4)静脉推注镇静药时速度要慢。

(5)密切观察用药后的效果及病情变化，做好记录。

六、儿童CT增强检查留置针操作要点

1.常规准备及穿刺

(1)全面评估血管。

(2)根据检查要求确定穿刺部位。

(3)根据对比剂的浓度及推注的速度，尽量选择粗直且弹性好的血管，避免选择前额靠近面部的血管，防止对比剂渗漏，避免造成皮下组织肿胀、疼痛、甚至水疱、溃烂、坏死等情况。

(4)根据检查部位、注射对比剂总量、推注速度及血管情况选择合适的密闭式静脉留置针，20G、22G、24G。

(5)尽量一次穿刺成功，避免同一部位反复穿刺。

(6)胶布和敷贴妥善固定。

(7)试推生理盐水检查，确定穿刺成功。

(8)向家长和患儿交代注意事项。

2.对于肥胖、躁动、放疗、化疗、久病等特殊患儿的准备及穿刺

(1)高度重视，耐心反复评估。

(2)避免盲目穿刺。

(3)助手固定体位，配合穿刺。

(4)必要时先选择血管、再镇静,待患儿较安静、入睡前再穿刺;一般情况先建立静脉留置针再镇静,防止个别患儿镇静后留置针安置困难而镇静药半衰期已过,影响检查。

(5)常规部位无法穿刺时再选择颈外静脉,头颈部检查除外。

3.特殊静脉通道的使用注意事项

(1)禁止使用经外周静脉穿刺的中心静脉导管(PICC)通道。

(2)慎用临床带来的留置针通道,评估穿刺时间、留置针型号是否合适,检查局部有无肿胀,皮肤颜色有无异常。留置针安置时间超过24小时尽量不用。

(3)颈外静脉穿刺时哭闹、呼吸困难的患儿勿用力按压头部,严密观察病情,防止颈椎骨折和呼吸困难。并在检查单上粘贴醒目标识,提示技师调整注射剂量、速度和扫描时间。

(4)可以使用深静脉通道,如颈静脉、股静脉,但必须严格无菌操作,试推生理盐水观察确认深静脉通畅,检查后按要求冲管、封管。并粘贴醒目标识,提示技师调整注射剂量、速度和扫描时间。

4.哭闹躁动患儿留置针的穿刺方法

(1)穿刺用物备齐,先选好血管,扎止血带时间控制在30秒以内。

(2)穿刺时可用玩具或物品逗乐患儿,需多个助手协助固定患儿身体及穿刺部位。

(3)不同部位的固定方法

①穿刺头皮时穿刺者左手大拇指和示指固定穿刺点前后皮肤。

②穿刺颈部时穿刺者左手固定好穿刺侧颞部及下颌。

③穿刺四肢,如穿刺手背时,穿刺者左手握住患儿5个手指,并绷紧穿刺点靠近远心端皮肤。

④另一手持针在静脉走向最明显处后退2～5 mm进针,见回血后降低穿刺角度10°～15°,将留置针继续沿血管方向推进1～2 mm,此时停止进针,将针芯后退3～4 mm,右手持留置针顺势将导管和针芯同时推入血管,见回血正常,将针芯全部退出,助手固定好患儿,防止躁动时留置针脱出,敷贴妥善固定。

(4)对循环较差的患儿,可用生理盐水注射器抽回血及导管内空气,回血良好推生理盐水,检查并保留留置针。

5.留置针的加强固定和保护

(1)皮肤准备:穿刺前为出汗多的患儿擦干局部皮肤,消毒待干,避免敷贴不牢。

(2)胶布加强固定:敷贴固定后,外加胶布与血管走行方向垂直固定。对于四肢,可用胶布螺旋方式加强固定敷贴和留置针,不易过紧,注意观察指端血循环。注意固定好导管座部位,避免前端导管轻,而导管座和延长管较重而导致导管滑出,最后用胶布固定好延长管部分。

(3)检查前留置针的观察和保护:嘱咐家长患儿静脉留置针留置期间的注意事项,避免摩擦或意外拔管,穿刺侧肢体制动,穿刺局部保持干燥,若敷贴松脱、潮湿或留置针脱出及时告诉护士。使用口服、灌肠、肌内注射镇静药时患儿常哭闹躁动,注意保护,镇静后再注意检查留置针是否完好,有异常及早重新穿刺。

(4)检查中的固定:摆好体位,按检查要求将手放在舒适的位置,保持穿刺处血管平直,不要弯曲打折,将高压连接管妥善固定,保持足够的长度,避免牵拉导致留置针脱出。

6.穿刺困难患儿的应急处理方法

对穿刺特别困难的患儿，多与家长沟通，请有经验的护士穿刺，两次穿刺失败，患儿休息后再请下一位护士操作，避免一人反复多次穿刺。若仍未成功，邀请儿科护士穿刺。必要时根据病情改约时间，待休息调整、进食、改善循环后再行穿刺检查。

第三节　急症患者 CT 检查护理

急症患者多突发疾病或遭遇意外伤害，病情紧急或危重，须争分夺秒检查和救治，稍有怠慢或疏忽，就会贻误最佳治疗时机，甚至危及患者生命。作为医院，平时不仅要接收地方急危重症患者，还要承担处置突发事件等紧急伤害的救治。因此，医务工作者要有扎实的专业知识和过硬的技能。针对急危重症患者，临床常选择 CT 检查作为协助诊断的首选方法，因此 CT 检查中的急诊护理尤为重要。要求 CT 室护理人员能有效地进行急救护理工作，确保急危重症患者能安全、顺利、快速地完成 CT 检查，最大限度降低伤情及死亡。

一、准确预见患者病情

(1)迅速对急症患者进行评估，病情较危重的，需备齐抢救物品，随时做好抢救准备工作。如需紧急抢救，护理人员应迅速开放气道，建立静脉通道，实施急救，并做好抢救记录。

(2)对于意识不清或无意识的患者，要用约束带将患者固定在检查床上，防止坠床。

(3)患者有恶心、呕吐症状或意识不清的，应将头偏向一侧，防止呕吐物或舌后坠导致的窒息。

(4)护理人员应快速全面的检查患者，去除金属等阻挡射线穿透的物品，防止 CT 检查的中断。

(5)对重症患者应与家属做好沟通，尽量让家属陪同检查(做好家属的防护，如穿铅衣等)，防止医疗纠纷。

二、密切观察患者情况

(1)认真核对患者的申请单信息，如姓名、年龄、性别、检查部位等，防止紧急时左、右混淆，检查部位不符，张冠李戴，忙中出错。

(2)仔细观察患者伤势、部位、生命体征等；对意识清醒的患者要询问病史、疼痛部位等；观察患者伤情程度，为 CT 室医生提供准确的信息，协助医生正确诊断。

(3)检查患者体腔的各种管路是否通畅，有无扭曲、脱出等，重视安全转运流程管理，确保 CT 检查顺利完成。

三、具备快速应变处置能力

(1)鼻出血。护理人员应迅速处置，采取鼻腔有效填塞止血，或按压鼻翼两侧止血。

(2)胃部疼痛。对于不配合检查的患者,护理人员应及时按压患者“内关穴”和“合谷穴”1～2分钟能迅速缓解疼痛。

(3)恶心、欲吐。护理人员应将患者头偏向一侧,嘱其深呼吸,大口喘气,能迅速缓解症状。

(4)憋喘。如患者憋喘,有痰液排不出,护理人员应协助患者呈端坐体位,“空心掌”从患者后背由下向上拍背,协助患者将痰液排出。

四、适宜的心理护理

(1)急症患者病情危重,病情发展迅速,多数患者及家属情绪不稳定,有焦虑和恐惧心理,检查前一定要对其进行耐心细致的解释说明工作,使患者及家属消除紧张恐惧心理,配合检查。

(2)部分患者对CT检查不了解,对大型机器存在恐惧心理,护理人员应先安慰患者,告知患者检查的目的,并告知检查的本身没有痛苦,话语简要且通俗易懂,取得患者的配合。

(4)CT护理人员自身要有良好的心理素质,面对急症患者检查时的大声吵闹、拒绝检查,甚至辱骂等,要有同情心和爱心,主动接近患者,尊重患者人格,采取既不迁就又不回避的态度,从患者的角度予以理解,重视患者,用真诚打动患者,有利于配合检查。

五、对急危重症患者有针对性的护理

(1)脊柱损伤的患者行CT检查时,护理人员应高度重视患者搬运过程,从担架搬到检查床时始终保持患者的头部及躯干在同一水平位置,防止扭曲、旋转,防止错误搬运加重病情。

(2)大面积烧伤患者行CT检查时,护理人员应严格执行无菌操作,防止患者感染,应更换检查床的一次性床单,必要时搬运患者戴无菌手套。

(3)癫痫患者行CT检查时,防止其咬伤舌头,检查时应将患者头偏向一侧,用纱布置于患者上、下牙之间。如患者癫痫发作,护理人员应按压人中、合谷等穴位,帮助患者苏醒。

(4)颅脑挫裂伤的患者行CT检查时,应观察患者的意识状况,特别是瞳孔的变化,防止患者在检查中出现脑疝的发生等。

六、部队官兵急危重症伤员行CT检查的护理

(1)应迅速建立医院紧急绿色通道:优先部队伤员检查,立即启动部队伤员检查应急预案。

(2)实行资源共享:对于病情复杂危急的官兵患者,在CT检查不能确诊的情况下,为了能达到诊断疾病的目的,可采用DR、MIR以及彩超等多种影像共同检查的方法,甚至CT增强检查的方法达到诊断的目的。

(3)及时救治:护理人员应及时将急症官兵的影像资料通过医院影像系统传达到医院会诊中心,确保及时得到医院专家的救治。

(4)心理护理:针对意识清醒的官兵,护理人员要稳定患者的情绪、消除突如其来的疾病给患者带来的各种压力和恐惧心理。告知患者积极配合医护人员检查可以有利于疾病的救治。对于意识不清的官兵,护理人员要做好陪同人员的宣教,根据伤情有的放矢,详细告知疾病的

护理知识和注意事项，防止在 CT 检查过程中发生意外。

(5)实行“一站式”服务：从 CT 室接诊到护送去病区都有 CT 室护理人员陪同，确保部队伤员的安全。CT 室护理人员将患者的影像资料及其病情详细交接给病区医护人员，以便病区医护人员迅速掌握官兵的伤情，及时给予救治。

目前，临床 CT 检查已经成为急危重症患者常用的检查手段。护理人员的应急能力、专科理论与操作技能的提高，为医院应对急危重事件提供了护理保障。为了能快速、准确地为临床提供影像诊断图像，要求 CT 室护理人员除了具备丰富的医学影像知识外，还要掌握急救护理和临床专科护理知识，达到提前预见、仔细观察、有效应变处置，有针对性地稳、快、准地抢救患者。作为部队医院的医护人员更应该具备过硬的医疗护理技能，不仅要保障一般急危重患者的救治，同时还肩负着保障部队伤病员的救治任务，因此安全措施应落到实处。部队医护人员积极落实为基层官兵服务，是“官兵满意，保障有力”的具体体现。

第四节　CT 引导下活检术的护理

一、经皮肺穿刺活检术

CT 引导下经皮肺穿刺活检术，是指在 CT 引导下经皮肺穿刺获得病变组织进行病理学检查。该检查方法的准确率可达 86%～95%，对疾病治疗方案的制订、病情预后估计具有重要的参考价值。而良好的护理支持和患者的配合是提高穿刺成功率的重要影响因素。

适应证：肺周围性病灶；无细胞学或组织学诊断而不能进行治疗者；难以确定肺内病灶是原发还是继发；肺弥散性病变难以确诊；少数纵隔疾病，在充分熟悉解剖的基础上，可进行穿刺确诊。

禁忌证：不能合作者；不能控制咳嗽者；有出血性疾病或出血倾向者；肺部病变疑为血管病变者；穿刺路径有肺大泡者；严重心肺功能不全难以承受此项检查者。

(一)护理评估

1.核对

核对患者信息，阅读检查单，确定检查方式(平扫、增强)。

2.目前病情

评估患者目前的生命体征与意识状态。

3.病史

评估患者有无严重心肺功能障碍、肝肾功能损害、糖尿病、甲亢、多发骨髓瘤等疾病；对于增强检查者需评估患者的检查史、用药史与过敏史。

4.已有检查结果

查看患者血常规、出凝血时间，肝、肾功能等是否符合穿刺检查要求。

5.胃肠道准备

评估患者是否已做好术前准备:禁食6小时,禁水4小时。

6.知情同意

告知患者和家属手术可能出现的风险,并签署知情同意书。

7.情绪与配合能力

评估患者的文化程度、情绪状态与配合能力,以确保检查的顺利进行。

8.物品

所需物品是否准备齐全,具体如下:①急救物品,如血压计、听诊器、氧气、吸痰器、心电监护仪等。②穿刺物品,如无菌穿刺包、手术衣、穿刺活检针和枪、手套、标本瓶、局麻药品、注射器等。

9.环境

是否符合操作要求,具体如下:①根据手术时间提前做好安排,术前90分钟禁止人员出入,手术前60分钟开启紫外线灯进行CT扫描室空气消毒。②环境安静、舒适、清洁、光线充足,调节检查室温度(22~24℃),湿度55%,防止患者受凉。

(二)护理措施

1.术前

(1)再次核对,并告知患者CT引导下肺穿刺活检的目的、操作过程、可能发生的并发症及解决措施,以消除患者恐惧心理;对于有强烈恐惧感的患者根据情况遵医嘱给予肌内注射地西泮或哌替啶。

(2)指导患者取下身上所有带金属的衣裤、物品,更换检查服。

(3)屏气训练:向患者说明屏气训练的意义,让患者平静呼吸数次后屏气5秒,反复训练。原因是穿刺要在平静呼吸下屏气时进行,以免穿刺过程中呼吸运动导致穿刺针划破胸膜引起气胸。因此穿刺前进行屏气训练是保证穿刺成功的关键。

(4)用物准备齐全,环境符合操作要求。

2.术中

(1)根据病灶部位安置患者仰卧位或俯卧位,配合医生行CT扫描以确定最佳穿刺点并标识。穿刺点须选择在肋间隙,距病灶中心位置最近,避开大血管和肺大泡,最好能避开叶间裂,测出肿瘤中心距穿刺点的最短距离及进针角度。

(2)协助医生使用利多卡因局部麻醉至胸膜,患者屏住呼吸时穿刺到肿块部位,活检针旋切,取得少许组织标本,立即予以10%的福尔马林进行标本固定。

(3)进针和拔针时嘱患者屏气,密切观察患者的呼吸、脉搏,经常询问患者有无不适;若患者出现胸闷、憋气加重、面色苍白甚至意识障碍等,立即终止检查并给予对症处理。

(4)严格遵循无菌操作原则。

3.术后

(1)穿刺部位加压包扎,防止血肿发生。

(2)置患者头低足高位,以利于脑部血液供应。

(3)密切观察患者的体温、血压、脉搏、呼吸,在穿刺术后4~6小时,每1~2小时测量1

次，注意保暖。

(4)疼痛护理：CT 引导下经皮肺穿刺活检过程可刺激胸膜或肋间神经，导致术后穿刺局部疼痛。重视患者主诉，采用相应的量表如 Wong-Baker 面部表情量表法，评估疼痛强度；根据患者对疼痛的感知程度进行解释和安慰，告知患者疼痛经 2～3 天可逐渐缓解。

(5)并发症的观察及护理：一般较轻微，常见的是气胸与咯血。

①气胸：a.一般发生在穿刺术后 1 小时内；b.护理：术后须严密观察患者的呼吸频率，注意有无胸闷、胸痛、气促等症状，发现异常及时通知医生，进行胸片检查可确定诊断；c.处理：少量气胸可不必处理。

②咯血：术后严密观察有无活动性出血，观察咯血量、次数和性质，痰中有血或少量咯血按医嘱给予镇静剂、止咳剂及止血药，治疗后大多能有效止血。若出现大咯血，应立即报告医生；取平卧位头偏向一侧或头低脚高位，迅速清除口鼻内的血块，保持呼吸道通畅，予中流量吸氧；快速建立静脉通路，遵医嘱用止血药；适当心理护理消除患者恐惧、紧张情绪，必要时给予小剂量镇静剂。

(6)宣教：嘱患者卧床休息 6～12 小时，24 小时内避免剧烈活动和咳嗽。

二、经皮肝穿刺活检术

在 CT 引导下经皮肝穿刺活检获得病变组织进行病理学检查，检查的准确率可达 90%～100%，对疾病治疗方案的制订、病情预后估计具有重要的参考价值。

适应证：各种肝脏占位性疾病、肝脏包块、恶性胆道梗阻。

禁忌证：身体情况差、神志不清、不能配合完成操作者；严重心、脑、肝、肾功能不全者；凝血功能障碍；重度黄疸、大量腹水者；肝包虫囊肿；病变性质不明确或侵犯大血管；心肌梗死；严重恶病质不能耐受者。

其护理评估与一般护理措施详见“经皮肺穿刺活检术”，不同点如下。

(一)穿刺方法

(1)使用螺旋 CT 机，根据病情协助患者取仰卧、俯卧或斜位，双手上举，参考原有的影像学资料，在穿刺部位的皮肤贴上自制的定位线排，先摄定位图，然后用螺旋扫描方式以5 mm的层厚断层扫描 6～10 层。

(2)确定最佳穿刺点、穿刺深度和穿刺角度后，消毒术野皮肤，铺无菌巾，用 2%利多卡因局部浸润麻醉。

(3)嘱患者平静呼吸后屏气，用穿刺针按预定的穿刺点、角度和深度进入肝脏后固定好穿刺针，然后在穿刺点上下范围再以 5 mm 的层厚，螺旋扫描方式扫描 6～10 层，明确针尖在最佳靶位后，嘱患者平静呼吸后屏气立即抽吸。通常按同样方法在病灶的不同位置取材 2～4 次。

(4)术后复查 CT 以评估是否有并发症发生，患者卧床休息 2 小时以上，严密观察生命体征，定期观察、记录患者胸腹部情况，如出现并发症应及时处理，必要时请相关科室协助治疗。

(5)标本送病理检查，并跟踪随访。

（二）并发症及后遗症

气胸、出血、肠穿孔、腹膜炎、胰腺炎、针道种植转移。

三、经皮甲状腺穿刺活检术

CT引导下经皮甲状腺穿刺活检术是利用CT扫描图像和测量结果、体表定位，引导穿刺针经皮甲状腺穿刺，获取病灶和组织标本，进而获得病理细胞学或组织学结果，为临床诊断、治疗和预后评估提供理论依据的一种技术。

（一）适应证

（1）直径＞1 cm的甲状腺结节，检查有恶性征象者应考虑行穿刺活检。

（2）直径≤1 cm的甲状腺结节，不推荐常规行穿刺活检。但如果存在下述情况之一者，可考虑：①检查提示结节有恶性征象。②伴颈部淋巴结影像检查异常。③童年期有颈部放射线照射史或辐射污染接触史。④有甲状腺癌家族史或甲状腺癌综合征病史。⑤伴血清将改善水平异常升高。

（二）排除指征

（1）经甲状腺核素显像证实为有自主摄取功能的“热结节”。

（2）影像检查提示为纯囊性的结节。

（三）禁忌证

（1）有出血倾向，出、凝血时间显著延长，凝血酶原活动度明显减低。

（2）穿刺针途径可能损伤邻近重要器官。

（3）长期服用抗凝药。

（4）频繁咳嗽、吞咽等难以配合者。

（5）拒绝有创检查者。

（6）穿刺部位感染，须处理后方可穿刺。

（7）孕妇。

（8）女性行经期为相对禁忌证。

其护理评估与一般护理措施详见“经皮肺穿刺活检术”，不同点如下。

1.呼吸训练

做吸气—闭住—呼吸训练，指导训练患者屏气，防止产生运动伪影；穿刺中禁声、禁咳嗽、禁做吞咽动作，原因是呼吸运动不仅会引起病灶的遗漏和误诊，而且对于穿刺定位有很大影响。

2.体位摆放

根据穿刺位置协助患者摆放正确体位：平卧位，肩下垫枕，头后仰，颈过伸20°～30°，转向一边，充分暴露颈部穿刺部位。

3.穿刺方法

（1）患者平躺于CT检查床上，颈及肩部垫高，做常规甲状腺扫描，从扫描层面中选择一层甲状腺显示范围最大、最清晰的层作为穿刺活检的定位层面。

(2)在定位层面图像上做穿刺活检的几何学定位,确定体表进针点,标出穿刺路线,测量进针长度和角度。

(3)根据定位图像上测得的进针点、进针深度和进针角度,利用 CT 定位光标指示灯,在实体上定位,并在体表做出标记。

(4)常规消毒,2%利多卡因局部浸润麻醉,助手将甲状腺从头侧双手固定,手术刀片刺破皮肤,用活检针斜行穿刺 1～2 cm 到达甲状腺表面。

(5)再将扫描床送至穿刺针所处的原定位层面,重新横断面扫描,从扫描图像上观察穿刺是否准确,必要时稍作调整,确认针尖在甲状腺穿刺的最佳位置。

(6)然后将针芯推入甲状腺组织内滞留,继之固定针芯,推动套管针切割嵌入针芯活检槽中组织,将针芯连同套管针一起拔出,推出针芯可见甲状腺组织,用 4%甲醛固定后送病理学检查。

(7)拔针后,穿刺点覆以消毒纱布,压迫 15 分钟以防出血。

4.并发症

甲状腺内外血肿形成,压迫气管、神经;感染;疼痛;喉返神经损伤等。

参考文献

[1]冯丽华,史铁英.内科护理学.4版.北京:人民卫生出版社,2018.
[2]魏秀红,张彩虹.内科护理学.北京:中国医药科技出版社,2016.
[3]胡艺.内科护理学.北京:科学出版社,2019.
[4]黄人健,李秀华.内科护理学高级教程.北京:科学出版社,2018.
[5]刘素霞,马悦霞.实用神经内科护理手册.北京:化学工业出版社,2019.
[6]杨蓉,冯灵.神经内科护理手册.2版.北京:科学出版社,2019.
[7]洪洋,谢晋东.医用放射防护学.2版.北京:人民卫生出版社,2018.
[8]李玉翠,任辉.护理管理学.北京:中国医药科技出版社,2016.
[9]李伟,穆贤.护理管理学.北京:科学出版社,2019.
[10]夏海鸥.妇产科护理学.4版.北京:人民卫生出版社,2019.
[11]王英.临床常见疾病护理技术与应用.长春:吉林科学技术出版社,2019.
[12]王慧,梁亚琴.现代临床疾病护理学.青岛:中国海洋大学出版社,2019.
[13]杨辉.临床常见疾病并发症预防及护理要点.北京:人民卫生出版社,2015.
[14]周惠珍.妇产科护理.2版.北京:科学出版社,2015.
[15]黄人健,李秀华.妇产科护理学高级教程.北京:中华医学电子音像出版社,2016.
[16]姜梅.妇产科护理指南.北京:人民卫生出版社,2018.
[17]丁淑贞,丁全峰.骨科临床护理.北京:中国协和医科大学出版社,2016.
[18]李宝丽,刘玉昌.实用骨科护理手册.北京:化学工业出版社,2019.
[19]宁宁,朱红,陈佳丽.骨科护理手册.2版.北京:科学出版社,2021.
[20]陈娜,陆连生.内科疾病观察与护理技能.北京:中国医药科技出版社,2019.
[21]李秀娥,王春丽.实用口腔护理技术.北京:人民卫生出版社,2016.
[22]戴艳梅,刘巧玲.口腔护理技术.北京:北京科学技术出版社,2017.
[23]赵佛容.口腔护理学.上海:复旦大学出版社,2017.
[24]麻健丰,潘乙怀.口腔护理四手操作参考细则.北京:科学出版社,2021.
[25]张仲景.老年护理学.4版.北京:人民卫生出版社,2017.
[26]邓科穗,钟清玲.老年护理学.北京:中国医药科技出版社,2016.
[27]许乙凯.影像检查技术规范手册·护理分册.北京:人民军医出版社,2021.
[28]秦月兰,郑淑梅,刘雪莲.影像护理学.北京:人民卫生出版社,2020.
[29]张月英,郭锦丽,王朝霞.影像专业基础知识及护理实操手册.北京:科学技术文献出版社,2020.